新しい家族看護学

Family Health Care Nursing

理論・実践・研究

編著 法橋尚宏

メヂカルフレンド社

編著者一覧

■編集

法橋　尚宏	神戸大学大学院保健学研究科

■執筆者（執筆順）

法橋　尚宏	神戸大学大学院保健学研究科
樋上　絵美	前神戸大学大学院保健学研究科
小林　京子	聖路加国際大学看護学部
山下　知美	前淀川キリスト教病院看護部
永冨　宏明	加古川中央市民病院看護部
本田　順子	兵庫県立大学看護学部
堀口　和子	兵庫医科大学看護学部
長戸　和子	高知県立大学看護学部
池添　志乃	高知県立大学看護学部
瓜生　浩子	高知県立大学看護学部
黒田　良美	前神戸大学大学院保健学研究科
福島　道子	湘南鎌倉医療大学
渡辺　裕子	前家族ケア研究所
松田　宣子	関西国際大学保健医療学部
相星　　香	九州大学医学研究院保健学部門
冨貴田景子	平和会訪問看護ステーション
西元　康世	四天王寺大学看護学部
髙見　紀子	北里大学病院看護部
竹村　華織	座間総合病院看護部
藤野　　崇	近畿大学病院看護部
鈴木　和子	家族支援リサーチセンター湘南
野嶋佐由美	高知県立大学看護学部
前原　邦江	千葉大学大学院看護学研究科
平谷　優子	大阪公立大学大学院看護学研究科
深堀　浩樹	慶應義塾大学看護医療学部
宮下　美香	広島大学大学院保健学研究科
大脇万起子	大阪総合保育大学
神庭　純子	西武文理大学看護学部
辻村真由子	滋賀医科大学医学部看護学科
石垣　和子	前石川県立看護大学
佐藤　奈保	千葉大学大学院看護学研究科
荒木　暁子	東邦大学看護学部
河原　宣子	京都橘大学看護学部
鈴木　要子	前京都橘大学看護学部
上野　里絵	東都大学幕張ヒューマンケア学部
上別府圭子	国際医療福祉大学大学院
村田　惠子	前国際医療福祉大学大学院医療福祉学研究科
中村由美子	横浜創英大学看護学部
泊　　祐子	関西福祉大学看護学部
戸井間充子	前山口県立衛生看護学院
江口　千代	広島国際大学看護学部

序

　家族看護学（family health care nursing）は，「家族システムユニットが家族機能を自立的かつ自律的に維持・向上するために，予防的ならびに療法的な家族支援を行う実践科学」である．そして，家族支援は，ウェルビーイングな状態からイルビーイングな状態にあるあらゆる家族システムユニット，あらゆる成長・発達区分にある家族システムユニットのウェルビーイングを実現する．わが国では，約20年前に家族看護学の教育，研究，実践が本格的に開始され，現在では看護学の一分野として家族看護学が認知され，独立した学問体系として確立されている．わが国の家族看護学は，北米から学ぶという「翻訳学問」「輸入学問」や家族療法学などの応用が主導であった段階から「自前学問」の段階に移行している．特に家族はその国や地域の文化や価値観などの影響を受けている存在なので，わが国から発信する新しい家族看護学の構築が不可欠である．しかるに，家族システムユニットを対象とする家族看護学は，ひとを対象とする個人看護学とは異なるパラダイムをもつにもかかわらず，家族看護学の理念が看護界に十分に浸透しているとはいいがたい現状がある．

　1992年に，東京大学に家族看護学講座が新設されたことがわが国の家族看護学の起源の一つであるが，編者はその講座新設時の教員であり，わが国の家族看護学の進展とともに歩んできた．編者は，家族看護学の萌芽期から家族機能学研究を推進し，家族支援のための新しい理論構築とその臨地応用に挑戦している．国内外のフィールドにおける家族ミーティングならびに家族エスノグラフィーなどによる知の集積に立脚し，「家族機能学」や「家族症候学」などの独自な領域の開拓が編者のライフワークである．また，家族支援専門看護師コースを神戸大学大学院に創設し，家族看護学の理論，実践，研究を融合した高度専門教育を担っている．さらに，編者は，家族看護学の先駆者であるフィータム（Feetham, SL）博士，ライト（Wright, LM）博士，ベル（Bell, JM）博士，ハンソン（Hanson, SMH）博士らとの親交をとおして，異文化家族看護学の構築を進めている．世界の時代的要請によって，2009年に家族看護学に関する国際的な学会であるInternational Family Nursing Association（IFNA）が発足し，編者はその理事として世界的視野に立って家族看護学の発展を見守っている．

　かかる家族看護学の歴史と経緯を踏まえて，『新しい家族看護学』という書名が示すように，わが国における新しい家族看護学を指南する教科書の決定版として，本書を世に送ることになった．本書は，家族看護学の入門書としてのみならず，上級者向けの専門書としても長く活用できることを企図している．すなわち，主な読者層には，家族看護学を初めて学ぶ学生，家族看護学を専攻する大学院生，家族看護の実践家，家族看護学の学者と教育者を想定している．なお，編者の師匠である故杉下知子博士が編纂され，編者も分担執筆し，2000年にメヂカルフレンド社から刊行された『家族看護学入門』にある教示を継承しつつも，家族看護学の長足の進歩に鑑みて，新たに本書を編纂，執筆するに至った．

　本書は，家族看護学の「理論」「実践」「研究」で構成している．まず，第Ⅰ章の「家族看護学の理論」では，家族看護学および家族支援の知識や専門用語を解読し，家族システムユニットを理解するための諸理論と家族アセスメントモデル・家族支援モデル，家族看護過程などを説明した．第Ⅱ章の「家族看護学の実践」では，家族看護展開論，標準家族看護計画，家族支援専門看護師の役割などを解説した．そして，予防期家族看護，急性期家族看護，慢性期家族看護について，即実践力につなが

るように15の紙上家族ケースを対象とした家族看護過程の展開を深掘して解き明かしている．さらに，第Ⅲ章の「家族看護学の研究」では，家族看護のエビデンスを生み出す家族看護学研究の意義，研究の動向と課題，倫理的配慮，量的および質的な研究方法論（トライアンギュレーションとミックス法を含む），家族看護学研究の実例などを取り上げた．以上から，「理論」「実践」「研究」を三位一体として融合することで，家族看護学のすべてを理解できるようにしている．

特筆すべきは，家族看護学のマイルストーンとなる教科書として，「家族システムユニット」「家族環境」「家族症候」「家族システムユニットの成長・発達区分」「何となく変である」「フロネーシスとエビデンスに基づいた家族支援」「症候別家族看護」「経過別家族看護（予防期家族看護，急性期家族看護，慢性期家族看護，終末期家族看護）」「標準家族看護計画」など，編者が持論としている家族看護学の新しい専門用語や概念を盛り込んでいることである．これらは，構成する家族員が相互作用し合い，家族外部環境と交互作用している家族をシステムかつユニットとしてとらえる家族看護学のパラダイムを明確に打ち出し，効果的な家族支援を裏打ちするためのものである．

現下の家族看護学の教育，研究，実践の成果をここに集結してある．ただし，家族看護学は，現在進行形で進化しつつある学問である．したがって，家族看護学の今後の進展にそのつど対応し，同時に，読者のご意見を反映しながら，理想的な教科書になるために本書の改訂を重ねていきたい．本書の内容について，ご意見やご批判などは編者宛の電子メール（info@familynursing.org）にて有記名でお寄せいただければ幸いである．

多様な家族との邂逅が編者の宝物であり，「Family First」を座右の銘として，国内外のフィールドにおける家族との時間を優先してきた．まず，編者のパートナーとして，理論構築，実践，研究に参加してくださった数多のご家族に，この場をお借りして改めて満腔の敬意と感謝の意を捧げたい．また，家族看護学分野の第一線で活躍しておられる執筆者諸賢ならびに諸先輩，編者が主宰する神戸大学大学院家族看護学分野の大切な教室員諸君，家族同心球環境モデル研究会の会員に衷心より謝意を表したい．本書の上梓に際して，一方ならぬご尽力をいただいたメヂカルフレンド社編集部の佐々木満氏の労を多とする次第である．

2010年1月

法橋　尚宏

目　次

第Ⅰ章　家族看護学の理論 ... 1

1　家族環境論 ... 2

A　現代家族像と家族環境
　　（法橋尚宏・樋上絵美） ... 2
　1. 現代家族の家族アイデンティティ ... 2
　2. 家族形態と家族構造 ... 5
　3. 統計データでみる世帯 ... 8
　4. わが国の現代家族像 ... 11
　5. 家族環境論 ... 14
B　家族システムユニットのとらえ方
　　（法橋尚宏・小林京子） ... 16
　1. 家族と家族インターフェイス膜 ... 16
　2. 家族システムユニットと家族看護学の対象 ... 18
　3. 家族システムユニットの全体像のとらえ方 ... 21
C　家族システムユニットの成長・発達
　　（法橋尚宏・山下知美） ... 26
　1. 家族システムユニットの成長・発達区分 ... 26
　2. 家族システムユニットの成長・発達とその影響要因 ... 29

2　家族看護学論 ... 34

A　家族看護学の軌跡と展望
　　（法橋尚宏・永冨宏明） ... 34
　1. 国外における家族看護学の軌跡 ... 34
　2. わが国における家族看護学の軌跡 ... 35
　3. 家族看護学の展望 ... 38
B　家族機能論　（法橋尚宏・本田順子） ... 38
　1. 家族看護学と家族機能学 ... 38
　2. 現代家族の家族機能のタクソノミー ... 41
　3. 家族機能の測定用具とその課題 ... 42
C　症候別家族看護　（法橋尚宏・樋上絵美） ... 45
　1. 家族症候と家族のウェルビーイング ... 45
　2. 症候別家族看護論 ... 48
D　経過別家族看護　（法橋尚宏・樋上絵美） ... 51
　1. 家族看護における経過と経過別家族看護の意義 ... 51
　2. 予防期家族看護と潜伏期家族看護 ... 53
　3. 急性期家族看護 ... 54
　4. 慢性期家族看護 ... 55
　5. 回復期家族看護 ... 55
　6. 終末期家族看護 ... 56
E　家族看護学の場とパラダイム
　　（法橋尚宏・堀口和子・樋上絵美） ... 57

3　家族理解のための諸理論 ... 61

A　家族システム理論　（長戸和子） ... 61
　1. 一般システム理論 ... 61
　2. 家族システム理論における家族のとらえ方 ... 62
　3. 家族システム理論の家族看護への活用 ... 65
　4. 家族看護における家族システム理論の活用可能性と限界 ... 66
B　家族発達理論　（池添志乃） ... 67
　1. 家族発達理論の基本的な考え方 ... 67
　2. 家族発達理論の家族看護への活用 ... 69
　3. 家族看護における家族発達理論の活用可能性と限界 ... 70
C　家族ストレス対処理論　（瓜生浩子） ... 71
　1. 家族ストレス対処理論の諸モデルとその歴史的発展 ... 72
　2. 家族ストレス対処理論の家族看護への活用 ... 76
　3. 家族看護における家族ストレス対処理論の活用可能性と限界 ... 77

目 次

4 家族アセスメントモデル・家族支援モデル ... 80

A 家族アセスメントモデル・家族支援モデルの特徴（法橋尚宏・黒田良美）... 80
  1. 理論・モデルに基づいた家族支援 ... 80
  2. 家族アセスメントモデル・家族支援モデルの特徴 ... 80

B 家族同心球環境モデル（法橋尚宏・本田順子）... 83
  1. 家族同心球環境モデル（CSFEM）と基本用語 ... 83
  2. CSFEMの意義 ... 84
  3. CSFEMとその構成要素 ... 85
  4. CSFEMの特徴 ... 87
  5. 家族環境アセスメントモデル（FEAM）の構成要素 ... 87
  6. 家族アセスメントの実際 ... 89
  7. CSFEM研究会の活動 ... 90

C 家族生活力量モデル（福島道子）... 90
  1. 家族生活力量の基盤となる考え方 ... 90
  2. 家族生活力量モデルとは ... 91
  3. 家族の健康課題に対する生活力量アセスメント指標 ... 92
  4. 家族生活力量アセスメントスケール ... 96

D 渡辺式家族アセスメントモデル（渡辺裕子）... 96
  1. 渡辺式家族アセスメントモデルの特徴 ... 97
  2. 渡辺式家族アセスメントモデルの理論的基盤 ... 98
  3. 渡辺式家族アセスメントモデルの内容 ... 99

E 家族看護エンパワーメントモデル（長戸和子）... 101
  1. 家族看護エンパワーメントモデルの構造 ... 101
  2. 家族看護エンパワーメントモデルを用いた家族看護の展開 ... 102

F フリードマン家族アセスメントモデル（松田宣子）... 108
  1. 家族についての概念 ... 108
  2. 家族看護の目的と役割 ... 108
  3. 理論的基盤 ... 109
  4. フリードマン家族アセスメントモデルとは ... 110
  5. フリードマン家族アセスメントモデルの活用方法 ... 110
  6. 短縮版フリードマン家族アセスメントモデル ... 112

G カルガリー式家族アセスメント/介入モデル（坂之上香・冨貴田景子）... 112
  1. カルガリー式家族アセスメントモデル（CFAM）とは ... 112
  2. カルガリー式家族介入モデル（CFIM）とは ... 115

5 家族看護過程（小林京子・永冨宏明・西元康世・法橋尚宏）... 119

A 家族看護過程の意義と特徴 ... 119
  1. 家族看護過程の意義 ... 119
  2. 家族システムユニットを対象とする家族看護過程の特徴 ... 119

B 家族情報収集 ... 120
  1. 3つの視座からの家族情報 ... 120
  2. 家族アセスメントモデルに基づいた家族情報収集 ... 121

C 家族アセスメント ... 122
  1. 3つの視座からの家族アセスメント ... 122
  2. 家族関連図の作成と家族症候名のラベリング ... 124

D 家族支援計画 ... 126
  1. 家族看護問題の明確化と優先順位の設定 ... 126
  2. 家族支援目標の立案 ... 126
  3. OP，TP，EPに分類した家族支援計画の立案 ... 128

E 家族支援の実施 ... 128
  1. 3つの視座からの家族支援の実施 ... 128
  2. 短期的家族支援と長期的家族支援 ... 129
  3. 家族インタビュー，家族ミーティング ... 130

F 家族支援の評価 ... 130
  1. 家族支援の評価の方法 ... 130
  2. 家族経過図による家族機能レベルの評価 ... 131

第Ⅱ章　家族看護学の実践　133

1　家族看護展開論　（法橋尚宏・樋上絵美）　134

- A　フロネーシスとエビデンスに基づいた家族支援　134
  1. 家族支援における暗黙知と形式知　134
  2. 家族支援に必要な要素　134
  3. 家族支援の鍵概念としての"何となく変である"　137
  4. 家族支援を裏打ちするテクネーの習得　139
- B　標準家族看護計画　139
  1. 症候別かつ経過別に展開する家族支援の意義　139
  2. 臨地における家族支援のジレンマ　140
  3. ウェルビーイングな家族への予防期家族看護　142
  4. イルビーイングな家族への急性期家族看護　143
  5. イルビーイングな家族への慢性期家族看護　145
  6. イルビーイングな家族への終末期家族看護　147

2　家族支援専門看護師の役割　150

- A　家族支援専門看護師の役割と養成（小林京子・法橋尚宏）　150
  1. 家族支援専門看護師の役割　150
  2. 家族支援専門看護師の養成　151
- B　実践（髙見紀子）　153
  1. 対象の特徴　153
  2. 配置状況　153
  3. 多職種（他職種）との協働と専門性　154
  4. 実践モデルと看護力の向上　155
  5. 早期支援と技術　155
- C　相談（竹村華織）　157
  1. 相談（コンサルテーション）の目的　157
  2. 相談事例の特徴　157
  3. 相談のプロセス　159
- D　教育（藤野崇）　161
  1. 教育の機能　161
  2. 教育のプロセス　161
  3. 専門看護師が教育技能を発揮するために必要な力　165
- E　調整（藤野崇）　165
  1. 調整の機能　165
  2. 調整を行う領域　166
  3. 調整のプロセスと必要な能力　166
- F　研究（鈴木和子）　170
  1. 家族支援専門看護師における研究の意味　170
  2. 家族看護学実践研究の枠組み　170
  3. 事例研究とは　171
  4. 事例研究のデザインと種類　172
  5. 事例研究に特徴的な技法と意義　172
- G　倫理調整（野嶋佐由美）　173
  1. 事例紹介　174
  2. 倫理的問題の分析　175
  3. 家族支援専門看護師としての倫理調整　176

3　予防期家族看護の事例展開　182

❶家族の成長にかかわる発達力不足の可能性：高年初産婦がいる家族のケース（前原邦江）　182
- A　家族ケースの紹介　182
- B　家族情報の収集　183
- C　家族アセスメント　184
  1. 家族員のアセスメント　184
  2. 家族システムユニットのアセスメント　185
  3. 家族外部環境システムのアセスメント　186
- D　家族支援計画，実施，評価　186
- E　家族看護過程の評価と検証　191
  1. 家族経過図　191
  2. リフレクション　192

❷家族環境の変調への不適応の可能性：国外で生活する家族帯同赴任家族のケース（本田順子・法橋尚宏）　193
- A　家族ケースの紹介　193
- B　家族情報の収集　194
- C　家族アセスメント　196
  1. 家族員のアセスメント　196
  2. 家族システムユニットのアセスメント　198
  3. 家族外部環境システムのアセスメント　198
- D　家族支援計画，実施，評価　198

目　次

　　E　家族看護過程の評価と検証 ……………… 202
　　　1．家族経過図 ……………………………… 202
　　　2．リフレクション ………………………… 203
❸家族の社会的交互作用障害の可能性：ひとり親家族
　のケース　　　　　（平谷優子・法橋尚宏）　204
　　A　家族ケースの紹介 ………………………… 204
　　B　家族情報の収集 …………………………… 205
　　C　家族アセスメント ………………………… 207
　　　1．家族員のアセスメント ………………… 207
　　　2．家族システムユニットのアセスメント … 207
　　　3．家族外部環境システムのアセスメント … 208
　　D　家族支援計画，実施，評価 ……………… 209
　　E　家族看護過程の評価と検証 ……………… 213
　　　1．家族経過図 ……………………………… 213

　　　2．リフレクション ………………………… 214
❹家族の社会的孤立の可能性：高齢者家族のケース
　　　　　　　　　　　　　　　（深堀浩樹）　215
　　A　家族ケースの紹介 ………………………… 215
　　B　家族情報の収集 …………………………… 216
　　C　家族アセスメント ………………………… 218
　　　1．家族員のアセスメント ………………… 218
　　　2．家族システムユニットのアセスメント … 219
　　　3．家族外部環境システムのアセスメント … 219
　　D　家族支援計画，実施，評価 ……………… 220
　　E　家族看護過程の評価と検証 ……………… 223
　　　1．家族経過図 ……………………………… 223
　　　2．リフレクション ………………………… 223

4　急性期家族看護の事例展開 …………………………………………………………………………………… 225

❶家族システムストレスへの不適応（急性期）：
　がんを宣告された家族員がいる危機的家族のケース
　　　　　　　　　　　　　　　（宮下美香）　225
　　A　家族ケースの紹介 ………………………… 225
　　B　家族情報の収集 …………………………… 226
　　C　家族アセスメント ………………………… 227
　　　1．家族員のアセスメント ………………… 227
　　　2．家族システムユニットのアセスメント … 228
　　　3．家族外部環境システムのアセスメント … 228
　　D　家族支援計画，実施，評価 ……………… 228
　　E　家族看護過程の評価と検証 ……………… 233
　　　1．家族経過図 ……………………………… 233
　　　2．リフレクション ………………………… 234
❷家族レジリエンスの発達困難：救急医療を
　受ける家族員がいる危機的家族のケース
　　　　　　　　　　　　　　　（藤野　崇）　235
　　A　家族ケースの紹介 ………………………… 235
　　B　家族情報の収集 …………………………… 236
　　C　家族アセスメント ………………………… 238
　　　1．家族員のアセスメント ………………… 238

　　　2．家族システムユニットのアセスメント … 238
　　　3．家族外部環境システムのアセスメント … 238
　　D　家族支援計画，実施，評価 ……………… 239
　　E　家族看護過程の評価と検証 ……………… 244
　　　1．家族経過図 ……………………………… 244
　　　2．リフレクション ………………………… 245
❸家族の形成困難：超低出生体重児が加わった
　危機的家族のケース
　　　　　　　　　（永冨宏明・法橋尚宏）　247
　　A　家族ケースの紹介 ………………………… 247
　　B　家族情報の収集 …………………………… 248
　　C　家族アセスメント ………………………… 250
　　　1．家族員のアセスメント ………………… 250
　　　2．家族システムユニットのアセスメント … 250
　　　3．家族外部環境システムのアセスメント … 250
　　D　家族支援計画，実施，評価 ……………… 251
　　E　家族看護過程の評価と検証 ……………… 256
　　　1．家族経過図 ……………………………… 256
　　　2．リフレクション ………………………… 257

5　慢性期家族看護の事例展開 …………………………………………………………………………………… 259

❶家族システムストレスへの不適応（慢性期）：
　障害のある子どもと共に生きる家族のケース
　　　　　　　　　　　　　　（大脇万起子）　259
　　A　家族ケースの紹介 ………………………… 259
　　B　家族情報の収集 …………………………… 260
　　C　家族アセスメント ………………………… 262

　　　1．家族員のアセスメント ………………… 262
　　　2．家族システムユニットのアセスメント … 263
　　　3．家族外部環境システムのアセスメント … 263
　　D　家族支援計画，実施，評価 ……………… 264
　　E　家族看護過程の評価と検証 ……………… 272

1. 家族経過図 ……… 272
　　2. リフレクション ……… 273
❷ 家族内外の対人関係障害：育児不安を抱える
　　家族のケース　　（神庭純子）……… 275
　A　家族ケースの紹介 ……… 275
　B　家族情報の収集 ……… 276
　C　家族アセスメント ……… 277
　　1. 家族員のアセスメント ……… 277
　　2. 家族システムユニットのアセスメント ……… 278
　　3. 家族外部環境システムのアセスメント ……… 278
　D　家族支援計画，実施，評価 ……… 279
　E　家族看護過程の評価と検証 ……… 282
　　1. 家族経過図 ……… 282
　　2. リフレクション ……… 283
❸ 家族の逸脱現象の派生：在宅高齢者を介護する
　　家族のケース　　（辻村真由子・石垣和子）……… 284
　A　家族ケースの紹介 ……… 284
　B　家族情報の収集 ……… 285
　C　家族アセスメント ……… 287
　　1. 家族員のアセスメント ……… 287
　　2. 家族システムユニットのアセスメント ……… 288
　　3. 家族外部環境システムのアセスメント ……… 288
　D　家族支援計画，実施，評価 ……… 290
　E　家族看護過程の評価と検証 ……… 294
　　1. 家族経過図 ……… 294
　　2. リフレクション ……… 294
❹ 家族のセルフケア力の低下：慢性疾患患者と共に
　　生きる家族のケース　（佐藤奈保・荒木暁子）……… 296
　A　家族ケースの紹介 ……… 296
　B　家族情報の収集 ……… 297
　C　家族アセスメント ……… 299
　　1. 家族員のアセスメント ……… 299
　　2. 家族システムユニットのアセスメント ……… 300
　　3. 家族外部環境システムのアセスメント ……… 301
　D　家族支援計画，実施，評価 ……… 301
　E　家族看護過程の評価と検証 ……… 305
　　1. 家族経過図 ……… 305
　　2. リフレクション ……… 306
❺ 家族の拘束的ビリーフの存在：重症仮死で出生した
　　子どもの療養が左右された家族のケース
　　（平谷優子・法橋尚宏）……… 307
　A　家族ケースの紹介 ……… 307
　B　家族情報の収集 ……… 308
　C　家族アセスメント ……… 310
　　1. 家族員のアセスメント ……… 310
　　2. 家族システムユニットのアセスメント ……… 310

　　3. 家族外部環境システムのアセスメント ……… 312
　D　家族支援計画，実施，評価 ……… 312
　E　家族看護過程の評価と検証 ……… 317
　　1. 家族経過図 ……… 317
　　2. リフレクション ……… 318
❻ 家族の意思決定上の葛藤：難病患者と共に生きる
　　家族のケース　　（河原宣子・鈴木要子）……… 320
　A　家族ケースの紹介 ……… 320
　B　家族情報の収集 ……… 321
　C　家族アセスメント ……… 324
　　1. 家族員のアセスメント ……… 324
　　2. 家族システムユニットのアセスメント ……… 325
　　3. 家族外部環境システムのアセスメント ……… 327
　D　家族支援計画，実施，評価 ……… 327
　E　家族看護過程の評価と検証 ……… 331
　　1. 家族経過図 ……… 331
　　2. リフレクション ……… 332
❼ 家族の合意形成困難：終末期患者と共に生きる
　　家族のケース　　（髙見紀子）……… 334
　A　家族ケースの紹介 ……… 334
　B　家族情報の収集 ……… 336
　C　家族アセスメント ……… 338
　　1. 家族員のアセスメント ……… 338
　　2. 家族システムユニットのアセスメント ……… 338
　　3. 家族外部環境システムのアセスメント ……… 340
　D　家族支援計画，実施，評価 ……… 340
　E　家族看護過程の評価と検証 ……… 343
　　1. 家族経過図 ……… 343
　　2. リフレクション ……… 344
❽ 家族のインターフェイス膜の調節不全：
　　精神障がい者と共に生きる家族のケース
　　（上野里絵・上別府圭子）……… 346
　A　家族ケースの紹介 ……… 346
　B　家族情報の収集 ……… 347
　C　家族アセスメント ……… 348
　　1. 家族員のアセスメント ……… 348
　　2. 家族システムユニットのアセスメント ……… 349
　　3. 家族外部環境システムのアセスメント ……… 350
　D　家族支援計画，実施，評価 ……… 350
　E　家族看護過程の評価と検証 ……… 353
　　1. 家族経過図 ……… 353
　　2. リフレクション ……… 354

目次

第Ⅲ章　家族看護学の研究 355

1　家族看護学研究の意義　（村田惠子） 356

- A　家族看護学研究の目的と研究が生み出す
  エビデンスの意義 356
- B　家族看護学研究の基本的観点と
  家族システムユニット研究の原則，特徴 357
  1. 家族看護学研究の基本的観点 357
  2. 家族看護学研究における
     "家族システムユニット研究" の意義と原則 ... 358
- C　わが国の家族看護学研究の動向と今後の課題 361
  1. わが国の家族看護学研究の動向：
     現状と問題点 362
  2. 家族看護学研究の今後の課題・方途 364
- D　家族看護インターベンション法の
  開発と実験的研究の意義 365
  1. 家族看護における実験的研究と準実験的研究 365
  2. その他の家族看護インターベンションに
     関する研究 366
- E　家族看護学研究における倫理的配慮 367
  1. ひとを対象とする研究の倫理原則と
     看護研究における倫理概念 367
  2. 家族看護学研究における倫理的課題と
     その対応 367
  3. 研究倫理審査とその申請手続き 368

2　量的な家族看護学研究方法論　（中村由美子） 371

- A　家族システムユニット研究で使用される尺度と
  その使用方法 372
  1. 家族機能を測定する尺度 372
  2. 家族の関係性などを測定する尺度 373
- B　統計解析法の概説 374
  1. 研究の流れ 374
  2. 用語の解説 376
- C　基本的な統計処理 380
  1. 記述統計 380
  2. 分布形状を示す統計指標 381
  3. サンプリングと標本誤差 381
- D　相　関 383
- E　グループの違いを調べる "差の検定" 383
  1. 平均値の差の検定 383
  2. マン−ホイットニーの U 検定 384
  3. ウィルコクソンの符号順位検定 385
  4. χ^2 検定（カイ二乗検定） 385
  5. 分散分析 386
  6. クラスカル−ウォリス検定 386
- F　要因を探る解析法 386
  1. 多変量解析 386
  2. 回帰分析 386
  3. 因子分析 387
  4. 共分散構造分析 388

3　質的な家族看護学研究方法論 390

- A　内容分析　（平谷優子・法橋尚宏） 390
  1. 内容分析の歴史と定義 390
  2. ベレルソンの内容分析の方法 391
  3. 内容分析の家族看護学研究への応用 392
- B　グラウンデッドセオリー法　（深堀浩樹） 393
  1. グラウンデッドセオリー法の成り立ち 393
  2. グラウンデッドセオリー法が生まれた背景と
     基本的な考え方 394
  3. いくつかのグラウンデッドセオリー法 395
  4. グラウンデッドセオリー法による
     研究プロセスと特徴的な用語 395
  5. 家族看護学研究でグラウンデッドセオリー法を
     用いる際の利点と留意点 398
- C　エスノグラフィー　（本田順子・法橋尚宏） 399
  1. 技法としてのエスノグラフィー 399
  2. エスノグラフィーの方法 400
  3. 家族看護学研究におけるエスノグラフィーの
     有用性 403
- D　トライアンギュレーションとミックス法
  （小林京子・法橋尚宏） 404
  1. トライアンギュレーション 404
  2. ミックス法 405

3. トライアンギュレーションと
   ミックス法の相違 ……………………… 407
4. 家族看護学研究に求められる
   トライアンギュレーションとミックス法 ……… 408

4　家族看護学研究の実例 …………………………………………………………………………………… 412

A　家族看護学方法論研究
　　（本田順子・法橋尚宏）……………… 412
　1. 方法論研究による測定尺度の開発 ……… 412
　2. 質問紙の作成 ………………………… 412
　3. 測定尺度の信頼性と妥当性の検討 ……… 414
　4. 質問紙の翻訳版の開発 ………………… 416
　5. 質問紙を用いた家族看護学研究の課題 ……… 416

B　家族機能研究　（法橋尚宏・小林京子）……… 417
　1. 家族機能の量的研究 …………………… 417
　2. 家族機能の方法論研究 ………………… 418
　3. 家族機能の実態調査 …………………… 419
　4. 家族機能の比較研究 …………………… 419
　5. 家族機能の関連因子探索研究 ………… 420
　6. 家族機能の実験的研究 ………………… 420
　7. 今後の家族機能研究の課題 …………… 429

C　家族への面接調査　（泊　祐子）……………… 421
　1. 質的研究のデータ収集技法 …………… 421
　2. 面接対象者の設定と研究の問い ……… 422
　3. 実　例 ………………………………… 423
　4. 家族看護学研究における質的研究の魅力：
　　研究課題の設定と対象の選定 ………… 425

D　家族看護インターベンション研究
　　（戸井間充子・江口千代）……………… 426
　1. 家族看護インターベンション研究とは ……… 426
　2. できちゃった結婚の事例 ……………… 427
　3. 家族看護インターベンション研究における
　　アウトカム指標 ………………………… 429
　4. 実践知としての家族看護
　　インターベンション研究 ……………… 429

索　引 …… 433

Family Health Care Nursing

第 I 章
家族看護学の理論

1 家族環境論

現代家族像と家族環境

1. 現代家族の家族アイデンティティ

1）ひとと家族アイデンティティ

　看護の対象として，ひと，家族，集団，コミュニティがあげられる．これらのうち，ひとは個人看護（小児看護，母性看護，成人看護，老年看護，精神看護など），家族は家族看護，集団とコミュニティは地域看護が主として担う．家族看護が対象とする家族は，ひとの小集団であり，集団とコミュニティのなかで生活を営んでいる．

　家族は，ひとにとって最も身近な存在である．しかし，家族の範囲を同定することは容易ではない．法橋は，家族とは「家族であると相互に認知し合っているひと（生者）の小集団システム」であると定義しており，これに従うと互いに家族員として認知し合っている生きているひとの範囲が家族となる（後述，p.20参照）．ただし，ある家族の各家族員に「だれが家族員ですか」と問うと，家族員によって返事が異なることがある．

　わが国における過去の家族の考え方であれば，血縁や同居を中心とした固定的な枠組みで家族が同定されていたので，必然的にそれぞれの家族員が認知する家族の範囲が一致する．しかし，現代家族では，ひとり親家族，ステップファミリー（継家族，再婚家族），同棲カップルなどのように家族は多様化しており，血縁や同居によって家族を同定することはできない．

　そこで，家族アイデンティティ（family identity：FI）の概念に着目しなければならない．エリクソン（Erikson, EH）は，ひとの存在意識を指す用語としてアイデンティティを用いている[1]．ひとには多面性があり，様々な自己を統一する核になるものがアイデンティティである．自分は何者かを自分で考えて，他者とのかかわりのなかで自分の役割や存在に気づき，他者から認められることで，自分が自分であるという感覚を認識することがアイデンティティの確立である．アイデンティティの確立ができないと自分への不確実感が生じ，目標や役割を見出せなくなる．このような個人のアイデンティティを家族に転用して考えたのが，家族アイデンティティである．家族アイデンティティとは，自分が家族の一員であるという意識，何をもって家族とするかという意識であり，これによって帰属する家族を単位としてとらえ，家族内外での役割を見出すことができる．家族アイデンティティの確立ができないと，家族機能の低

下を生起し，家族の存在そのものが不確実となってしまう．

なお，"ヒト" "人類" "人種" "人" "ひと" "人間" という類似した用語があるので，これらの相違を理解しておく必要がある[2]．"ヒト" とは，生物の分類学上の和名であり，生物学的な面を強調するときに使用する．"人類" は，"ヒト" の俗称である．"人種" とは，ヒト属を分類したもので，コーカソイド，モンゴロイド（日本人を含む），コンゴイドなどに分類される．"人" は，文化的，社会的な意味を含む．"ひと" は，"人" の内面性にまで踏み込んだときに使用する．また，"人間" とは，人と人との関係を強調するときに使用する．このように用語を理解すると，家族看護学では，家族アイデンティティや家族ビリーフ（後述，p.20 参照）などの家族の特性と作用しながら社会生活を送り，家族員同士の関係性なども包含した "ひと" あるいは "ひとびと" という用語を家族員に対して用いるのが適切である．

2）家族の紐帯

家族アイデンティティの発達・確立には，家族の紐帯（ちゅうたい）が基盤になる．紐帯とは，文字どおり紐と帯のことであり，2つのものを固く結びつけているものという意味をもつ．家族の紐帯によって家族への帰属意識が生まれ，家族としての存在が安定する．家族の紐帯には，自然的紐帯，制度的紐帯，心理的紐帯があると考える．血縁は運命的であるので自然的紐帯，婚姻や養子縁組などは法的に家族として認知されるので制度的紐帯，情緒的な結びつきは心理的紐帯である．なお，紐帯の同義語としてきずながあるが，きずなは情緒的な結びつきを意味するので，ここでは紐帯という用語を用いるのが適切である．

過去の時代では，自然的紐帯や制度的紐帯によって家族を同定していたが，現代では家族が多様化し，血縁や婚姻関係を結ばない家族も一般的になっているので，このような2つの紐帯だけでは家族の同定は不十分である．むしろ，現代家族では，自然的紐帯や制度的紐帯よりも，心理的紐帯を中心として家族アイデンティティを確立していると考えられる．

家族は，家族員が長期にわたり生活を共にする共同体であり，そのなかで家族員の役割を調整したり，家族の凝集性を適度に保つことで，その家族の家族機能が向上する．たとえ家族であると認知し合っていたとしても，たとえば，家族の共有時間が不足すれば家族員同士の結びつきが弱く，心理的紐帯が弱くなる傾向がある．自然的紐帯や制度的紐帯があっても，心理的紐帯が弱ければ，その家族は家族アイデンティティの確立が困難になる．

3）個人差と家族差

個人看護の対象となるひとは，価値観，人格，健康障害などの特性に個人差があるので，そのひとの個別性に対応した看護を提供する必要がある．ひとの特性は，様々な先天的要因と後天的要因によって形成されるが，家族から後天的に受ける影響は大きい．ひとは家族と共に過ごす生活時間のなかで基本的生活習慣やビリーフなどが形成され，個人の特性の基礎的な部分は家族生活のなかで確立される．

ひとの小集団である家族は，様々な特性をもつひとによって構成されているので，家族支援においても家族間の特性の違いを前提にしなければならない．法橋は，家族

差という用語を提唱し,「家族間の諸特性の差異」であると定義している[3]. そして,家族支援の対象となる家族の家族差に対応して家族支援を行うことが,家族支援の根幹をなす原則であると考えている. 家族は,役割構造,価値観,勢力構造などの家族内部構造と家族外部構造（後述, p.6 参照）が複雑に絡み合って機能している. このように,家族がひとの相互作用で成り立っていると考えると,個人差にまして家族差のほうが大きいといえるだろう. 看護職者には,対象となるひとの個人差や家族の家族差を見極める特質が求められる.

　たとえば,本態性高血圧症は,遺伝因子に生活環境因子が加わって発症する. 本態性高血圧症をもつ家族員がいる家族ケースでは,家族の生活習慣が関係して,その他の家族員も本態性高血圧症であることがある. これに対して,生活習慣の改善に取り組む家族もあれば,これを認識していても改善しない家族もある. また,家族員個人の問題であると認識し,個人が解決するべきであると考える家族がいたり,高血圧症で脳梗塞を引き起こした親族がいる家族は過剰に反応するかもしれない. このように,家族差が認められることを踏まえたうえで,家族支援の対象とする家族をとらえなければならない. 家族支援を実践する看護職者には,問題現象をかかえる家族であるのか,家族差の範囲内なのかを見極める力量が問われる.

4) 主観的家族論と家族の個人化

　現代家族では,婚姻（婚姻とは制度としての結婚のこと）後に同居しない通い婚,法的な婚姻関係を締結しない事実婚,週末を利用して夫婦の共有時間をもつ週末婚など,多様な家族が存在する. 婚姻関係を結んだ男女は同居し,子どもを産んで育てるべきであるというように,歴史や慣習から家族はこうあるべきであるという理念の体系を家族イデオロギーという. 過去の家族イデオロギーで現代の多様な家族をとらえることは困難であり,これに当てはめると現代家族が逸脱していると見なされてしまいがちである.

　例として,共働きで子どもをもたない夫婦のことであるディンクス（double income, no kids：DINKs）をあげる. なお, 米国などでは, これを DINK（ディンク）と略す. 夫婦双方がディンクスを希望して選択した家族は,経済的および時間的に裕福で,家族員に幸福感をもたらし,同時に仕事などで家族員の自己実現につながりやすい. このように,家族員の自己実現のための主体的な選択性やそれに伴う幸福感などの家族員の主観的な認知を重視しようとする議論が主観的家族論である. 現在では,過去の家族イデオロギーではとらえられない多様化した家族が一般的になり,この主観的家族論が注視されるようになっている.

　このように,家族員の自己実現に重点が置かれることによって,現代家族では家族の個人化が進んでいる. 過去の家族では,家族員の自己実現よりも家族という集団の和を大切にして,家族員の利益よりも家族の利益を得ることに重点が置かれていた. これに対して,現代家族においては,家族員が自己実現できるように個人の選択や判断で行動することが優先され,家族の脱制度化が推し進められている.

　ニューシングルは,家族の個人化の典型例である. これは,既婚,未婚を問わず,自分だけの時間や空間を大切にし,家族や会社に帰属意識がないひとのことである.

家族と同居している未婚の子どもが，家族との時間をもとうとせず，交友や趣味などに時間を費やす家族ケースが顕在化している．特に現代社会は生活利便性が高く，バーチャルコミュニケーションシステムが普及している反面，各家族員の生活時間が異なり，家族との共有時間をとりにくい状況にあり，家族の個人化に拍車がかかっている．このような家族においては，家族員は自己実現という点においては幸福感を抱く．しかし，家族には制度的紐帯があっても，家族外との心理的紐帯が強くなり，その代わりに家族内の心理的紐帯が弱体化し，家族アイデンティティの確立が困難となろう．そうなると，家族の凝集性が低くなり，家族機能が低下し，家族が崩壊してしまう危険性がある．このような趨勢を踏まえると，家族の個人化は家族の存在意義をも問うことになり，家族の再定義が必要になるかもしれない．

2. 家族形態と家族構造

1) 家族形態（家族規模と家族構成）

家族看護学では，第三者の客観的な判断ではなく，家族の主観的な認知によって家族を同定する．一方で，家族支援を実践する看護職者は，何らかの枠組みで家族を客観的にとらえる必要があり，家族の形を表す家族形態が多用されている．

家族形態とは，家族規模と家族構成からなる．すなわち，家族が何人の家族員から構成されているのかという規模の側面からの分類（大家族，中家族，小家族），どのような続柄の家族員によって構成されているのかという構成的側面からの分類（夫婦家族，直系家族，複合家族という家族分類）がある．

(1) 家族類型

婚姻後の子どもが新居をどこに定めるのかという居住規制に焦点をしぼると，第三者が家族をとらえやすい．この居住規制を基準にして家族を類型化したのが家族類型である．家族類型には，夫婦家族制，直系家族制，複合家族制がある（家族形態の夫婦家族，直系家族，複合家族とは異なる）．

夫婦家族制とは，少なくとも夫婦そろって健在の間は，どの子どもの家族とも同居しないことを原則とする家族である．直系家族制とは，1人の子どもの家族とだけ同居することを原則とする家族である．複合家族制とは，2人以上の子どもの家族と同居することを原則とする家族である．

(2) 家族分類

家族分類とは，家族を構成している家族員の続柄である構成的側面によって，家族を分類することである．家族分類には，夫婦家族（核家族，婚姻家族），直系家族，複合家族がある．なお，直系家族と複合家族を総称して，拡大家族（拡張家族）という．

夫婦家族とは，夫婦とその未婚の子どもから構成される家族形態である．直系家族とは，夫婦，1人の既婚子とその配偶者と子ども（既婚子の生殖家族（後述，p.7参照））から構成される家族形態である．複合家族とは，夫婦，複数の既婚子とその配偶者と子ども（既婚子の生殖家族）から構成される家族である．わが国の家族は，時代を経るにつれて，複合家族，直系家族，夫婦家族へと変化してきている．家族が描かれる漫画やアニメは多いが，サザエさんの磯野家は直系家族（夫婦，娘夫婦とその子ども，

娘の弟と妹)，ちびまる子ちゃんのさくら家は直系家族（夫婦，息子夫婦とその2名の子ども），クレヨンしんちゃんの野原家は夫婦家族（夫婦とその2名の子ども）である．

なお，家族分類は現在の家族の形であり，必ずしも家族類型と家族分類が一致するわけではない．たとえば，直系家族制に基づいた家族であっても，既婚子の生殖家族が一時的に海外に家族帯同赴任している場合は，家族類型では直系家族制であるが，家族分類では夫婦家族である．

2) 家族構造

構造とは，ある社会システムが構成されている役割の配置であり，構成単位とその関係性に分けられる[4]．また，家族構造とは，家族機能を維持し，必要に応じて調整しながら，家族員や社会から期待される機能の達成を促進する要素である[5]．法橋は，家族機能とは，「家族員の役割行動の履行により生じ，家族システムユニットが家族員，家族，家族外部環境に対して果たしている働き」であると定義しており[6)7]，家族構造の成果として家族機能が生じると理解できる．

家族構造は，役割構造，価値観，勢力構造，コミュニケーション構造から構成されている．家族内部におけるものが家族内部構造，家族外部におけるものが家族外部構造であり，これらが相互に影響しながら家族構造を規定していると考える．家族外部環境からの刺激によって，家族内部構造のどれかが影響を受けることで，その他にもそれが波及する[8]．以下では，狭義の家族構造として，家族内部構造を解説する．

まず，ひとの役割とは，地位に対応する概念であり，ひとが他者に対して占める地位に応じて，他者から期待される行動様式のことである．家族の役割がどのように分担されているかという家族の役割構造は，家族によって異なる．また，家族の役割構造は，社会階層，文化，家族形態，家族システムユニットの成長・発達区分（後述，p.26参照），家族員が理想とする役割モデルなどの影響を受けている．家族員に対して役割を期待することが役割期待，その状況のなかで家族員が自らの役割を期待されているかを認知することが役割認知，その役割の内容を検討し，決めることが役割規定であり，この役割規定によって役割行動が履行される．役割行動が家族の期待どおりに履行されると，その家族の家族機能は良好となる．一方で，役割行動が家族の期待どおりに履行されないと役割葛藤が生じるが，役割相補性がある家族は家族の恒常性によって家族機能を維持できる．ただし，役割相補性がない家族は情緒的な反発が生じ，家族員同士の関係性に障害をきたし，家族機能を低下させる原因となる．

次に，ひとの価値観とは，いかなる物事にいかなる価値を置くのかというひとの評価的判断である．家族の価値観とは，家族員を共通文化のなかに結びつけている観念や実在する事柄に対する価値についての考えや信念であり，これに基づいて家族員は考え，判断して，行動する．これは，社会階層，文化，居住地，家族員の特性などの影響を受けている．看護職者が家族の価値観を把握しないで家族支援を実践すると，家族の価値観にそぐわず，看護職者の価値観の押しつけになる可能性があり，家族と看護職者との信頼関係が崩れることにつながる．看護職者が，家族の価値観に沿った家族支援を実践することで，家族は自ら行動変容し，それを継続できるようになり，家族機能の向上につながる．

ひとの勢力とは，他者を押さえて支配下におく勢いと力である．家族の勢力構造とは，家族の方針の決定にあたって家族員それぞれがもつ力関係であり，家族員の力関係あるいは決定権（リーダーシップ）のありようのことである．これは，家族員同士の連合形態，社会階層，文化などの影響を受けている．役割構造において担っている役割に対して，その家族員が決定権をもっている場合もあれば，決定権をもっていない場合もある．たとえば，家族の意思決定を支援する際に，看護職者が家族の勢力構造を把握することで，家族員の葛藤が少なく，意思決定を円滑に行うことができる．

ひとのコミュニケーションとは，2人以上の間でメッセージが送られ，受け取られるという双方向の過程である．家族員のコミュニケーションのあり方が家族のコミュニケーション構造であり，送られたメッセージと受け取られたメッセージの意味が一致していることが機能的コミュニケーションである．コミュニケーションは他者に影響を与えて何らかの変化をもたらすことを目的としており，家族内で機能的コミュニケーションが図られることで，各家族員の期待どおりの役割構造や勢力構造が獲得でき，その家族の家族機能の向上につながる．看護職者は，どのようなコミュニケーション構造の家族であるか，どこに問題があって機能不全コミュニケーションに陥っているのかを把握することで，家族のコミュニケーションが機能的コミュニケーションに変化するための有効な家族支援を実践できるようになる．

3）その他の分類
(1) 家族内の位置による分類

子どもをもつひとは，2つの家族を経験している．すなわち，家族を子どもの世代からみた定位家族（出生家族，生まれた家族），親の世代からみた生殖家族（創設家族，生む家族）であり，家族には2つの位相がある．

定位家族とは，自分が子どもとして生まれ育った家族である．これは，選択の余地がないものであり，親子関係に主眼がある．一方，生殖家族とは，自分が結婚して新たに形成する家族である．これは，個人の選択によって構成したものであり，夫婦関係に主眼がある．なお，非婚化や避婚化が進んでいる現在，生殖家族を形成しないひとが増加している．

現在のわが国では，配偶者の選択においては，インセストタブー（incest taboo，近親相姦禁止規則）によって，共通の定位家族のなかから異性を選択することはできない．したがって，1つの生殖家族をさかのぼると，2つの異なる定位家族が存在することになる．

(2) 核家族を単位とした結びつきによる分類

核家族とは，夫婦とその未婚の子どもからなる家族，夫婦のみの家族，ひとり親（父親または母親）とその未婚の子どもからなる家族（ひとり親家族）のことである．分子のなかの原子のように，核家族の単位の組み合わせとしてみることによって，複婚家族と拡大家族がある．

複婚家族とは，核家族の単位を夫婦関係において連結させた家族であり，一夫多妻あるいは一妻多夫のように，1人が同時に2人以上の配偶者をもつことによって形成される家族である．また，拡大家族とは，核家族の単位を親子関係において連結させ

た家族であり，夫婦と未婚子，その夫婦の両親などが同居する家族である．

なお，わが国の家族看護学分野では"拡大家族"の誤用が散見されるので，留意しなければならない．たとえば，"拡大家族からの支援"という表現があるが，これは同居していない親族などからの支援を意味していると推測される．すなわち，家族員以外の親族のみを指しているので正しい用法ではない．拡大家族の英単語は"extended family"であるが，カルガリー式家族アセスメント/介入モデル（後述，p.112参照）などで同居していない親族を指して使われている"extended family"に対して拡大家族という日本語訳をあてたことが原因の一つである．"拡大家族からの支援"は誤用であり，"同居していない親族からの支援"などとしなければならない．なお，親族とは，親子関係と夫婦関係でたどれる続柄のひとであり，民法では6親等内の血族，配偶者，3親等内の姻族（婚姻によって結ばれた関係）と定められている．

3. 統計データでみる世帯

1）家族，世帯，家庭

家族（family），世帯（household，所帯ともいう），家庭（home）は異なる意味をもつ．家族は，進学や就業，長期出張や単身赴任，長期入院，施設入所など，別居しているひとを含むことがあり，必ずしも同居の有無，血縁や婚姻関係などにはとらわれない．一方，世帯は，同一の住居で起居し，生計を同じくする者の集団である．すなわち，同居している親族と同居している非親族（使用人なども含む）から構成されており，家族員であっても別居している者は世帯員に含まれない．独立した住居と生計を営んでいる場合は，1人であっても単独世帯という呼称で世帯として扱われる．

また，家庭とは，ひとが家族と生活を共有する場，その場で生活を共にする共同体，その場に醸し出される温かさや癒し，安心などの雰囲気を含めた用語である．家庭には精神的な意味合いも含まれているので，家族と家庭とは重なる部分がある．なお，家屋（house）は住居としての建物であり，物質的な意味合いで用いる．

現代家族像を統計データでとらえようとしても，家族員の認知によって家族の範囲が異なるので，客観的にとらえることは困難である．そこで，家族を世帯で推し量ることが必要になり，国勢調査（総務省）や国民生活基礎調査（厚生労働省）などの統計データが活用できる．国勢調査は，わが国に常住している者すべてを対象とした国の最も基本的な調査で，人口や世帯の実態を明らかにするために5年ごとに実施される．悉皆調査（全数調査）なので正確な数値が得られるが，家族単位ではなく世帯単位の調査である．また，国民生活基礎調査は，保健，医療，福祉，年金，所得などの国民生活の基礎的事項を世帯面から調査するために簡易な調査が毎年実施され，3年ごとに約5万世帯を対象にした大規模な調査が実施される．3か月以内の単身赴任や学業，老人福祉施設や社会福祉施設への入所などで同居していない家族員を含む質問項目が含まれており，より家族の実像に近い数値を得ることができる．なお，厚生白書（厚生労働省）は，国民生活基礎調査の数値を使用している．

2）国民生活基礎調査の世帯構造と世帯類型

国民生活基礎調査では，世帯構造と世帯類型という用語が用いられている．世帯構

表 1-1 ●国民生活基礎調査における世帯構造の分類

単独世帯	世帯員が1人だけの世帯
核家族世帯	1）夫婦のみの世帯 　　世帯主とその配偶者のみで構成する世帯 2）夫婦と未婚の子のみの世帯 　　夫婦と未婚の子のみで構成する世帯 3）ひとり親と未婚の子のみの世帯 　　父親または母親と未婚の子のみで構成する世帯
三世代世帯	世帯主を中心とした直系三世代以上の世帯
その他の世帯	上記以外の世帯

造は，世帯を規模的側面と構造的側面からとらえる．すなわち，何人の世帯員で構成されているかという規模的側面とどのような関係の世帯員によって構成されているのかという構造的側面から世帯の構造をとらえたものである．世帯構造は，単独世帯，核家族世帯，三世代世帯，その他の世帯に分類される（表1-1）．

一方，世帯類型では，規模的側面と構造的側面に加えて，世帯員の年齢を加味している．世帯類型は，高齢者世帯，母子世帯，父子世帯，その他の世帯に分類される．高齢者世帯は65歳以上の者で構成するか，または，これに18歳未満の未婚の者が加わった世帯である．母子世帯や父子世帯は，親が65歳未満で，子どもが20歳未満の世帯である．

国勢調査と国民生活基礎調査では，世帯類型の規定が異なるため，その数値に違いがあるので留意しなければならない．たとえば，国勢調査では，寮・寄宿舎の学生・生徒，病院に3か月以上入院している者などは"一般世帯"ではなく"施設等の世帯"として別枠で扱われているので，世帯構造の構成割合を出すときには除外されている．しかし，国民生活基礎調査では，3か月以内に単身赴任などで別居した家族員も世帯員として扱い，世帯構造の構成割合を出すときに含まれている．また，母子世帯と父子世帯についても，国民生活基礎調査では「離婚，死別または未婚で現に配偶者がいない65歳未満の女（男）親と20歳未満のその子のみで構成する世帯」と規定されているが，国勢調査では「離婚，死別または未婚で現に配偶者がいない女（男）親と20歳未満の未婚の子」と規定されており，親の年齢に制限はない．

3）単独・高齢者世帯の増加，世帯の小規模化

2008（平成20）年国民生活基礎調査の世帯構造別構成割合（表1-2）をみると，単独世帯は24.9％，核家族世帯は59.8％（内訳は，夫婦と未婚の子のみの世帯が30.7％，夫婦のみの世帯が22.4％，ひとり親と未婚の子のみの世帯が6.7％），三世代世帯は8.8％を占めている．一般的に，世帯構造の変化について，三世代世帯の減少により核家族世帯が増加しているといわれることがある[9]．確かに三世代世帯数は1986年以降に減少しているが，核家族世帯数の増加数に比べると三世代世帯数の減少数は微々たる数値といえる．これらよりも注目しなければならない点は，単独世帯と高齢者世帯の増加率である．1989年と2008年の間の増加率を比較すると，核家族世帯は20.5％であるが，単独世帯は51.6％，高齢者世帯は202.6％にも及ぶ．晩婚化や非婚化，

第I章 家族看護学の理論

表1-2 ●世帯構造別，世帯類型別にみた世帯数および平均世帯人員の推移

年次	総数	世帯構造							世帯類型				平均世帯人員
		単独世帯	夫婦のみの世帯	夫婦と未婚の子のみの世帯	ひとり親と未婚の子のみの世帯	三世代世帯	その他の世帯	高齢者世帯	母子世帯	父子世帯	その他の世帯	
（年）		推計数（単位：千世帯）						推計数（単位：千世帯）				（人）
1986（昭和61）	37,544	6,826	5,401	15,525	1,908	5,757	2,127	2,362	600	115	34,468	3.22
1989（平成元）	39,417	7,866	6,322	15,478	1,985	5,599	2,166	3,057	554	100	35,707	3.10
1992（平成4）	41,210	8,974	7,071	15,247	1,998	5,390	2,529	3,688	480	86	36,957	2.99
1995（平成7）	40,770	9,213	7,488	14,398	2,112	5,082	2,478	4,390	483	84	35,812	2.91
1998（平成10）	44,496	10,627	8,781	14,951	2,364	5,125	2,648	5,614	502	78	38,302	2.81
2001（平成13）	45,664	11,017	9,403	14,872	2,618	4,844	2,909	6,654	587	80	38,343	2.75
2004（平成16）	46,323	10,817	10,161	15,125	2,774	4,512	2,934	7,874	627	90	37,732	2.72
2005（平成17）	47,043	11,580	10,295	14,609	2,968	4,575	3,016	8,349	691	79	37,924	2.68
2006（平成18）	47,531	12,043	10,198	14,826	3,002	4,326	3,137	8,462	788	89	38,192	2.65
2007（平成19）	48,023	11,983	10,636	15,015	3,006	4,045	3,337	9,009	717	100	38,197	2.63
2008（平成20）	47,957	11,928	10,730	14,732	3,202	4,229	3,136	9,252	701	94	37,910	2.63
		構成割合（単位：％）						構成割合（単位：％）				
1986（昭和61）	100	18.2	14.4	41.4	5.1	15.3	5.7	6.3	1.6	0.3	91.8	―
1989（平成元）	100	20.0	16.0	39.3	5.0	14.2	5.5	7.8	1.4	0.3	90.6	―
1992（平成4）	100	21.8	17.2	37.0	4.8	13.1	6.1	8.9	1.2	0.2	89.7	―
1995（平成7）	100	22.6	18.4	35.3	5.2	12.5	6.1	10.8	1.2	0.2	87.8	―
1998（平成10）	100	23.9	19.7	33.6	5.3	11.5	6.0	12.6	1.1	0.2	86.1	―
2001（平成13）	100	24.1	20.6	32.6	5.7	10.6	6.4	14.6	1.3	0.2	84.0	―
2004（平成16）	100	23.4	21.9	32.7	6.0	9.7	6.3	17.0	1.4	0.2	81.5	―
2005（平成17）	100	24.6	21.9	31.1	6.3	9.7	6.4	17.7	1.5	0.2	80.6	―
2006（平成18）	100	25.3	21.5	31.2	6.3	9.1	6.6	17.8	1.7	0.2	80.4	―
2007（平成19）	100	25.0	22.1	31.3	6.3	8.4	6.9	18.8	1.5	0.2	79.5	―
2008（平成20）	100	24.9	22.4	30.7	6.7	8.8	6.5	19.3	1.5	0.2	79.0	―

1995（平成7）年の数値は兵庫県を除いたものである．
出典／厚生労働省大臣官房統計情報部「平成20年国民生活基礎調査」．

　離婚数の増加，平均寿命の延伸による高齢者の一人暮らしの増加などによって，単独・高齢者世帯が増加していると考えられる．

　2008年国民生活基礎調査の1世帯当たりの平均世帯人員をみると（図1-1），1990年では3.05人であるが，2008年では2.63人であり，世帯の小規模化が起きている．単独・高齢者世帯が増加していることから，今後も平均世帯人員は減少するであろう．世帯と家族は異なるものであるが，世帯の小規模化に伴って家族員数も必然的に減少し，家族の小規模化が進んでいると考えられる．

1　家族環境論

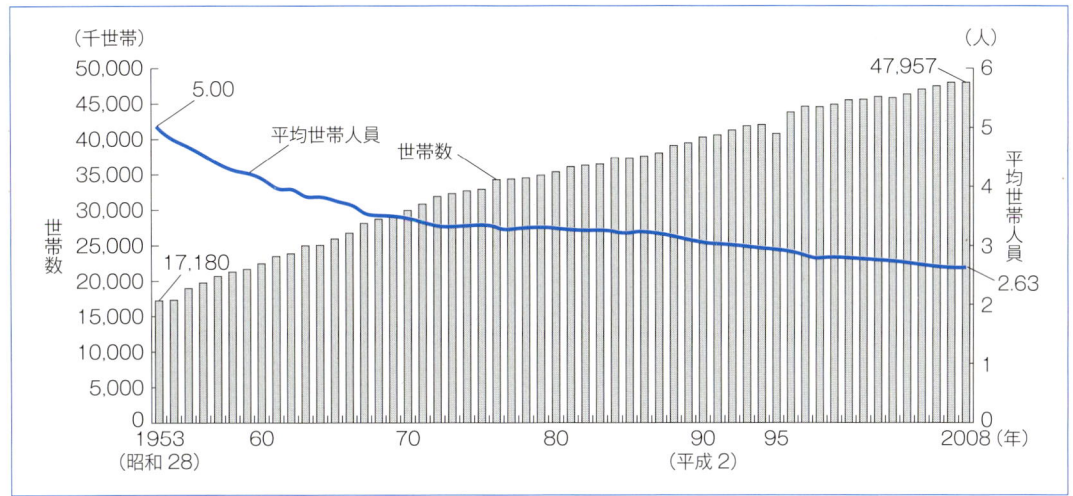

図1-1 ● 世帯数と平均世帯人員の年次推移
1995（平成7）年の数値は兵庫県を除いたものである．
出典／厚生労働省大臣官房統計情報部「平成20年国民生活基礎調査」．

4. わが国の現代家族像

1） 現代家族のパラダイム

　家族像とは，「家族とは何か」「家族はどうあるべきか」という家族のありよう，家族のあるべき姿のことである．家族像は，社会的背景などの家族外部環境，家族員同士の関係などの家族内部環境からの影響を受けて形成される．現代の多様化した家族像は，過去の家族イデオロギーからみると家族崩壊にみえてしまうかもしれない．いつの時代においても，それまでの伝統に従わない家族は家族崩壊として扱われた．家族像は時代とともに変遷を遂げており，ある時代に家族崩壊としてみられた家族は，その後，標準的な家族（標準家族）としてとらえられることを繰り返しているのである．

　現代家族とは，わが国の高度経済成長期に確立された近代家族と区別するための用語であり，近代家族の理念にとらわれない新たな家族のことである．現代家族では，家族が望む形で家族像を形成することが重要であり，第三者が善しあしの判断を下すべきではない．家族員それぞれが自己実現できるように，互いに家族のライフスタイルを合意形成し，その家族が望む生活を創り上げていく合意制家族に価値が置かれている．ここでは，理想の家族像への期待とともに，過去の家族像とは異なることから不安が錯綜することになる．家族支援を実践する看護職者は，このような現代家族の特徴を理解し，それぞれの家族が抱く理想の家族像を実現するための支援が求められている．

2） 離婚の一般化，ステップファミリーの増加

　人口動態統計[10]によると，2008年の離婚件数は251,136件で，2002年の289,836件をピークに6年連続して減少しているが，1985年の119,135件に比べると約2倍の高値である．また，2008年の離婚率（人口千対）は1.99であり，2002年の2.30をピー

クに6年連続して減少しているが，1975年の1.07に比べると約2倍の高値である．離婚した時期については，婚姻生活が20年以上継続して離婚する熟年離婚は，1975年には6,810件（全離婚件数の5.8%）であったが，2008年には38,920件（全離婚件数の15.5%）にまで増加している．全離婚件数の57.3%には，満20歳未満の子どもがいる．夫婦のいずれかが再婚または両方が再婚による婚姻件数は188,358件（全婚姻件数の25.9%）であり，増加傾向にある．そのため，離婚者の子連れ再婚であるステップファミリーは珍しくない状況となっている．

なお，統計データで使われる指標には，比（ratio），割合（proportion），率（rate）があるが，これらは厳密には異なる概念である．比は，分子が分母の部分集合でないもので，「（比べられる量）÷（もとにする量）」の形で表すことができる．比（R）は，R>0の数値であり，単位がつくものとつかないものがある．一方，割合は，分子が分母の部分集合であるもので，「（割合を求めたい量）÷（全体の量）」の形で表すことができる．割合（P）は，0≦P≦1の数値であり，単位はつかない．また，全体の量を100として百分率（%）で割合を表示したものが比率である．一方，率は，単位時間あたりの変化を表すときに使用するもので，単位は時間である．ただし，率は，比率（割合）と混同してしばしば用いられている．たとえば，離婚率（人口千対）は単位時間あたりの離婚件数であるので率であるが，高齢化率は65歳以上の高齢者人口が総人口に占める割合を百分率で表示したものであるので率ではなく，比率である．

3）少子・超高齢化

2008年の年齢3区分別人口をみると，年少人口（15歳未満人口）は13.5%，生産年齢人口（15歳以上65歳未満人口）は64.5%，老年人口（65歳以上人口）は22.1%を占めており[11]，少子・超高齢社会となっている．少子・超高齢化は，家族概念そのものに変更を迫ることになる．

少子社会とは，「合計特殊出生率が人口置換水準（合計特殊出生率が2.08前後）をはるかに下回り，かつ，子どもの数が高齢者人口（65歳以上人口）よりも少なくなった社会」であると定義されている[12]が，具体的な数値上の基準はない．わが国は1997年に少子社会となった．人口動態統計[10]によると，2008年の合計特殊出生率は1.37と低落状況は続いており，少子化はますます進展している．

また，簡易生命表[13]によると，2008年の平均寿命は男79.29歳，女86.05歳で，世界有数の長寿国となっている．わが国は，1970年に高齢化率（65歳以上の高齢者人口が総人口に占める割合）が7%を超えて高齢化社会，1994年に高齢化率が14%を超えて高齢社会になり，2007年には高齢化率が21%を超えて超高齢社会となった．

4）ひとり親家族の増加

国民生活基礎調査[14]（表1-2）によると，母子世帯と父子世帯の推移は，父子世帯では横ばいであるが，母子世帯では1989年に554千世帯であったのが，2008年に701千世帯となり，この増加率は26.5%で，母子世帯数が増加している．

また，2008年では，ひとり親と未婚の子のみの世帯は全世帯数の6.7%を占め，その比率は増加傾向にある．その要因として，母子世帯の増加に加えて，離婚の増加などが考えられる．なお，ひとり親家族は，以前は"片親家族"とよぶこともあったが，

これは不快用語や差別用語とみなされるので，母子家族，父子家族，あるいは総称してひとり親家族とよぶのが望ましい．

5）妊娠先行型結婚の増加

妊娠先行型結婚とは，「妊娠がわかった後に婚姻をする婚姻形態」と定義されており[15]，いわゆる"できちゃった結婚"のことである．出生に関する統計[16]によると，第1子の出生数のうち結婚期間が妊娠期間より短い出生の比率は，1980年は12.6%であったが，2004年には26.7%に推移し，約2倍となっている．特に，2004年の比率を母親の年齢区分別にみると，15～19歳では82.9%，20～24歳では63.3%であり，若い年齢層で妊娠先行型結婚の割合が非常に高い．

6）パートナーシップの多様化

国際結婚とは国籍が異なる者同士の婚姻である．人口動態統計[10]によると，1970年には5,546件であったが，2008年には36,969件となり，全婚姻件数の5.1%を占めている．特に，農村などでは嫁不足のために日本人男性が中国やフィリピンなどのアジア国籍の女性と国際結婚するケースが多い．

同性結婚（同性婚）とは，同性同士が婚姻をすることである．同性結婚が合法的に認められている国や地域には，オランダ，ベルギー，米国のマサチューセッツ州などがある．わが国では，同性結婚は法的に認められておらず，その代わりに養子縁組を結び，家族となるカップルもいる．

法律には基づかない結婚として，同棲と事実婚がある．同棲とは，婚姻をしていないが，恋愛関係にあるカップルが一緒に生活することであり，恋愛関係にない場合は同居という．2002年には20代で増加しており，25～29歳の男女の約3%が同棲中であり[17]，婚姻の前過程として同棲を行うことが多い．また，事実婚とは，婚姻をしていないが，夫婦としての認知が自他共にあり，事実上の夫婦関係にあるカップルであり，内縁と同義である．同棲とは違い，事実婚には互いが夫婦であるという認知がある．夫婦別氏（夫婦別姓）が選択できない，対等なパートナーシップを構築するなどの理由により，法的な婚姻をしないで，事実婚を選択するカップルもいる．

7）晩婚化・非婚化

人口動態統計[10]によると，平均初婚年齢は，夫では1990年に28.4歳，2008年に30.2歳，妻では1990年に25.9歳，2008年に28.5歳であり，平均初婚年齢が漸次上昇しており，晩婚化の傾向にある．また，50歳時点で一度も結婚をしたことのないひとの比率を生涯未婚率[18]というが，男は1990年には5.6%，2005年には15.9%，女は1990年には4.3%，2005年には7.2%と上昇している．晩婚化によって未婚率も連動して上昇し，出生数の減少，少子化の一因となっている．

8）地域連帯感の希薄化

国民生活白書[19]によると，隣近所のひとと「行き来している」（「よく行き来している」と「ある程度行き来している」の合計）と回答したひとの比率は，2000年では54.6%，2007年では41.6%と減少している．一方で，「ほとんど行き来していない」（「ほとんど行き来していない」と「あてはまるひとがいない」の合計）は，2000年には22.3%，2007年には38.4%と増加しており，地域社会とのつながりをもたないひとが

増えていることから，家族と地域の連帯感が希薄化していることがわかる．

5. 家族環境論

1）家族環境と家族機能

　家族と環境との働き合いは，家族の存在を支える最も根源的な事実である．法橋は，家族環境とは「家族に内外から作用するあらゆる事物や現象であり，家族内部環境，家族外部環境，時間環境から構成される統一体」であると概念的定義を行っている[20]．すなわち，家族環境には，ある時点における共時的理解（家族内部環境と家族外部環境の評価軸）と時系列的変化に対する通時的理解（時間環境の評価軸）が不可分である．

　家族と家族環境は相互浸透しており，一体のものとしてとらえる必要がある．家族と家族環境との相互／交互変容関係によって家族生活が成立し，家族機能が作動する．ここで，変容とは「相互に感応して起こる質的かつ量的な働き合い」であると定義している．家族機能は家族看護学においてなかんずく重要な鍵概念であり，家族のウェルビーイング（family well-being）を規定する．法橋は，家族機能（family function：FF）とは「家族員の役割行動の履行により生じ，家族システムユニットが家族員，家族，家族外部環境に対して果たしている働き」であると定義している[6,7]．さらに，家族機能状態（family functioning：FFg）は，次の関数で表現できると考えている．

　　$FFg = f(F, FE)$

　すなわち，家族機能状態は，家族（family：F）と家族環境（family environment：FE）との関数（function：f）であり（図1-2），家族と家族環境との相互変容関係は，家族の空間的時間的発展をもたらす．家族と家族環境が適合することでその家族の家族機能が向上し，家族のウェルビーイングが実現できるのである[7,21]．

2）共時的な家族環境

　家族は，"素粒子，原子，分子，細胞，組織，器官，器官系，ひと（家族員），家族，

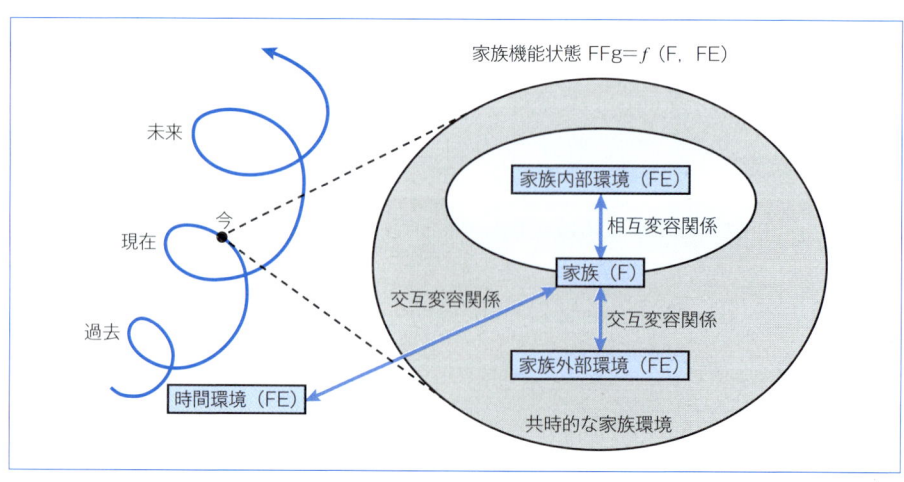

図1-2 ●家族と家族環境の相互変容関係
F：家族，FE：家族環境，FFg：家族機能状態，f：関数．

コミュニティ，社会，生態系，地球，宇宙"という連続的な階層構造のなかに位置づけられている．したがって，家族の本質を探求するためには，連続した場と空間の軸の上で家族をとらえ，個々の階層の理解だけではなく，これらの階層の連続性を把握しなければならない．一般的に，環境とは，考えている主体に対して何らかのかかわり合いをもつ事物や現象のことである．したがって，共時的な家族環境とは，家族を主体として見立てた環境のことであり，家族の内外に広がりをもって存在している．すなわち，共時的な家族環境は，家族内部環境と家族外部環境に分けられ，これらが家族を包含した入れ子構造を形成している．

さらに，共時的な家族環境（家族内部環境と家族外部環境）は，その特性から，内面的環境，人的環境，物理的環境，心理的環境，社会的環境に分類できると考えている．内面的環境には，家族の役割構造，家族のセルフケア力，家族の問題解決力，家族の経済力など，人的環境には近所のひと，親族，友人，ピアなど，物理的環境には住居，職場環境，交通機関，レジャー施設など，心理的環境には人間関係，ストレス，ビリーフ，スピリチュアリティなど，社会的環境には社会の意識，国民性，政治・経済，公共サービスなどがあげられる．

3) 時間環境（通時的な家族環境）

時間とは，事物や現象の変化を認識するための概念である．家族は，3次元空間のなかで生活を営むことで存続しており，過去，現在（"今"を含む），未来という時間軸のなかで常に成長および発達を遂げている．法橋は，成長とは形態の変動，発達とは機能の変動であると定義している．なお，"現在"とは近過去や近未来も含んだ幅のある時相であり，"今"は過去や未来を含まない．

家族環境の理解には，このような時空（時間と空間）という概念が前提となる．法橋が新しく提唱する時間環境とは「環境が時間とともに変化する過程とそれを表す過去から未来までの時間枠」のことであり，常に変化している共時的な家族環境を時間軸に位置づけてとらえるための概念である．たとえば，家族員の生死，家族員の健康障害の発生，家族員の離家（りか），家族機能の低下，家族レジリエンス（後述，p.50参照）の低下など，家族イベントが生起，持続，消滅する枠が時間環境である．このような家族イベントは，空間的な位置のみでは決定できず，いつ生起したかという時間の位置とそのイベントの継続時間長が必要になる．

時間環境を軸足にすると，過去における家族と家族環境との相互変容関係が家族の経験となり，その結果として現在の家族の存在を解釈できる．過去の家族イベントによって家族員の役割構造に変化を生じ，家族機能にも変動が引き起こされる．家族は，未来への家族の希望をもち続けながら現在の家族環境と共生し，家族の将来に向けた成長および発達を遂げることができる．家族の過去は変えられないが，家族の経験値を高めることで，現在と未来は家族自身で変えることが容易になる．

なお，時間環境では，客観的に時計で計測できる物理的時間を単位としている．しかし，時間には，物理的時間だけではなく，体験して感じる時間である主観的時間（心理的時間）がある．たとえば，子どもと成人では時間を感じる速さが異なったり，家族が置かれている状況によって時間の感じ方が異なる可能性がある．主観的時間の変

化は，時として実際の物理的時間の変化と乖離することを理解しておく．

4）家族環境と家族資源

資源とは，ひとの生活において利用可能なものである．法橋は，家族資源とは「家族と家族環境との相互／交互変容関係の産物」であると定義している．家族資源の質と量は，家族環境の変化に対する家族のコンティンジェンシー（contingency，外部環境の変化に応じて家族が定める対処のこと）を規定しており，家族機能状態の影響因子となる．あらゆる環境において有効な対処法は存在せず，環境が異なれば有効な対処法も異なるという考え方に基づく．

家族環境が家族内部環境，家族外部環境，時間環境に分類されるのに対応して，家族資源は家族内部資源，家族外部資源，時間資源から構成される．具体的には，家族内部資源としては家族員同士の紐帯など，家族外部資源としては親族からの支援などがあげられる．さらに，時間資源としては，家族と共有できる時間，友人との接触時間などがあげられる．

また，家族環境（家族内部環境と家族外部環境）の特性による分類（内面的環境，人的環境，物理的環境，心理的環境，社会的環境）から家族資源を分けることもできる．内面的環境では家族の健康維持のための心がけ，生活必需品の購入資金など，人的環境では近所のひととの交流，ピアからの物的支援など，物理的環境ではバリアフリー改修工事が行われた住居，自然と触れ合えるレジャー施設の存在など，心理的環境では仕事に対するストレス，宗教によって得られる家族の安寧など，社会的環境では地域の社会資源の確保，勤勉な国民性などが，家族資源としてあげられる．

家族が未充足であると認知している家族資源があれば，それが家族支援の対象となる．このような未充足な家族資源を対象とした家族支援には，家族内部資源への支援（家族のリフレクション（reflection：省察，内省）の導入など）と家族外部資源への支援（家族のピアサポートの形成促進など）があり，その結果として家族と家族環境との適応を図ることを支援目標とする．

B 家族システムユニットのとらえ方

1. 家族と家族インターフェイス膜

1）主観的家族とターゲットファミリーの定義

家族の定義は，どの学術領域で家族を扱うかによって異なる．たとえば，心理学的な立場からみると情緒的なつながりをもつ集団と考えられるであろうし，法学的な立場からみると婚姻関係や血縁，養子縁組などの法的な裏づけによって家族が定義されるであろう．家族看護学における家族についても様々な定義が試みられているが，血縁や世帯といった一定の客観的事象からのみではとらえることができないことが広く認識されている．

法橋は，家族看護学が対象とする家族とは，「家族であると相互に認知し合ってい

るひと（生者）の小集団システム」であると定義しており[1,2]，家族員が"自分たちは家族である"という帰属意識によって結ばれた生きているひとの集団を意味している．特に注意しておきたい点は，家族を「強固な情緒的きずなによって結びつけられた個人の集団である」のように定義している家族看護学研究者がいるが，憎悪を抱き合う家族員がいたり，強固な情緒的きずながなくても家族であることは少なくないので，このような定義が適切でないのは自明であろう（p.2参照）．

　すなわち，血縁関係がなくても，同居していなくても，互いを家族であると認知し合っていれば家族とみなすことになる．たとえば，配偶者の役割を担っているパートナー（同棲，内縁，事実婚など，婚姻関係を問わない）も，家族であると認知されていれば家族員である．ひとり親家族，ステップファミリー，非婚カップル，同性カップル（ゲイやレズビアン）も，家族であると自覚している2人以上の家族員から構成される限り家族である．また，たとえば，福祉施設に入所している寝たきり高齢者などを家族に含むかどうかは，家族それ自体の主観的認知によって異なる．

　なお，法橋は，特に目下の家族支援の対象とする家族を"ターゲットファミリー（target family：TF）"とよぶことを提唱している[1]．家族看護学はあらゆる家族が対象であるので，家族支援のために特に絞り込んだ特定の家族を表すために用いる呼称である．

2）家族インターフェイス膜の定義

　法橋は，"家族インターフェイス膜"によって家族システムと家族外部環境システムが分離され，相互浸透していると考えている．この家族インターフェイス膜とは，情報をやり取りする接続面とそれを仲介する規格を指す情報技術用語のインターフェイスや，選択的透過性をもつ細胞膜の比喩であり，物理的および心理的にシステムを分離する動的な境界帯を意味する家族看護学における新しい概念である．法橋は，家族インターフェイス膜の交互作用する内容から，物質インターフェイス膜，精神インターフェイス膜，スピリチュアルインターフェイス膜に分類している．たとえば，収入の稼得は物質インターフェイス膜，ピアからの励ましは精神インターフェイス膜，失業による希望の喪失はスピリチュアルインターフェイス膜によって交互作用する．

　家族インターフェイス膜は，家族看護学などで従来から使用されているバウンダリー（境界線）[3]とは異なる意味をもつ．バウンダリーは目に見えない線であり，外的境界は家族システムと家族外部環境システムとの間に引く境界線である．たとえば，バウンダリーがあいまいすぎると家族が自立性・自律性を失い，バウンダリーが硬すぎると家族は社会から孤立しやすくなると考える．一方，家族インターフェイス膜は選択的透過性をもつ境界帯であり，家族システムと家族外部環境システムとの間の交互作用を選択的に調節する機能をもつ．たとえば，家族外部環境システムにある社会資源それぞれに対して透過性を意図的に亢進させたり，逆に低下させることで，家族システムの維持に必要な社会資源を取り入れることが可能になる．なお，法橋は，"相互作用"とは同じシステム内での作用と反作用，"交互作用"とは家族システムをまたいだ異なるシステム間の作用と反作用を意味する用語として用いている[1]．

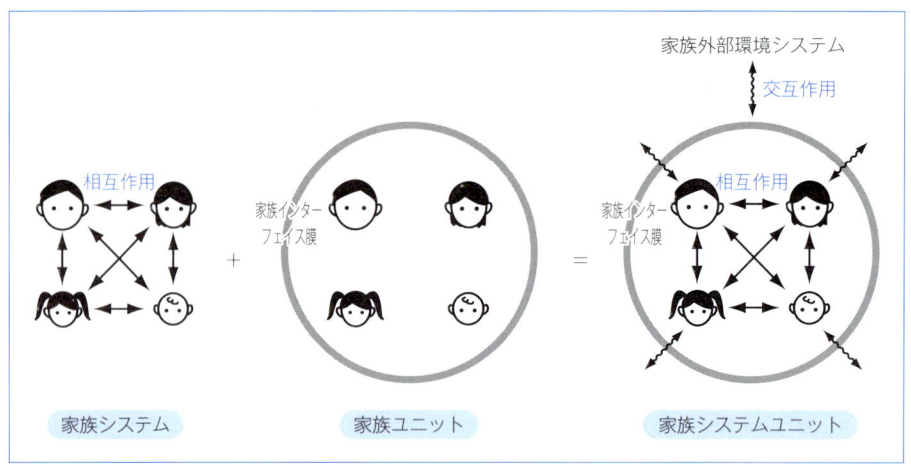

図1-3 ●家族システム，家族ユニット，家族システムユニットの違い

2. 家族システムユニットと家族看護学の対象

1）家族システムユニットの定義

　法橋は，家族看護学が対象とする家族に関して，"家族システムユニット"という用語を新たに提唱している[2]．家族看護学では，個々の家族員が円環的に影響し合うシステム（家族システム）として家族をとらえ，個人・家族・コミュニティのシステム連関を包括的に理解し，家族を1単位（家族ユニット）として支援する[1]ので，家族がシステムかつユニットであるというパラダイムが前提となる．すなわち，家族看護学の対象は，家族システムや家族ユニットという表現では不十分であり，家族システムユニットと表現するのが適切であると考える（図1-3）．以下では，家族システムと家族ユニットのそれぞれについて詳述する．

2）家族システムと家族内サブシステム

　家族員の家族であるという互いの認知がユニットとしての家族を形づくっているので，家族は相互作用しているひとの集団である．特に家族関係のありようが家族員の健康に影響しており，家族はシステム理論においてはシステムととらえることができる[3]．家族システム内の家族員が相互に円環的に影響を与えながら，家族として現状を変えないように維持するための作用（ネガティブフィードバック）であるモルフォスタシス（morphostasis），現状を変えて新たな変化に適応するための作用（ポジティブフィードバック）であるモルフォジェネシス（morphogenesis）が機能し，家族ホメオスタシスを維持している[4]．このように，家族システムユニットのシステムとしての側面に焦点を当てた場合に，家族システムとよぶ．

　また，家族システムは，ある性質によって関係づけられたサブシステム（下位システム）の集合であるといえる．サブシステムとは，それ自身がシステムであり，その上位にあるスーパーシステム（上位システム）の一部を構成するシステムである．家族システムは独立したシステムを形成しているが，その内部に複数のサブシステムをもつ．基本的な家族内サブシステムとしては，夫と妻からなる夫婦サブシステム，親

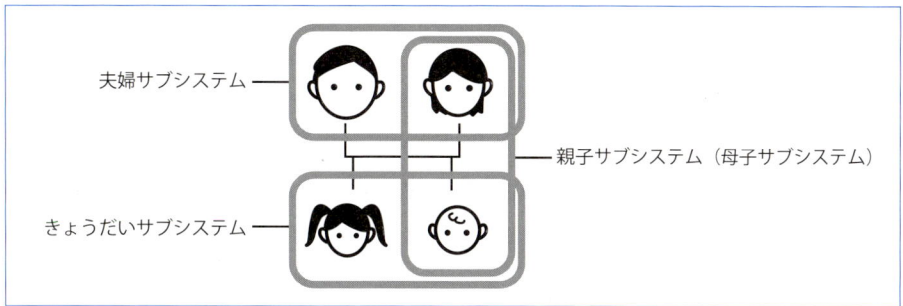

図1-4 ●家族内サブシステムの例

と子どもからなる親子サブシステム，きょうだい（同胞）からなるきょうだいサブシステムの3つがあげられる（図1-4）．ただし，現代家族では，少子化の影響できょうだいサブシステムが形成できない家族も少なくない．

　家族システムでは，家族員それぞれが役割を分担し，機能を発揮しているが，家族員同士，家族内サブシステムと家族員，家族内サブシステム同士で相互作用することで，新たな機能を発揮する．したがって，家族システムの機能状態は，家族員一人ひとりの機能状態を単純に合計した機能状態ではなく，家族システム内の相互作用のありようによって相乗作用や拮抗作用を示した機能状態になる．そして，家族現象の発生源は，家族員個人とするのではなく，家族システムのありようであるとみなすことができる[5]．たとえば，母子関係障害は，母親または子ども個人，あるいは母子の親子サブシステムに起因するのではなく，家族機能の変調が母子関係に表現されているととらえ，家族全体のシステムに起因すると考える．

3）家族ユニット

　家族システムユニットは，透過性をもつ家族インターフェイス膜によって包まれている．家族システムユニットは完全な開放システムではなく（半開放システムといえる），変化できる透過性をもつ家族インターフェイス膜によって家族外部環境システムと分離され，ユニットとしての凝集性のある集団を形成している．このように，家族システムユニットのユニットとしての側面に焦点を当てた場合に，家族ユニットとよぶ．

　家族インターフェイス膜は，家族システム（家族内サブシステムを含む）と家族外部環境システムとの交互作用を調節する働きをもっている．この家族インターフェイス膜のありようは，家族システムと家族外部環境システムの双方から規定される．家族ユニット自身が家族外部環境システムとの交互作用を望まないとき，逆に，家族外部環境システムから家族ユニットが受け入れられていないときなどでは，家族インターフェイス膜は透過性が低下し，交互作用が制限されるであろう．逆に，家族の凝集性が低いとき，家族インターフェイス膜は透過性が亢進し，家族ユニットを保持できなくなると考えられる．

　家族をユニットとしてとらえるときの難題は，実体を伴わない概念を扱うことであると考える．たとえば，"家族員ビリーフ"は明瞭であるが，"家族ビリーフ"をどのように定義するのかは難しい．法橋らは，家族員ビリーフとは「家族員の思考と行動

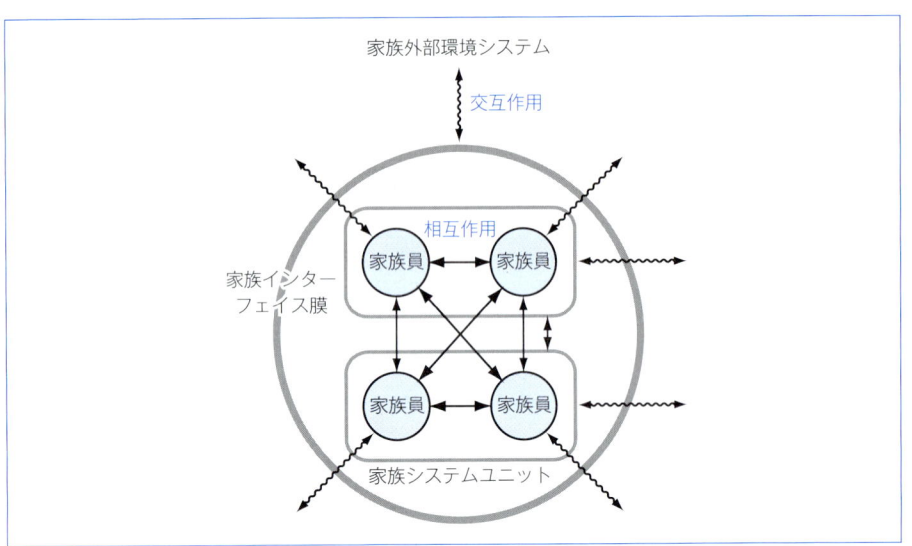

図1-5 ●家族システムユニットのとらえ方

に対して,潜在的あるいは顕在的に影響を与えている家族員の思い込みや信じ込み」,家族ビリーフとは「家族員ビリーフが相互に関連し合い,家族員が共通してもっているビリーフ」と定義している[6].

4) 家族看護学の対象

特筆すべきことは,家族看護学が家族内部の問題現象(たとえば,母親の育児不安が要因にある子ども虐待など)だけを扱うのであれば不十分であるということである.家族は取り囲まれている外部の環境(人的・物的・社会的環境)と常に交互作用しているので,発生している現象を生み出している家族外部環境に立ち入ることに家族看護学の奥義がある[7].すなわち,エコロジー(ecology)の視座から家族と家族外部環境を一体化してホリスティックに家族システムをとらえ,社会の問題現象(たとえば,地域連帯感の希薄化による子育て家族の孤立など)などをも学問的,実践的に探求しなければならない(図1-5).

したがって,法橋は,家族看護学の対象は「家族システムユニット,およびその家族システムユニットと相互作用もしくは交互作用している環境」であると考えている[1)2)].ここでは,環境とは,家族内部環境,家族外部環境,時間環境から構成される統一体のことである(p.14参照).たとえば,「飼っている愛犬は家族なのか」といった類の質問をよく受ける.前述の家族と家族看護学の対象の定義を統合すると,愛犬はひとではないので家族には含まれないが,愛犬は家族システムユニットと交互作用している家族外部環境であるので,「愛犬は家族員ではないが,家族看護学の対象である」といえる[7].たとえば,愛犬が難病に苦しむことによって家族員に健康障害を生じているケースでは,愛犬に対しての対応が求められるのである.また,死亡したひとや生まれる前の胎児も,家族には含まれないが,家族システムユニットと交互作用している家族外部環境の一部となりうる.

3. 家族システムユニットの全体像のとらえ方

1）家族システムユニットの同定と家族のとらえ方

　看護職者は，家族の主観的認知を明らかにして，家族システムユニットの範囲を同定する必要がある．しかし，家族には血縁関係がないひと，他出（別居）しているひとも含むので，家族の全体像をとらえることは難しい．また，家族の構成員である夫が認知している家族，妻が認知している家族，子どもが認知している家族の範囲が一致しないことがある．この場合は，家族員全員が共通して考えているひと（ひとの積集合）を家族であると限定するのも一理ある判断であるが，できるだけ家族員全員の認知を反映すべきである．最も確実な家族の同定方法は，家族員に家族と考えているのはだれかを尋ねて，家族員全員の合意のもとで家族であると同一化できている範囲を決定してもらうことであろう．一方，看護職者の家族のとらえ方は，家族の主観的認知とは必然的に異なることがある．例としては，遺伝疾患をもつ家族員がいる家族への支援のケースでは，家族が認知していなくても，その家系をたどり，家族が認知しない家族員をも家族支援の対象ととらえる必要が生じることがある[8]．

　ただし，世帯（p.8参照）としてであれば，家族をとらえることが容易である．世帯は，国勢調査や住民登録，生活保護など，行政上の単位として用いられ，家族同等の意味で扱われている．進学，出稼ぎ，単身赴任，長期入院，施設入所などのために一時的に別居している家族員を含まない点では，世帯は家族よりも範囲が狭い．しかし，寝食を共にする非家族員を含む点では，世帯は家族よりも範囲が広い．なお，家族とは2人以上，世帯とは1人以上である．

　家族を構造のみならず関係性（相互作用と交互作用）を含めた家族システムユニットの全体像からとらえるために，ジェノグラム（genogram，家系図）[9]やエコマップ（ecomap，家族の環境図）[10]を家族と共に描くという方法がある．ジェノグラムやエコマップは，家族員間の認知の差異を考慮できるように，可能な限り家族員全員と共に作成することが望ましい．家族と描くことができないときには，看護職者が描くことも可能であるが，家族と共にジェノグラムやエコマップを描くことで，家族員のそれぞれの認知を情報に盛り込むことができ，家族と看護職者での情報の共有やラポールの形成の促進[5]，家族自身の家族への認知を深めるという効果が得られる．

　以下では，ジェノグラムとエコマップを詳述する．ただし，ジェノグラムとエコマップの描き方は様々であり，ここで示すものは一例である．

2）ジェノグラム

　ジェノグラム[9]とは家系図のことである（図1-6）．家族の内部構造を示し，基本的には家族員間の関係性に関する情報は含まないが，簡単な関係性については表すこともある．ジェノグラムは，原則として3世代を書き，必要があればさらに拡大して書く[5)10]．年号は，西暦が混乱を招かないので西暦を使用する（例：64'＝1964年，05'＝2005年）．

　また，死亡年齢，病歴，喫煙などの生活習慣を記入することで，家族の健康生活についても世代間伝承や同世代の状況を視覚的に把握できる．ジェノグラムでは，まる

第Ⅰ章　家族看護学の理論

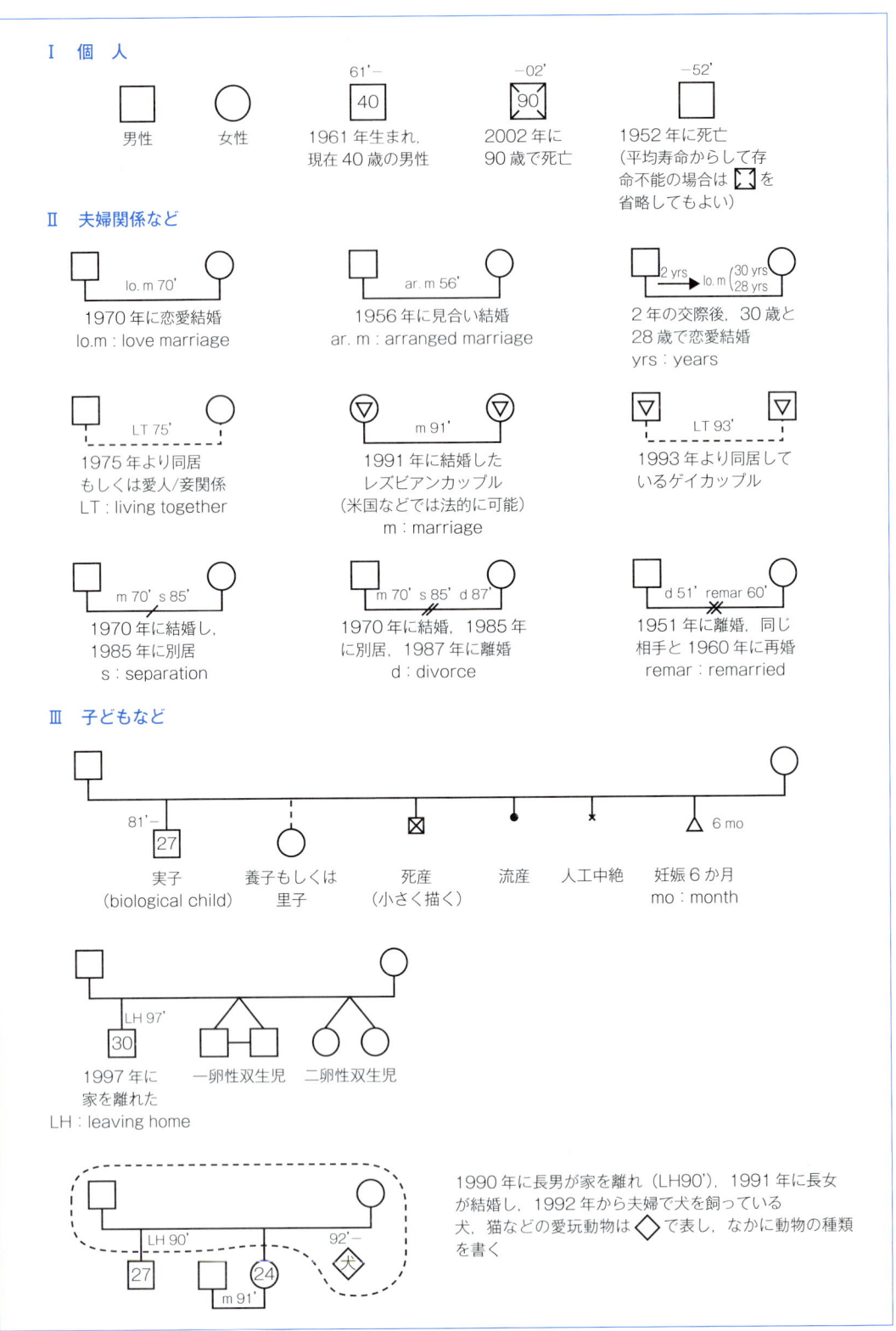

図1-6 ●ジェノグラムの作成例

Ⅳ 配 置

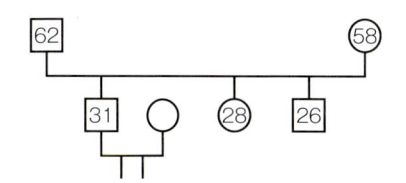

原則として婚姻（夫婦関係）は左が男性，右が女性．子どもは出生順に左から書く
31歳の長男は結婚し，（性別未知の）2人の子どもがいる

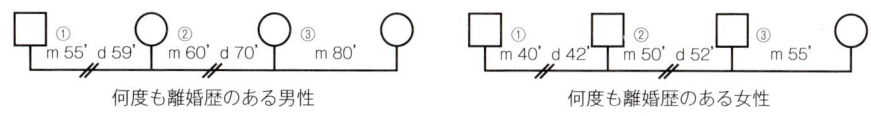

何度も離婚歴のある男性　　　　何度も離婚歴のある女性
①②③と入れることで結婚-離婚の順番が明らかになる

再婚など

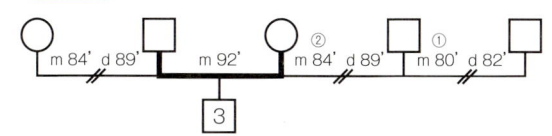

ターゲットファミリーの中心となる夫婦は中央に配し，現在の婚姻関係を太線で示したほうがわかりやすい．この場合，婚姻関係にあった男女の配置が左右逆になることもある

きわめて複雑で頻回の再々婚

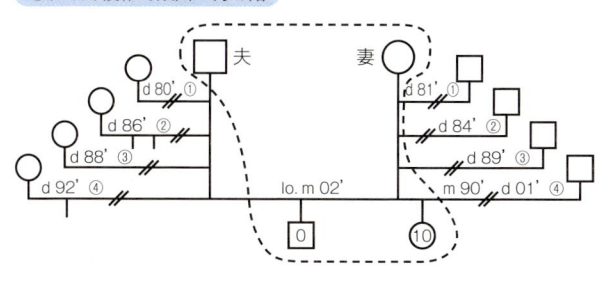

ターゲットファミリーの夫は5度目の結婚，妻も5度目の結婚．妻は4度目の結婚での娘⑩の親権者であり，連れ子．夫婦の間には新しく0歳の男児⓪がいる．4人で同居

養 子

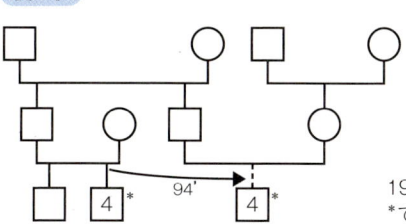

1994年に④の子は，おじ（父の弟）の家に養子に入った
＊で同一人物であることを示す

図1-6 ●ジェノグラムの作成例（つづき）

第Ⅰ章　家族看護学の理論

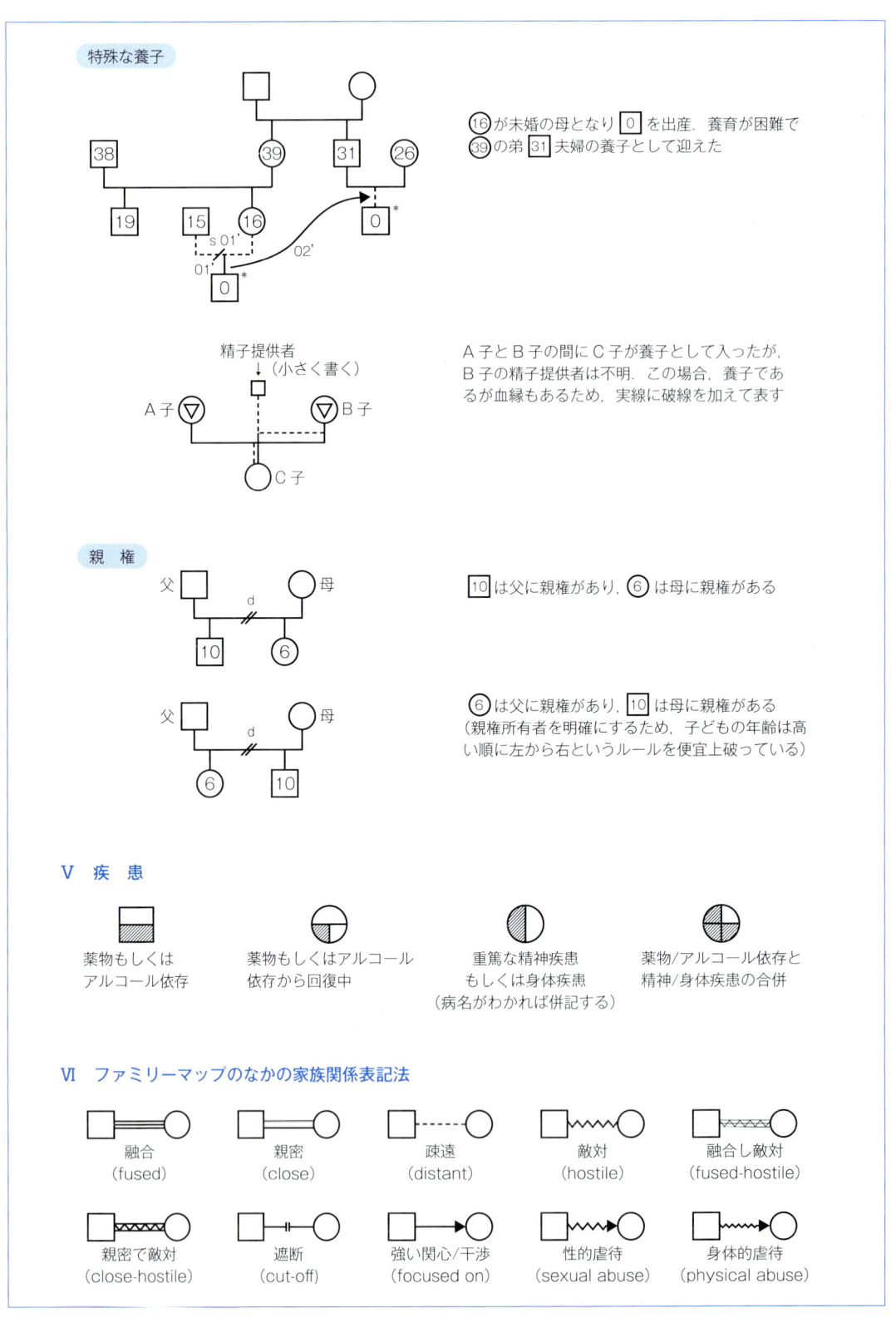

特殊な養子

⑯が未婚の母となり⓪を出産．養育が困難で㊴の弟㉛夫婦の養子として迎えた

A子とB子の間にC子が養子として入ったが，B子の精子提供者は不明．この場合，養子であるが血縁もあるため，実線に破線を加えて表す

親権

⑩は父に親権があり，⑥は母に親権がある

⑥は父に親権があり，⑩は母に親権がある（親権所有者を明確にするため，子どもの年齢は高い順に左から右というルールを便宜上破っている）

Ⅴ　疾患

- 薬物もしくはアルコール依存
- 薬物もしくはアルコール依存から回復中
- 重篤な精神疾患もしくは身体疾患（病名がわかれば併記する）
- 薬物／アルコール依存と精神／身体疾患の合併

Ⅵ　ファミリーマップのなかの家族関係表記法

- 融合（fused）
- 親密（close）
- 疎遠（distant）
- 敵対（hostile）
- 融合し敵対（fused-hostile）
- 親密で敵対（close-hostile）
- 遮断（cut-off）
- 強い関心／干渉（focused on）
- 性的虐待（sexual abuse）
- 身体的虐待（physical abuse）

図1-6 ● ジェノグラムの作成例（つづき）
出典／中村伸一：ジェノグラムの書き方―最新フォーマット．家族療法研究，19(3)：57-60，2002．（一部改変）

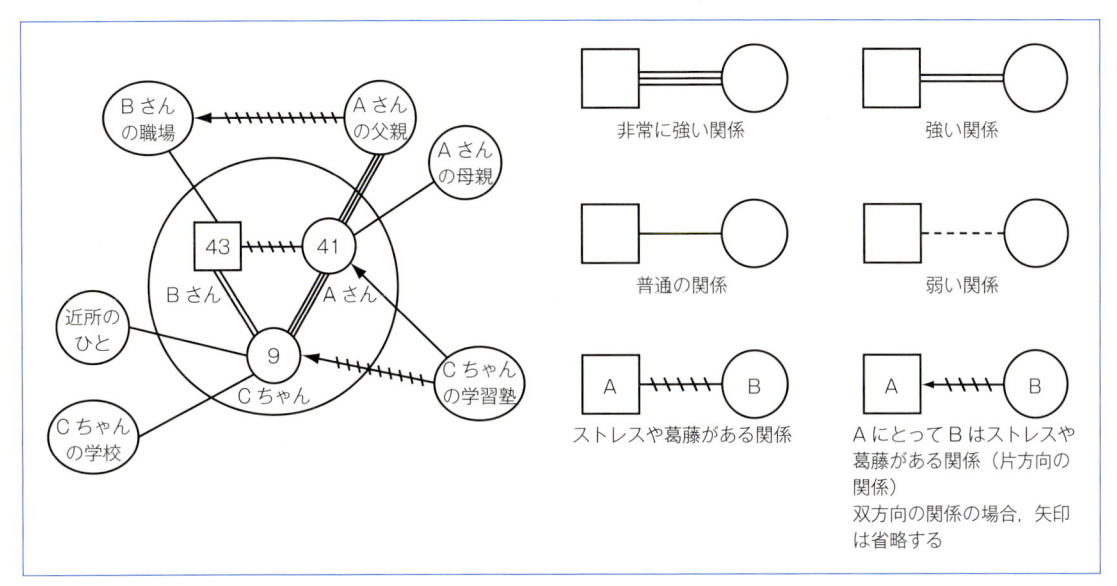

図1-7 ●エコマップの作成例（神戸式）

で手に取るように家族のありようが可視化されており，新たな家族の全体像が浮上するたびに新しい情報としてそれを書き加えることもできる．また，ターゲットファミリーについて詳しく知らない看護職者でも，莫大な家族情報を瞬時に把握でき，将来何が問題になるかを予測できるようなポイントを頭に叩き込める[5]．さらに，家族の構造や機能に関する情報を同時代の状況は横方向から，世代を超えてみられる伝承の様子は縦方向から検討できる[5]．このように，ジェノグラムは家族システムユニットの全体像を効率的かつ多角的にとらえ，系統的に理解する際に不可欠なツールである．

3）エコマップ

エコマップ[10]とは，家族の環境図（または生態地図）のことである（**図1-7**）．家族システムユニット（家族内サブシステムを含む）と家族外部環境システムとの関係性（相互作用と交互作用）を質的・量的側面から明らかにできる．エコマップは，中心に描いた円の中に家族員を書き，家族員同士，家族員と家族外部環境システム，家族システムユニットと家族外部環境システムとの関係性（相互作用と交互作用）を書き込む．なお，エコグラム（ecogram）という用語もあり，これはジェノグラムとエコマップが組み合わさったものであるが，エコマップと同義で使われることもある．

エコマップを経時的に作成することで，家族システムユニットと環境との関係性や交互作用の変化を明らかにできる．たとえば，家族構造の変化の前後のエコマップを比較し，家族システムユニットと家族外部環境システムとの関係性（相互作用と交互作用）の変化をアセスメントし，家族支援計画を立案したり，家族支援の前後のエコマップを比較し，家族支援の効果を評価できる．

C 家族システムユニットの成長・発達

1. 家族システムユニットの成長・発達区分

1）家族システムユニットの成長と発達

　個人の一生涯が乳幼児期，学童期，思春期，青年期，成人期，老年期という成長・発達段階別に特徴があるステージに区分されるのと同様に，家族システムユニットも同様の発達段階別に区分して理解されてきた[1]．そして，家族周期（家族のライフサイクル）の研究は，英国の経済学者であるロウントリー（Rowntree, BS）により始まり[2]，英国のヨーク市において労働者世帯の悉皆調査（全数調査）が実施され，貧困線以下に陥るのは，低賃金，疾病，多子の労働者であることが明らかになるとともに，幼児期，子育て期，高齢期のひとがいる家族は貧困に陥りやすいという貧困のライフサイクルが指摘された．その後も各国の研究者によりその分析が進められ，家族には一定の周期的な変化の過程があり，その家族周期の各段階にはその段階固有の生活の姿があり，各段階で達成されなければならない生活課題（発達課題）があると考えられてきた（後述，p.67参照）．

　家族周期論の代表的な例として，デュバル（Duvall, EM），ヒル（Hill, R），さらにそれをわが国の家族に適用できるように修正した森岡のものがあげられる[1]．たとえば，森岡は，①子どものいない新婚期，②第1子出生から小学校入学までの育児期，③第1子小学校入学から卒業までの第1教育期，④第1子中学校入学から高校卒業（年齢）までの第2教育期，⑤第1子高校卒業から末子が成年に達するまでの第1排出期，⑥末子が成年に達してから子どもが全員結婚あるいは独立するまでの第2排出期，⑦子どもが全員結婚あるいは独立してから夫が65歳に達するまでの向老期，⑧夫が65歳に達してから死亡するまでの退隠期の8段階に家族周期を区切っている[3]．家族の発達課題については，望月[4]の家族周期段階別にみた基本的発達課題を示しておく（表1-3）．

　しかし，これらの分析は，結婚，子どもの出生・自立，親の死亡という家族の規則的な変化を描き，個人や家族の内部の変化に目を向けるが，外部で起きた変化の影響が十分にとらえられていないこと，子どもがいない家族やひとり親家族，また，わが国に多い三世代家族など多様な家族の実態を包含していないことなどの欠点が指摘されている．そこで，特に家族社会学では，個人に焦点を置いたライフコースの視点から研究が行われている．ライフコースとは個人が年齢別の役割や出来事を経ながらたどる人生行路を指し，家族のライフコースは相互依存的な家族員個人のライフコースの束としてとらえられている[5]．これは，家族自体に発達段階を設定することを退けるばかりでなく，まず個人の人生経路に注目し，個々の家族員の相互依存のなかに家族システムユニットの展開をとらえ直そうとする観点である[5]．

　家族は，物質，エネルギー，情報を環境と交換している開放システム（厳密には半開放システム，p.19参照）であり，常に変化している動的な実体であるといわれている[6]．法橋は，家族システムユニットの変化を"成長（growth）"と"発達（development）"

表 1-3 ● 家族周期段階別にみた基本的発達課題（望月）

	基本的発達課題（目標）	目標達成手段（経済）	役割の配分，遂行	対社会との関係	備考
婚前期	・婚前の二者関係の確立 ・身体的・心理的・社会的成熟の達成	・経済的自立の準備 ・新居の設定（親との同居・別居）	・正しい性役割の取得 ・結婚後の妻の就業についての意見調整	・相互の親族や知人の是認の確保	・性衝動のコントロール ・デート文化の確立
新婚期	・新しい家族と夫婦関係の形成 ・家族生活に対する長期的基本計画 ・出産計画	・安定した家計の設計 ・耐久消費財の整備 ・長期的家計計画（教育，住宅，老後） ・居住様式の確立 ・出産育児費の準備	・性生活への適応 ・夫婦間の役割分担の形成 ・夫婦の生活時間の調整 ・生活習慣の調整 ・リーダーシップパターンの形成	・親や親戚との交際 ・近隣との交際 ・居住地の地域社会の理解 ・地域の諸団体活動への参加	・社会的諸手続き（婚姻届，住民登録）の完了
養育期	・乳幼児の健全な保育 ・第2子以下の出産計画 ・子の教育方針の調整	・子の成長に伴う家計の設計 ・教育費，住宅費を中心とした長期家計計画の再検討	・父・母役割の取得 ・夫婦の役割分担の再検討 ・リーダーシップパターンの再検討	・近隣の子どもの遊戯集団の形成 ・保育所との関係 ・親族との関係の調整（祖父母と孫）	・妻の妊娠時への夫の配慮
教育期	・子の能力，適性による就学 ・妻の再就職と社会活動への参加 ・子の進路の決定 ・家族統合の維持	・教育費の計画 ・住宅の拡大，建設費の計画 ・老親扶養の設計 ・余暇活動費の設計 ・子の勉強部屋の確保	・子の成長による親役割の再検討 ・子の家族役割への参加 ・夫婦関係の再調整 ・余暇活動の設計 ・家族の生活時間の調整 ・妻の就業による役割分担の調整	・老親扶養をめぐっての親族関係の調整 ・PTA活動への参加 ・婦人会，地域社会活動への参加 ・婦人学級，成人学級など学習活動への参加 ・夫の職業活動の充実	・家族員の生活領域の拡散への対処
排出期	・子どもの就職，経済的自立への配慮 ・子の情緒的自立への指導 ・子の配偶者選択，結婚への援助	・子の結婚資金の準備 ・老後の生活のための家計計画 ・子の離家後の住宅利用の検討	・子の独立を支持するための役割 ・子の離家後の夫婦関係の再調整 ・子の離家後の生活習慣の再調整	・地域社会活動への参加 ・奉仕活動への参加 ・趣味，文化活動への参加	・妻の更年期への対処
老年期	・安定した老後のための生活設計 ・老後の生きがい，楽しみの設計	・定年退職後の再就職 ・老夫婦向きの住宅の改善 ・健康維持への配慮 ・安定した家計の維持 ・遺産分配の計画	・祖父母としての役割の取得 ・やすらぎのある夫婦関係の樹立 ・夫婦としての再確認 ・健康維持のための生活習慣	・子どもの家族との関係の調整 ・地域社会活動，奉仕活動，趣味，文化活動参加の維持 ・子どもの家族との協力関係の促進 ・老人クラブ，老人大学への参加 ・地域活動への参加（生活経験を社会的に生かすこと）	・健康維持 ・内閉的生活の傾向への対処
孤老期	・一人暮らしの生活設計	・一人暮らしの家計の設計 ・一人暮らしの住宅利用 ・遺産分配の計画	・子どもによる役割の補充 ・社会機関による役割の補充	・社会福祉サービスの受容 ・老人クラブ，老人大学への参加 ・新しい仲間づくり，友人関係の活用	・孤立はしても孤独にならないこと

表1-4 ●家族システムユニットの成長・発達区分と家族像（法橋の区分）

形成期	カップルなどの2名以上が家族であると認知し合って家族を形成・再形成し，家族員としての相互理解を深め，社会の単位として自立する時期
養育期 （子育て期前期）	就学前の子どもがいて，その養育に家族の力を注ぎ，社会とのつながりが変化する時期
教育期 （子育て期後期）	就学（小・中・高・大学など）している子どもがいて，その教育に家族の力を注ぎ，子どもの独立に備える時期
縮小期	子どもの独立や家族員の離別などにより家族を再編成することになり，家族関係を再構築し，社会での役割を調整し直す時期
成熟期	カップルなどが家族を維持し，家庭生活を享受し，家族が考える社会生活を具現化する時期
完結期	家族を初期形成したカップルなどが高齢になり，老後生活を享受し，周囲とのつながりを整理する時期

からとらえ，家族システムユニットの成長とは家族形態の変動（量的変動），家族システムユニットの発達とは家族機能の変動（質的変動）であると定義している[7]．そして，家族システムユニットは，2人以上で始まり1人になって終わるまでの間，常に成長（拡大と縮小）と発達（家族機能の向上と低下）を遂げていると考えている．適切な家族像を描き出し，その変化をとらえるためには，その家族がどのような形でどのような働きをしているのかという，成長と発達の視点を組み合わせた家族システムユニットの理解が必要である．

2）家族システムユニットの成長・発達区分

家族形態が多様化する現象は，諸外国を含めてわが国でも著明に現れており，典型的な家族構成は存在しないといえる状況にある[8]．これに伴い，家族システムユニットがたどる成長・発達過程についても，現代家族では典型的なものはないと考えられる．したがって，従来のように，すべての家族を同一の家族周期に当てはめることは困難になっている．

このような時代的要請にこたえるために，家族の多様性を認めることを前提とし，法橋は"家族システムユニットの成長・発達区分"を提唱し，成長・発達過程に存在する6区分とそれぞれの家族像を明示している（表1-4）．家族員，家族システムユニット，家族外部環境システムの3つの視点から判断して，それぞれの区分には共通かつ特徴的な家族像がある．しかし，多様化している現代家族においては，各区分において画一的な発達課題に類するものは存在しないと考える．各区分にとらわれず，それぞれの家族が抱える夢，期待，希望の実現に挑戦することがその家族の自己課題となる．また，家族には様々な側面があり，家族員の営みについても一様ではないので，1つの区分だけではなく，同時に複数の区分に該当するときがある．また，6区分には順序関係は存在せず，必ずしもすべての区分を経験するわけではなく，同じ区分を2回以上経験することもある．そこで，順序関係を示している"段階"ではなく，順序関係を想定していない"区分"という表現を使用している．どの区分をいつ，どのような順序で経験するかは家族によって異なるのである．

家族周期のとらえ方としては，たとえば，森岡は家族周期の段階の指標として主に第1子の年齢や所属している教育・保育機関を用いている[1]．しかし，子どもがいない夫婦や，比較的高齢になってから子どもをもった夫婦，同性のカップルなどに，一般的な家族周期の段階を当てはめることはできないので，修正を加える必要が生じる[6]．このような問題を解決するために，家族システムユニットの成長・発達区分では，家族の認識に基づいて区分を同定することにしている．同時に複数の区分に該当していても，家族が力点を置いている区分が明確になり，家族自身が考えている家族像を引き出すことが可能になる．家族の認識と看護職者の認識とのずれが生じることがあるが，看護職者はそれが必ずしも異常なことではないことを忘れてはならない．その家族らしい生き方を尊重し，家族を理解し，その家族の自己課題の達成，問題解決の一端となることを目指すために，この新しい家族システムユニットの成長・発達区分を活用したい．

2. 家族システムユニットの成長・発達とその影響要因

1）家族システムユニットの成長とその影響要因

家族形態（p.5参照）は家族が形として現れたものであり，家族員数や続柄，世代構成の組み合わせからみることができる[9]．したがって，家族システムユニットの成長とは，小家族から大家族への変化やその逆の変化のように，家族員の増加や減少による家族の規模の拡大や縮小，拡大家族から核家族への変化やその逆の変化のように，家族を構成する世代の増加や減少による家族の構成の拡大や縮小のことである．なお，ここでいう家族とは，互いに家族であるとして認知し合っているひと（生者）の範囲であることを原則とする．

家族システムユニットは，家族外部環境と交互作用（異なるシステム間の作用と反作用）している存在であるので，家族システムユニットの成長も家族外部環境から影響を受けることになる．家族の規模については，産業化の進行と家族規模の縮小が相関するというハルチョフ（Kharchev, AG）の命題があり[10]，家族の構成については，わが国では産業化と夫婦家族制の理念の浸透が核家族化の重要な要因として推定されている[11]．また，家族と結びつきが強い家族外部環境に存在する親族などの意向も，家族の規模や形態に影響を与えているであろう．

さらに，家族員全員が老親の同居を希望したり，嫁入りや婿入りを決めたりするように，家族の意思決定により家族員の構成が変化する．また，その家族がもつ現在の家族機能と家族が希望する家族機能とのずれを解消するように，あるいは家族機能を発揮しやすいように，家族は家族形態を形づくる．

家族形態の多様性は，家族員がライフコースのなかで絶えず変化する局面に対応するために家族員自身で同居や別居を選択することで生じる[6,12]という一面があるので，家族を構成する家族員の希望に沿って家族形態が形づくられるといえる．子どもが結婚し巣立っていくなど，各家族員の発達段階によっても家族規模や形態は変化する．また，家族員がもつ遺伝因子が存在し，家族が妊娠を希望していても不妊症のために子どもをもつことができないこともある．

以上から，家族システムユニットの成長に影響する要因は，家族外部環境要因（社会の変化，親族の意向など），家族要因（家族の意思決定，家族の現在の家族機能状態など），家族員要因（家族員の希望，家族員の発達段階，家族員の遺伝因子など）に大別できると考えられる．

2）家族システムユニットの発達とその影響要因

家族機能（後述，p.39参照）の変化は，家族形態と強く結びついている．たとえば，高齢夫婦のみの世帯では，経済的自立能力があっても介護能力が低下し，高齢者がいない若年夫婦と子どもだけの世帯では，老幼弱者への保護能力が低下してきている[6]ように，家族形態によって発揮できる家族機能は制限される．また，社会の発達に対応して，家族機能が変化したり，家族機能が縮小したりすることが指摘されている[8)13]．すなわち，家族システムユニットの発達に影響する要因として，家族形態や社会の変化があると考えられる．

また，家族機能は，家族構造の成果であると考えられている．家族員の増加や減少など，家族の構成要素の変化に伴って家族構造が変化し，家族機能も変化するので，家族システムユニットの発達が生じる．また，家族形態に変化がなくても，開放システム（厳密には半開放システム）である家族は外部からの刺激を受け，役割構造，勢力構造，コミュニケーション構造などの家族構造を変化させており[6]，家族構造の成果である家族機能も変化する．また，家族ニーズから，新たな家族機能が家族構造の変化により導き出されて加わったり，必要のない家族機能が消滅するという変化も起きている．このように，家族システムユニットの発達は，家族構造の変化，すでに発揮している家族機能の向上または低下，家族機能が追加または消滅することによって生じる．

また，家族員の幸福な生活のために必要であると考えられる家族機能については，家族は特定の機能にとらわれず何でも行うという性質がある[11]．家族員の希望から家族機能が生まれるので，家族員が家族に求める希望は家族システムユニットの発達に影響を与えているといえる．しかし，家族員がどんなに望んだとしても家族員にその役割遂行能力がなければ家族機能は発揮されないので，家族システムユニットの発達は家族員の役割遂行能力による制限も受けているのである．

以上から，家族システムユニットの発達に影響する要因として，家族外部環境要因（社会の変化など），家族要因（家族形態，家族ニーズなど），家族員要因（家族員が家族に求める希望，家族員の役割遂行能力など）があると考えられる．

3）家族システムユニットの成長と発達の互恵関係

ここでは，家族システムユニットの成長と発達の関係を論じる．前述のように，家族システムユニットの発達は家族形態の影響を受けるので，家族形態の変化である家族システムユニットの成長の影響を受けることになる．家族は小集団であり，家族員数が減れば危機に対する力が目立って減る[6]ので，家族規模が縮小すれば家族システムユニットの発達は家族機能の低下へと進みやすい．一方，家族員が増加しても，家族が機能するように家族が組織化，調整されなければ家族機能は向上しない．すなわち，家族形態の変化を受け，家族構造を家族機能が発揮されるように組み替えるこ

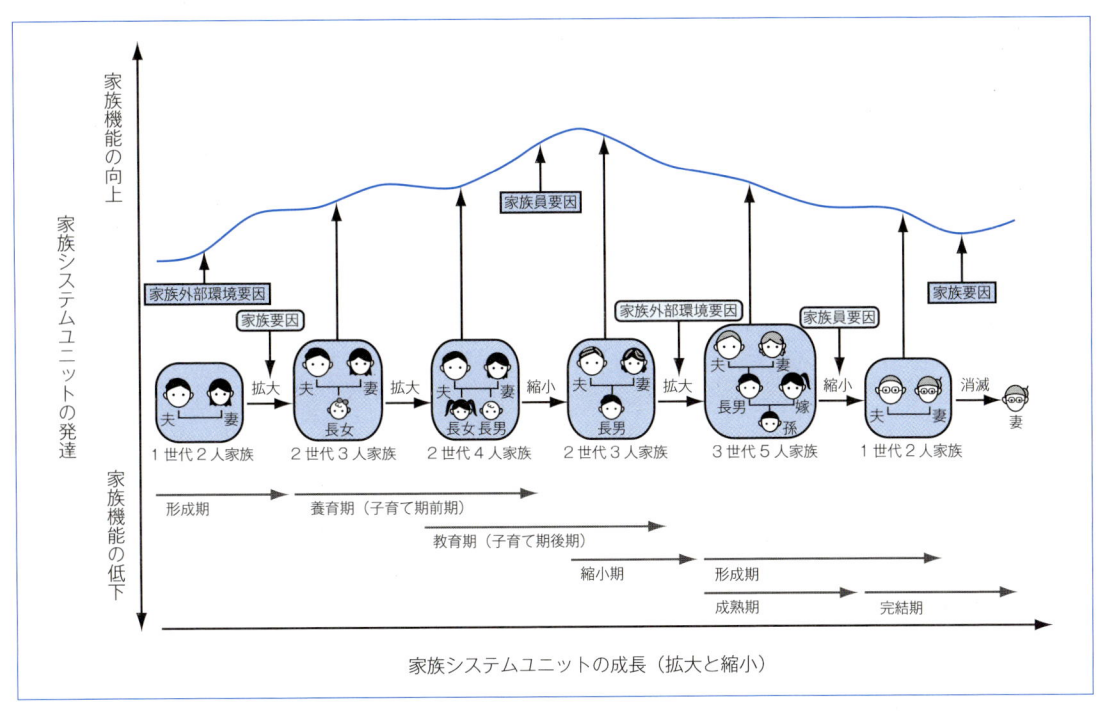

図1-8 ●家族システムユニットの成長・発達とその影響因子の例

とができれば家族機能は向上し，それができなかったときに家族機能は低下するといえる．

また，家族システムユニットは，家族員との相互作用（同じシステム内での作用と反作用）と家族外部環境システムとの交互作用により家族機能を発揮している．家族システムユニットの発達は家族機能の変化であるので，家族外部環境と家族員にも影響を与えている．そして，家族外部環境や家族員は，前述のように家族形態に影響を与えている．したがって，家族システムユニットの発達は，間接的に家族システムユニットの成長に影響を与えているといえる．

家族システムユニットの発達と成長は，それぞれが単独で遂げられているのではない．また，家族システムユニットの成長が発達にどのような影響を与えたか，逆に家族システムユニットの発達が成長にどのような影響を与えたかは，家族によって異なっているだろう．成長と発達の互恵的な影響関係をとらえることで，その家族の変化をより適切にとらえられるであろう．

4）家族システムユニットの成長・発達とその影響要因の例

家族システムユニットの成長と発達を経時的に示すと，家族システムユニットの成長・発達過程図になる．図1-8にはある家族システムユニットの成長・発達過程図を例示し，家族システムユニットの成長・発達の影響要因とその作用を矢印で示した．なお，家族システムユニットの成長・発達区分は，この家族を形成した夫と妻の認識に基づいて同定しており，たとえば，長男の認識に基づいて決定すれば異なる成長・発達区分になる．

まず，法律上の婚姻という形で，新しい2人家族が誕生した．社会の景気がよく（家族外部環境要因），家族の年収が増加したことなどから家族機能が向上した．生活にゆとりができた家族は子どもを熱望し（家族要因），長女の誕生で2世代3人家族に拡大した．さらに，長男が誕生し，2人の子どもを産み育て，長女の就職（家族員要因）などにより，家族機能は漸次向上した．その後，長女が独立して離家し，家族機能は低下した．長男は妊娠先行型結婚をすることになったが，親類や長女などの家族を取り巻く家族外部環境から長男が同居するように圧力を受け（家族外部環境要因），長男の嫁とその孫がこの家族に加わった．しかし，3世代5人家族の役割構造の調整が難しく，家族機能が低下した．そこで，夫婦が2人での老後生活を希望し（家族員要因），長男家族が独立し，1世代2人家族へと縮小した．家族機能は一時的に低下したが，高齢夫婦のきずなが深まり（家族要因），家族機能が向上した．その後，夫の急死により妻のみになって，この家族は突然消滅した．

引用文献

A 現代家族像と家族環境

1) Erikson, EH : Identity and the life cycle, International Universities Press, 1959.
2) 法橋尚宏編，法橋尚宏・栗栖由貴・他著：看護師国試ラピッドスタディ2010，EDITEX，2009．
3) 法橋尚宏編，法橋尚宏・本田順子・他著：家族機能のアセスメント法―FFFS日本語版Iの手引き，EDITEX，2008．
4) McIntyre, J : The structure-functional approach to family study, Nye, FI, Berardo, FM eds, Emerging conceptual framework in fertility analysis, Macmillan Company, 1966, p.52-77.
5) 山崎あけみ・原 礼子編：家族看護学―19の臨床場面と8つの実践例から考える＜看護学テキストNiCE＞，南江堂，2008．
6) 法橋尚宏：家族エコロジカルモデルにもとづいた家族機能度の量的研究―FFFS日本語版Iによる家族機能研究の現状と課題，家族看護学研究，10(3)：105-107，2005．
7) 法橋尚宏・本田順子：家族機能の測定用具―家族機能尺度を用いた家族機能の計量的分析とその臨地応用，家族看護，7(2)：119-126，2009．
8) Friedman, MM著，野嶋佐由美監訳：家族看護学―理論とアセスメント，へるす出版，1993．
9) 厚生省編：厚生白書―長寿社会における子ども・家庭・地域（平成元年版），厚生統計協会，1990．
10) 厚生労働省：平成20年人口動態統計（確定数）の概況．
http://www.mhlw.go.jp/toukei/saikin/hw/jinkou/kakutei08/index.html
11) 総務省：PSI（ポケット統計情報）年報．
http://www.stat.go.jp/data/psi/3.htm
12) 内閣府：平成16年版少子化社会白書．
http://www8.cao.go.jp/shoushi/whitepaper/w-2004/html-h/index.html
13) 厚生労働省：日本人の平均余命 平成20年簡易生命表の概況について．
http://www.mhlw.go.jp/toukei/saikin/hw/life/life08/index.html
14) 厚生労働省：平成20年国民生活基礎調査の概況．
http://www.mhlw.go.jp/toukei/saikin/hw/k-tyosa/k-tyosa08/1-1.html
15) 法橋尚宏・本田順子・他：妊娠先行型結婚した養育期家族の家族機能，保健の科学，50(1)：38-41，2008．
16) 厚生労働省：出生に関する統計．
http://www.mhlw.go.jp/toukei/saikin/hw/jinkou/tokusyu/syussyo05/syussyo3.html#3-2
17) 内閣府：平成17年版 国民生活白書．同棲への抵抗感は低下しているが実際にはそれほど増加していない．
http://www5.cao.go.jp/seikatsu/whitepaper/h17/01_honpen/html/hm01ho13001.html
18) 国立社会保障・人口問題研究所：人口統計資料（2009）．
http://www.ipss.go.jp/syoushika/tohkei/Popular/Popular2009.asp?chap=0
19) 内閣府：国民生活選好度調査．
http://www5.cao.go.jp/seikatsu/senkoudo/senkoudo.html
20) Honda, J, Hohashi, N : The family environment of child-rearing Japanese families on accompanied assignments in Los Angeles, 35th Annual Conference of The Transcultural Nursing Society Book of Abstracts, 2009, p.23.
21) 法橋尚宏：「家族同心球環境モデル」の視座から「異文化家族看護学」構築に向けて―家族機能の量的・質的な通文化研究からみえる日本家族への家族看護，家族看護学研究，11(2)：24，2005．

B 家族システムユニットのとらえ方

1) 法橋尚宏編，法橋尚宏・本田順子・他著：家族機能のアセスメント法―FFFS日本語版Ⅰの手引き，EDITEX，2008.
2) 法橋尚宏・本田順子：家族機能の測定用具―家族機能尺度を用いた家族機能の計量的分析とその臨地応用，家族看護，7(2)：119-126，2009.
3) Wright, LM, Leahey, M：Nurses and families：A guide to family assessment and intervention, 5th ed, FA Davis, 2009.
4) 五十嵐透子：ヘルスケア・ワーカーのためのこころのエネルギーを高める対人関係情動論―"わかる"から"できる"へ，医歯薬出版，2007.
5) McGoldrick, M, Gerson, R, et al：Genograms：Assessment and intervention, 3rd ed, W W Norton & Company, 2008.
6) 山下知美・法橋尚宏・他：入院している病障がい児の家族・家族員が退院時にもっているビリーフに関する文献検討，日本家族看護学会第16回学術集会講演集，2009，p.123.
7) 法橋尚宏：家族エコロジカルモデルにもとづいた家族機能度の量的研究―FFFS日本語版Ⅰによる家族機能研究の現状と課題，家族看護学研究，10(3)：105-107，2005.
8) Miller, SM, McDaniel, SH, et al eds, Feetham, SL, Thomson, EJ：Keeping the individual and family in focus, individuals, families, and the new era of genetics: Biopsychosocial perspectives, WW Norton, 2006, p.3-35.
9) 中村伸一：ジェノグラムの書き方―最新フォーマット，家族療法研究，19(3)：57-60，2002.
10) 小林奈美：実践力を高める家族アセスメント PartⅠ ジェノグラム・エコマップの描き方と使い方―カルガリー式家族看護モデル実践へのセカンドステップ，医歯薬出版，2009.

C 家族システムユニットの成長と発達

1) 杉下知子・法橋尚宏：ライフサイクルからみた各ステージにおける家族の課題，杉下知子編，家族看護学入門，メヂカルフレンド社，2000，p.28-33.
2) Rowntree, BS：Poverty: A study of town life, Macmillian, 1901.
3) 森岡清美：家族周期論，培風館，1973.
4) 望月 嵩・木村 汎：現代家族の危機―新しいライフスタイルの設計，有斐閣，1980.
5) 井上 俊・上野千鶴子・他編，森岡清美・正岡寛司・他著：ライフコースの社会学＜岩波講座 現代社会学＞，岩波書店，1996.
6) Friedman, MM著，野嶋佐由美監訳：家族看護学―理論とアセスメント，へるす出版，1993.
7) 法橋尚宏編，法橋尚宏・本田順子・他著：家族機能のアセスメント法―FFFS日本語版Ⅰの手引き，EDITEX，2008.
8) 鈴木和子・渡辺裕子：家族看護学―理論と実践，日本看護協会出版会，1995.
9) 山崎あけみ・原 礼子編：家族看護学―19の臨床場面と8つの実践例から考える，南江堂，2008.
10) Kharchev, AG：Problems of the family and their study in the USSR, International Social Science Journal, 14(3)：539-549, 1962.
11) 森岡清美・望月 嵩：新しい家族社会学，第4訂版，培風館，1997.
12) Friedman, MM, Bowden, VR, et al：Family nursing：Research, theory, and practice, Prentice Hall, 2002.
13) 大橋 薫：家族機能の変化，森岡清美監，石原邦雄・佐竹洋人・他編，家族社会学の展開，培風館，1993，p.163-180.

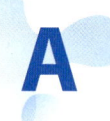

2 家族看護学論

A 家族看護学の軌跡と展望

1. 国外における家族看護学の軌跡

　家族を対象とした看護は，古くはナイチンゲール（Nightingale, F）の時代から存在していた（1859年に『看護覚え書』を出版）．ナイチンゲールは，患者ケアにおける家族と家庭環境の重要性に気づき，家庭での健康増進活動の実践を論じ，家族全体を対象とした看護実践を行うように指示していた[1]．このような看護実践は，家族が病気の発生・経過および回復過程に深く影響していることが認識されていた公衆衛生看護の分野で行われ，家族へのケアを重視し，家族を含んだケアが提供されていた[2]．しかし，ナイチンゲールが指摘した家族への看護が注目されることはなく，家族看護学の発展につながることはなかった[3]．

　このようななか，1975年に米国看護師協会（American Nurses Association：ANA）は，家族へのケアが重要であるとして，家族中心（family-centered）の看護実践を提唱した．しかし，これは家族を患者個人の背景にあるものととらえているにすぎないという限界が指摘されるようになった[2]．一方で，特に母子看護，精神看護，地域看護の分野で，患者と家族を一体のものとして位置づけ，家族そのものを看護の対象とする家族看護学（family nursing）が1970年代後半に米国で提唱され，家族看護学が着実に浸透してきた[4]．そして，フリードマン家族アセスメントモデル，カルガリー式家族アセスメント／介入モデルなど，多くの家族看護学の理論やモデルが開発されてきた．

　さらに，家族看護学を看護学の一つの分野として確立，構築しようとする動きが活発になり，1988年に国際家族看護学会議（International Family Nursing Conference）がカナダで開催されて以来，複数の国においてもち回りで開催されている．これを基盤として，2009年には国際家族看護学会（International Family Nursing Association）が設立された．別の動きとして，1995年には，査読付き国際ジャーナルとして『Journal of Family Nursing』が刊行された[5]．

　また，1990年前後から，大学において家族看護学をカリキュラムのなかに組み込み，家族看護学教育が行われるようになった．心理学や社会学で発展してきた家族理論や従来の看護理論に基づいた家族看護学の構築，個々の家族問題の現象を記述，説明するための理論の構築が活発になった．このような家族看護学に関与してきた研究者，

教育者，実践者の不断の努力の結果，今では看護学のあらゆる分野で家族看護学の考えが取り入れられているほか，これらを統合した学問分野として家族看護学が確立されている．なお，看護の専門分化と高度化の取り組みのなかで，1950年代から米国では上級実践看護師（advanced practice nurse：APN）の養成が開始され，専門分化した分野で発展している．そのなかに，ファミリーナースプラクティショナー（family nurse practitioner：FNP）があるが，乳児から高齢者を対象としてプライマリ医療を提供する役割を担っており[3]，家族看護実践を第一義とはしていない．

家族看護学研究については，家族が個々の家族員の健康に及ぼす影響と同時に，家族員の健康が家族に及ぼす影響が検討されるようになった．これに伴い，家族看護学研究に必要な研究デザイン，家族員間の関係の測定方法などについて，新たな研究の論点がもたらされた[1]．家族看護学研究の第一人者であるフィータム（Feetham, SL）は，このような複雑な研究の視点をまとめ，家族研究における看護の問題と方向性に言及している[6,7]．

2. わが国における家族看護学の軌跡

ここでは，わが国では家族看護学がどのように位置づけられてきたのかを中心として，戦後から現在に至るまでの歴史的経緯を概説する．

1）戦後〜1950年代

1950年まで死因順位の第1位であった結核を予防することを目的とし，1951年に制定された結核予防法のもとで，家庭訪問指導を行う保健師が家族を対象とした看護を実践していた．また，この頃は自宅出産が中心であり（出生場所が自宅の割合は，1950年が95.4％，1975年が0.9％，2004年が0.2％），助産師による家族への看護も実践されていたが，開業医による医療が中心であったこと，医療技術もまだ低かったことなどから，現在と比較して旧型家族看護ともいわれている[4]．

2）1960年代〜1970年代

本格的に家族が支援の対象として注目され始めたのは，1960年頃からといわれている[8]．高度経済成長期に入り，核家族化，少子化の傾向がみられるようになったこの時期は，子どもや障がい者の受診や療養生活は家族が担っていたので，関係法律の制定と相まって，母子看護や精神看護では患者を含む家族を対象とした看護が展開された．母子看護に関しては，それまで問題とされていた乳児死亡率の改善だけではなく，母子関係（育児問題，子ども虐待，母子分離など）を中心とした諸問題が起こり始めたことから，健全な母子関係の育成を推進することを目的として母子保健法が1965年に制定されるなど，育児を支援する看護が重要視されるようになった．この法律のなかには，新生児や未熟児の訪問指導，妊産婦の訪問指導が盛り込まれていた．また，精神看護に関しては，精神疾患をもつ患者の増加が問題となり，1965年に精神衛生法が改正され，在宅の精神障がい者の医療を確保する制度などが成立した．このように，この時期は母子看護や精神看護の分野での家族支援が注目されたが，母と子に代表される二者関係に焦点が置かれ，家族全体を視野に入れた支援までには至っていなかった．さらに，この頃から，欧米での家族療法の発展に伴って，精神疾患を

もつ患者の家族に対する家族支援の方法が生み出されるようになった．この流れを受けて，わが国でも精神疾患をもつ患者のメンタルヘルスの向上に対して家族へのアプローチが重要であることが指摘され，家族研究が行われるようになった．1970年代に入ると，このような家族研究はさらに進展し，統合失調症やアルコール依存症などの家族研究や家族療法をテーマとした研究会も盛んに開かれるようになったが，これらの成果を取り入れた家族看護実践には至らなかった．

なお，本書では，悪くすることやわざわいなどの否定的な意味を含む「害」という漢字を用いてひとを指すことは人権尊重の観点から好ましくないと考え，ひとを指す場合のみ「障がい」という表記を用いている（障がい者，障がい児など）．「機能障害」「健康障害」などの用語には「障害」という表記にしてある．

3）1980年代〜現在

1980年代になると，連続携行式腹膜透析法，在宅酸素療法，在宅中心静脈栄養法など，先端技術が医療に導入され，医療の場が病院から家庭にまで拡大した．このような在宅医療の普及に加えて，1970年に高齢化社会（高齢化率7％以上）を迎えた後，1994年に高齢社会（高齢化率14％以上）になり，2007年には超高齢社会（高齢化率21％以上）に突入した．この状況に対応するために，1980年代に入ってから高齢者にかかわる様々な施策が打ち出され始めた．1982年制定の老人保健法（2008年，高齢者医療確保法に改正）に始まり，1989年策定のゴールドプラン（1994年，新ゴールドプランに改正，2000年，ゴールドプラン21に改正），1990年の老人福祉法の改正などで，在宅福祉の積極的な推進が盛り込まれ，1992年からは老人訪問看護制度が創設された．また，2000年に介護保険法が制定され，高齢者は施設サービスだけでなく在宅サービスまで受けられるように整備されることになった．

このように，在宅医療や在宅福祉の急速な普及は，患者や高齢者が家族と生活し，これまで暮らしてきた社会のなかで日常生活を送ることを可能にした．これに伴い，看護職者は家族と接する機会が増え，介護されている在宅療養者だけではなく，介護している家族の健康状態にも注目するようになった．そして，家族システムユニットを視野に入れて看護を行うという家族看護を確立する機運が高まってきた．

このような動きを踏まえて，わが国の看護職者が米国で家族看護学を学び，それが紹介されるようになり[2]，翻訳書が出版され始めた．そして，1992年に東京大学と千葉大学に家族看護学講座（分野）が新設され，東京大学では3名，千葉大学では2名の教員が配置されて，家族看護学の研究，教育，実践，社会貢献が本格的に始動した．1993年には，「家族看護学研究の動向」と題する国際シンポジウムが，千葉大学看護学部の大学院博士課程設置を記念して開催された[9]．さらに，家族に関する研究や家族看護学研究に対する関心が次第に高まるなか[9]，国際看護年であった1994年に，東京大学の杉下を理事長とした日本家族看護学会が設立された．1995年からはその機関誌として『家族看護学研究』が発行され，1999年には日本家族看護学会が日本学術会議協力学術研究団体として認定された．

家族看護学研究が進展するにつれて，臨床看護の一分野として家族看護を確立させる議論が始まり，家族看護を専門看護に位置づける動きが生まれた．1999年に，日

本看護系大学協議会が定める専門看護師（certified nurse specialist：CNS）の教育課程に家族看護が取り入れられ，高知女子大学大学院看護学研究科において専門看護師の教育（スペシャリスト教育）が開始された[10]．2008年に，日本看護協会は専門看護師に"家族支援（family health nursing）"を分野特定し，3名の家族支援専門看護師が誕生した（2012年2月現在，14名である）．

全国の看護基礎教育機関（4年制大学，短期大学，専門学校）を対象とした看護基

表2-1 ●家族看護学年表

西暦	国外の動き	わが国の動き
1859年	ナイチンゲールによる家族を対象とした公衆衛生看護の実践	
1950年代		保健師と助産師による家族への看護実践（旧型家族看護）
1960年代		母子看護と精神看護の分野での家族への看護実践
1975年	米国看護師協会による家族中心（family centered）看護の提唱	
1970年代後半	家族看護学が米国で提唱	
1982年	カルガリー大学看護学部家族看護ユニット（Family Nursing Unit）の開設	
1988年	国際家族看護学会議（International Family Nursing Conference）の開催	
1992年		東京大学と千葉大学に家族看護学講座（分野）が開設
1994年		日本家族看護学会の発足
1995年	査読付き国際ジャーナル『Journal of Family Nursing』の刊行	日本家族看護学会の機関誌『家族看護学研究』の発行
1999年		高知女子大学大学院看護学研究科において専門看護師の教育が開始
2007年	カルガリー大学看護学部家族看護ユニットの閉鎖	
2008年		家族支援専門看護師の誕生
2009年	国際家族看護学会（International Family Nursing Association）の設立	

礎教育における家族看護学教育に関する調査によると[11]，2008年度には，看護師養成学校のうち7割以上で家族看護学を教育しており，3割弱の学校には家族看護学を目的とした特定の科目がある．すなわち，家族看護学教育はわが国の看護学基礎教育（ジェネラリスト教育）として実施されている現状がうかがえ，世界のなかでも家族看護学が最も浸透している国といえよう．その一方で，家族看護学を標榜する講座（分野）をもつ大学，大学院は少数にとどまっているのが現状である．

3. 家族看護学の展望

前述のように，国内外の家族看護学の軌跡を概観すると，この四半世紀に家族看護学は長足の発展を遂げてきたといえる（表2-1）．しかし，わが国では，家族看護実践の必要性は理解されていながら，時間的，心理的な余裕がないために実践をあきらめている看護職者が多いといわれている[12]．また，日本家族看護学会の会員数は，これまで順調に増加していたが，最近はそれが鈍化してきている．国外では，家族看護学の牽引者であったライト（Wright, LM），ハンソン（Hanson, SMH）などが大学を定年退職した．また，2007年に，1982年から25年間にわたりカルガリー式家族アセスメント／介入モデルを開発してきたカルガリー大学看護学部家族看護ユニット（Family Nursing Unit）が閉鎖された．

家族看護学研究においては，特に法橋が"妻たちの家族看護学"問題（後述，p.44参照）を提起している[13]．すなわち，家族看護学では家族を対象としているにもかかわらず，データ収集の対象者（質問紙やインタビューへの回答者など）は家族員個人，なかでも妻（母親）であることが多く，理論の水準（家族）と方法の水準（家族員個人）との間で単位が異なるという問題があり，家族看護学研究が次の段階に進化を遂げるためにはこれを根本的に解決することが不可欠である．

以上のような現状を踏まえると，今，わが国だけでなく世界においても，家族看護学は大きな分岐点にあると考えられる．これからの家族看護学には，多くの課題が突きつけられている．一方で，家族看護学という新しい学問の創造と開拓はやりがいのある活動であり，集団主義を背景として家族のきずなが強いという日本社会・文化を考慮した家族看護学の理論やモデルが開発されつつある．また，今後ますます増えていくであろう家族支援専門看護師の活躍によって，わが国の家族看護実践のさらなる発展が期待されている．

B 家族機能論

1. 家族看護学と家族機能学

1）家族看護学と家族支援

近年，わが国では，核家族化，少子・超高齢社会の到来，離婚の増加，共働き夫婦の一般化，ドメスティックバイオレンスの増加や顕在化などに伴い，家族機能の脆弱

化が指摘されている．一見幸福そうにみえる家族が，他人にはうかがい知ることのできない苦悩を抱えていることもある．潜在的な問題や将来予測される問題にも対応できるように，予防看護（preventive nursing）の視座をもった家族看護学の臨地応用が期待される．家族看護学は，あらゆるレベルのウェルビーイング（well-being），あらゆる成長・発達区分にある家族システムユニットのヘルスプロモーションを指向しているのである[1]．

　身近な例として，受動喫煙曝露によって気管支喘息をもつ子どもとその家族を考えてみる[2]．子どもが大発作を起こして入院すると，薬物療法を中心とした治療を行い，症状が改善すれば退院となる．しかし，入退院を繰り返す子どもの場合，これは一時的な対症療法を繰り返しているにすぎず，気管支喘息の真の治療とはいえない．喫煙家庭で育った子どもは，非喫煙家庭で育った子どもよりも気管支喘息が多く発生するというエビデンスがある．入退院を繰り返す要因の一つが自宅での受動喫煙曝露であれば，子どもは自分の意思とは関係なく発作を起こしているのであり，自宅を無煙の状態にすることが発作を起こさない根本的な解決策の一つである．そこで，子どもの家族を対象として，禁煙のための自律的な行動変容を促しうるような支援が鍵となる．

　法橋は，家族看護学（family health care nursing）とは，「家族システムユニットが家族機能を自立的かつ自律的に維持・向上するために，予防的ならびに療法的な家族支援を行う実践科学」であると定義している[1]．"支援"は対象者（対象家族）が主体，"援助"は援助者が主体となる専門用語であり，両者は明確に区別すべきである[1]．したがって，看護職者は，一方的に"家族援助"を行うのではなく，家族とパートナーシップを形成して，家族機能のなかでも特に家族のセルフケア力を家族が自立的かつ自律的に発揮できるような"家族支援"を行う必要がある．

　家族看護学が対象とする家族は，独特の家族ビリーフ（家族員同士のビリーフが相互に関連し合い，家族員全員が共通してもっているビリーフ），家族規範，行動パターンなどをもっており，肥満などの類似した健康問題を家族員がもつなど，健康生活の基礎的単位といえる．家族がウェルビーイングを実現するためには，家族がセルフケア力を自律的に発揮しなければならない．しかし，逆説的ではあるが，家族が自律性を有するためには，家族に対する外部からの支援が不可欠な時代になっている．

　なお，看護学では"介入"という用語が広く用いられているが，日本語の"介入"の辞書的な意味は，割り込むこと，強引にかかわることである．すなわち，"介入"という用語は，家族看護学の基本的姿勢とは相容れない．また，"nursing intervention"の訳語として"看護介入"が用いられることが多いが，英単語の"intervention"の辞書的な意味は，間に入る（存在する）ことであり，"intervention"と"介入"の意味には乖離がある．したがって，一般的に"家族看護介入"に類する用語が用いられることがあるが，これらは適切な専門用語とはいいがたいので，本書では原則として"家族支援"という用語を統一して用いている．

2）家族機能

　家族はあまりにも身近で空気のような存在であるからこそ，家族員はその存在意義をそれほど意識しないで生活している．しかし，環境破壊により空気や水のような当

たり前のものの意義に気づかされるように，ドメスティックバイオレンスの発生や家族崩壊などにより家族の役割や機能を改めて知ることになる．

家族システムユニットは，その家族員の生活を保障する生活保障機能をコアとした家族機能（家族の機能）を発揮している．家族機能（family function）とは，「家族員の役割行動の履行により生じ，家族システムユニットが家族員，家族，家族外部環境に対して果たしている働き」であると定義している[1)3)4)]．すなわち，家族は，意図的であるか非意図的であるかを問わず，家族員と家族に対する対内的機能，家族外部環境に対する対外的機能を発揮している．たとえば，対内的機能には家族員の保護，家族の経済力の向上など，対外的機能には社会の存続，維持などがあげられる．

さらに，家族機能は，その特性から手段的機能と表出的機能に区分できる[1)4)]．手段的家族機能とは，物理的な側面から家族機能をとらえ，家族の生活行動を意味する．また，表出的家族機能とは，心理的な側面から家族機能をとらえ，家族の対内外的な関係の作用を意味する．たとえば，手段的機能には収入の獲得など，表出的機能には情愛的かかわりなどがあげられる．

3）家族機能状態

家族システムユニットが対内的機能と対外的機能を発揮した結果として，家族と家族員との間，家族と家族外部環境との間に様々な現象が生じるが，あらゆる現象はそれぞれの関係性の上に成り立っている．家族機能状態（family functioning）は，家族と家族員との関係性の良否，家族と家族外部環境との関係性の良否に対する家族システムユニットの主観的な認知状態（とらえ方，受け止め方）に帰する[4)]．すなわち，満足あるいは許容できる範囲で，家族の期待にこたえる役割行動が遂行されると，良好な関係性が維持できる．

家族機能低下とは，「家族機能にかかわる役割行動が，家族の期待どおりに履行されていないという家族の主観的な認知状態」であると定義している[1)]．家族機能の低下は，夫婦不和，別居・離婚，育児不安，ドメスティックバイオレンス，不登校・登校拒否，摂食障害，生活習慣病，慢性疾患の増悪などの発生につながる．したがって，低下のリスクがある家族機能を良好な状態に維持すること，低下した家族機能を良好な状態に導くことに，家族を支援することの意義がある．

家族機能に変調をきたす危険因子は複数あるが，家族員の疾患および障害がその一つである[4)]．家族機能は家族員の役割行動の履行により生じるので，一定の役割を期待されていた家族員がその役割を遂行できなくなると，他の家族員への役割移行や家族外部の資源による補完が求められる．しかし，この役割移行過程が円滑に行えないと，その家族の家族機能低下，さらには家族機能破綻に陥ることになる．すなわち，疾患および障害をもつ"ひと"の個人看護（個人単位の看護）であっても，その家族の家族機能を評定する家族看護（家族単位の看護）の視点は必要不可欠である．

なお，家族機能の評価とは家族機能尺度の得点から家族機能状態を決定すること，家族機能の評定とは様々な評価を総合して家族機能状態を決定することである．

表 2-2 ● 家族機能の分類（大橋の分類）

機能種別	対内的機能	対外的機能
固有機能	性愛機能 生殖・養育機能	性愛統制 種保存（種の再生産）
基礎機能	居住機能 経済機能	生活保障 労働力再生産
副次機能	教育機能	文化伝達
	保護機能 休息機能	心理的・身体的安定 ┐ ├ 社会的安定
	娯楽機能 宗教機能	精神的・文化的安定 ┘
	地位付与機能	地位付与機能

出典／大橋　薫：家族機能の変化，森岡清美監，石原邦雄・佐竹洋人・他編，家族社会学の展開，培風館，1993，p.171．

表 2-3 ● 現代家族の対内的家族機能のタクソノミー（法橋の分類）

生命維持機能	家族員の存立に必須の生理的欲求（食欲，睡眠欲，性欲など），安全を求める欲求などを充足する働き
生活保障機能	生産消費活動により家族員の生活水準を維持し，衣食住にまつわる生活保障を行う働き
情意充足機能	家族員に家族愛や精神的安らぎを授受し，家族員相互の関係性を充足する働き
人格形成機能	家族員の人格の安定化，教育，社会化を行う働き
ヘルスケア機能	家族員のヘルスプロモーションを推進し，家族員に必要なヘルスケアを提供する働き

2. 現代家族の家族機能のタクソノミー

1）伝統的家族の家族機能

　家族機能学の発展や時代の変化に伴い，家族機能の定義やタクソノミー（分類法）も変遷を遂げている．多くの研究者によって家族機能の内実が検討されているが，家族社会学者の大橋[5]は，家族機能を 3 カテゴリー（固有機能，基礎機能，副次機能）と 2 方向（対内的機能，対外的機能）から分類している（表 2-2）．これらは，わが国の伝統的な家族に大なり小なり観察される家族機能である．

　しかし，たとえば，性愛機能については，結婚以外の性に対する統制力がゆるみ，婚前交渉や不倫などのように性的関係が必ずしも夫婦だけの特権的なことでなくなっている．また，生殖・養育機能についても，少産化傾向が進み，共働きで子どもがいない夫婦（double income, no kids：DINKs）が社会的にも認知されるようになり，子どもを産むことが家族の必要条件ではなくなっている．

2）現代家族の家族機能と新機能出現論

　近代的社会では，ほぼすべての機能が家族内で充足されていたが，現代社会においては家族機能の外部化が認められる．たとえば，保護機能は病院・診療所，警察，保険会社などに，教育機能は学校，学習塾などにというように，家族外部環境の諸機関

に移行してきた．一方で，家族員に家族愛や精神的安らぎを提供する休息機能のように，家族でなければ果たせないと考えられる機能の重要性は増すと考えられる．

同時に，わが国の現代家族では，"家族の個人化"現象が進行している．すなわち，家族という小集団の維持よりも，家族員個々の欲求充足や自己実現が尊重されるようになり，家族員個人のために家族や社会が存在するといっても過言ではない．そこで，法橋は，現代家族の対内的家族機能のタクソノミーとして，家族員個人の欲求充足に焦点を合わせて考え，生命維持機能，生活保障機能，情意充足機能，人格形成機能，ヘルスケア機能という5つを提唱している（表2-3）．

3. 家族機能の測定用具とその課題

1）家族機能の測定用具

家族とは，その家族員に独自のビリーフ（家族員の思考と行動に対して，潜在的および顕在的に影響を与えている家族員の思い込みや信じ込み）が存在し，家族の生活は家族以外の者には明かしにくいような事情や経緯を含み，閉ざされた私的な空間領域にかかわるものである．さらに，日本人の文化的特性として，他者に踏み込まれたくない，だれにも侵されたくない領域が家族であるというのが本音にある．したがって，質的分析（家族インタビューなど）によって，家族以外の者が外部から客観的かつ的確に家族機能を評定することには一定の困難を伴う．そこで，量的分析（自記式質問紙など）による家族機能の測定が有効であることも多く，特に社会学や心理学の分野では多数の自記式質問紙が開発されてきた[1]．

トーリアトス（Touliatos, J）らは，976に及ぶ家族の測定用具（instruments）を紹介し[4)6)]，"夫婦間や家族員間の相互作用""親密さや家族の価値観""役割と勢力""適応"を測定するものに分類している．これらのうち，"適応"において37の家族機能の測定用具を分析している．このなかには，面接法もあるが，多くは質問紙法である．また，家族の分析レベルとして，"家族システム全体を測定するもの""家族外部との関係をも測定するもの""夫婦間の関係を測定するもの""きょうだい間の関係を測定するもの"があるとしている．さらに，家族機能の測定用具の内容を分析し，家族機能の次元として，成長，家族ストレス，役割葛藤，家族調和などの57項目をあげており，家族機能の測定用具によって評価している次元が異なることが明確である．

また，セウィン（Sawin, KJ）ら[7]は，家族機能の測定用具を信頼性と妥当性の視座から，"確立した測定用具""中程度に確立した測定用具""開発初期段階の測定用具""その他の測定用具"に分類している（表2-4）．

家族機能の計量的分析を行うためには，測定尺度（measurement scale）という"ものさし"が必要になる．家族機能尺度（家族機能の測定尺度）を用いて家族機能を得点化することにより，家族機能の程度を定量できる．しかし，家族機能尺度は，その背景にある家族理論・モデルにより，家族機能が良好である状態，不良である状態の考え方が異なる．すなわち，家族機能尺度によって構成概念が異なるので，測定される概念が異なるのである．家族機能尺度を用いる場合は，測定したい概念が何であるのかを明確にしたうえで，それに適したものを選択する必要がある．

2　家族看護学論

表2-4 ● 家族機能の測定用具の分類（セウィンらの分類）

確立した測定用具	The McMaster Family Assessment Device（FAD） Family Adaptability and Cohesion Scale（FACES Ⅱ, Ⅲ, Ⅳ） Family Environment Scale（FES） Family APGAR Feetham Family Functioning Survey（FFFS）
中程度に確立した測定用具	The Family Assessment Measure（FAM Ⅲ） The Family Dynamics Measure（FDM） Family Hardiness Index（FHI） Family Functioning Scale（FFS）
開発初期段階の測定用具	Assessment of Strategies in Families-Effectiveness（ASF-E） Comprehensive Evaluation of Family Functioning（CEFF） UW Family Assessment Caregiver Scale（UW-FACS） Family Functioning Style Scale（FFSS） Self-Report Family Inventory（SFI）
その他の測定用具	Genogram McMaster Structured Interview of Family Functioning（McSIFF） Beavers Interactional Scales（Family Competence and Style） Assessment Guides

　たとえば，家族機能尺度のFACES（Family Adaptability and Cohesion Scale）[8]は，円環モデルが理論的背景であり，適応性，凝集性，適応性と凝集性を促進させるコミュニケーションが構成概念である．適応性と凝集性が中間のレベルにある家族は，家族機能が良好であると考えられる．

2）Feetham家族機能調査（FFFS）による家族機能の計量的分析

　家族看護学で多用されている家族機能尺度の一つであるFeetham家族機能調査（Feetham Family Functioning Survey：FFFS）は，フィータムら[9]によって開発された．この測定尺度には，家族看護学の研究・教育者が開発したという特徴がある．この翻訳版にあたるFFFS日本語版Ⅰは，法橋ら[1)10)11]によって開発され，信頼性と妥当性が確認されている．

　FFFSの理論的背景である家族エコロジカルモデル[12)13]は，家族を取り巻く人的・物的・社会環境をマイクロシステム（microsystem），メゾシステム（mesosystem），エクソシステム（exosystem），マクロシステム（macrosystem）からなるシステムとしてとらえ，家族と家族を取り巻く環境との作用を分析する生態学を基礎としている．FFFSでは，"社会環境システム（社会）⊃サブシステム⊃家族システム（家族）⊃家族員"という入れ子式環境[3]のなかで，それぞれの関係性を評価する（図2-1）．なお，サブシステムとは，家族エコロジカルモデルの脈絡から社会システムのサブシステム（身内，友人・知人，近所のひとなど）を意味する（すなわち，家族システムのサブシステムである親子，夫婦，きょうだいなどのことではない）．

　家族機能の定義に従えば，対内的機能は，パートナーや子どもなどとの相互作用である"家族と家族員との関係"の分野における家族機能に相当する．また，対外的機能は，身内や友人，知人などとの交互作用である"家族とサブシステムとの関係"の

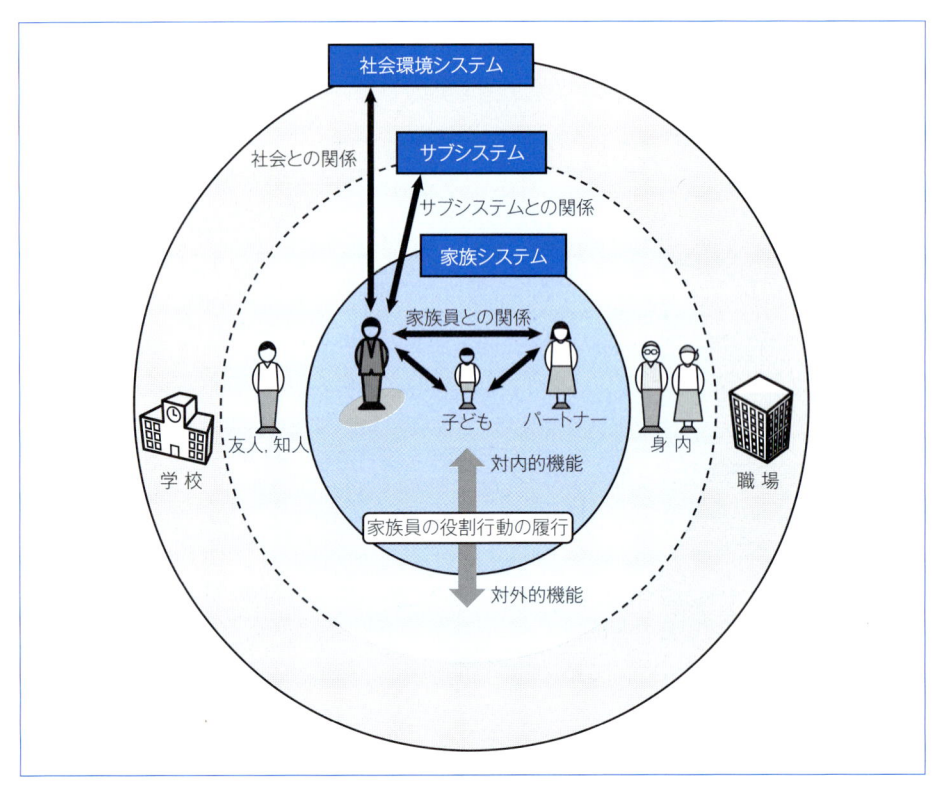

図2-1 ● FFFS日本語版Ⅰのシステム構成と家族機能評価の枠組み

分野,職場や学校などとの交互作用である"家族と社会との関係"の分野における家族機能に相当する.FFFS以外の家族機能尺度では,主として"家族と家族員との関係"の分野における家族機能を測定しているが,FFFSではより広範囲な3分野を網羅しているのが特徴である[4].

FFFSでは,家族員の役割行動の履行を問う25の質問項目に対して,7段階のリッカートスケールで回答することにより,家族機能充足度得点を算出できる.25項目別および3分野別にみて,それぞれの関係性の充足度が高い家族は,家族機能が良好であると判断する.

3) "妻たちの家族看護学"問題

家族看護学では家族システムユニットを対象とするにもかかわらず,家族情報を収集する対象(インタビューや質問紙への回答者など)は個々の家族員となる.たとえ家族員個人を対象(家族システムユニットへの間口)としても,家族システムユニットとしてとらえた結論を導く必要がある.すなわち,理論の水準(家族システムユニット)と方法の水準(家族員個人)との間で扱う単位が異なるという問題が必ず生じる.自記式質問紙の回答者は家族員個人が単位となり,特に妻(母親)が対象となることが多いのが実情であり,法橋は,これを"妻たちの家族看護学(wives' family nursing)"問題として提起している[1)3)4)].

たとえば,家族機能尺度では,一つの家族から,夫(父親)が回答した家族機能得

点と妻（母親）が回答した家族機能得点を得ることができる．しかし，複数の先行研究の結果から，個々の家族員が回答した家族機能得点は乖離しており[14]，家族員が回答した家族機能得点は家族システムユニットの家族機能得点になりえないことが明らかになっている．すなわち，個々の家族員から得た家族機能得点から，家族システムユニットの家族機能得点を算出するモデル（計算式）を開発し，"妻たちの家族看護学"問題を解決することは，家族看護学の発展の根幹にかかわる課題であり，家族機能学研究でも大いに議論が必要であろう．家族システムユニットの真の家族機能得点を明らかにできるようになれば，臨地で働く看護職者は，正確な家族機能の評価に基づいた適切な家族支援が可能となる．特に家族機能が低下した家族を正確に判定でき，その家族機能の向上と維持に貢献できるようになると考える．

家族機能尺度のFFFSにおいても，カップル（ペア）間で家族機能充足度得点が乖離することが散見される[1]．したがって，たとえば，"夫からみた家族機能""妻からみた家族機能"などと明記することで，これらを区別している．

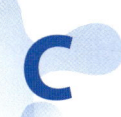

C 症候別家族看護

1. 家族症候と家族のウェルビーイング

1）個人症候から家族症候

法橋は，家族支援の展開にあっては，"症候別家族看護"と"経過別家族看護"の2軸のマトリックスが必要であると考えている．ここでは，症候別家族看護について解説する．

個人看護で用いられる症候とは，症状と兆候（徴候）を合わせた専門用語である．症状とは患者によって経験される痛みや悪心などの自覚症状のことであり，兆候とは検査データなどのように第三者が客観的に観察できる他覚的所見のことである[1]．法橋は，これを家族看護に応用して，家族システムユニットが主観的に認知している"家族症状"と看護職者が客観的に観察できる"家族兆候（家族徴候）"を合わせて"家族症候"と定義し，家族支援の鍵概念として考えている．家族症候には"家族の形成困難""家族の合意形成困難""家族アドヒアランスの低下"などがあげられ，家族症候の有無やその程度は看護職者が判定する．

家族症候は家族システムユニットの症候であり，個人の症候である家族員症候と混同しやすいので留意しなければならない．すなわち，家族員個人の症候を拡大解釈して家族症候を位置づけられるものもあれば，家族員個人の症候とは異なる概念として家族症候を位置づけるものもあるので，両者を明確に区別する必要がある．

たとえば，長男の嫁の義父が急に介護を要する状態となり，同居している嫁が主介護者になって24時間介護を行っているにもかかわらず他の家族員からの協力はなく，家事や育児も嫁が今までどおりに行っている家族ケースをあげる．この状態が長期化すれば，役割過重によって嫁は心身の健康障害を引き起こす可能性がある．嫁の心身

の健康を回復させるための看護を行っても，抜本的な問題解決に結びつかないので，家族に介護サービスの導入を勧めたが否定的であった．そこで，介護サービスの導入に対する考え方，介護役割に対する思いなどを家族員に尋ねると，「嫁が介護するのは当然の義務で，介護は家族内で行うべきであり，介護サービスを利用することは考えられない」という拘束的ビリーフを家族員全員がもっていることが明確になった．嫁自身も同じビリーフをもっているので，役割過重であるにもかかわらず，だれにも助けを求めることなくその役割行動を履行していた．この家族員全員が共通してもっている拘束的ビリーフにより，家族は介護サービスの導入拒否という意思決定をしており，家族員のビリーフが家族システムユニットのビリーフを形成している．このように，ビリーフは家族員個人から家族システムユニットに拡大解釈できる概念であり，家族員個人の症候を家族システムユニットに転用したものが家族症候とみなすことができる．この家族に対しては，"家族の拘束的ビリーフの存在"という家族症候名をラベルして，拘束的ビリーフを助成的ビリーフに変化できるように家族支援する必要がある．

　一方で，家族員症候と家族症候が異なる概念であることもある．たとえば，"家族の成長にかかわる発達力不足"という家族症候名において，家族の成長とは，家族の形態の変化（量的変化）であり，家族員の増減などである．また，家族の発達とは，家族の機能上の変化（質的変化）であり，家族員の役割の内容や分担が変化し，家族機能状態が変動することである．家族の成長と並行して，家族の役割に変化が起き，家族の発達を遂げている．しかし，家族の成長に伴う家族の発達を遂げることができなければ，家族の期待どおりの役割行動が履行できず，家族機能の低下を生起することになる．たとえば，夫，妻，子どもの3人家族の夫婦が離婚し，専業主婦であった元妻と子どもが新たに2人家族を形成した家族ケースでは，この元妻は家計を維持するために就業するという役割行動を履行しなければならない．このように，家族形態の変化に伴って，家族の役割が変化する．一方で，個人の成長とは，身体の組織，器官，臓器などの大きさの変化であり，個人の発達とはその機能の向上や能力の増大のことである．たとえば，子どもに歯が萌出するという成長が起こり，これに伴って食物を咀嚼できるようになるという発達が起きるので，個人も成長と並行して発達する．このように，家族員個人の成長・発達と家族システムユニットの成長・発達とは異なる概念であり，家族員症候をそのまま家族症候に拡大解釈できない．

2）家族の健康から家族のウェルビーイング

　WHO（World Health Organization：世界保健機関）では，健康とは「身体的・精神的・社会的に完全に良好な状態であり，単に病気あるいは虚弱でないことではない」と定義している[2]が，これは個人の健康を意味している．一方，"家族の健康"には多様な定義があるが，家族を構成する家族員全員が健康であることと考えられることもある．しかし，健康障害をもつ家族員がいても，家族員が協力して支え合っている家族であれば，家族システムユニットは健康であるといえる．一方，家族員に健康障害がなくても，家族員間のコミュニケーションがとれておらず，家族の凝集性が低い家族であれば，家族システムユニットは健康ではないといえる．WHOでは，家族の

健康とは「健康の促進に関与する第1次的な集団としての家族の機能状態を意味する」と定義している[3]．すなわち，家族機能の視点から家族システムユニットの健康をとらえており，単に家族員の健康の総和ではない．

法橋は，"家族の健康"の概念を生活という視点からより広くとらえて，家族システムユニットが健康で幸福な生活を実現できることを含意した"家族のウェルビーイング（family well-being）"という概念が必要であると考えている．そして，ウェルビーイングな家族とは，「家族機能が期待どおりに作動していると家族システムユニットが認知し，家族症候が認められない家族」であると定義している[4]．ウェルビーイングな家族の対義語はイルビーイング（ill-being）な家族であり，家族機能が不良かつ家族症候が認められる家族である．ただし，ウェルビーイングな状態とイルビーイングな状態は定義上明確に区別できるが，両者には連続性があるので明確な境界線は存在しておらず，曖昧な境界領域がある．

3）家族機能と家族症候からみた家族のウェルビーイング

ウェルビーイングな家族は，様々な危険因子や原因因子となるイベントによってイルビーイングな状態に変化する．たとえば，家族員に介護が必要になった家族では，役割調整を行って家族員が介護に協力できれば，家族機能が良好であり，家族症候が認められないウェルビーイングな状態である．また，良好な夫婦関係を築いているウェルビーイングな家族であっても，新たに誕生した子どもと適切な親子関係が構築できず，子どもの健康管理や社会化が困難になれば，家族機能が不良となり，"家族の形成困難"という家族症候が出現する．これは，家族システムユニットがイルビーイングな状態である．このように，家族に何らかのイベントが発生したとき，その状況に家族システムユニットが適応する過程において，家族機能が良好であると家族システムユニットが認知するかどうか，家族症候が出現するかどうかによって，ウェルビーイングな状態かイルビーイングな状態かに動的に変化する．

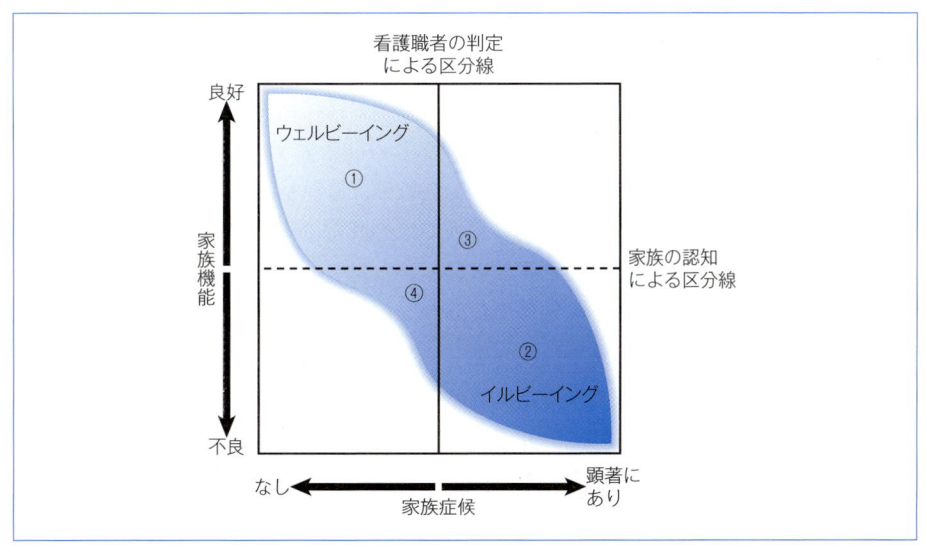

図2-2 ●家族機能と家族症候との関係

家族システムユニットは，家族機能と家族症候の2つの視座からとらえなければならない．家族機能と家族症候に焦点を当てて，家族のウェルビーイングとイルビーイングの関係を図2-2に示す．家族機能の良好群と不良群，家族症候のあり群となし群により，①家族機能が良好かつ家族症候が認められない家族，②家族機能が不良かつ家族症候が認められる家族，③家族機能が良好かつ家族症候が認められる家族，④家族機能が不良かつ家族症候が認められない家族に大別できる．なお，家族機能の評定は家族の認知状態によって決まるので，家族機能の良好と不良を分ける区分線は家族によって異なる．①および②の状態にある家族は多く，③や④の状態にある家族は少ないので，大部分の家族はピーナッツ型の輪郭が曖昧な太線内に分布する．

ここで，①はウェルビーイングな家族，②はイルビーイングな家族であると判定できる．ただし，ウェルビーイングとイルビーイングは連続しており，その境界領域であるグレーゾーンは"半ウェルビーイング（不完全なウェルビーイング）"な状態である．また，③と④は，ウェルビーイングな家族とイルビーイングな家族のいずれにも該当しないので判定保留（疑イルビーイングな家族）となり，その多くは半ウェルビーイングな家族である．

家族機能が不良であれば，その結果として家族症候が出現しやすい．逆に，家族機能が良好であれば，その結果として家族症候は出現しにくい．また，家族機能が不良で家族症候が出現し，それによってさらに家族機能が不良になることもあり，その後も同様に繰り返されることがある．すなわち，家族機能状態が家族症候の出現に影響し，家族症候の出現が家族機能状態に影響するので，家族機能状態と家族症候の有無には循環的・累積的因果関係が認められる．そこで，家族機能の維持・向上こそが家族症候の解決につながり，家族支援の鍵となるのである．

2. 症候別家族看護論

1）家族症候に基づいた家族支援

健康障害をもつ患者に対する医療は生物医学モデルが支配的であり，疾患別，治療別，症候別に問題をとらえた構造となっている．そのため，健康障害をもつひとの個人看護は，疾患別であれば髄膜炎や自然気胸の看護，治療別であれば化学療法や放射線療法の看護のように，その患者の診断名やその治療法に焦点を当てることになる．しかし，たとえば，髄膜炎，感染症，膠原病，悪性腫瘍，開腹術後など様々な原因によって発熱が生じるが，看護ではそれらの原因で生じる発熱による苦痛といった症候がどのようなものか，さらに症候に対して必要な看護は何かということに焦点を当てることが重要である．すなわち，疾患や治療に焦点を当てるのみであれば，疾患そのものを取り除かない限り患者の苦痛を軽減できず，看護独自の患者の生活を考慮した全人的な視点での看護に直結しにくい．そこで，発熱による苦痛という症候に対する看護が求められており，疾患別や治療別といった原因別も不必要ではないが，出現している症候をとらえた症候別で看護を実践しなければならない．

このような個人看護と同様に，家族看護においても家族症候別に家族支援を実施する必要がある．たとえば，家族員それぞれが互いの真意がわからず困惑しているとい

う家族にしかわからない自覚症状（家族症状）があり，家族システムユニットとしての意思決定ができないという他覚的所見（家族兆候）がある場合には，その家族システムユニットに"家族の意思決定上の葛藤"という家族症候名をラベルする．そのうえで，家族員の関係性を調整したり，取りうる選択肢の提示やそれによって生じる家族生活の変化を説明したり，コミュニケーションが活発になるように話し合いの場を設けるなどの家族支援を実施する．

2）家族の認知状態に基づいた家族機能の評定

症候別家族看護を実践するにあたって，看護職者は家族システムユニットの家族機能が良好なのか不良なのかを判断しなければならない．その際には，質問紙などを用いる量的分析，家族インタビューや参加観察などを用いる質的分析を行うことになる[5]．自記式質問紙を用いて量的データを収集する場合には，簡潔な質問項目で客観的に家族をとらえることができ，プライベートな内容についても紙面上での返答であるので，家族員は比較的抵抗なく答えることができる．また，カットオフ値（家族機能が良好か不良かを区別する目的として設定する値）を定めている家族機能尺度を用いて，家族機能が良好か不良かを評価することもできる．しかし，子細な家族情報を収集したり，回答の意味や微妙なニュアンスを収集することは難しい．一方，家族インタビューにより質的データを収集する場合には，言葉だけでなく，家族員の表情や沈黙などの多くのデータを得ることができる．しかし，プライベートな事柄や家族が語りたくない事柄については人前で話すことに抵抗があり，真意を聞き出すことが難しい．このように，質的データと量的データには強みと弱みがあるので，両者を補完し，有機的に統合しながら，真実の家族像をとらえる必要がある．

ただし，家族機能を評定する際には，家族の認知状態を優先することを忘れてはならない．その家族なりの幸福感という認知状態は，家族員の役割行動が期待どおりに履行されたかどうかで決まる．役割行動をどの程度期待するのかは，家族それぞれで異なる．家族が幸福なのかどうかは，家族にしか理解できないので，家族の認知状態によって家族機能が良好なのか不良なのかが決まる．たとえば，家族の経済活動を担っていた父親が病気や事故などで死亡した場合は，家族の経済機能が客観的には低下する．しかし，家族は家計をやりくりしながら生活を営み，家族が幸福感を認知しているならば，家族はウェルビーイングな状態であると判断できる．また，客観的にみて一見問題がない家族であっても，家族像の理想を高くもつ家族では，現実と理想の家族像との間に大きな乖離が生じる．したがって，この家族は健康で幸福な生活を営めず，イルビーイングな状態であると判断できる．

3）看護職者の評定と家族の認知状態の乖離，家族員間の認知状態の乖離

家族システムユニットの家族機能の認知状態，すなわち家族員が自らの家族システムユニットを評定した家族機能状態を，第三者である看護職者が完全に理解することは一定の困難を伴い，両者には必然的に乖離が生じやすい．乖離がある場合は，乖離が生じたのはなぜかという原因を究明することにより，家族症候を明らかにするヒントや家族支援のキュー（cue：手がかり）が得られることが多い．

看護職者は，家族員それぞれの家族機能の認知状態を把握し，そこから家族システ

表2-5 ●家族症候名とその判定状態

家族症候名	判定状態
家族の成長にかかわる発達力不足	家族は，成長（家族形態の変化）に伴って発達（家族機能の変動）しなければならないが，成長に発達が追従できていない状態
家族環境の変調への不適応	家族は，家族内部環境と相互作用し，家族外部環境と交互作用しながら存在しているが，これらの環境に何らかの変調が生じ，家族がその変調した環境に対して適応できずにいる状態
家族の社会的交互作用障害	家族の社会交流が量的に過不足であったり，質的に非効果的なために，家族が社会交流に対して否定的な反応や不十分な反応，あるいは不満足な反応をきたしている状態
家族の社会的孤立	社会との交流がないので必要な情報や支援を受けられず，家族の力のみで問題を解決しようとするが困難で，家族が孤立している状態
理想の家族像の実現困難	家族に何らかのイベントが発生し，家族が理想とする家族像を実現させることが困難な状態
家族システムストレスへの不適応	家族機能を低下させるイベント（ストレッサー）が家族内外で発生し，家族がもつ危機対応資源で対処できていない状態
家族レジリエンスの発達困難	家族レジリエンス（家族が深刻な逆境にさらされても，家族機能を最大限に発揮しながら，家族が本来もつ家族機能の水準に回復する能力）が発達していない状態
家族の形成困難	家族の形態上の変化を受容できず，家族を形成あるいは再形成することが困難な状態
家族内外の対人関係障害	家族内部環境または家族外部環境に存在するひとと家族との関係性に，何らかの障害をきたしている状態
家族のセルフケア力の低下	家族のセルフケア力（家族が家族機能を維持・向上するために家族環境に働きかける力）が低下した状態
家族ニーズの未充足	家族員が共有してもっている家族ニーズに対して家族員が対処できず，満足するまでに家族ニーズを実現できていない状態
家族の拘束的ビリーフの存在	物事を抑制して悲観的な行動に導く拘束的ビリーフを家族員が共有してもっているために，問題に対処するための新たな行動をとることができずに膠着した状態
家族の意思決定上の葛藤	家族の合意形成プロセスのなかに含まれる意思決定の段階で，選択肢のなかから選択せざるをえない場合に明確な意思のもとで決定が行えず，家族に葛藤が生じている状態
家族の合意形成困難	家族としての方向性を見出すために家族員の意思の一致を図り，家族としての意見をまとめる合意形成ができずに，家族内での意見の相違や対立がみられる状態
家族インターフェイス膜の調節不全	各家族員の間あるいは家族外部環境と家族との間にはインターフェイス膜が存在するが，その透過性の調節が不十分なために，家族の凝集性が過剰に増加あるいは減少している状態
家族アドヒアランスの低下	家族のセルフケア行動の実行度が低く，家族が主体性をもって，家族の力で問題を解決しようとすることを放棄している状態
スピリチュアルペインによる家族の苦悩	スピリチュアルペインを抱えている家族員に対して，家族が対応方法を見出せずに苦悩している状態
家族の逸脱現象の派生	家族の生活過程に常に存在する家族危機への対応を誤り，逸脱行動（自殺企図，非行，虐待など）が現れた状態

©法橋　2010

ムユニットの家族機能の認知状態を判断するが，家族員全員が納得できる判断や真実性（trustworthiness）がある判断を導き出さなければならない．たとえば，家族機能が低下している家族の夫婦（カップル）に対して同じ質問をすると，夫は家族機能が不良であると返答し，妻は家族機能が良好であると返答することがある．このように，家族員が行う家族システムユニットの評定に乖離が生じた場合，看護職者は乖離の原因を究明すると同時に，その乖離の背景には家族が何らかの問題を抱えていると判断する必要がある．

さらに，看護職者が質的かつ量的に家族機能を評定したときには，この2つの評定が必ずしも一致するわけでない．この場合は，複数の看護職者で家族機能を評定したり，さらに家族情報を追加収集したり，データ収集のために用いる用具（家族機能尺度とその質問項目，家族インタビューなど）の質を高めるなど，よりリッチ（rich：濃厚）なデータを収集し不一致の解消に努める必要がある．

4）家族症候のレパートリー

個人看護があらゆる健康レベルにあるひとに対して実践されるのと同様に，家族看護はウェルビーイングな状態からイルビーイングな状態までのすべての家族システムユニットに対して実践される．特にイルビーイングな家族に対して，ウェルビーイングな状態を実現する，あるいはイルビーイングな状態が悪化しないように支援する．ウェルビーイングな家族には，さらにウェルビーイングな状態を実現する，あるいはウェルビーイングな状態を維持してイルビーイングな状態にならないように支援する．

法橋らは臨地経験や事例検討などをとおして，家族症候を明らかにする研究を行ってきた．現在までに明らかになっている家族症候のレパートリーとその判定状態を一覧にした（表2-5）．なお，これらの家族症候の間に因果関係が認められることもある（合併症候）．また，あるターゲットファミリーが複数の家族症候を呈することもある．家族症候の出現が予測できたり，家族症候の存在が推測される場合は，"……の可能性"をつけた家族症候名にする．たとえば，今後，家族の社会的孤立の出現が予測される家族には，"家族の社会的孤立の可能性"という家族症候名をラベルする．

このように，客観的な判定状態に基づき，ターゲットファミリーに対して，複数の看護職者が同じ家族症候名をラベルできるように工夫している．家族症候を理解することで，具体的な家族支援につなげることが可能になる．

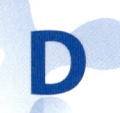

D 経過別家族看護

1. 家族看護における経過と経過別家族看護の意義

法橋は，前述したように家族支援にあたっては，症候別家族看護と経過別家族看護の2軸のマトリックスが必要であると考えている．ここでは，経過別家族看護について解説する．

家族症候の有無を経時的にとらえることで，家族看護における経過は，ウェルビー

表2-6 ● 家族システムユニットの経過の分類

予防期	家族症候が認められず，家族システムユニットがウェルビーイングな状態にあるとき
潜伏期	家族症候を起こすイベントの発生から家族症候の出現までの期間で，家族システムユニットがウェルビーイングな状態にあるとき（予防期の一部）
急性期	家族症候の出現から3か月（84日）未満で，家族システムユニットがイルビーイングな状態にあるとき
慢性期	出現した家族症候が3か月以上持続し，家族システムユニットがイルビーイングな状態にあるとき
回復期	家族症候を軽減して，家族システムユニットがイルビーイングな状態からウェルビーイングな状態への移行期にあるとき
終末期	家族システムユニットが6か月以内に解体すると判断した後で，家族システムユニットの解体が避けられない状態にあるとき

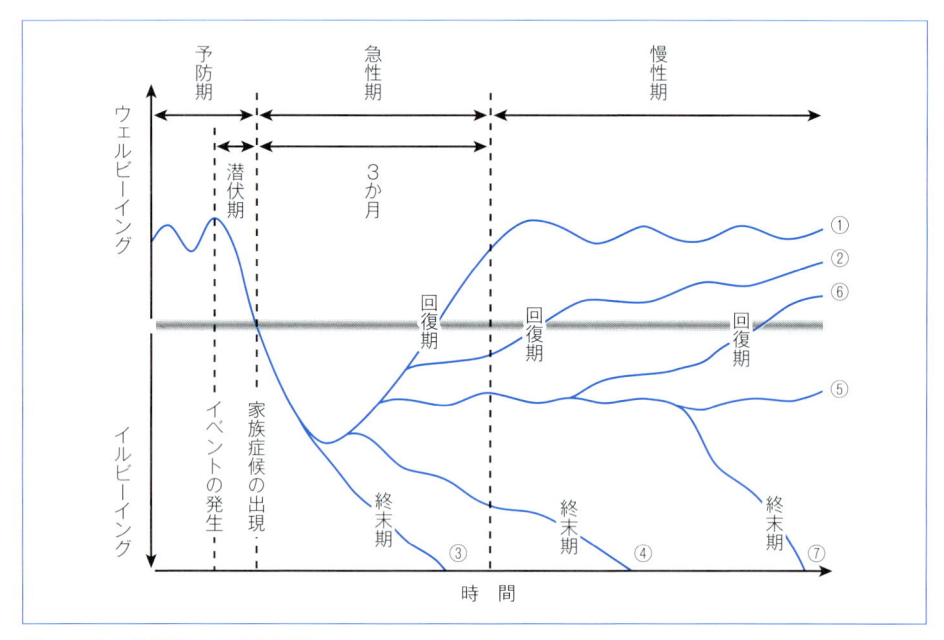

図2-3 ● 家族看護における経過

イング期の"予防期""潜伏期"，イルビーイング期の"急性期""慢性期"の4期に分類し，さらにその経過に伴って"回復期""終末期"の2期に分類している（表2-6）．そして，各期に応じた家族支援を"予防期家族看護""潜伏期家族看護""急性期家族看護""慢性期家族看護""回復期家族看護""終末期家族看護"に分類することを提唱している．

　出現した家族症候の種類やその程度，家族機能状態によって，家族システムユニットがどのような経過をたどるのかが異なる（図2-3）．ターゲットファミリーに様々な危険因子や原因因子となるイベントが発生し，家族機能が低下して家族症候が出現した後の経過パターンは，①予防期→潜伏期→急性期→回復期（家族症候の出現から3か月未満での回復），②予防期→潜伏期→急性期→（慢性期）→回復期（家族症候の出現から3か月以上を要する回復），③予防期→潜伏期→急性期→終末期（家族症

候の出現から3か月未満での終末），④予防期→潜伏期→急性期→（慢性期）→終末期（家族症候の出現から3か月以上を要する終末），⑤予防期→潜伏期→急性期→慢性期，⑥予防期→潜伏期→急性期→慢性期→回復期，⑦予防期→潜伏期→急性期→慢性期→終末期という7つの基本パターンに区分できる．実際には，異なるイベントが多重に発生する．さらに，家族機能が低下して家族症候が出現，あるいは家族機能が向上して家族症候が消失する2つの機序によって，複雑なパターンになりうる．

経過別家族看護は，家族症候の出現を軸として時間経過とともに家族を各期に分類しており，家族システムユニットが歩む軌跡を重要視している．家族症候名をラベルしたとき，その一時点で生じている家族症候が明確になるが，実際には，その時点までの時間経過のなかで家族症候の出現に至っている．経過別家族看護では，家族の軌跡のなかにおける家族症候の位置づけを明確にすることで，家族をより深く理解することができる．さらに，家族システムユニットの今後を予測することができ，家族がウェルビーイングな状態を維持・増進するように支援することが可能になる．しかし，終末期家族看護では，家族システムユニットの解体を家族員全員が納得した形で行われるように支援し，その解体によって家族症候を消滅させることが目標となる．

このように，家族システムユニットがおかれている期によって支援目標が異なるため，経過別で家族症候をとらえる必要がある．すなわち，家族システムユニットがどの期にあるのか，今後どの期に移行するのかをアセスメントし，その期の特徴を踏まえた家族支援を実施する必要がある．以下では，それぞれの定義，家族システムユニットと家族支援の特徴を詳述する．

2. 予防期家族看護と潜伏期家族看護

病気になったら治すという治療医療に対して，病気にならないように予防するのが予防医療である．予防医療では予防を3段階に分けて考え，1次予防は健康増進や疾病予防，2次予防は早期発見および早期措置，適切な医療と合併症対策，3次予防はリハビリテーションである．個人看護においても，今後起こりうる病状の悪化を予測し，科学的根拠に基づいて看護を実践することは重要な概念である．

予防は広い概念であるが，予防期家族看護は1次予防の視点に立ち，ウェルビーイングな状態にある家族に対して，ウェルビーイングの維持・増進を図るために，家族機能の低下や家族症候の出現を抑制するように家族支援を行う．特に，潜伏期家族看護では，何らかのイベントが発生し，家族機能は低下してはいるが，現状では家族症候が出現していない潜伏期にあるウェルビーイングな家族に対して，家族症候が出現するイルビーイングな状態に陥らないように家族支援を行う．

たとえば，家族症候が認められていない家族に対して，さらにコミュニケーションを図るように支援することで家族のきずなが深化し，よりウェルビーイングな状態になる．これは，予防期にある家族に対する予防期家族看護である．さらに，たとえば，定年退職後の夫が筋萎縮性側索硬化症を発症した家族ケースでは，発症直後に，妻がすべての介護と家事を担って夫が自宅療養を開始した場合には，家族機能の低下がみられるが，夫の日常生活動作（activities of daily living：ADL）は保たれているので，

その時点では家族症候は出現していない．しかし，この状態が継続すると，夫のADLが徐々に低下することが予測されるので，家族としての健康的なライフスタイルの維持能力や夫への介護役割遂行の対応能力が低下することが予測され，"家族のセルフケア力の低下の可能性"という家族症候名がラベルされる．急性期に移行することを防ぐために，ADLが低下したときでもその状況に家族が対処できるよう，家族ミーティングを開き役割調整を図るようにし，ウェルビーイングな状態を維持できるように家族支援を行う．これは，潜伏期にある家族に対する潜伏期家族看護であり，予防期家族看護の一部である．

顕在化したイベントもあれば非顕在化しているイベントもあり，また，複数のイベントに曝露することもあるので，現実には潜伏期が明確になるわけではない．したがって，潜伏期は予防期の一部として考える．

3. 急性期家族看護

個人看護の急性期とは，健康状態の急激な変化であり，生体がその変化に適応するために様々な反応を起こしている時期である．急性期家族とは，イベントによって家族機能が低下していた潜伏期家族が，それに適切に対処できず家族症候が出現した状態で，家族症候の出現から3か月未満にある家族と定義する．すなわち，ウェルビーイングな状態からイルビーイングな状態に陥って3か月未満にある家族に対して行う家族支援が，急性期家族看護である．家族はそれまで営んできた生活に変調をきたしてでも，そのイベントに一時的に対処し，家族症候が悪化しないように家族システムユニットが様々な反応を示すのが急性期家族の特徴である．家族の新たな生活を構築するという長期的な視点が欠如していたり，周囲に助けを求めずに家族内だけで家族症候に対処しようとすることがあり，対処ができない家族では容易に慢性期や終末期へと移行しやすい．

たとえば，夫が事故で日常生活が困難になった家族では，夫が担ってきた経済機能を喪失して経済的に困窮し，"家族環境の変調への不適応"という家族症候が出現する．これに対して，母親は新たにパートタイムで働き始め，子どもはアルバイトの時間数を増やし，家族外に助けを求めず家族内だけで経済機能を補完しようとする．しかし，この行動は一時的な対処方法であり，長期間この状態が続くことで，家族員の健康の破綻あるいは家族の凝集性の低下をきたし，家族のイルビーイングな状態がさらに悪化する．家族は目前にある問題に対してのみ適応しようとしがちなので，役割調整や社会資源の導入などの支援を行い，できるだけ今までの生活を営めるように長期的な視点をもってかかわる必要がある．

また，たとえば，出産した子どもが障害をもっていた家族では，"家族システムストレスへの不適応"という家族症候が出現し，イルビーイングな状態に陥る．この急性期に適切な支援がないと，子どもの障害を受容できないままに時間が経過してしまい，慢性期へと移行し，受容するまでに家族として大きな労力が必要となる．急性期の早期から，回復期へ移行するように適切な家族支援が求められる．

4. 慢性期家族看護

　個人看護の慢性期とは，3か月以上にわたり日常生活を継続しながら治療やケアを必要とする病状の安定期である．慢性期家族とは，家族症候が出現して3か月以上経過した家族であり，家族機能が硬直することで家族症候が継続して慢性化した状態であると定義している．慢性期家族への適切な家族支援により回復期へと移行できたり，家族症候が悪化することなくコントロールできる．しかし，適切な家族支援がなければ，その家族の家族機能がさらに不良となり，慢性期が継続したり，終末期へと移行することになる．慢性期家族看護では，家族機能の維持に着目し，イルビーイングな状態がさらに悪化しないように，その家族症候とともに新しい生活を構築し，生涯にわたって家族システムユニットが家族生活をコントロールできるように支援することが必要である．

　たとえば，不妊症と診断され，不妊治療を受けていたが妊娠に至らず，子どもを望む夫婦には，"理想の家族像の実現困難"という家族症候が出現する．しかし，子どもをもつことがすべてではなく，子どもをもたないという選択肢があること，家族は多様な形態があることを伝え，人生設計を共に考えることで，そのイベントは避けられない事実であるけれども，そのイベントに対する認識を変化させ，家族が幸福感を得られるように家族支援を行う．

　また，健康障害をもつ家族員の介護が昼夜を問わず必要で，要介護者と主介護者である家族員共に家族以外の他者との交流が著しく減少すると"家族の社会的孤立"という家族症候が出現する．この状態が3か月以上継続した慢性期にある家族に対して，社会交流により精神的な健康が維持できることを伝え，自宅に友人や親族を招く，余暇活動ができるように働きかける．家族のおかれている状況は変化しないが，そのなかでよりウェルビーイングな状態に向かうよう家族支援を行う．

5. 回復期家族看護

　個人看護の回復期は，病状が回復に向かっている時期であり，医療職者に治療や看護を全面的に依存していた患者が，疾患や障害をもちながら主体的に社会的存在であるひととして生活するために，自己実現できるように支援することが求められる．なお，回復期といえばリハビリテーションが代表されるが，リハビリテーションは機能回復のための運動療法という狭い意味で用いられることが多いので，ここでは回復期という用語を用いる．

　回復期家族とは，家族機能の再構築が行われ，家族の適応力によって家族症候から回復する状態にある家族である．回復期家族看護とは，家族症候を消失する回復過程にあるイルビーイングな状態にある家族に対して，回復を促進させてウェルビーイングな状態になるように支援することである．したがって，回復期家族看護は，急性期家族看護あるいは慢性期家族看護に包含して実施される．

　たとえば，入院中の家族員が自宅へ退院することを意思決定した家族のケースでは，在宅介護を始めることで"家族環境の変調への不適応"という家族症候が出現したが，

家族自らが役割調整や環境整備をして，在宅介護を実現できるように受け入れ態勢を整えていった．このような回復期にある家族に対して，その回復を促進する支援として，家族への介護指導や社会資源の紹介をして，家族症候を解決できるようにする．

6. 終末期家族看護

　個人看護の終末期とは，現代医療において可能な集学的治療の効果が期待できず，延命を図る積極的治療がむしろ不適切と考えられる状態で，生命予後が6か月以内と考えられる段階である．確実に死に至る経過をたどっている最後の状況であり，患者の人生の終焉を飾り，自己実現を目指し，また，人生の集大成として生活の質（quality of life：QOL）の向上を実現するようにかかわることが重要である．

　終末期家族とは，家族機能の再構築が不可能で，家族システムユニットの継続の可能性がない家族である．終末期家族看護とは，家族システムユニットが6か月以内に解体すると看護職者が判断したときの家族支援である．終末期家族看護では，家族システムユニットの解体を家族自身が望むとき，家族員全員が納得した形になるように，あるいはその解体を肯定的に受け入れられるように支援することが基本姿勢となる．

　たとえば，家族内の緊張状態から家族システムユニットの均衡が保たれず，夫が妻にドメスティックバイオレンスという逸脱行動を起こしている家族では，"家族の逸脱現象の派生"という家族症候が出現している．夫からの暴力によって妻は自信を喪失しているので，妻は夫から逃れようとする行動をとらない．そのため，家族員に達成可能な目標を設定するように働きかけ，それが実施できると賞賛して自信回復につなげる．たとえば，直接夫には言えなくても，夫に対して抱いている気持ちを第三者に言ったり，就寝中の夫に対して言ったりすることを目標とする（これはドメスティックバイオレンスを解決するための行動には直結しないが，自信回復や生活のコントロール感を再獲得して，夫から離れて生活する自信につながる）．同時に，家族員全員に暴力は許される行為ではないことを伝え，ドメスティックバイオレンスが継続すると家族はどうなるか，ドメスティックバイオレンスを解決するためにどのような方法があるかという質問を投げかけて，家族員がそれぞれの意思で家庭を離れるように，家族員全員が納得した形で家族解体が起こるように家族支援を行う．

　ただし，終末期家族看護は，家族の解体とともに終わるのではなく，その後の新たな家族生活の構築への支援までがその範疇となる．すなわち，家族の解体を支援しただけでは，その後にドメスティックバイオレンスなどの負のスパイラルから脱却することが困難なケースが多い．前述のドメスティックバイオレンスの場合は，まず，新たな家族において家族員がそれぞれの役割を見出せ，将来への不安を軽減できるように家族にかかわる必要がある．被害者には暴力などの行動により心的外傷後ストレス障害（post-traumatic stress disorder：PTSD）が生じたり，特に子どもは成人になっても心的外傷をもつアダルトチルドレン（adult children：AC）になる危険性があるので，カウンセリングなどの専門的な治療が受けられるように関係機関との連携や調整を図る．そして，家族生活の安定と向上のための就業，必要なスキルを身につけるための職業訓練，生活費や養育費などの経済的負担を軽減するための制度について情

報提供を行う．さらに，加害者との連絡を遮断し，加害者に居場所が知られないように，加害者との交流を継続する親族や知人を厳選するように伝える．また，子どもへの接近禁止令などの法的な制度について説明する．このように，家族システムユニットを解体し，新たに家族が安定した生活を構築できるように支援するところまでが終末期家族看護である．

E 家族看護学の場とパラダイム

　自分の家族を失ったきわめて特殊な境遇のひと（身寄りのないホームレスや孤児などで，家族であると認知し合う家族員が存在しない場合）を除いて，ひとにはそれぞれに家族が存在する．家族看護学とは，「家族システムユニットが家族機能を自立的かつ自律的に維持・向上するために，予防的ならびに療法的な家族支援を行う実践科学」である[1]．すなわち，家族看護学が対象とするターゲットファミリーは，ウェルビーイングな状態からイルビーイングな状態にあるあらゆる家族，あらゆる家族システムユニットの成長・発達区分にある家族を含んでおり，コミュニティ（地域社会）に存在している．したがって，家族看護学の場を端的に表現すると，ターゲットファ

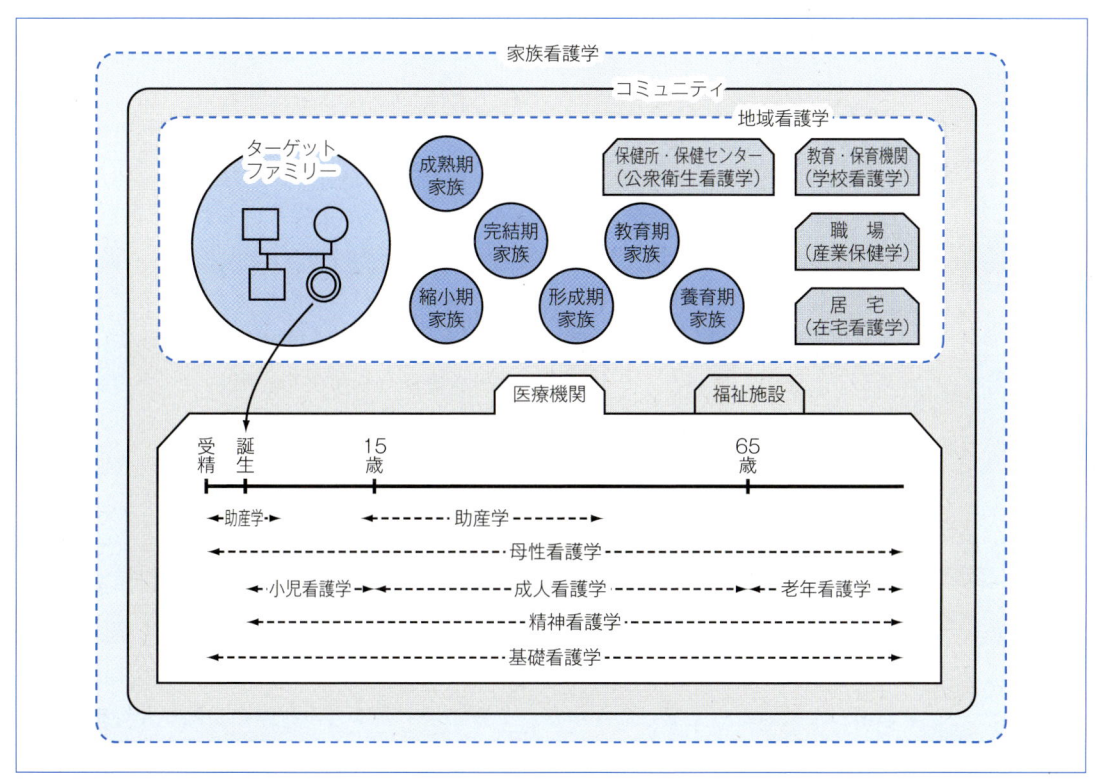

図2-4 ●家族看護学の活動の場と他の看護学専門分野との関係

ミリーがいる場のことであり，それはコミュニティであるといえる（図2-4）．家族看護学は家族システムユニットを対象とするので，家族支援の必要度とその家族員の健康障害の有無や程度とは必ずしも関係があるわけではない．家族看護を実践するには，家族員を対象とする個人看護からのパラダイムシフトが求められる．

さらに，家族看護学が対象とする家族システムユニットは，家族員である個人によって構成された集団である．看護職者は家族に直接出会わなくとも，個人が家族に属していれば家族看護学を展開することが可能であるだろう．したがって，看護職者が家族員に出会う場が家族看護学の場であり，医療機関や福祉施設だけに限定されず，保健所および保健センター，教育・保育機関，職場など，広範なコミュニティのなかで家族員がいるあらゆる場が家族看護学の場となりうる[2]．

従来の家族への看護は，たとえば，小児看護学分野のなかで，健康障害をもつ子どもの家族に対して支援を行うというように，個人看護の延長とみなされていた．すなわち，対象となる個人が子ども期（ただし，15歳以上のキャリーオーバー患者も含む），成人期，老年期のどのライフステージにあるのかを基準として，それぞれの看護学専門分野である小児看護学，成人看護学，老年看護学の一部として家族への支援を行っていた．また，対象となる個人が精神疾患をもつケースや妊娠，出産，産褥期にあるケースのように，そのひとがどのような状態にあるのかによって，精神看護学や母性看護学および助産学の一部として家族への支援が行われていた．このように，対象はあくまでも"患者＝個人"であり，その個人のライフステージや状態によって，それぞれの専門分野別看護のなかで家族を対象とした支援が行われていた．ここでの家族は，"健康障害をもつひとを支える家族"と考えられており，個人の背景あるいは資源としてとらえられていた．

たとえば，夫が糖尿病をもち，血糖コントロール不良にて教育入院をした場合，食事・運動・薬物療法などの治療計画に沿った看護を行い，夫を対象とした個人看護が実践される．妻は看護職者から夫の病状管理ができない家族というレッテルを貼られ，夫の治療に対する協力者として食事療法などの教育が行われた．しかし，実際には，夫は食事療法の必要性を理解していたが，職場での付き合いで外食を断ることができず，食事療法を継続することが難しかった．一方，妻は食事療法を何とか夫に守ってもらおうと努力していた．そして，妻は外食を繰り返す夫を心配して，夫の職場での状況を理解しないまま小言を繰り返していた．夫はこの小言がストレスとなり，食事療法に対するモチベーションが低下し，外食回数もさらに増えた．夫の外食が増えると，妻はさらに小言を増やし，この繰り返しで血糖コントロールの悪化という悪循環が生じた．また，これが夫婦の関係性の障害をも引き起こした．このケースでは，看護職者は，夫の血糖コントロール不良と妻の病状管理不足という問題行動のみに着目して，その問題行動を引き起こしている家族システムユニットの関係性を認識することができないまま，日常生活習慣の改善を押しつけ，家族の思いや家族の生活パターンに沿った指導が行えていなかった．その結果，妻は夫の身体を心配した行動をとっていたにもかかわらず，看護職者は夫の病状管理ができない家族というレッテルを貼ってしまい，家族がもつ強みを引き出す家族支援が行えていなかった．

一方，家族看護学における家族支援とは，対象とする家族システムユニットの家族機能の維持・向上を目的としており，生活を営んでいる"家族＝集団"を対象とする．たとえば，家族のなかに健康障害をもつひとがいたとしても，その家族員を特別に取り上げて扱うのではなく，家族全体を対象とする．そして，看護職者は，家族員同士がどのように相互作用しているのか，その家族が培ってきた価値観や歴史を把握し，家族がもっている力に着目し，家族の力を引き出すように支援を行う．看護職者は，家族自らが家族症候を認知でき，その解決策を考え出し，それを解決することができるように支援する．この場合，家族自らが考え出した解決策であるので，他から与えられたものと比べ，それを中断することなく継続することができる可能性は高いであろう．

　さらに，個人ではなく，家族システムユニットを支援の対象とする家族支援専門看護師は，他の専門看護師や家族支援を行う看護職者の活動の場と一線を画す特徴がある．たとえば，病院に勤務する小児看護専門看護師は，主に健康障害をもつ子どもに専門的な看護を実践するために，小児病棟や小児科外来を中心に活動する．一方，病院に勤務する家族支援専門看護師は，入院しているひとの家族に対して専門的な支援を提供するため，1つの病棟や部署だけに限定するのではなく，小児科や精神科，産婦人科などの病棟や部署の枠を超えて活動することで，その真の力を発揮できる．また，病院や地域などを包含したあらゆる場が家族支援専門看護師の活動の場であるが，医療機関や福祉施設に勤務する家族支援専門看護師であれば施設内での活動が中心であり，コミュニティに存在する家族を対象に家族支援することは現実的には難しい．逆に，地域保健や看護活動に携わる家族支援専門看護師であれば，医療機関や福祉施設に存在する家族員をもつ家族を対象とした家族支援は困難であると推察される．しかし，家族支援専門看護師はコミュニティにいるあらゆる家族を対象とするので，様々な場に勤務している看護職者と相互に連携して，家族支援が実現できるように心がけなければならない．

引用文献

A　家族看護学の軌跡と展望

1) Hanson, SMH: Family health care nursing: An introduction, Hanson, SMH, Gedaly-Duff, V eds, Family health care nursing : theory, practice, and research, 3rd ed, FA Davis, 2005, p. 3-37.
2) 野嶋佐由美：アメリカ合衆国のファミリーナーシングの動向を通して，看護研究，22(5)：378-385, 1989.
3) 星　直子：家族看護は看護学の中にどのように登場したのか，小島操子監，星　直子編，家族看護学，中央法規出版，2007, p.2-6.
4) 杉下知子・法橋尚宏：家族看護とは，杉下知子編，家族看護学入門，メヂカルフレンド社，2000, p.34-37.
5) 杉下知子：家族看護学の現状と見通し，Quality Nursing, 3(4)：300-303, 1997.
6) Feetham, SL, Perkins, M, et al：Exploratory analysis：A technique for analysis of dyadic data in research of families, Feetham, SL, Meister, SB, et al eds, The nursing of families：Theory/research/education/practice, Sage Publications, 1992, p.99-107.
7) Feetham, SL: Family research：Issues and directions for nursing, Annual Review of Nursing Research, 2：3-25, 1984.
8) 鈴木和子：家族看護学の発展過程，鈴木和子・渡辺裕子，家族看護学—理論と実践，第3版，日本看護協会出版会，2006, p.4-8.
9) 杉下知子：日本の家族看護学の現状，インターナショナルナーシングレビュー，23(3)：26-30, 2000.
10) 野嶋佐由美：家族看護学の可能性と課題—実践の変革に焦点を当てて，家族看護，1(1)：6-17, 2003.
11) 山本則子・荒木暁子・他：看護基礎教育における家族看護学教育の実態に関する調査報告，家族看護学研究，14(3)：66-74, 2009.
12) 鈴木和子：家族看護学に関する理論と研究，実践，保健の科学，50(1)：9-12, 2008.
13) 法橋尚宏：家族エコロジカルモデルにもとづいた家族機能度の量的研究—FFFS日本語版Iによる家族機能研究の現状と課題，家族看護学研究，10(3)：105-107, 2005.

第Ⅰ章 家族看護学の理論

B　家族機能論
1) 法橋尚宏編，法橋尚宏・本田順子・他著：家族機能のアセスメント法—FFFS日本語版Ⅰの手引き，EDITEX，2008.
2) 法橋尚宏：「家族看護学」の体系化と家族機能研究の展開，神戸大学最前線，6：18-19, 2006.
3) 法橋尚宏：家族エコロジカルモデルにもとづいた家族機能度の量的研究—FFFS日本語版Ⅰによる家族機能研究の現状と課題，家族看護学研究，10(3)：105-107, 2005.
4) 法橋尚宏・本田順子：家族機能の測定用具—家族機能尺度を用いた家族機能の計量的分析とその臨地応用，家族看護，7(2)：119-126, 2009.
5) 大橋薫：家族機能の変化，森岡清美監，石原邦雄・佐竹洋人・他編，家族社会学の展開，培風館，1993. p.163-180.
6) Touliatos, J, Perlmutter, BF, et al eds：Handbook of family measurement techniques, Sage Publications, 1990.
7) Sawin, KJ, Harrigan, MP, et al eds：Measures of family functioning for research and practice, Springer, 1995.
8) Olson, DH, Sprenkle, DH, et al：Circumplex model of marital and family system：I. Cohesion and adaptability dimensions, family types, and clinical applications, Family Process, 18(1)：3-28, 1979.
9) Roberts, CS, Feetham, SL：Assessing family functioning across three areas of relationships, Nursing Research, 31(4)：231-235, 1982.
10) 法橋尚宏・前田美穂・他：FFFS (Feetham家族機能調査) 日本語版Ⅰの開発とその有効性の検討，家族看護学研究，6(1)：2-10, 2000.
11) 日本小児看護学会監，法橋尚宏：Feetham家族機能調査 (FFFS)，小児看護事典，へるす出版，2007. p.711-712.
12) Bronfenbrenner, U：The ecology of human development：Experiments by nature and design, Harvard University Press, 1979.
13) Bronfenbrenner, U：Ecological systems theory, Annals of Child Development, 6：187-249, 1989.
14) Bonne, O, Lahat, S, et al：Parent-daughter discrepancies in perception of family function in bulimia nervosa, Psychiatry, 66(3)：244-254, 2003.

C　症候別家族看護
1) 法橋尚宏編，法橋尚宏・栗栖由貴・他著：看護師国試ラピッドスタディ2010，EDITEX，2009.
2) World Health Organization. WHO definition of health. Retrieved July 19, 2009.
http://www.who.int/about/definition/en/print.html
3) World Health Organization：Community health nursing：Report of a WHO expert committee<technical report series No. 558>, World Health Organization, 1974.
4) 法橋尚宏編，法橋尚宏・本田順子・他著：家族機能のアセスメント法—FFFS日本語版Ⅰの手引き，EDITEX，2008.
5) 法橋尚宏・本田順子：家族機能の測定用具—家族機能尺度を用いた家族機能の計量的分析とその臨地応用，家族看護，7(2)：119-126, 2009.

E　家族看護学の場とパラダイム
1) 法橋尚宏編，法橋尚宏・本田順子・他著：家族機能のアセスメント法—FFFS日本語版Ⅰの手引き，EDITEX，2008.
2) Sugishita, C：Development of family nursing in Japan−Present and future perspectives, Journal of Family Nursing, 5(2)：239-244, 1999.

参考文献

D　経過別家族看護
1) 川島みどり・菱沼典子監，森田夏実・大西和子編：経過別看護〈臨床看護学叢書2〉，メヂカルフレンド社，1997.
2) 岩井郁子・岡部聰子・他：臨床看護総論〈系統看護学講座　専門Ⅰ　基礎看護学4〉，第4版，医学書院，2006.
3) 松木光子編，阿曽洋子・大野ゆう子・他著：看護学概論—看護とは・看護学とは，第4版，ヌーヴェルヒロカワ，2007.
4) 中西睦子監，井上智子・雄西智恵美・他編：成人看護学—急性期〈TACSシリーズ4〉，建帛社，2000.
5) 中西睦子監，安酸史子編，今村美葉・池田清子・他著：成人看護学—慢性期〈TACSシリーズ3〉，建帛社，1999.
6) 上田敏：目でみるリハビリテーション医学，第2版，東京大学出版会，1994.

3 家族理解のための諸理論

A 家族システム理論

　家族システム理論は，一般システム理論に基づいて家族をとらえた理論である．家族研究の分野では，1970年代からシステムの概念が用いられるようになり，生物学者ベルタランフィ（Bertalanffy, L）の一般システム理論（1945年），工学者ウィーナー（Wiener, N）のサイバネティクス論（1948年）の展開や，これらの理論の影響を受けたベイトソン（Bateson, G）が家族における相互作用の研究にシステム理論を活用（1979年）してから，主要な地位を占めるようになった[1]．そして，家族看護分野においては，多くの研究者や臨床家が，家族を理解し家族支援を行う際の基盤として一般システム理論の考え方を活用し，わが国においても一般システム理論をその基盤の一つと位置づけた様々な家族看護モデルが構築されてきている．

1. 一般システム理論

　一般システム理論は，領域を超えていかなるシステムにも応用できるような普遍的な原理を見出すこと，さらに部分の総和以上のものである全体にかかわる現象を説明することを目標としている[2]．現象を小さな部分へと分解し，直線的な因果関係を見出そうとする機械的パラダイムとは異なり，システム，たとえば個人や家族を個々に分離するのではなく全体的システムとして，相互関連性の観点からとらえようとする循環的因果関係を前提としている[3]．

　以下に，一般システム理論の主要な概念のうち，家族システム理論に関連しているものを取り上げ，簡単に説明する．

1）システム

　システムは，目標志向のユニットであり，相互に作用し合い依存し合っている部分からなり，時間を超えて存続していくものとして定義されている．システムは，その内部にそのシステムよりも下位レベルのシステム，すなわちサブシステムを内包している．

2）インプットとアウトプット，フィードバック

　システムに環境から入ってくる刺激（インプット）に対して，システムは何らかの反応（アウトプット）を外界に返す．システムは，システムが環境に返したアウトプットによって環境にもたらされる変化や，アウトプットを出したことによるシステム内

部の変化を把握し，アウトプットを制御するというフィードバックによるコントロールを行っている．システムは，均衡（ホメオスタシス）を維持するために様々なフィードバックとコントロールを繰り返す．

3）境　界

各々のシステムは，システムを取り巻く環境との間に境界を有しており，境界を介して環境との間で物質や情報，エネルギーを絶え間なく交換している．境界の機能は，その透過性を高めたり，低くしたりすることによって環境との間でやりとりする物質や情報，エネルギーの量や種類を調節することである．境界の透過性が高いほど，システムと環境との相互作用の程度は高く，透過性が低ければ低いほど，システムはその環境から孤立する．

環境との間での物質や情報，エネルギーのやりとりをとおして，システムの均衡（ホメオスタシス）を維持することや成長することが可能になるため，それらを調節する境界の能力は，非常に重要であると考えられている．フィードバックとコントロールとともに，境界によるインプットの調節が，システムの維持には重要であるといえる．

2. 家族システム理論における家族のとらえ方

前述の一般システム理論に基づき，家族は複数の個人が相互に関連し合って形成されているシステムであるととらえることができる．一般システム理論に基づく家族のとらえ方を表3-1に示す．

家族システムは，内部に夫婦サブシステム，母子・父子サブシステム，きょうだいサブシステムなどの小さなシステムを内包し，家族システムの上位システムは，地域や社会であるととらえられる（図3-1）．野嶋[4]は，家族システムを，"社会-地域社会-家族-個人"のなかで位置づけ，家族をアセスメントすることが重要であると述べている．家族は，その上位システムである地域・社会と交互作用しながら存在しており，家族内あるいは地域・社会からのニーズに応じて変化していかなければならない．前述したように，システムとは時間を超えて存続していくものであるので，家族システムは，変化に対応しながらシステムを維持していくために，家族内外の境界の透過性を調節し，フィードバックとコントロールを繰り返している．

表3-1 ●一般システム理論に基づいた家族のとらえ方

1. 家族はシステムである
2. システムとしての家族は，全体性（wholeness）を有している
3. システム理論のなかでは，システムとは階層的な体系を想定しており，家族もまた，その階層レベルのなかに位置づけてとらえなければならない
4. 家族は境界をもったシステムである
5. 家族システムは，外界の変化に伴い変化しつつ安定を保っていくシステムである
6. システムは，フィードバックループを用いてのコントロールシステムである
7. システムは階層性を形成しているがために，家族システムにおいても，1人の家族員の変化はシステム全体や他の家族員に対して影響を及ぼす

出典／野嶋佐由美監，中野綾美編：家族エンパワーメントをもたらす看護実践，へるす出版，2005，p.86.

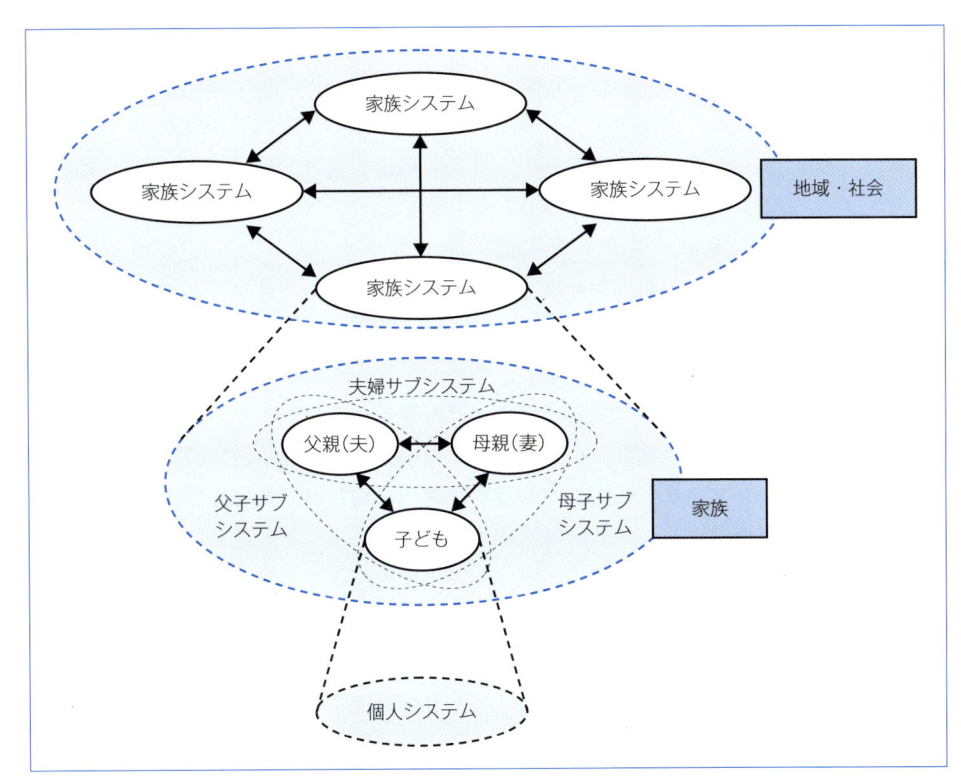

図3-1 ●家族システムとシステムの階層性

1) 家族システムにおける境界

家族システムとそれを取り巻く地域・社会との間の境界を外的境界，家族システムに内包されているサブシステム間の境界を内的境界という．

(1) 家族システムの外的境界

家族の外的境界とは，家族と家族を取り巻くシステム（家族外部環境システム）とを区別する境界のことであり，この境界の性質，透過性が家族システムと地域・社会とのつながりを規定している．家族を取り巻く環境や親族，社会資源，ソーシャルサポートなど（家族外部環境システム）と，どのように情報や具体的な支援のやり取り，交流を行っているか，その内容や量によって外的境界の透過性の高低をとらえることができよう．また，家族は，どのような状況においても，これら家族外部環境システムと常時同じやり方で交流をもっているわけではなく，必要に応じてその交流の程度を調節しており，これは境界の柔軟性という視点でとらえることができよう．

たとえば，病者の介護に必要な社会資源に関して情報収集し，そのなかから自分たちの生活に合った支援を取捨選択して導入したり，病者の病状の変化に合わせて支援を増やしたりしながら生活の安定を図っている家族は，積極的に情報や支援などのインプットを取り入れ，また状況に応じてインプットを調節しているので，透過性が適度で，柔軟な外的境界をもっているシステムであるととらえることができる．逆に，外的境界の透過性が低く柔軟性に乏しい場合には，病者の存在を近隣にも隠し，家族だけで介護を抱え込んでしまうなど，地域社会から孤立し，家族のシステムとしての

安定が脅かされる状態となり，家族にとって健康的な状態とはいえない．また，外的境界の透過性が高く，かつ柔軟性に乏しい場合は，介護に対する親族からのいろいろな注文や意見がすべて家族内に持ち込まれ，介護者が振り回されて疲弊してしまうなど，家族が1つのシステムとしてのまとまりや統合を保つことができず，これも健康的な家族システムとはみなされない．

(2) 家族システムの内的境界

家族の内的境界とは，家族のサブシステムとサブシステムとの間の境界であり，健康的な家族では，適度な透過性を有し，明瞭である．オルソン（Olson, DH）[5]は，家族の内的境界について，家族システムと密着した性質の境界から家族システムとは遊離した性質の境界までの一連の連続した性質でとらえ，不健康な家族では，その内的境界が分離しがたい密着したものであったり，逆に漠然とした離散した状態であるとしている．家族の内的境界が適切に保たれている場合は，サブシステム間には明瞭な境界があり，その階層性が保たれている．逆の場合は，過度な侵入や過干渉が行われ，共生関係や癒着といった現象が生じるであろう．

家族のなかで，夫婦サブシステムは最も重要なサブシステムであり，他のサブシステム（親子サブシステムやきょうだいサブシステム）とは明確に区別され，上位に位置づけられる．たとえば，子どもの健康問題や，親の介護問題などが生じると，子どもと一方の親，要介護の親と介護者である嫁とのつながりが強くなり，夫婦サブシステムとこれらのサブシステム間の関係が影響を受ける．すなわち，これらのサブシステムの内的境界の透過性が低く硬いものになり，夫婦サブシステムの内的境界が曖昧になって夫婦のつながりが脅かされる状態ととらえることができる．

以上のように，"境界"という視点からは，健康的な家族システムとは，環境との間，また家族内のサブシステム間において，様々なインプットを受け入れ，アウトプットを返すという相互作用を行いつつ，家族システムとしてのまとまりを維持することができる家族といえるであろう．

2）家族システムにおけるホメオスタシス

システムは，均衡（ホメオスタシス）を維持するために，フィードバックとコントロールの機能を有している．家族システムは，家族を取り巻く環境からの様々な要請だけでなく，個々の家族員の成長・発達や，生活のなかで遭遇する想定外の様々な出来事に伴う変化にも対応していかなければならない．一時的に家族システムの均衡が失われる状況になることもあるが，何らかの手段を講じ，均衡を取り戻そうとする．たとえば，家族員が介護が必要な状況になると，家族の外的境界の透過性を高めて，社会資源に関する情報を知人や専門職者から得ようとしたり，実際に訪問看護やヘルパーなどの資源を家族内に導入したり，内的境界の透過性を高めて要介護者や介護者がこれまで担ってきた役割を家族内でどのように分担していくかを話し合うことなどによって，対応していこうとする．

フリードマン[3]は，このように家族が外的境界や内的境界の透過性を調節したり，家族内のフィードバックを活用したりしながら，家族内外の変化に対応しようとする能力を家族適応としている．すなわち，健康的な家族は，家族内外の変化に対応して

いく能力を有する適応したシステムであるといえるであろう．

3）家族システムにおけるフィードバック

家族システムにおけるフィードバックは，家族内のコミュニケーションパターンとしてとらえることができる．コミュニケーションとは，言語を通じてなされるものだけでなく，表情やしぐさ，声のトーンや話すスピードなど，非言語的な要素によってもなされる．家族が面会に来ているときの患者の表情や話し方，複数の家族員との面談の場面での家族員同士のやりとりや，看護師からの質問に対して答えるときの発言の順序など，様々な情報から家族内のコミュニケーションパターンを知ることができる．

健康な家族は，やりとりされるメッセージは明解で温かさがあり，家族員がオープンに自分の感情や考えを伝えられ，言語的メッセージと非言語的メッセージが一致しているなど，明瞭なコミュニケーションパターンを有していると考えられている．

4）健康な家族システム

以上のように，一般システム理論に基づいて家族を全体としてとらえた場合，健康な家族システムの要件として，以下の4点が考えられる[4]．
①健康な家族システムは，開放システムである．
②健康な家族システムは，家族の内的境界が明確である．
③健康な家族システムは，適応したシステムである．
④健康な家族システムは，明確なコミュニケーションフィードバックをもっている．

これらの要件を踏まえて，家族システムの健全性をアセスメントすることができるだろう．

3. 家族システム理論の家族看護への活用

家族システム理論の看護への最大の貢献は，家族を全体としてとらえる視点を提供するとともに，アセスメントの視点を提供していることである[2]．一般システム理論に基づき，健康な家族システムの要件として4点をあげたが，これらからシステムとしての家族をアセスメントする視点を導くことができる．

1）家族システムの開放性のアセスメント

これは，家族の外的境界に関するアセスメントの視点である．家族が，家族を取り巻く親族や知人，公的な社会資源などとの間で，情報や具体的な支援のやりとり，交流をどのように行っているか，どの程度の交流を行っているかといった点について情報を得，アセスメントを行う．家族システムを取り巻く外的境界の透過性という視点から家族をとらえることにより，病者を抱えることで家族がどのような状況に置かれているのかを理解することができる．

2）家族内のサブシステムのアセスメント

これは，家族に内包されているいくつかのサブシステムに焦点を当て，サブシステム間の内的境界に関してアセスメントする視点である．家族内のサブシステム間の関係や，家族員同士のつながりや距離について，現在の状況だけでなく，健康問題が起きる前の状況についても情報を得，アセスメントを行う．サブシステム間の関係や，

各々のサブシステムを構成している家族員同士の関係が，健康問題によってどのように影響を受けているかをアセスメントすることによって，家族全体の理解につながるであろう．

3）家族の適応力のアセスメント

これは，家族の境界の柔軟性やフィードバックの様相についてとらえようとする視点である．家族が，変化に対応して，コミュニケーションや境界を柔軟に調整しているかという点について情報を得，アセスメントを行う．変化への適応力について家族システム理論の視点でアセスメントすることによって，個々の家族員の取り組みだけでなく，家族が全体としてどのように対応していこうとしているのかを理解することができよう．

4）家族のコミュニケーションパターンのアセスメント

家族のコミュニケーションは，家族システムのフィードバック機能として重要である．家族が，互いに明確なコミュニケーションをとっているか，他の家族員の表現に対してどのように反応しているか，自由に自分の考えや意見を伝え合っているか，言語的メッセージと非言語的メッセージは一致しているかなどの点から情報を得，アセスメントを行う．家族のコミュニケーションパターンをとらえることによって，家族システム内のサブシステム同士の関係や家族員同士のつながりなどについても理解することができよう．

4. 家族看護における家族システム理論の活用可能性と限界

前述したように，家族システム理論の看護への最大の貢献は，家族を全体としてとらえる視点を提供するとともに，アセスメントの視点を提供していることである[2]．また，"原因→結果"という一方向の因果関係を想定した思考から抜け出し，家族という複雑なシステムを理解したり説明したりするうえで有用である[1]．ベナー（Benner, P）[6]は，システム間の相互作用があまり理解されていないときに状況を理解したり，システムの変化を分析するうえで有用であると述べている．

一方，この理論の限界としては，その因果的思考の否定から，研究に用いうる具体的仮説を導くことが困難であるという点である[1]．実践においては，家族システム理論が基本的にふたり親の核家族を前提としている点から，現代の多様な家族に適用するうえでの限界があるであろう．また，家族内の循環的因果関係をとらえる際に，男女間あるいは子どもと大人間の立場やパワーの違いが考慮されていないこと[7]，システムにかかわる変数の現在の機能に注目しすぎており，過去と将来を鑑みて思考するには限界があること，あるいは文化的な実践や伝統的側面を考慮していないこと[6]，家族の関係性に焦点を当てているためにややもすると個人特性の問題や身体的健康問題から精神反応が出ていることを関係性の問題としてとらえてしまうこと[8]などが指摘されている．

このような限界に対しては，他の看護理論や家族理論なども活用することによって補っていくことが必要であろう．家族システム理論を用いることによって，家族員に発生した健康問題が，家族全体に様々な影響を及ぼしていることを理解することがで

きる．さらに，"個人−家族−地域・社会"という，より上位のシステムとの関係において健康問題を位置づけることによって，家族全体へのケアの必要性に気づくことができると考える．

B 家族発達理論

　家族発達理論では，個人と同様に家族を"発達していく集団"としてとらえている．家族の営む生活に注目し，結婚により家族は誕生し，子どもの誕生，子育てへの取り組み，子どもの進学，就職，結婚，そして家族からの独立，残された夫婦の死により家族は消滅するという周期を代々繰り返しながら，家族は繁栄していくという考え方であり[1]，家族生活を時間の経過に沿って段階ごとに論じたものである．

1. 家族発達理論の基本的な考え方

1) 家族は時間的経過のなかで連続的な発達段階をたどる

　ライフサイクルとは，生命をもつものの一生の生活にみられる循環ともいうべき規則的な推移である[2]．家族のライフサイクルとは，異なる世代，性別，発達段階からなる家族を，時間的流れのなかで変化する発達過程をたどる1つの生命体としてとらえようとする視点であり，"家族周期"とよぶ．個人が連続的な発達段階を経ていくのと同様に，ユニットとしての家族も連続的な発達段階を経ていく．

　そして家族は，独自の発達段階を歩む一方，ある部分は普遍的な発達経緯に沿っていくといわれており，家族発達理論は，この普遍的な発達経緯に焦点を当てて説明したものである[3]．家族生活の発達段階についてはいろいろな説があるが，代表的なものとしてヒル（Hill, R）[3]や森岡[2]の段階説があげられる（表3-2）[2]．

2) 家族は発達段階に応じた固有の発達課題をもつ

　家族の発達段階においては，その段階での固有の生活現象があり，発達課題がある（表3-3）[3]．それは家族がそれぞれの発達段階で責任をもって遂行していかなければならないものである．発達課題を遂行し，健康問題を予防，解決することによって家族は集団として成長・発達し，家族の健康を維持しながら次の段階に移行できる．

　また，1つの家族内に家族員個々のライフステージと家族のライフステージが共存しており[4]，家族員の発達課題を達成しつつ，家族の発達課題を達成していくことが求められる．家族の発達段階によって，夫婦関係や親子関係，役割・勢力関係，社会との関係，家族機能が異なり，各々の発達段階に固有の健康問題や家族員のニーズ，家族員の発達課題がみられる．

　家族員と家族の発達課題は互いに関係しており，家族の発達課題は，家族員個々の発達課題の達成に努める家族員のニーズを充足するために，1つの単位として家族が取り組む際に生じるものである．たとえば，学童期の発達課題の1つに社会化があげられるが，その時期の家族の発達段階は学童期の子どもをもつ家族で，子どもの社会

表 3-2 ● ヒルと森岡の段階説

【ヒルの 9 段階】	【森岡の 8 段階】
Ⅰ　子どものない新婚期 Ⅱ　第 1 子出生～3 歳未満（若い親の時期） Ⅲ　第 1 子 3～6 歳未満（前学齢期） Ⅳ　第 1 子 6～12 歳未満（学齢期） Ⅴ　第 1 子 13～19 歳（思春期の子をもつ時期） Ⅵ　第 1 子 20 歳～離家（成人の子をもつ時期） Ⅶ　第 1 子離家～末子離家（子どもの独立期） Ⅷ　末子離家～夫退職（脱親役割期） Ⅸ　夫退職～死亡（老いゆく家族）	Ⅰ　子どものない新婚期 Ⅱ　第 1 子出生～小学校入学（育児期） Ⅲ　第 1 子小学校入学～卒業（第 1 教育期） Ⅳ　第 1 子中学校入学～高校卒業（第 2 教育期） Ⅴ　第 1 子高校卒業～末子 20 歳未満（第 1 排出期） Ⅵ　末子 20 歳～子ども全部結婚独立（第 2 排出期） Ⅶ　子ども全部結婚独立～夫 65 歳未満（向老期） Ⅷ　夫 65 歳～死亡（退隠期）

出典／森岡清美，望月　崇著：新しい家族社会学，四訂版，培風館，2007, p.69.

表 3-3 ● 家族の発達課題

家族の発達段階	発達課題
1 段階 家族の誕生	互いに満足できる結婚生活を確立し，調和のとれた親族ネットワークを築く．家族計画を立てる
2 段階 出産家族 （第 1 子が 2 歳 6 か月未満）	家族員個々の発達ニーズを満たし，新しい役割（父親，母親など）を学習する．家族で役割の調整を行い，家族機能や家族関係を拡大する
3 段階 学齢前期の子どもをもつ家族 （第 1 子が 2 歳 6 か月～6 歳未満）	子どもが役割を取得できるように育て，事故や健康障害を予防する．第 1 子のニーズを満たしながら，第 2 子のニーズを満たす．親役割と夫婦役割，親子関係（親の子離れ，子の親離れ）を調整する
4 段階 学童期の子どもをもつ家族 （年長児が 6～12 歳未満）	子どもの社会化を促し，子どもが学業に励むように配慮する．子どもが親から分離できるように促す．円満な夫婦関係を維持する
5 段階 10 代の子どものいる家族	子どもの自由や責任を認め，子どもを巣立たせる準備をする．家族の統合を徐々に緩め，子どもを解き放していく．両親と子どもとの間に開放的なコミュニケーションを確立する
6 段階 新たな出発の時期にある家族 （第 1 子が家庭を巣立ってから末子が巣立つまで）	第 1 子の巣立ちを援助し，その他の子どもには巣立たせる準備をする．子どもの結婚により新しい家族員を迎え，家族を拡張する．子ども夫婦のライフスタイルや価値観を認め，夫婦役割を調整し再確立する
7 段階 壮年期の家族 （空の巣から退職まで）	成長した子どもとの関係を再定義しながら子どもから独立することに取り組む．健康的な環境を整える．年老いた両親や孫と有意義な関係を維持する．夫婦関係を強固なものにする
8 段階 退職後の高齢者家族 （配偶者の退職から死まで）	満足できる生活状態を維持し，減少した収入での生活に適応していく．夫婦関係を維持する．家族のきずなを統合させたものとして維持する．配偶者の喪失に適応する．人生を振り返り自分の存在の意味を見出す

出典／野嶋佐由美監，中野綾美編：家族エンパワーメントをもたらす看護実践，へるす出版，2005, p.105.（一部改変）

化，子どもが学業に励むように配慮するという発達課題をもち，これは家族員個々の発達課題の達成を促すものとなる．このように，家族は家族員個々のニーズを充足しながら，各々の課題達成を容易にしたり，影響し合ったりする．

2. 家族発達理論の家族看護への活用

1）家族発達理論に基づく家族へのアプローチ
(1) 家族固有の発達課題の達成への支援

家族は常に変化し続ける存在であり，新婚期から老後の1人暮らしの段階に至るまで，それぞれの家族周期において達成しなければならない特有の発達課題があり，その課題が達成できるか否かは家族員の健康に大きな影響を及ぼす．

たとえば，第1子出生後の家族は，育児という新たな役割を成し遂げるという課題に直面するが，両親が育児困難になるなど，課題を達成できない場合には，子どもの発達にも影響が及ぶというような健康問題が生じることも多い．こうしたことを考えると，まず家族周期における課題を達成する能力を培うことが，すべての家族員の健康を守る基本になるといえよう．看護職者として，あらゆる領域で家族周期上の発達課題の達成を促すような予防的，教育的な働きかけが必要である．家族員に健康問題が生じていない段階で，その家族の生活により健康なライフスタイルが定着するよう支援することは，健康問題を未然に防ぐうえで非常に重要である．

(2) 発達的危機と状況的危機への支援

何らかの健康問題を抱えている家族においては，発達課題と健康問題の対応への支援が必要となる．家族は，"発達段階を反映した問題（発達的危機)" とともに，"病気の家族員を抱えていることから生じる問題（状況的危機)" の2つの危機を経験している．発達的危機は，発達段階で必然的に経験する予測が可能な危機である．一方，状況的危機は，偶発的に経験する家族員の病気やけが，死，離別，障がい児の出産などのストレスの多い生活上の変化が生じ，身体的，心理的，社会的な安定感を脅かすときにもたらされる予測が不可能な危機である．家族は，ストレスを家族なりの方法で対処し，乗り越えていこうと試みるが適切に対処できなかった場合には，危機に陥る[1]．これら2つの危機は，相互関係的に発生しやすく，影響し合うことで増幅する[5]．

看護職者は，健康問題をもつ家族員と共に生活する家族への支援において，発達的危機と状況的危機の両方が存在することを予測しながら，家族の危機体験を理解し，情緒的・身体的反応をアセスメントし，家族が適応していくことができるよう支援していくことが重要となる．特に発達的危機は，各発達段階での移行期に生じやすいといわれており[6]，家族が現在どの発達段階をたどっているのか，どのような状況的危機，発達的危機に直面しているか，それによって家族の発達課題の達成が阻害されていないか，新たな発達上の問題が生じていないかなど，家族の直面している危機の体験を理解し，家族内に生じた危機を，家族自らが乗り越えていくことができるよう支援していかなければならない（図3-2）．

また，健康問題をもつ家族員と共に生活する家族が，どの発達段階にあるかによって問題の発生の仕方や問題の種類などが異なってくるため，それらを視野に入れたア

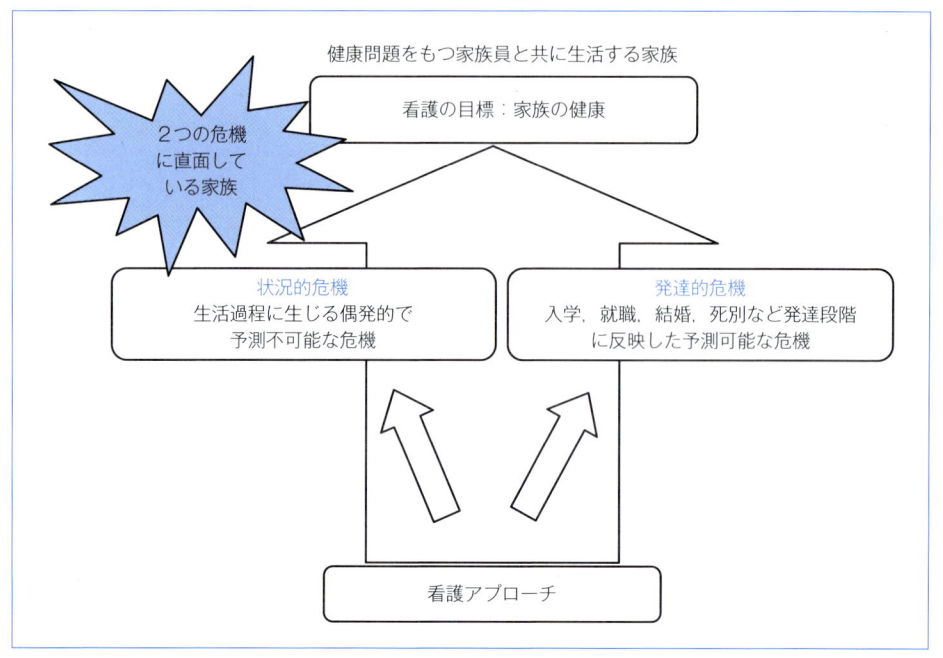

図3-2 ●健康問題をもつ家族員と共に生活する家族へのアプローチ

プローチが必要である．たとえば，壮年期にある父親が病気になれば経済的破綻が生じることもあるだろう．子どもが病気になった場合には，母親が付き添うことになり，家事や他の子どもの育児への問題や父親の負担の増加といった問題が浮上してくるであろう．看護職者として，家族のライフサイクルと家族員のライフサイクルにより，家族が直面する発達的危機，状況的危機が異なることを十分とらえ，家族の前段階までの発達課題への取り組み方，現在の発達課題への取り組み方などをアセスメントし，支援していく必要がある．

2) 家族発達理論に基づくアセスメントの視点

家族発達を支援するうえで，家族発達理論に基づくアセスメントの視点（ステップ1〜ステップ5)[3]に沿って家族の発達過程をとらえる必要がある（図3-3）．

家族発達に関するアセスメントは，時間軸に沿って成長・発達していく家族を支援するうえで継続的に行っていく必要がある．特に発達段階における移行期には，家族は新たな発達課題に直面し危機に陥りやすいことが予測されるため，家族の発達課題に対する準備性や予測される危機状況について家族独自の発達過程を踏まえながらアセスメントし，発達課題の達成を支援していくことが重要である．

3. 家族看護における家族発達理論の活用可能性と限界

家族発達理論を活用することにより，ライフサイクルの各段階における家族を理解することが可能となり，どのような出来事や健康問題が生じるのかをある程度予測することができる．また，家族の発達段階と発達課題の達成状況や対処能力をアセスメントすることにより，家族の成長や健康増進のニーズを理解する指針を得ることがで

3　家族理解のための諸理論

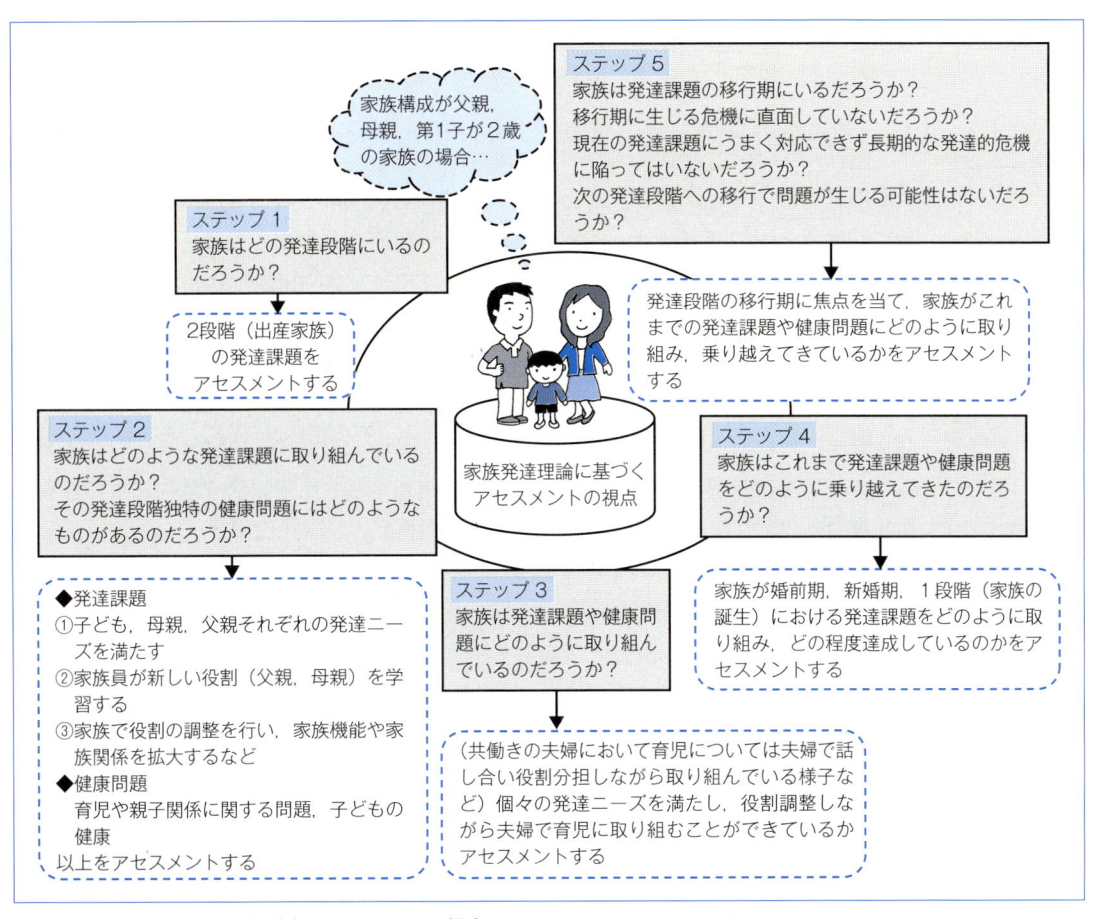

図3-3 ● 家族発達理論に基づくアセスメントの視点

家族構成が父親，母親，第1子が2歳の家族の場合…

ステップ1
家族はどの発達段階にいるのだろうか？

2段階（出産家族）の発達課題をアセスメントする

ステップ2
家族はどのような発達課題に取り組んでいるのだろうか？
その発達段階独特の健康問題にはどのようなものがあるのだろうか？

◆発達課題
①子ども，母親，父親それぞれの発達ニーズを満たす
②家族員が新しい役割（父親，母親）を学習する
③家族で役割の調整を行い，家族機能や家族関係を拡大するなど
◆健康問題
育児や親子関係に関する問題，子どもの健康
以上をアセスメントする

ステップ3
家族は発達課題や健康問題にどのように取り組んでいるのだろうか？

（共働きの夫婦において育児については夫婦で話し合い役割分担しながら取り組んでいる様子など）個々の発達ニーズを満たし，役割調整しながら夫婦で育児に取り組むことができているかアセスメントする

ステップ4
家族はこれまで発達課題や健康問題をどのように乗り越えてきたのだろうか？

家族が婚前期，新婚期，1段階（家族の誕生）における発達課題をどのように取り組み，どの程度達成しているのかをアセスメントする

ステップ5
家族は発達課題の移行期にいるだろうか？
移行期に生じる危機に直面していないだろうか？
現在の発達課題にうまく対応できず長期的な発達的危機に陥ってはいないだろうか？
次の発達段階への移行で問題が生じる可能性はないだろうか？

発達段階の移行期に焦点を当て，家族がこれまでの発達課題や健康問題にどのように取り組み，乗り越えてきているかをアセスメントする

家族発達理論に基づくアセスメントの視点

き，家族が発達課題を達成していくうえでの有効な家族支援を提供することが可能となる．

　一方，家族の発達は一様でなく，家族の価値観や歴史のうえに成り立っているため，一定の枠で家族をとらえるには限界がある．子どもをもつ典型的な家族ばかりでなく，子どもを一生もたない夫婦も増えてきており，また結婚しないひとや離婚した家族，再婚した家族など，家族の形態や機能は多様化している[7]．家族を発達の視点からとらえるなかで，家族の家族差（p.3参照）を考慮し，画一的にみるのではなく，広い視野で家族固有の発達課題をとらえ，発達課題達成に向けて支援していく必要がある．

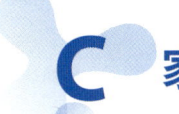

C　家族ストレス対処理論

　家族は家族生活を送るなかで，様々な困難や予期せぬ出来事に遭遇する．家族員が病気になるということも，家族にストレスをもたらす出来事である．家族ストレス対

処理論は，家族がこのようにストレス状況に置かれたときに，どのように対処していくのかを明らかにした理論である．

1. 家族ストレス対処理論の諸モデルとその歴史的発展

家族ストレス対処理論は，災害研究，問題を抱えた家族の研究，医学および精神医学における患者の家族研究，家族危機の社会学的研究などを礎として，第1次世界大戦と第2次世界大戦の中間期に米国の家族社会学において確立された[1)2)]．その後も多くの研究が行われ，理論は発展を遂げてきたが，その基礎となっているのは1949年にヒル（Hill, R）によって提示された"ジェットコースターモデル"と"ABCXモデル"である[1)〜3)]．

1）ジェットコースターモデル

ヒルは第2次世界大戦の出征兵士の家族の調査から，出征に伴う離別による家族解体と復員帰還による再統合の過程を明らかにした[1)〜4)]．

ジェットコースターモデルは，集団としての家族がストレス源となる出来事や事件に遭遇し危機に陥った際に，そこから回復していく過程を時間経過のなかで示したものである．すなわち，家族は"組織解体→回復→再組織化"という，ジェットコースター型の過程をたどり適応に至る．組織解体とは，それまでの組織状態が崩れて通常の機能をなし得ない状態に陥ることで，急激な，あるいは大幅な組織解体は家族に危機的状況をもたらす．しかし，均衡化への作用が働くことで，家族は事態に適合した新たな組織化へと向かい，ある安定状態に達するのである．解体の深刻さや回復にかかる時間，回復の水準は，家族によって異なる．

石原はヒルの主張をより明確に示した修正版（図3-4）を提示している[1)2)]．

2）ABCXモデル

このモデルは，家族危機の発生について，要因間の関連性を示したものである（図

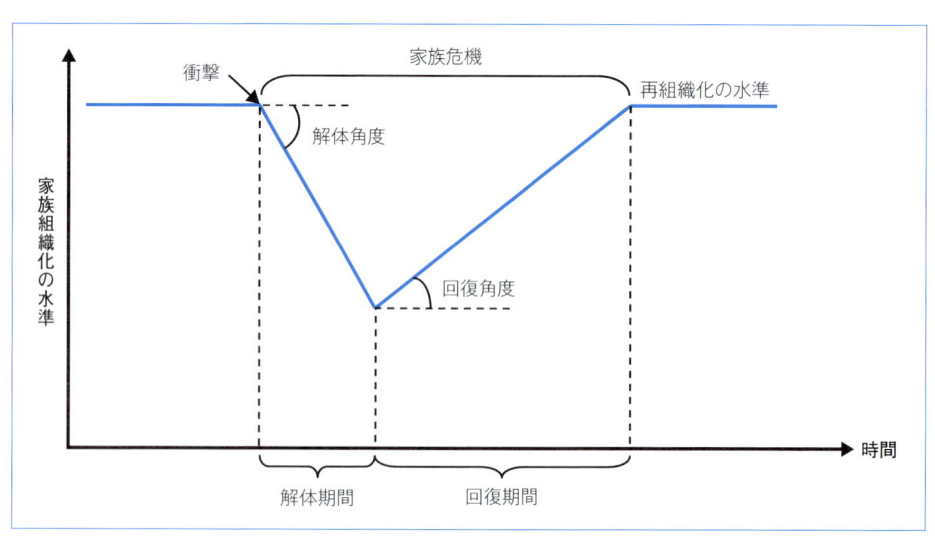

図3-4●ジェットコースターモデル修正版（石原）
出典／石原邦雄編著：家族のストレスとサポート，改訂版，放送大学教育振興会，2008，p.103．

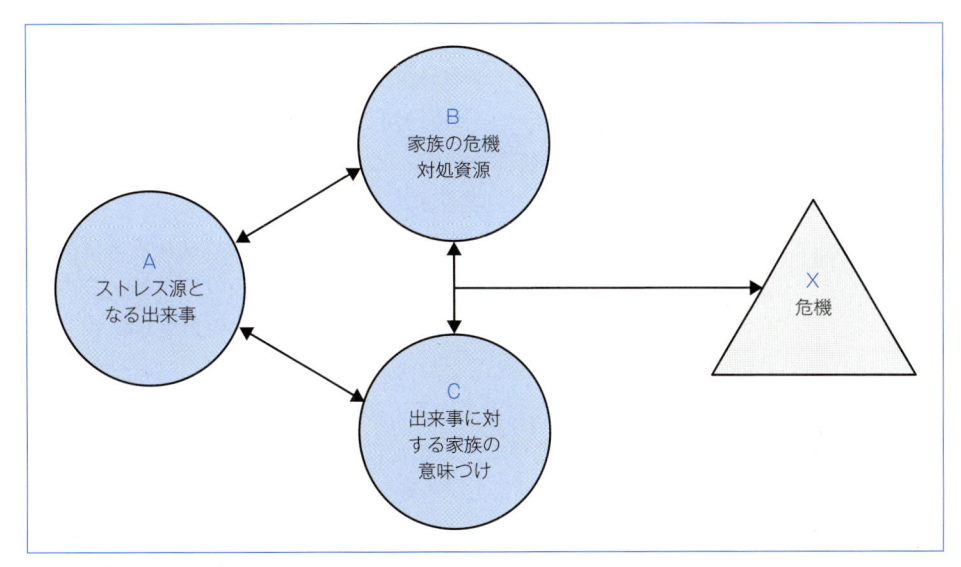

図3-5 ● ABCXモデル
出典／石原邦雄編著：家族のストレスとサポート，改訂版，放送大学教育振興会，2008，p.100．（一部改変）

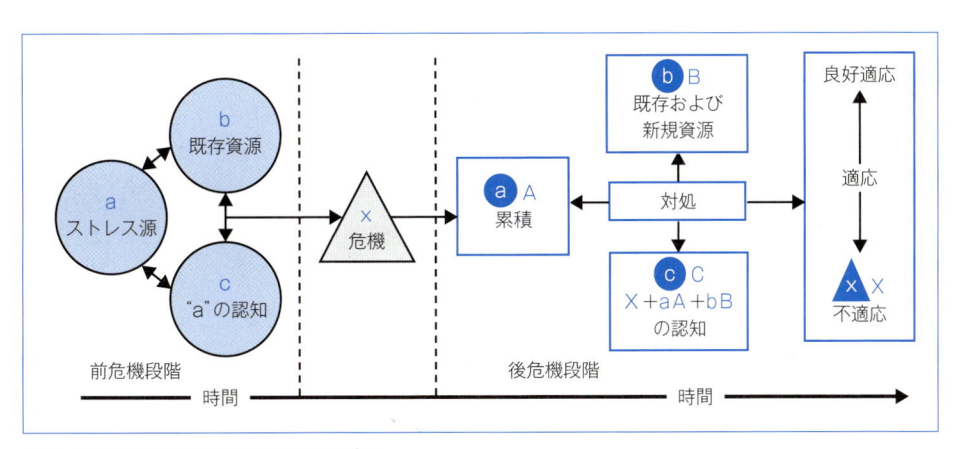

図3-6 ● 家族適応の二重ABCXモデル
出典／石原邦雄編著：家族のストレスとサポート，改訂版，放送大学教育振興会，2008，p.116．

3-5）．すなわち，A要因（ストレス源となる出来事の種類，あるいはそれがもたらす困難性）は，B要因（家族が危機対処に用いることのできる資源）と相互作用し，またC要因（家族がその出来事に対してもつ意味づけ）と相互作用して，X（危機状況）をもたらす．重要な点は，何らかの出来事が直接的に家族ストレスとなるのではなく，要因間の相互作用の結果としてストレス状況が起こってくることである．そのため，ストレスとなる出来事の種類や強さ，家族のもつ危機対処資源，出来事の受け止め方などによって，ダメージの程度や危機に陥るか否かが違ってくる．

3）二重ABCXモデル

マッカバン（McCubbin, HI）らはヒルの理論を継承しつつ発展させ，ABCXモデルとジェットコースターモデルを統合した二重ABCXモデルを開発した[2)5)6)]（図3-6）．

このモデルでは，ストレス源に遭遇した家族には，時間経過のなかで"前危機段階"と"後危機段階"という2つの局面が展開する．前危機段階は家族危機発生までの段階で，ヒルのABCXモデルとほぼ同じである．後危機段階は発生した家族危機への対処の過程であるが，時間の経過とともに新たなストレス源が加わり，家族は累積したストレス源（aA）への対処を求められることになる．

家族危機に対処するための資源要因は，既存資源に新規資源が加わる（bB）．既存資源とは，家族員の個人的な能力や特性，その家族の集団としての特性のように，すぐに活用可能な資源であり，前危機段階での家族への衝撃を弱める働きをする．新規資源とは，危機状況から発生した緊張や葛藤を緩和し，追加的な要請にこたえるために強化され，開発された資源である．対処のためのもう1つの要素は，家族の認知（cC）である．前のcは当初のストレス源に対する家族の認知であり，後のCは追加的なストレス源，新旧の資源および危機を脱して平衡を回復するのに必要なものについての見直しや評定など，すべてに対する家族の認知を指す．

家族の対処は，ストレス源を除去し，状況の困難さを処理し，家族内部の紛争や緊張の解決，あるいは家族適応を促進すべく必要とされる社会的，心理的，物的な資源を獲得したり開発したりするといったような家族員個人としての，また家族単位としての，行動的反応である[4)-6)]．

こうした家族による一連の努力や対処の結果もたらされるものが家族適応である．適応は幅をもった連続体であるとされ，プラスの極は"良好適応"，マイナスの極は"不適応"とよばれる．良好適応では，①家族の統合の維持または強化，②家族員の発達と家族単位としての発達の双方の連続的推進，③家族の自立性と環境の影響を統御できるという感覚，がもたらされる[5)6)]．

マッカバンは，ベトナム戦争における戦時捕虜となった米国軍人の家族研究から，危機状況は進化する性質をもち，その解決はある期間を要してなされることを見出した[5)]．このモデルの特徴は，家族はストレス源の累積を経験することでいっそう困難さが加重され事態が深刻化するという事実に注目し，ストレスに対する家族の複雑な反応過程を時間経過のなかでとらえようとしている点である．

4）家族ストレス，順応，適応の回復モデル

マッカバンはさらに，二重ABCXモデルに家族システムの変化過程を取り込んだ"FAAR（Family Adjustment and Adaptation Response）モデル"を開発した．そして，二重ABCXモデルの前危機段階を"順応位"と位置づけし直し，ストレスに対してシステムのあり方を変えずに乗り切ろうとする"順応"と，システムの変化を伴って対応していく"適応"とを区別した[5)6)]．

マッカバンの共同研究者であり看護師のマッカバン（McCubbin, MA）は，家族の健康問題に対する家族対処を促進する看護に役立てるために，家族順応段階と家族適応段階をわかりやすく図式化した"家族ストレス，順応，適応の回復モデル"を開発した[4)7)]（図3-7）．

このモデルでは，家族員の病気の罹患などのストレス源（A）は，それに伴う生活の変化や緊張などによる脆弱さ（V）を家族にもたらす．家族は，家族類型やすでに

3 家族理解のための諸理論

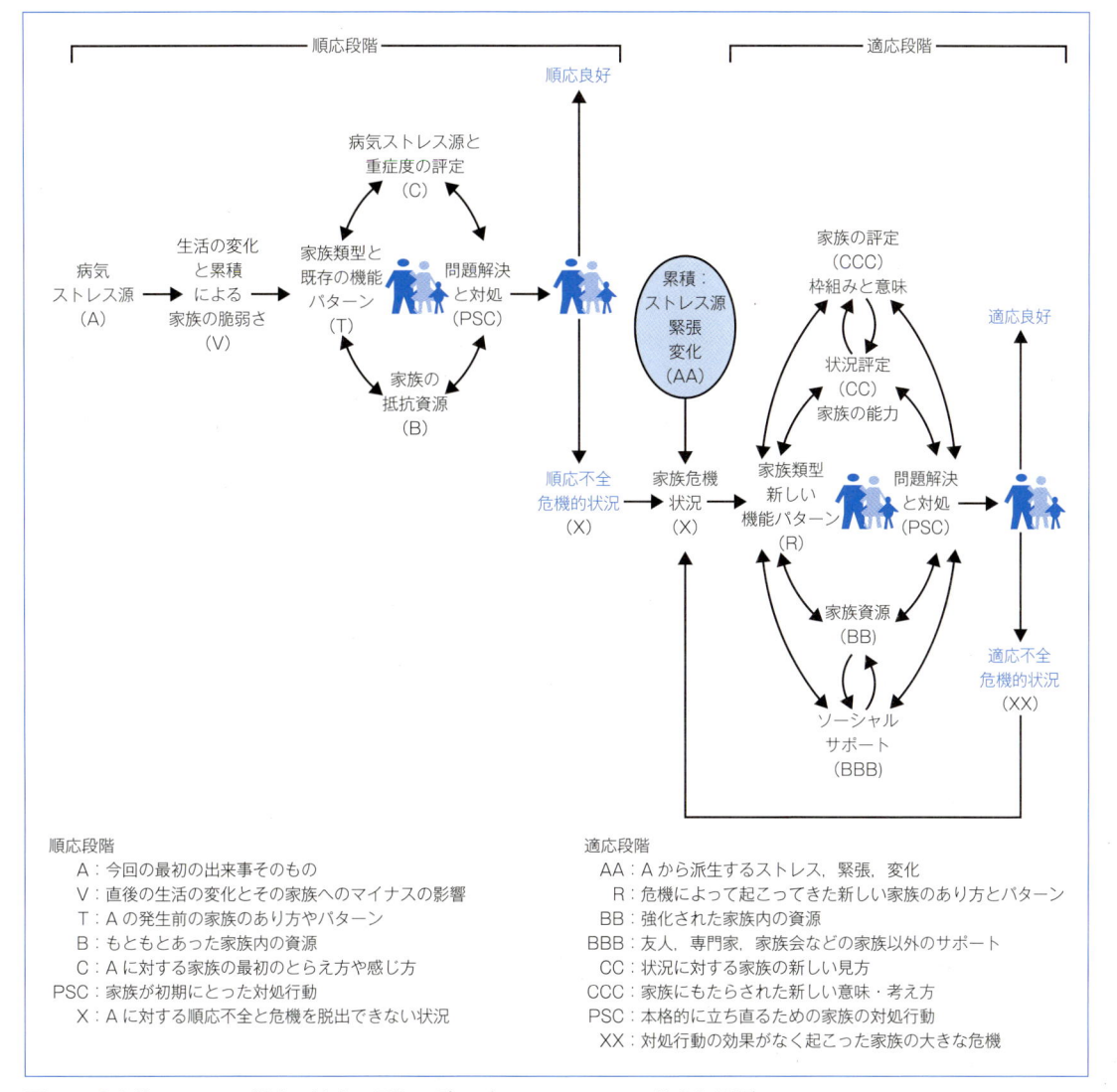

順応段階
- A：今回の最初の出来事そのもの
- V：直後の生活の変化とその家族へのマイナスの影響
- T：Aの発生前の家族のあり方やパターン
- B：もともとあった家族内の資源
- C：Aに対する家族の最初のとらえ方や感じ方
- PSC：家族が初期にとった対処行動
- X：Aに対する順応不全と危機を脱出できない状況

適応段階
- AA：Aから派生するストレス，緊張，変化
- R：危機によって起こってきた新しい家族のあり方とパターン
- BB：強化された家族内の資源
- BBB：友人，専門家，家族会などの家族以外のサポート
- CC：状況に対する家族の新しい見方
- CCC：家族にもたらされた新しい意味・考え方
- PSC：本格的に立ち直るための家族の対処行動
- XX：対処行動の効果がなく起こった家族の大きな危機

図3-7 ● 家族ストレス，順応，適応の回復モデル（McCubbin, MA，鈴木和子訳）
出典／Carol B. Danielson, et al：Families, Health, and Illness, Perspectives on Coping and Intervention, Mosby-Year Book, 1993, p.23.

存在する家族の機能パターン（T）を基盤として，そのときの家族内の抵抗資源（B）と病気そのものやその重症度についての家族の評定（C）をもとに，問題解決や対処を行う（PSC）．これが順応段階であり，家族はそれまでの家族システムのあり方を維持する形で対応しようとする．しかし，それで事態が解決しない場合には，家族は順応不全の状況となり，家族システムの構造要素を組み替えながら対応する適応段階へと移行していく．

適応段階では，順応不全状況に置かれた家族は，さらに新たなストレス源や緊張，変化の累積（AA）により，家族危機の状況（X）に陥る．しかし，家族員の個人的資源や社会資源などを含む家族資源の活用の強化（BB），地域のソーシャルサポートの活用や社会資源の取り入れ（BBB），また，状況や家族のもつ能力への再定義（CC）

や家族にとっての新たな意味や枠組み（CCC）の活用などを行いながら，新たな機能パターンを形成し（R），新たな問題解決と対処を行っていく（PSC）．これらの対処の結果，よい適応状態を達成できた場合，家族員は各自の能力を最大限に発揮し，家族システムが機能し，安定状態を取り戻すことができる．逆に，適応不全（XX）に陥った家族は危機的状況に立ち戻り，再び適応過程を歩んでいく（適応のサイクル）[5)6)]．

このモデルの特徴は，ストレッサーに対する家族の反応だけでなく，システムとしての家族の構造的な変化をも，時間経過のなかでとらえようとしている点である．

2. 家族ストレス対処理論の家族看護への活用

家族ストレス対処理論に基づいてアセスメントを行うことで，家族がストレスフルな出来事によりどのような影響を受けているかを理解し，また，家族が危機状況を乗り越えていくうえでの課題を明確化して，家族のもつ力を強化，拡大しながら危機を乗り越えられるように支援するための具体的方策を導くことができる．以下に，家族ストレス対処理論に基づく家族アセスメントの視点について述べる．

1) 家族のストレス源のアセスメント

ストレス源となる出来事は，それがもつインパクトの大きさだけでなく，長く継続することで状況が深刻化したり，予期せぬ出来事であるがゆえに大きな衝撃となったりする．したがって，ストレス源の種類や量，持続期間，急性的か慢性的か，複合的か単発的かなどを系統的にアセスメントすることが重要である．

①健康障害は家族にどのような影響を及ぼすか．
②家族が現在抱えているストレスにはどのようなものがあるか．
③各ストレス源はどのような種類で，強さや継続期間はどの程度か．

2) 家族が有する対処資源のアセスメント

家族員個人がもつ資源，家族システム内部にある資源，家族を取り巻く社会的支援などの家族が有する対処資源によって，家族がとれる対処は異なってくる．これらを把握することで，家族が危機状況に陥りやすいかどうかを予測したり，家族の対処能力を高めるためにどこを強化すべきかを把握することが可能となる．

①各家族員は，どのような能力（知識，技能など）や特性（年齢，体力，時間的余裕，経済的余裕など）を有しているか．
②家族は集団（システム）として，どのような力（凝集力，適応力，柔軟性など）や特性（人間関係，勢力関係など）を有しているか．
③家族はどのようなソーシャルサポートを有しているか．
④家族は，過去にどのような危機を乗り越えた経験をもち，どのような学びや力を得たのか．

3) 家族の認知のアセスメント

同じストレス源であっても，感じる負担や脅威の程度，自分たちにとっての意味づけなどは，家族によって異なる．そして，このような家族の認識は，ストレスに立ち向かう家族の姿勢や行動を規定するものとなる．したがって，ストレス源や家族資源に対する客観的な評価ではなく，家族自身の評価を知ることが重要となる．

表 3-4 ● 慢性疾患患児を抱えた家族の対処

①統合的対処：家族が一体となって家族内の資源を活用しながら生活の調整・管理を行う．あるいは凝集性を高め結束して問題に立ち向かう行動
②方策的対処：負担を軽減したり，現状を打開するために，いろいろなことを試みる行動
③ノーマライゼーション的対処：家族ができるかぎり普通の生活を維持していこうとする行動
④危機対応対処：情緒的に対応できなくなった家族が示す行動

①家族は，遭遇しているストレス源や置かれている状況を適切に認識できているか．
②家族は，遭遇しているストレス源や置かれている状況をどのように意味づけているか（深刻な脅威，家族の力で乗り越えられること，挑戦すべき課題など）．
③家族は，ストレス源を解決したり，現在の危機的な状況を乗り越えるために，必要なものや不足しているものをどのように認識しているか．

4）家族対処のアセスメント

対処には様々な類型が存在する．個人の対処スタイルについて，ラザルス（Lazarus, RS）とフォルクマン（Folkman, S）は，問題解決型（問題中心の）対処と情動処理型（情動中心の）対処という2つの類型を見出している[8)9)]．また，フリードマン（Friedman, MM）は，家族対処は大きく内的家族対処方策と外的家族対処方策の2つに分けられ，前者には家族の集団信頼，ユーモアの使用，共有の強調や分かち合いの強化，問題の解釈のコントロールあるいは再構成，問題解決への参加，役割の柔軟性が，後者には情報の探索，地域社会との連携の強化，ソーシャルサポートシステムの活用があるとしている[10)]．野嶋らは，慢性疾患患児を抱えた家族の対処を，その特徴から，表3-4のように4つに分類し，家族が多彩な対処方法をバランスよくとることが重要であると述べている[11)～13)]．

家族の対処は，過去の経験に影響を受けるなど，家族により特徴的なスタイルをとることが多い．したがって，家族が現在とっている対処のみならず，過去の対処経験も含めて把握し，多彩な対処がとれるように支援していくことが重要である．

①家族は，今まで問題や困難に直面したとき，どのような取り組みをしてきたのか．どのような対処をとることが可能か．
②家族は，現在のストレス状況のなかで，どのような対処をとっているか．家族のとっている対処に偏りはないか．
③家族が現在とっている対処は効果的か．対処の結果はどうか．

3. 家族看護における家族ストレス対処理論の活用可能性と限界

家族員に健康障害が生じたとき，家族の体験するストレスは病気そのものだけにとどまらない．そこから派生する治療や介護，経済的負担や役割の変化，場合によっては死に直面することもあるだろう．このように家族に生じる変化や負担は，累積していくという点から，二重ABCXモデルや家族ストレス，順応，適応の回復モデルのように，時間的経過のなかで家族のシステムとしての動態をとらえる視点が重要である．また，この理論を活用することで，家族システムのあり方や変化の過程を全体的，包括的にとらえることができ，家族内，そして家族と社会との相互作用を含めた家族

のストレス対処のダイナミックなプロセスを理解することが可能となる.

　家族ストレス対処理論の重要な主張は，ストレス源となる出来事の種類や困難性の違いだけでなく，家族のもつ資源や出来事に対する意味づけによって，その後の経緯や結果が違ってくるということである．したがって，この理論を活用することで，ストレス源となる出来事だけにとらわれず，これらの要因を関連づけて分析し，問題を明確にして具体的な家族支援につなげることができる．また，危機の種類，性質，発生過程，問題累積，危機発生後の過程と結果のパターンを看護職者が理解しておくことで，家族のアセスメントと支援のタイミングが適切になりやすい[14]という点でも有用である．さらに，アセスメントにおいては，家族の現在の状況のみならず過去の経験にも目を向けることから，家族を歴史的な脈絡のなかで理解し，家族のもつ潜在的な力を把握する視点をもつことも可能となるだろう．

　しかしながら，家族ストレス対処理論は，家族への脅威となる出来事とそれに対する家族の反応プロセスのみに焦点を当てるという限界があり，家族の日常的な生活や健康増進への取り組みのように，ストレス源と直接的に関係しない側面を理解するには適していない．また，1つの家族といえども，各家族員の認知や対処は異なることが多い．家族を1つのシステムとしてダイナミックにとらえることで，各家族員の状況がみえにくくなる可能性がある点は注意が必要といえよう．

　このような限界はあるものの，家族ストレス対処理論は事例への適用が容易であり[14]，家族のアセスメントと看護介入に有効なだけでなく，研究においても多く用いられている[15]ことから，家族看護において有用な理論といえる．

引用文献

A　家族システム理論

1) 山本則子・杉下知子：家族看護学のための諸理論，杉下知子編，家族看護学入門，メヂカルフレンド社，2000, p.38-56.
2) 野嶋佐由美：家族看護学における家族システム論の位置づけ，保健婦雑誌，46(7)：533-541, 1990.
3) Friedman, MM 著，野嶋佐由美監訳：家族看護学―理論とアセスメント，へるす出版，1993, p.111-127.
4) 野嶋佐由美監，中野綾美編：家族エンパワーメントをもたらす看護実践，へるす出版，2005, p.85-93.
5) Olson, DH：Three-dimensional (3D) Circumplex model and revised scoring of FACES Ⅲ, Family Process, 30(1)：74-79, 1991.
6) Benner, P：一般システム理論と看護，看護研究，18(1)：61-73, 1985.
7) 中釜洋子・野末武義・他：家族心理学―家族システムの発達と臨床的援助，有斐閣，2008, p.13-14.
8) 深野木智子・島内　節：家族看護学の理解　システム理論による家族分析と援助への利用法，看護技術，40(14)：1480-1487, 1994.

B　家族発達理論

1) 中野綾美・野嶋佐由美・他：家族へのケアを考える　家族周期論の看護への導入―慢性状態にある子どもの家族の事例を通して，ナースデータ，16(12)：47-52, 1995.
2) 森岡清美・望月　崇：ライフサイクル，新しい家族社会学，第4訂版，培風館，1997, p.66-77.
3) 中野綾美：家族発達に関する考え方，野嶋佐由美監，中野綾美編，家族エンパワーメントをもたらす看護実践，へるす出版，2005, p.104-109.
4) 高階恵美子・亀井智子：家族の健康問題と地域看護，島内　節・久常節子・他編，家族ケア<地域看護学講座2>，医学書院，1999, p.13-29.
5) 沼田彩子・島内　節：家族看護学の理解　家族のライフサイクルからみた家族援助の視点，看護技術，40(14)：1469-1475, 1994.
6) 渡辺裕子：家族を理解するための基礎理論，渡辺裕子監，上野まり・山本則子編，家族看護を基盤とした在宅看護論Ⅰ概論編，第2版，日本看護協会出版会，2007, p.124-150.
7) 鈴木和子：家族を理解するための諸理論，鈴木和子・渡辺裕子，家族看護学―理論と実践，第3版，日本看護協会出版会，2006, p.48-64.

C　家族ストレス対処理論

1) 石原邦雄：家族ストレス論の形成，石原邦雄編，家族のストレスとサポート，改訂版，放送大学教育振興会，2008, p.97-114.
2) 石原邦雄：家族研究とストレスの見方，石原邦雄編，家族生活とストレス<講座　生活ストレスを考える>，垣内出版，1985, p.11-56.

3) 森岡清美・望月　崇：家族の危機, 新しい家族社会学, 第4訂版, 培風館, 1997, p.78-88.
4) 鈴木和子：家族を理解するための諸理論, 鈴木和子・渡辺裕子, 家族看護学―理論と実践, 第3版, 日本看護協会出版会, 2006, p.48-64.
5) 前掲書1), p.115-131.
6) McCubbin, HI, Sussman, MB, et al eds : Social stress and the family : Advances and developments in family stress theory and research, The Haworth Press, 1983, p.41-49.
7) McCubbin, HI, Thompson, EA et al : Stress, coping, and health in families : Sense of coherence and resiliency, SAGE Publications, 1998, p.7-37.
8) 前掲書1), p.58-59.
9) Lazarus, RS, Folkman, S著, 久重　剛訳：対処の機能の多様性, 本明　寛・春木　豊・他監訳, ストレス心理学―認知的評価と対処の研究, 実務教育出版, 1991, p.154-164.
10) Friedman, MM著, 野嶋佐由美監訳, 野嶋佐由美・菊井和子・他訳：家族の対処方策と対処過程, 家族看護学―理論とアセスメント, へるす出版, 1993, p.327-360.
11) 宮田留理・野嶋佐由美・他：家族へのケアを考える 第3回 家族ストレスからみた家族員の病気―その2：家族の対処行動, ナースデータ, 16(11)：97-101, 1995.
12) 野嶋佐由美・中野綾美・他：慢性疾患患児を抱えた家族のシステムの力と家族対処の分析, 日本看護科学会誌, 14(1)：28-37, 1994.
13) 宮田留理：家族ストレスと家族対処に関する考え方, 野嶋佐由美監, 中野綾美編, 家族エンパワーメントをもたらす看護実践, へるす出版, 2005, p.110-117.
14) 杉山郁子：家族看護学の理解 危機理論による家族分析と援助への利用法, 看護技術, 40(14)：1475-1480, 1994.
15) 山本則子・杉下知子：家族看護学のための諸理論, 杉下知子編, 家族看護学入門, メヂカルフレンド社, 2000, p.38-56.

4 家族アセスメントモデル・家族支援モデル

A 家族アセスメントモデル・家族支援モデルの特徴

1. 理論・モデルに基づいた家族支援

　わが国の看護の臨地現場においては，理論はとかく難しいものと考えてしまいがちである．理論に基づいた看護実践を求める風潮は強いが，時間や人員の制約，看護理論の理解不十分などにより，看護理論を実践に結びつけることができず，十分に臨地応用されているとはいいがたい．しかし，理論は専門的知識の統合として，事実に基づいた知識単独よりも，むしろ実践のより完全な姿を提供するものであり，実践のための広範囲な枠組みとして役立つ理論は専門職者の最終目標を明示する[1,2]．理論を開発する過程においては，数多くの経験がまとめられ，分析，検証され，特に重要で信頼のおける内容が凝縮されて表されたものが看護理論として公表されている．したがって，看護理論は，看護職者がより的確で確実な看護を実践するための手助けをする，いわば道具となりうるのである．家族看護においても同様に，理論に基づいた家族支援が必要となる．

　家族および家族看護に関する理論は，それを構成する要素のなかに様々な概念も内包している．その概念のなかには，看護学および他の学問領域においてすでに理論で説明されているものもあり，理論を家族看護の臨地現場に応用するためには，前提となる概念の詳細を学び，理論がもつ特徴，長所と限界を知ることが必要になる．なお，"理論"と"モデル"という用語が使われているが，その違いについては様々な論議があり，看護学のなかでその定義は統一されていない．ここでいう理論とは，狭義の理論ではなく，広義の意味でモデルも含むことにする．

2. 家族アセスメントモデル・家族支援モデルの特徴

　家族システムユニットはコミュニティ（地域社会）に存在しており，家族員との相互作用（同じシステム内での作用と反作用）のみならず，家族外部環境システムとの交互作用（異なるシステム間の作用と反作用）により家族機能を発揮している．したがって，家族看護過程では，各家族員や家族内の関係性だけではなく，家族を取り巻く家族外部環境にまで視野を拡大する必要がある．また，現代では，伝統的な家族形態に当てはまらない多様な家族形態が存在しており，看護職者はその複雑な家族背景に柔軟に対応できなければならない．看護職者自身がもつ家族観に左右されることな

4　家族アセスメントモデル・家族支援モデル

く，系統的かつ網羅的に家族システムユニットと家族環境を分析し，的確に家族支援を展開するためには，家族アセスメントモデル・家族支援モデルに沿って家族看護過程を進めるのがよい．

　家族支援を展開するために，様々な家族アセスメントモデル・家族支援モデルが国内外で開発されている．ここでは，家族同心球環境モデル[3]，家族生活力量モデル[4]，渡辺式家族アセスメントモデル[5]，家族看護エンパワーメントモデル[6]，フリードマン家族アセスメントモデル[7,8]，カルガリー式家族アセスメント/介入モデル[9,10]を概観する．これらは，開発された経緯によりそれぞれの特徴があり，限界もある．また，同じような用語が使われていても，含有する意味が異なることもある．家族看護を実践する看護職者は，それぞれの家族アセスメントモデル・家族支援モデルを理解，吟味し，支援する個々のターゲットファミリーに合うモデルを選択し，柔軟な家族看護過程を展開できるように訓練を積んでから利用すべきである．

　表4-1に，これらの家族アセスメントモデル・家族支援モデルについて，立脚する理論，特徴，長所と限界を一覧にまとめたので，学習の足がかりとしてほしい．

表4-1 ●家族アセスメントモデル・家族支援モデルの立脚する理論，特徴，長所と限界

モデル名 （立脚する理論）	特　徴	長所と限界
家族同心球環境モデル （家族同心球環境理論など）	・家族のウェルビーイングに作用する家族環境の概念的モデルである．3つの評価軸（構造的距離，機能的距離，時間的距離）で広がる空間の中に5つのシステム（スープラシステム，マクロシステム，ミクロシステム，家族内部環境システム，クロノシステム）が位置づけられており，この評価軸から家族情報を収集する ・家族同心球環境モデル（CSFEM）は，家族環境アセスメントモデル（FEAM）および開発途上の家族環境支援モデル（FEIM）で実践に応用できる ・FEAMは，家族環境アセスメント指標（FEAI），家族内部環境地図（FIEM），家族環境アセスメント尺度（SFE）で構成され，質的および量的に家族をアセスメントできる．未来志向型の情報を含む ・ターゲットファミリーの現実と理想の認知が，看護職者によるアセスメントに反映される ・国や地域，文化の違いにも対応しているので，多様な家族に適用できる ・子どもがいる家族，高齢者がいる家族を中心に開発されている	[長所] ・文化や宗教などの違いにも対応したアセスメントが可能である ・家族外部環境を幅広く網羅的にアセスメントできる ・構造的距離と機能的距離を同時に質問するため，重複する情報が少ない ・家族の生活や健康への影響についても，情報収集の段階でアセスメントできる [限界] ・質的なアセスメントの限界として，全項目の情報収集には2時間以上の家族ミーティングを要する ・家族が拒否したり，虚実を述べたり，質問の意図を理解できないと，正しい情報収集ができなくなる

表 4-1 ● 家族アセスメントモデル・家族支援モデルの立脚する理論, 特徴, 長所と限界（つづき）

モデル名 （立脚する理論）	特　徴	長所と限界
家族生活力量モデル （立脚する理論は明示されていない）	・家族生活力量を明らかにするモデルで, 家族生活力量9項目と家族生活力量に影響する条件3項目から構成されている ・アセスメント指標, アセスメントスケールが開発されており, 採点結果をレーダーチャートで視覚的に評価できる ・家族の一部をとらえるものであり, 家族の全体をとらえるには他のアセスメント枠組みが必要になる ・家族システム理論, 家族危機理論を加えたアセスメントフローシートが現場で使える形で紹介されている ・地域看護や訪問看護を受けている家族員がいる家族に適している	［長所］ ・アセスメントスケールを利用すると, 短時間で家族生活力量をとらえることができる ・長期にわたって家族をアセスメントする際には, レーダーチャートを使用すると変化がわかりやすい ・必要に応じて項目を増減してもよい ［限界］ ・アセスメントスケールだけでは個別性を踏まえたニーズを抽出するのに限界があり, 得点が低い部分を詳細にアセスメントしたり, 他のアセスメントモデルを併用する必要がある ・宗教やスピリチュアル面には言及していない
渡辺式家族アセスメントモデル （家族ストレス対処理論, 家族システム理論, 家族発達理論）	・家族に生じている問題とその背景を構造化して理解するために必要な支援者の思考プロセスをモデル化したものである ・対象者には支援者も含まれる ・家族アセスメントのためのフォーマットがある ・あらゆる家族に適用できる ・特にかかわりが困難な家族の事例検討やカンファレンスに適している	［長所］ ・家族の必要性に合わせて, 情報を絞って収集できる ・このモデルを習得するためには, 家族ケア研究所が開催しているセミナーを受けるとよい ［限界］ ・看護職者が問題思考にとらわれすぎているとアセスメントのプロセスを進めることが困難になる ・アプローチの方向性を誤ると患者や家族をさらに追い込んでしまうおそれがある ・これまでのかかわりの経緯がなく新たに援助を開始しようとする場合の家族アセスメントには不向きである
家族看護エンパワーメントモデル （家族システム理論, 構造-機能主義, 家族発達理論, 家族ストレス対処理論, シンボリック相互作用論, オレムのセルフケア理論）	・家族の病気体験を理解し, 家族との援助関係を形成, 家族アセスメントと家族像を形成し, 家族支援へとつなげる ・家族について検討するだけでなく, 看護職者のもつ家族観やパターナリズムについても吟味する ・どのような家族にも使えるが, 家族員が健康障害をもち, 医療関係者とかかわる場合により適している	［長所］ ・家族アセスメントの視点や家族支援の項目が提示されているので, それを踏まえ, 臨地の状況に合わせて看護職者が必要な項目を選択して実践する ［限界］ ・家族を取り巻く広い意味での環境（自然環境や社会情勢, 政治経済など）やスピリチュアル面には言及していない
フリードマン家族アセスメントモデル （構造-機能理論, 家族発達理論, 家族システム理論）	・基礎資料, 家族の発達段階と家族歴, 環境, 家族構造, 家族機能, 家族のストレスと対処・適応の6つの領域からなり, さらに細項目がある ・家族アセスメントのガイドラインがある ・簡便型のアセスメントモデルも開発されている	［長所］ ・小項目が細かく設定されており, 初心者でも情報を集めやすい ・家族を取り巻く広い意味での環境（自然環境や社会情勢, 政治経済など）までアセスメントできる ［限界］ ・項目間で重複する内容が多い

4 家族アセスメントモデル・家族支援モデル

表4-1●家族アセスメントモデル・家族支援モデルの立脚する理論，特徴，長所と限界（つづき）

モデル名 （立脚する理論）	特　徴	長所と限界
	●時間をかけても詳細に家族をアセスメントしたり，学生が家族アセスメントを学ぶ際に適している	●情報量が膨大であり，不必要な項目は看護職者が判断して削除したり，優先順位の高い項目を選定したりする必要がある
カルガリー式家族アセスメント/介入モデル （ポストモダニズム，システム理論，サイバネティクス，コミュニケーション理論，変化理論，認知の生物学）	●アセスメントモデルは，構造面，発達面，機能面の3つの側面からなる ●主に看護職者から家族へ質問する形で情報を収集する ●構造面では，ジェノグラムやエコマップを家族と共に描き，視覚的に家族構造のつながりをアセスメントする ●アセスメント自体が強力な介入になりうる ●介入モデルは，家族の機能の特定領域と，看護職者が行う具体的な介入の交差部分を概念的に構成するための枠組みである ●認知，感情，行動の3領域への介入が主な内容である ●様々な国で，広く使用されている ●家族内の悪循環パターンから健康障害の発生あるいは悪化がみられる家族で，かつ禁忌に当てはまらない家族に適用できる	［長所］ ●短時間で実践できる"15分間以内でできる家族インタビュー"が開発されている ●アセスメントのなかで家族が自らの問題に気づくことができる ［限界］ ●家族によっては不必要な項目もあり，看護職者はそれを理解して不必要な項目は削除しなければならない ●家族アセスメントによって家族員の独自の存在が犠牲にされる場合や家族の置かれている状況が外からの影響力をほとんど許さない場合などは禁忌となる

注：この表では各モデルの参考文献で使用されている用語を主に使用したので，関連・類似する用語についてはあえて統一していない（例：支援，援助，介入など）．

B 家族同心球環境モデル

1. 家族同心球環境モデル（CSFEM）と基本用語

　家族同心球環境モデル（Concentric Sphere Family Environment Model：CSFEM）は，家族のウェルビーイングに作用する家族環境（p.14参照）をホリスティックにとらえるために，法橋が新しく構築したモデルである（**表4-2**）．さらに，CSFEMに基づいてターゲットファミリーの家族機能状態とウェルビーイングの状態をアセスメントするために，家族環境アセスメントモデル（Family Environment Assessment Model：FEAM）を開発した．FEAMは，家族アセスメントの項目である家族環境アセスメント指標（Family Environment Assessment Index：FEAI），FEAIから得られるデータを補完するツールである家族内部環境地図（Family Internal Environment Map：FIEM），家族機能状態と家族支援のニーズを評価するための自記式質問紙である家族環境アセスメント尺度（Survey of Family Environment：SFE）で構成されている[1)2)]．これらは，後述の家族同心球環境モデル研究会（CSFEM研究会）などの成果をもとに改良されている（本項では，バージョン2.1を紹介する）．

83

表4-2 ● 家族同心球環境モデルに基づいた家族アセスメントモデルと家族支援モデル

家族同心球環境モデル（CSFEM）	・3つの評価軸（構造的距離，機能的距離，時間的距離） ・5つのシステム（スープラシステム，マクロシステム，ミクロシステム，家族内部環境システム，クロノシステム）
家族環境アセスメントモデル（FEAM）	・家族環境アセスメント指標（FEAI） ・家族内部環境地図（FIEM） ・家族環境アセスメント尺度（SFE）
家族環境支援モデル（FEIM）	・家族員支援 ・家族内部環境支援 ・家族外部環境支援

　なお，CSFEMに基づいた家族支援モデルである家族環境支援モデル（Family Environment Intervention Model：FEIM）は，現在開発途上にある．ただし，家族看護過程（神戸式）（p.119参照）や標準家族看護計画（p.139参照）などで，現段階のFEIMの一部を転用している．FEIMと家族看護過程（神戸式）とを対照してみると，家族員支援が家族員への支援，家族内部環境支援が家族システムユニットへの支援，家族外部環境支援が家族外部環境システムへの支援に対応する．

　ここで，CSFEMで使用する基本用語の概念的定義を整理しておく．家族とは「家族であると相互に認知し合っているひと（生者）の小集団システム」であり，家族環境とは「家族に内外から作用するあらゆる事物や現象であり，家族内部環境，家族外部環境，時間環境から構成される統一体」である．家族のウェルビーイングとは「動的な相互作用／交互作用により家族環境に適応する家族の機能状態」であり，家族の適応とは「家族環境の現実に対応し，家族機能が家族の期待どおりに作動することを可能にする家族とその家族環境の変化」である．したがって，ウェルビーイングな家族とは「家族機能が家族の期待どおりに作動していると家族システムユニットが認知している家族」のことである．なお，相互作用（interaction）とは同じシステム内での作用と反作用，交互作用（transaction）とは異なるシステム間の作用と反作用を意味する[3]．

2. CSFEMの意義

　家族の健康とは家族員全員が健康であり家族員の健康の総和である，という考え方は不十分である．すなわち，家族の健康という概念を家族の生活の視点から広くとらえ，家族員が幸福な生活を実現でき，家族機能が家族の期待どおりに作動することを含意した家族のウェルビーイングという概念が必要である．また，家族は，取り囲まれる外部の内面的・人的・物理的・心理的・社会的環境と常に交互作用しているので，家族看護過程では各家族員や家族内の関係性だけでなく，家族外部環境にまで視野を拡大する必要がある．そこで，法橋は，前述のような家族環境，家族のウェルビーイング，家族の適応の概念を創出し，家族は家族環境に適応することで家族のウェルビーイングを実現していると考えるに至った．

　家族支援の目的は，家族のウェルビーイングを維持・向上させることである．した

がって，家族看護過程では，家族のウェルビーイングの状態をアセスメントするために，家族のウェルビーイングに作用する家族環境をホリスティックにとらえるためのモデルが必要である[3]．CSFEM は，家族エコロジカルモデルを用いた家族看護学研究の成果，家族看護実践からの洞察，文献検討などから構想を固め，専門家会議での検討，家族への半構成面接，家族エスノグラフィーを実施することで開発した．CSFEM の骨組みには，環境システム，心理物理学，一般システム理論，家族エコロジカルモデル，エコロジーに即したアセスメント，日本人家族の文化論，家族のウェルビーイング，家族機能，ロイ（Roy, CS）の適応モデル，ロジャース（Rogers, ME）の看護理論（統一された人間モデル）などの文献を参考にした．

3. CSFEM とその構成要素

CSFEM は，家族のウェルビーイングに作用する家族環境の概念的モデルである．これは，3つの評価軸で広がる空間の中に5つのシステムが位置づけられており，3次元構造で表現されているので，視覚的にとらえると理解しやすい（図4-1）．3つの評価軸（座標軸）は，水平軸が構造的距離と機能的距離，垂直軸が時間的距離である．5つのシステムは，家族外部環境であるスープラシステム，マクロシステム，ミクロシステム，家族内部環境である家族内部環境システム，時間環境であるクロノシ

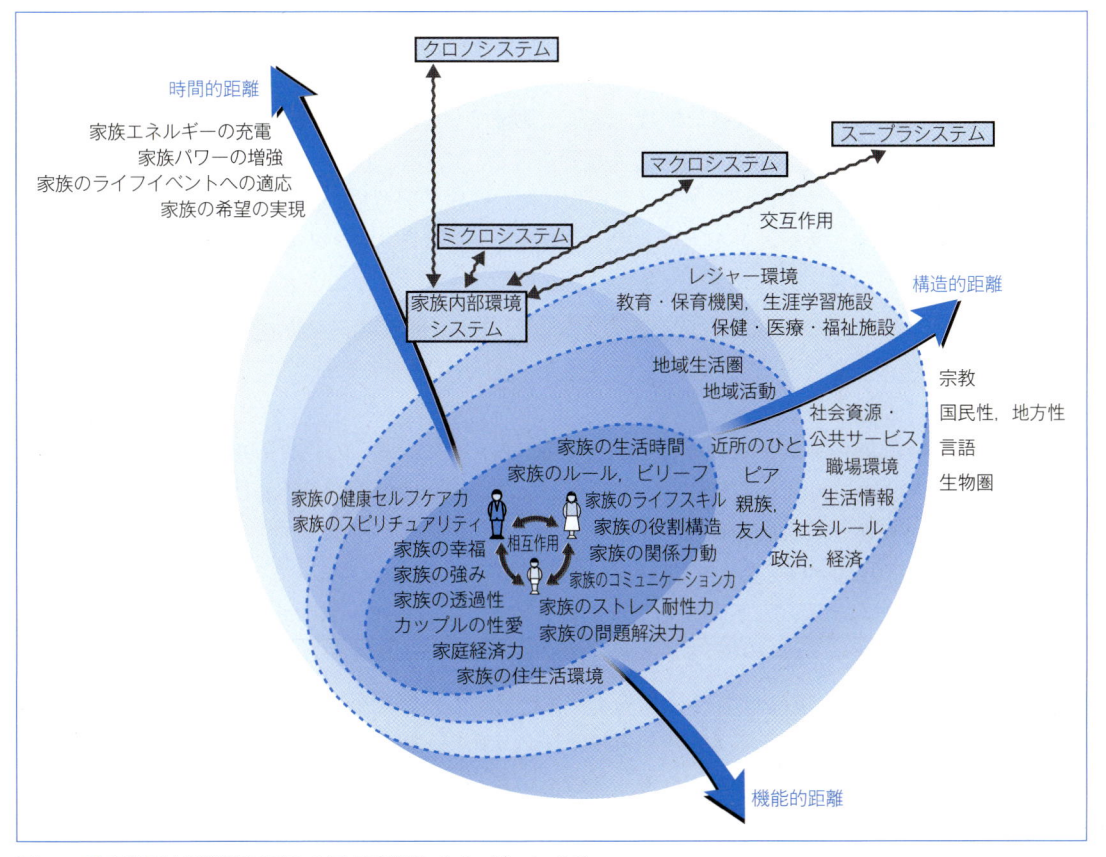

図4-1 ●家族同心球環境モデルの同心球構造（バージョン2.1）

ステムである.

1) 3つの評価軸

CSFEMの3つの評価軸のうち,水平軸には構造的距離と機能的距離がある.構造的距離と機能的距離の原点は家族にあり,家族を中心として同心円状に広がる平面を形成している.構造的距離は物理的(客観的)に離れている程度,機能的距離は心理的(主観的)に離れている程度を示す.この2つの距離によって,システム間の関係性を評価できる.

もう1つの評価軸は,垂直軸にある時間的距離である.時間的距離は,現在から未来に向かって流れる時間軸であり,各システムの変容(トランスフォーメーション,transformation),特に家族の成長および発達を評価する.ここで,変容とは質的かつ量的変化,成長とは構造の変動,発達とは機能の変動である.現在とは過去の経験の総体であり,現在が過去によって規定されているととらえられる.

この3つの座標軸により,空間と時間の3次元的な論理空間が形成される.構造的距離と機能的距離で構成される水平面は,現在の空間を意味しており,同心球を現在の水平面で切ると下半球と上半球に分類されるが,下半球は各システムの過去,上半球は各システムの未来を表している.

2) 5つのシステム

CSFEMを構成する5つのシステムのうち,スープラシステムは,家族環境をつくり出す外枠であり,宗教,国民性,言語などを含む.マクロシステムは,家族員の日常活動の場(職場,教育・保育機関,医療機関など),社会,制度,政治,経済などを含む.ミクロシステムは,家族と地縁でつながった地域コミュニティ,紐帯や連帯意識で結びついた親族や友人などを含む.この3つのシステム(スープラシステム,マクロシステム,ミクロシステム)は,家族外部環境に位置づけられており,家族外部環境システムとよぶ.家族内部環境システムは,個々の家族員とその活動で構成されている.スープラシステム,マクロシステム,ミクロシステム,家族内部環境システムが同心球状の入れ子構造になっており,家族はこの多層の家族環境の中で家族ニッチを形成している.家族ニッチとは「家族機能の維持と家族の存続に適した環境」を意味する.

また,クロノシステムとは,現在から未来に向かったベクトルをもつ時間枠のことであり,時間的距離によって,各システムの時間的な経過,特に成長および発達という脈絡から家族の変容を評価する.

3) インターフェイス膜

スープラシステム,マクロシステム,ミクロシステム,家族内部環境システムは,各システム同士がインターフェイス膜によって分離され,相互浸透している(p.17参照).また,各システム内にもインターフェイス膜があって,サブシステム(たとえば,家族内部環境システム内の夫婦サブシステム,親子サブシステム,きょうだいサブシステムなど)が分離される.このインターフェイス膜とは,透過性をもつ細胞膜の比喩であり,物理的および心理的にシステム同士や下位システム(サブシステム)を分類する動的な境界帯を意味する新しい概念である.なお,家族内部環境システムと家

族外部環境システム（スープラシステム，マクロシステム，ミクロシステム）を分離するインターフェイス膜は，特に家族インターフェイス膜とよぶ．

家族内部環境システムでは，家族員が相互作用をしながら家族の生活を維持している．また，家族内部環境システムは，家族インターフェイス膜をもつ開放システムである．すなわち，家族内部環境システムは，家族外部環境システムと家族インターフェイス膜を介して交互作用を行い，その家族ホメオスタシスを維持し，自立・自律して存在している．

家族内部環境システムと家族外部環境システムとの交互作用は，一方向的な直線的因果関係ではなく，相互的な互恵関係が形成されており，円環的フィードバック過程である．家族は常に成長・発達を続けており，家族の課題を達成したり，問題を解決する過程で構造と機能上の変化を生じる．この時間的な家族の変容とその過程がクロノシステムである．

4. CSFEMの特徴

CSFEMは，家族アセスメントへの適用を念頭において開発した家族支援の実践モデルであり，理論的に家族環境を包括的にとらえ，家族のウェルビーイングの状態を把握することが可能になる．CSFEMは，既存の家族アセスメントモデルに比べて，環境の範囲を広くとらえており，家族内部環境システム内の相互作用，家族内部環境システムと家族外部環境システムとの交互作用を把握することができる新しいモデルである．

また，CSFEMは，構造的距離，機能的距離，時間的距離という3つの評価軸をもつという特徴がある．対人関係における距離感の大きさは，心理的距離という概念でとらえられているが，家族環境における関係は，心理的距離だけではなく，物理的に離れている程度である構造的距離にも注目する必要がある．たとえば，夫が単身赴任中で妻と別居している場合，物理的には離れているが，夫婦関係が良好であれば心理的距離は近いと考えられる．逆に，離婚直前の同居夫婦の場合，同居していることで物理的には近い距離にいるが，心理的距離は遠いかもしれない．CSFEMでは，物理的距離と心理的距離を評価することができるので，物理的および心理的な視点から家族を支援する方略を考えることが可能になる．

さらに，家族環境は，時間の経過に伴って家族と因果関係をもたらし合うので，時間的距離によって家族の変容をアセスメントすることは意義がある．時間的距離によって，たとえば，家族がもつ過去の経験を踏まえて家族の強みや弱みを把握し，将来を予測しながら現状に適切に対処できる方策を模索することができる．さらに，時間的距離によって，現在の家族支援に焦点を当てるだけでなく，未来的な視点で家族の変容を考えることができ，問題現象の発生を予防するための家族支援を構築することが可能となる．

5. 家族環境アセスメントモデル（FEAM）の構成要素

FEAMでは，インタビュー，観察，測定によって家族情報を収集する．なお，ミー

表4-3 ●家族環境アセスメント指標（バージョン2.1）の37項目

家族内部環境システム	1）家族の生活時間，2）家族のルール，ビリーフ，3）家族のライフスキル，4）家族の役割構造，5）家族の関係力動，6）家族のコミュニケーション力，7）家族のストレス耐性力，8）家族の問題解決力，9）家族の健康セルフケア力，10）家族のスピリチュアリティ，11）家族の幸福，12）家族の強み，13）家族の透過性，14）カップルの性愛，15）家庭経済力，16）家族の住生活環境
ミクロシステム （家族外部環境システム）	17）地域生活圏，18）地域活動，19）近所のひと，20）ピア，21）親族，友人
マクロシステム （家族外部環境システム）	22）レジャー環境，23）教育・保育機関，生涯学習施設，24）保健・医療・福祉施設，25）社会資源・公共サービス，26）職場環境，27）生活情報，28）社会ルール，29）政治，経済
スープラシステム （家族外部環境システム）	30）宗教，31）国民性，地方性，32）言語，33）生物圏
クロノシステム	34）家族エネルギーの充電，35）家族パワーの増強，36）家族のライフイベントへの適応，37）家族の希望の実現

ティング（meeting）とは家族支援を主たる目的としてターゲットファミリーとそのパートナーである看護職者との協働の話し合い，インタビュー（interview）とはターゲットファミリーに対する看護職者の面談による聴き取りを主に意味すると考えている．具体的には，ミーティングについては，家族環境アセスメント指標（FEAI）と家族内部環境地図（FIEM）を用いた家族ミーティングを実施する．観察については，家族ミーティングの際に，見たこと，聞いたこと，感じたことなど，すべてを情報として記録する．必要に応じて，ビデオ撮影，写真撮影，図化，絵の描画で，視覚的なデータも収集する．測定は，家族環境アセスメント尺度（SFE）を用いた質問紙調査により実施する．

　FEAIは，CSFEMに基づいて開発された家族環境のチェックリストであり，家族の特性や家族のウェルビーイングの状態をアセスメントするための項目を体系化してある．FEAIは37項目で構成されており（表4-3），CSFEMの5つのシステムを包含した家族アセスメントが可能となる．スープラシステム，マクロシステム，ミクロシステム，家族内部環境システムの各項目には構造的距離と機能的距離に関する細目，クロノシステムの項目には時間的距離に関する細目が設けられており，すべての評価軸におけるアセスメントを網羅している．すべての細目は，ヒアアンドナウ（今，ここでの脈絡）で家族が訴えている問題現象に焦点を当てながら，家族の理想と現実の認知を明らかにする．現実と理想の認知の乖離が大きい項目は，それにかかわる家族機能が家族の期待どおりに作動していないことを表しており，家族のウェルビーイングが実現されていないと判断できる．逆に，現実と理想の認知の差の絶対値がゼロに近いほど，その項目に対して家族の自己実現が達成できており，家族機能が良好であり，ウェルビーイングな家族であると判断できる．

　FIEMは，FEAIから得られる情報を補完するツールである．これは，家族内部環境システム内の様々なインターフェイス膜の所在を明確にし，家族内の構造や家族員間の関係性を把握するためのフォーマットである．看護職者が記入方法を説明しなが

ら，家族員自身が記入できるようになっている．その際，同居の範囲，家族の範囲（家族インターフェイス膜），家族員間の関係性について確認する．

　SFEは，CSFEMに準拠した30項目からなる自記式質問紙であり，5つのシステムを網羅した家族機能を得点化できる．回答所要時間は約7分である．SFEは，家族員間で家族機能得点が乖離することを避けるために，それぞれの項目に対して，家族員個人の認知ではなく，家族全体としてみたときの家族の認知に基づいて評価するようになっていることが特徴である．それぞれの項目に対して，家族全体の満足度と重視度を尋ねる2つの質問があり，満足度得点（satisfaction score：SS）は"満足"から"満足していない"までの5段階，重視度得点（importance score：IS）は"重要"から"重要ではない"までの5段階のリッカートスケールによる評価で得られる．さらに，家族支援のニーズをアセスメントするために，SSとISからニーズ得点（needs score：NS）を算出できるようになっており，SFEに回答してもらうことにより，短時間でターゲットファミリーの家族支援ニーズの高い項目を明らかにできる．

　なお，家族機能の評価と評定は，異なる意味として使い分けている．評価とは家族機能尺度の得点から家族機能状態を決定することであり，評定とは様々な評価を総合して家族機能状態を決定することである．

6. 家族アセスメントの実際

　まず，家族員全員（全員がそろわないときもある）を対象とした家族ミーティングを設定し，インテークの後に，看護職者がFIEMの記入方法を家族員に説明し，会話を展開しながら家族員自身に記入してもらう．これは，看護職者が記入するよりも時間を要するが，家族員間の関係性に関するエピソードなどを聞くきっかけとなることもあり，家族員間の関係性に関する情報を収集する機会となりうる．FIEMを作成することで，家族内部環境システム内のインターフェイス膜の所在や家族員の関係性のパターンを明らかにし，家族内部環境システムを可視化できる．そして，家族員の複雑な人間関係のダイナミクスを構造化し，家族内部環境システムの統合性を把握できる．

　その後，FIEMの情報を前提にしながら，FEAIをミーティングガイドとして用いて家族員全員にミーティングを展開する．ただし，37項目のすべてを質問すると2時間以上の時間を要する．したがって，臨地現場では，看護職者がその家族にとって優先度が高いと判断する項目を選別してミーティングを開始し，それをきっかけにして会話を展開しながら家族情報を収集することになる．あるシステムに関する質問だけに限定すると家族をホリスティックにとらえられないので，家族ミーティングを行う際には，CSFEMの前提となる考えやモデルの理解を深めたうえでこれらを使用しなければならない．FEAIによって家族のウェルビーイングが実現されていない項目が明らかになれば，家族支援が必要であることが明確になる．

　通常，FEAIをミーティングガイドとして家族ミーティングを展開した後に，ターゲットファミリーにSFEに記入してもらう．SFEは，原則として家族員間で家族機能得点が乖離しない測定尺度（p.44参照）であるので，基本的には家族員のうちだれ

か1名に回答してもらえばよい．ただし，それぞれの家族員に回答してもらい，家族員間でSFEの得点に乖離がないかを検討してもよい．SFEにより項目別にニーズ得点を算出し，家族支援への優先順位を決定することができる．

家族ミーティングを看護職者が1名で実施する場合は，その内容をすべて書き留めることは困難である．さらに，その場面での家族員の様子や家族員間の関係性などを観察し，家族看護記録を書かなければならないので，家族ミーティングの内容を録音したり，その様子をビデオ撮影したほうがよい．ただし，プライベートな内容を含むことになるので，録音やビデオ撮影に躊躇する家族が少なからず存在する．録音やビデオ撮影は，ターゲットファミリーの同意（対象となる家族員全員からの同意）を得たうえで行い，個人情報の取り扱いには細心の配慮を必要とする．

家族ミーティングを録音した情報は必要に応じて逐語録にし，観察から得られた情報と統合して，家族看護記録の内容分析を行う．その際は，家族員の相互作用や関係性，家族外部環境システムとの交互作用にも着目した分析が必要となる．ミーティング，観察，測定によって得た情報のトライアンギュレーション（後述，p.404参照）により，家族アセスメントを行う．FEAMの実践によって，ターゲットファミリーの問題現象の所在とその内容を明確にして家族支援の焦点を定め，家族の症候を明らかにすることで，家族と家族環境との適応を促進するための家族看護実践につなげることができる．

7. CSFEM研究会の活動

CSFEM研究会は，CSFEMに基づいた家族環境アセスメントモデル（FEAM）および家族環境支援モデル（FEIM）の改良，臨地応用，実証研究，普及活動などを推進することによって，あらゆる家族への支援を具現化することを目的として，2007年に正式発足した．現在，300を超える家族ケースに基づいて，非公開のケース検討会，研修会などを開催している．

> 連絡先：
> 〒654-0142　兵庫県神戸市須磨区友が丘7-10-2
> 神戸大学大学院保健学研究科家族看護学分野・家族支援CNSコース
> 家族同心球環境モデル研究会
> 代表　法橋尚宏
> 電子メール：csfem@familynursing.org

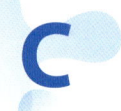

C 家族生活力量モデル

1. 家族生活力量の基盤となる考え方

家族生活力量の概念やアセスメントツールは，家族ケア研究会（代表：島内　節）

が定義し，また開発してきた．家族ケア研究会は，家族に関心をもつ保健師などの地域看護職者と地域看護研究者で構成される自主的研究会である．地域看護の視点から家族ケアを考え，既存の家族理論の実践への適用方法などを発信してきた．家族生活力量についても，従来から研究会のなかで使っていた言葉ではあったが具体的ではなかった．しかし，家族ケアにとって重要な概念に違いないとの思いから，研究的に取り組むこととなった．家族生活力量は，次のような考え方を基盤にしている．

　第1に，家族はケアの最小単位であるという考え方である．これは，ケアのきっかけは発達遅滞や要介護など個人の健康問題であっても，ケアの対象は健康問題をもつ個人を含んだ家族全体であることを意味する．ひとびとが健康問題をもちながら地域で暮らすということは，個人の健康問題が他の家族員に影響し，また家族員の健康や暮らしが個人に影響するという関係にあり，個人の健康問題のみを取り出してケアするということは地域看護においてはほとんど考えられないことである．

　第2に，"生活"という視点からアプローチするという考え方である．看護職者は個人の健康問題の解決にあたることが責務であるが，健康問題をとらえるとき，人間関係や就労，経済といった社会生活との関連のなかでとらえる必要がある．これは前述と同様，健康問題と生活が相互に影響し合い，不可分の関係にあることによる．

　第3に，地域看護は，個人と家族のセルフケア力の回復，向上を目指しているという考え方である．セルフケアとは「自分自身の生存と健康と安寧に役立てるためにひとが積極的に行う実践行動」[1]であり，個人のみならず家族という集団も自らの生存と健康と安寧のためにセルフケアしている．地域看護においては，個人の健康問題の解決が看護の終結ではなく，家族が自らの力をもって解決していくことができるようケアするのである．

2. 家族生活力量モデルとは

　以上の考え方に基づき，地域で暮らす家族のセルフケア力をアセスメントするツールが開発された．開発方法は，地域看護実践者（保健師，訪問看護師）が実際に支援対象とした115例の家族について，"家族が生活していく力"という観点からどのような家族なのかを記述してもらい，その記述から家族が生活する力を抽出し，分類を重ね，家族が生活する力の内容と構造を明らかにしていった[2]．つまり，地域看護実践者の実践知を帰納的に理論化していったのである．

　家族生活力量とは，家族自身がもっている健康生活を送るための力であり，そこには，家族が健康生活を営むための知識，技術，態度，対人関係，行動，情動が含まれている．そのモデルの内容と構造を3層構造で示したのが図4-2である．

　家族生活力量は，家族の様々な健康レベルにおいて家族が自らのために保健行動をとる"家族のセルフヘルスケア力"4項目と，健康に影響を及ぼす重要な日常生活要素である"家族の日常生活維持力"5項目で構成されている．また，家族生活力量を取り巻いている"家族生活力量に影響する条件"3項目は，家族生活力量ではないが，家族を取り巻く環境として，家族生活力量を強めたり弱めたりすることに大きく影響している．

第Ⅰ章　家族看護学の理論

図4-2 ●家族生活力量モデル

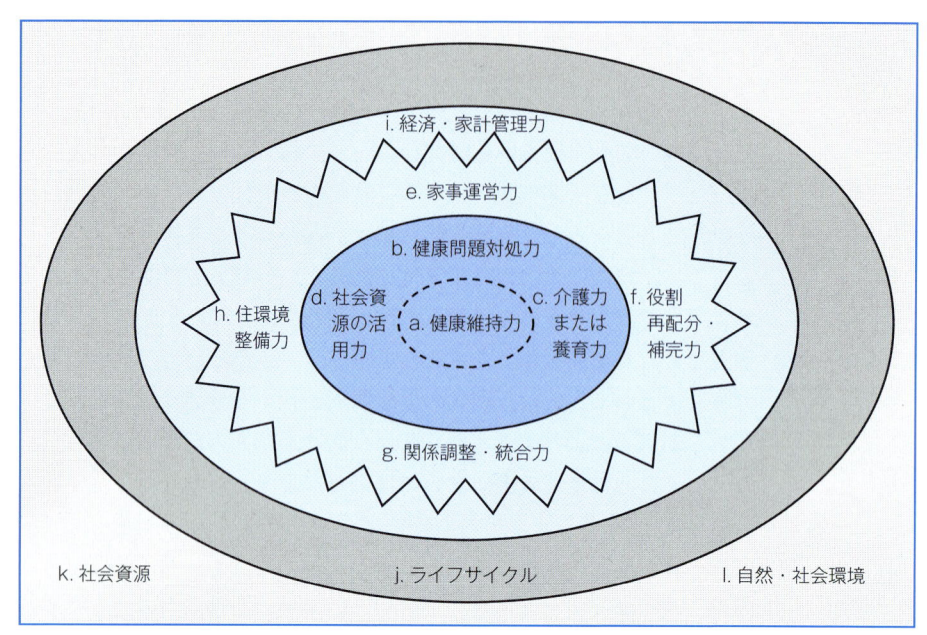

a〜i：家族生活力量，■家族のセルフヘルスケア力，□家族の日常生活維持力，j〜l：家族生活力量に影響する条件

出典／家族ケア研究会：家族生活力量モデル―アセスメントスケールの活用法，医学書院，2002，p.8.

　家族生活力量は，モデルに示した9項目が相互に影響し合いながら，さらに"家族生活力量に影響する条件"に規定されながら成立している．そして，項目のどこかに問題や課題が生じると，他の項目も弱まったり強まったりする．また，その問題や課題を乗り越えることができたりできなかったりすることによっても，そのことが他の項目に影響する．このように，家族生活力量は，時間とともにダイナミックに変化している．

3. 家族の健康課題に対する生活力量アセスメント指標

　表4-4は，前述した開発過程で作成した家族アセスメント表である．本指標を用いてアセスメントするときは，中項目を中心に小項目を参考にしながら情報収集，あるいは情報を振り分け，中項目ごとに分析し，さらに中項目ごとに導いた各々の分析結果の関係をみることによって家族のニーズを見出すことができる．

　このアセスメント表を使って家族のニーズを明らかにし，実際の支援に至るためには，家族のみならず健康問題をもつ個人のニーズを明確にする必要がある．したがって，本指標とともに個人のニーズを特定するアセスメント枠組みを用いるとよい．また，この指標は，母子問題をもつ家族，要介護高齢者のいる家族など様々な家族をカバーしようとしているため，事例によっては不必要な項目や足りない項目が出てくる場合がある．そのようなときは柔軟に，重点を置く項目を定めたり，本指標以外の項目を設定してよい．さらに，事例によっては，他の家族理論を用いるとその問題をより深く探求できる．たとえば，危機状態にある事例の場合は，「b．健康問題対処力」

4 家族アセスメントモデル・家族支援モデル

表4-4 ● 家族の健康問題に対する生活力量アセスメント指標

大項目	中項目 項目・条件	中項目 定義	小項目（具体的な課題・条件内容）
家族生活力量／家族のセルフヘルスケア力	a. 健康維持力	健康生活を営むうえで必要な家族の基本的保健行動力	情報収集力, 観察力, 判断力, 選択力, 実行力, 継続力
	b. 健康問題対処力	何らかの健康問題が発生した場合, それを理解し対処しようとする家族の保健行動力	理解力, 情報収集力, 判断力, 健康問題の受けとめ方, コンプライアンス, 家族内の問題共有力, 結束力
	c. 介護力または養育力	他者による身辺の世話を必要とする家族成員が発生した場合, それを判断し補完する家族の保健行動力	意欲, 知識, 技術, 自由時間の獲得力, ケア対象者への愛着, ストレス対処力, 介護・養育の方針
	d. 社会資源の活用力	健康課題の解決, 改善および日常生活を営むうえで有用な家族資源を理解し, 活用しようとする家族の保健行動力	社会資源利用の態度, 社会資源への接近力, 社会資源知識の獲得力, 人的ネットワークの拡大力
家族生活力量／家族の日常生活維持力	e. 家事運営力	日常生活を営むうえで必要な炊事・掃除などの家事を運営する力	炊事・買い物・洗濯・掃除の遂行力
	f. 役割再配分・補完力	役割変化の必要が生じた場合, それを理解し, 各機能を保持しようとする家族の柔軟な役割交代や相互に補完する力	役割分担力, 役割再配分力, 役割継続力
	g. 関係調整・統合力	家族員の自立, 自由を確保しながら, 家族の凝集性を高め, 柔軟に家族関係の調整を行い, 家族としてまとまろうとする力	親密性, 凝集性, コミュニケーション, キーパーソン, 家族成員の自立・自由
	h. 住環境調整力	安全・便利・快適な家屋やその周辺の環境を整備する力	衛生性, 快適性, 安全性, 利便性
	i. 経済・家計管理力	生活の基盤となる収入を得て, 計画的に消費しようとする家族の経済運営力	収入源, 出納バランス, 消費パターン
家族生活力量に影響する条件	j. ライフサイクル	家族の成立から解体までの段階的生活周期	ライフステージ, 発達課題, 家族の生活史
	k. 社会資源	家族のニーズを充足するために利用している, または利用可能な制度, 集団や個人が有する知識・技能, 施設, 設備, 資金, 物品	活用している社会資源, 活用可能な社会資源
	l. 自然・社会環境	家族を取り巻く自然・社会環境のうち健康問題と関係しやすい環境	家屋の特徴, 立地条件, 交通手段, 地域社会の人間関係・慣習・価値観

1 家族の生活力量は各成員の生活力量と条件が家族の生活力量に関与して総合化されて構成される
2 家族の生活力量は各成員の生活力量の単なる総和ではなく相互のダイナミクスを含んだ総合力である

出典／家族ケア研究会：家族生活力量モデル—アセスメントスケールの活用法, 医学書院, 2002, p.7.

の項目で家族危機理論を用いて危機の原因や対処パターンを分析すると, よりアセスメントが深まる. 他のスケールと同様, 評価者の差異なく一定の水準で評価できるので, 繰り返して使用することにより経時的変化も把握できる.

表 4-5 ● 家族生活力量アセスメントスケール

質問 a. 健康を維持する力 [10項目]
- a 1. テレビや雑誌などから，保健や健康に関する情報を集めている
- a 2. テレビや雑誌などから得た保健や健康の情報が役立つかどうか考えている
- a 3. 家族員の健康状態に，いつも気を遣っている
- a 5. 家族員の健康状態を把握するための観察ができる
- a 6. 家族員の健康状態はおおむね正しく判断できる
- a 8. 家族員の健康状態に合わせて，何らかの保健行動を取り入れている
- a10. 生活リズムが不規則になりがちである
- a12. 1日3回の食事をとらないことが，1週間に3日以上ある
- a13. 喫煙する
- a17. ストレスが溜まっていると感じている

質問 b. 健康問題に対処する力 [8項目]（健康問題のない場合は記入不要）
- b19. 健康問題をもっている家族員の病状や症状を，おおむね正しく判断できる
- b22. 健康問題をもつ家族員の病状をコントロールするために必要なことがわかっている
- b23. 家族員の病気や健康状態を，自分なりに受け止めている
- b24. 健康問題をもっている家族員は，必要に応じて受診（または適切に内服）している
- b26. 健康問題をもつ家族員の病状コントロールするために，何らかの保健行動を工夫している
- b28. 何らかの健康問題が発生したときに，それに応じた生活上の工夫を実践する
- b29. 健康問題をもっている家族員以外に，それを知っている家族がいる
- b31. 健康問題をもつ家族員以外に，その人の健康問題解決のために動いてくれる人がいる

質問 c. 介護者または養育力 [12項目]（介護者らとは，介護者・保護者・養育者）
- c33. 介護者らは，心身共に健康である
- c35. 介護者らは，介護などが必要と感じている
- c36. 介護者らは，積極的に取り組む意欲・姿勢がある
- c38. 介護者らは，介護などに必要な知識がある
- c39. 介護者らは，介護などの具体的な手順をだいたい知っている
- c42. 介護者らは，適切に介護などをする体力がある
- c45. 介護などの時間配分は，うまくいっている
- c47. 介護者らは，ケア対象者に愛情をもっている
- c49. 介護者らは，ケア対象者の気持ちを尊重しようとしている
- c52. 介護などを手伝ってくれる家族員がいる
- c53. 介護者らが忙しいとき，家族員はその代替をしている
- c54. 家族内の介護などの方針は，はっきりしている

質問 d. 社会資源を活用する力 [5項目]
ご家族のなかに1人でもこんな方がいますか？「はい」のとき，番号に○をつけてください
- d58. 今，家族が利用できそうな社会資源を知っている
- d59. 社会サービスや健康・育児情報などは利用したくない（または期待できない）と考えている
- d60. 家庭内のことに，他人が入り込むのは好まない（嫌だ）と考えている
- d63. 家族以外の機関に，社会サービス・育児情報に関する相談や問い合わせができる
- d67. 家族以外の人との交流は好まない

質問 e. 現在の家庭運営の状態は，総じてどんな具合ですか？ [5項目]
- e69. 家族に適した調理（刻み，減塩，哺乳，離乳など）がなされている
- e72. 洗濯や着る物の用意には，支障がない
- e73. 室内の掃除には，支障がない
- e75. 家事担当者が忙しく，家事に手が回らないことがある
- e76. 家事担当者が疲れている

表 4-5 ● 家族生活力量アセスメントスケール（つづき）

質問 f. 家族内の役割分担や役割を補う力 ［5 項目］
- f79. 介護者らは，今の状態で介護などを継続したいと考えている
- f80. 家族内の役割分担について，必要に応じて話し合っている
- f81. 介護や育児などによって，他の家族員の役割遂行に支障が生じている
- f82. 買い物など，家事運営を分担している
- f83. 自分だけがたいへんな思いをしていると感じている人がいる

質問 g. 家族内の人間関係や雰囲気 ［5 項目］
- g85. 率直な会話やコミュニケーションができている
- g88. 家族員のだれかが困っていたら，互いに助け合おうとする
- g89. 家族員の欲求と家族全体の課題は，だいたい折り合いがついている
- g92. 家族の意見はまとまりやすい
- g93. 家族員の自立性や自由を尊重できる

質問 h. 住まいへの関心や住まいの環境状態 ［5 項目］
- h94. 家族員のだれか，環境調整の必要性を判断できる人がいる
- h95. 必要な環境調整方法を，だいたい選択できる人がいる
- h96. 自宅や居室は定期的に整理・整頓されている
- h99. 不潔・温熱条件など，住環境に起因する健康上の問題が生じていない
- h100. 家族員の住みごこちがよいように，住まいの工夫をしている

質問 i. 経済や家計管理の力 ［5 項目］
- i101. ほぼ，決まった収入源がある
- i102. 収入と支出のバランスは均衡している
- i103. 金銭は，ある程度計画的に使うことができている
- i104. 健康問題（病気）をきっかけに，収入と支出の不均衡が起こっていない
- i105. 療養や養育にかかる費用を，必要な支出とみなすことができる

---

(1) すべての項目に記入が終わったら，ラインマーカーなどで以下の逆転項目（全11項目）に目印をつける
　〈逆転項目〉
　　a10, a12, a13, a17, d59, d60, d67, e75, e76, f81, f83
(2) 次に指標ごとの力量充足度を算出する
　①逆転項目だけを採点する：○がつかなかった場合1点，それ以外は0点
　②逆転項目以外を採点する：○がついた場合1点，それ以外は0点
　③指標ごとの得点を合計する
　④以下の早見表を参考に指標別の到達率をレーダーチャートに記入する

指標別到達率の早見表

指標＼得点	1	2	3	4	5	6	7	8	9	10	11	12
a	10	20	30	40	50	60	70	80	90	100		
b	12.5	25	37.5	50	62.5	75	87.5	100				
c	8.3	16.7	25	33.3	41.7	50	58.3	66.6	75	83.3	91.7	100
d	20	40	60	80	100							
e	20	40	60	80	100							
f	20	40	60	80	100							
g	20	40	60	80	100							
h	20	40	60	80	100							
i	20	40	60	80	100							

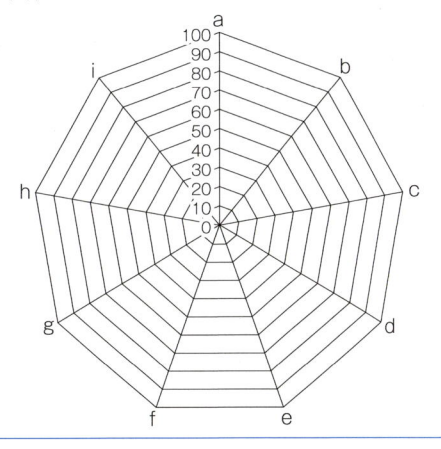

出典／家族ケア研究会：家族生活力量モデル―アセスメントスケールの活用法，医学書院，2002，p.79-80．

4. 家族生活力量アセスメントスケール

　次に家族ケア研究会は，家族生活力量の項目を構成要素としたアセスメントスケール（表4-5）を開発した[3]．このスケールを用いることによって，短時間に，簡便に家族生活力量をとらえることができる．また，領域ごとの点数をパーセントに換算し，レーダーチャートに表すことによって，視覚的に家族生活力量をとらえることができるよう工夫している．

　このスケールを使うときは，次のような注意が必要である．家族生活力量アセスメントスケールのみで，個別性あるニーズを抽出するには限界がある．他方，短時間に概要を把握できるという利点があるので，その利点を生かす姿勢で用いるとよい．また，一つひとつの設問内容にこだわると，スケールの利点を生かすことができない．たとえば，「a1. テレビや雑誌などから，保健や健康に関する情報を集めている」の設問のうち，"雑誌"とはどのような雑誌を指しているのか，"情報"とはどのような情報だろうかなどと考え込んでしまうと，先に進むことができなくなってしまう．したがって，むしろあまり考え込むことのないように答えていくのがよい．さらに，基本的には，力量の高いところを活用しつつ，力量の低いところに働きかけることになるが，前述したように，このスケールのみで個別性を踏まえてニーズを抽出するには限界があり，値の低い部分について詳細にアセスメントしたり，他のアセスメント理論を併用していく．

　以上，家族生活力量モデルに基づくアセスメント指標とスケールを紹介した．健康問題を抱えた家族員が地域で生活している場面では，対象とかかわる期間が長期にわたることが多いので，定期的に指標またはスケールを使ってアセスメントすることを勧めたい．そうすることによって対象の変化もとらえることができる．

　家族生活力量モデルおよびアセスメントツールは，保健師や訪問看護師といった地域看護職者のために開発したものであるが，病院など臨地でも活用できる．たとえば，患者の健康問題の背景に家族問題が潜んでいるときや，退院支援に際して家族問題が予想される場合などである．

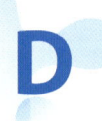

D 渡辺式家族アセスメントモデル

　渡辺は，1996年から主に現場の看護職者を対象に，家族ケアに関するコンサルテーションを行ってきた．看護職者から相談される事例を共に検討する過程で，看護職者は家族に関する豊かな情報をつかんでいるにもかかわらず，情報をうまく統合できず相手のニーズがキャッチできないでいたり，無意識のままに家族をむしろ追い込んでいたりすることに気づくことも多かった．このような体験を重ねるにつれ，看護職者自身が，家族に関する情報を整理して現状を明らかにし，支援の糸口を見出していけ

るような何らかのツールの必要性が浮かび上がり，現場の看護職者と共に開発してきたのが，渡辺式家族アセスメントモデルである．

1. 渡辺式家族アセスメントモデルの特徴

　渡辺式家族アセスメントモデルとは，その家族に生じている問題とその背景を構造化して理解し，支援の糸口を見出すために必要な支援者の思考プロセスをモデル化したものである．多くの家族アセスメントモデルは，支援対象とする家族を評価するツールとして開発されているが，渡辺式家族アセスメントモデルは，直接的に家族に焦点が当てられているのではなく，家族を評価するために必要な支援者の思考プロセスに焦点が当てられている．

1）適　応

　渡辺式家族アセスメントモデルは，家族への支援に行きづまったときに，支援の糸口を見出すのに有効であり，事例検討会やカンファレンスでの活用が効果的である．

　前述したように，渡辺式家族アセスメントモデルは，実践現場の看護職者に対するコンサルテーション活動から生まれたものである．したがって，このモデルが最も生かされるのは，かかわりが困難な家族へのアセスメントである．そして，かかわりが困難な家族ほど，看護職者1人の個別のかかわりではなく，医療チーム全体の支援が必要となる．事例検討会や日々のカンファレンスにおいて，スタッフが共通した思考プロセスで分析を試みることにより，その家族と今後の支援について，チーム全体の共通理解を得ることができる．

　しかし反面，渡辺式家族アセスメントモデルは，これまでのかかわりの経緯がなく，これから新たに支援を開始しようとする場合の家族アセスメントには不向きである．

2）長　所

(1) すでに有している情報の意味が明確となり，手順によってアセスメントを進めることにより，具体的な支援方法を見出すことができる

　家族看護アセスメントおよび測定ツールの開発の問題として，実施するのに時間がかかり過ぎ，収集する情報量が膨大になることや，アセスメントと支援方法との間のつながりが明確ではない[1]などの点があげられている．しかし，渡辺式家族アセスメントモデルは，情報収集を意図したものではなく，むしろすでに有している情報の意味を明らかにすることによって，必要な支援方法を見出すことを意図したものである．支援方法を見出すという目的のもとに，アセスメントの各段階が組み立てられており，アセスメントと支援方法との間に飛躍や矛盾がなく，一貫した思考プロセスが貫かれていることが1つの特徴である．

　また，渡辺式家族アセスメントモデルは，家族に生じている問題を，その家族内部だけの問題ではなく，支援者との関係性のなかで生じている問題ととらえ，看護職者をはじめ，その家族とかかわりのあった支援者も分析対象とする．したがって，分析のプロセスでは，支援者である自分自身がどのような影響を与えてきたのか，どのように関係性を変化させていく必要があるのかが明確に導かれる．これによって，今後の支援の方向性や具体的な方策がいっそう明確になる．

(2) あらゆる領域における家族ケアに適応可能である

これまでに開発されてきた家族アセスメントモデルのなかには，たとえば，地域で暮らす家族に焦点を当てたものや，慢性の健康障害を抱えた家族を対象としたものなど，適応範囲が限られたものもあるが，渡辺式家族アセスメントモデルは，あらゆる家族に適応可能である．

(3) 看護職者がエンパワーメントされる

すでに述べたように，渡辺式家族アセスメントモデルでは，看護職者をはじめ，その家族とかかわりのあった支援者も分析対象とする．事例と距離をおいて，かかわった看護職者自身の違和感や負担感が語られ，自分がどのように家族とかかわってきたのか，あるいは，なぜそのようにかかわっていたのか，自分でも気づかなかった価値観や信念に気づかされることも少なくない．うまく言語化できずモヤモヤしていたものが表現でき，自分自身を客観的に見つめる機会を与えられた看護職者は，いったん抱えていた荷を下ろし，「何が起こっていたのか」「これからどうしたらよいのか」が明確になることによって，困難な課題にも向き合っていこうとする心理的エネルギーを回復させていく．

家族アセスメントモデルは，家族への支援の糸口を見出すためのツールであるが，同時に，支援者自身もまたエンパワーメントされなければ，特に困難事例に向き合い続けることはできない．このモデルには，家族のアセスメントを進めつつ，支援者自身がエンパワーメントされていくという特徴がある．

3）限　界

渡辺式家族アセスメントモデルでは，すでに看護職者が有している情報から相手の苦悩を推察したり，相手がどのような背景のもとに，どのようなストレス源にどのように対処しているのかといった相手の体験のなかに隠されているストーリーを読み解くという作業が必要となる．そして，個々の家族員のみならず，患者，家族員，支援者がどのように影響を及ぼし合っているのかという全体像をとらえる力も必要とされる．このように，現象に隠されている意味を深く推察したり，個から家族，さらには支援者との相互作用までに視点を広げることが可能になるには，ある程度の訓練と経験が必要となる．すべての看護職者が，すぐに使いこなせるわけではないという点が，このモデルの限界であろう．

2. 渡辺式家族アセスメントモデルの理論的基盤

渡辺式家族アセスメントモデルは，以下の3つの理論を基盤としている．

1）家族ストレス対処理論

渡辺式家族アセスメントモデルの直接的な概念枠組みは，家族ストレス対処理論を示す二重ABCXモデルに準拠している．すなわち，対象となる家族は，家族員に何らかの健康問題が生じるという出来事によって家族危機に陥り，何らかの対処を行い，良好適応から不適応までのいずれかの適応状態に至っていると仮定し，不適応状態に至っているとすれば，どのような対処が行われているのか，その対処を変化させる糸口は何かを見出すのが，全体のアセスメントの流れである．

2) 家族システム理論

渡辺式家族アセスメントモデルでは，患者，家族員，看護職者というように，対象個々をアセスメントした後，それぞれがどのように影響し合っているのかを明らかにし，全体像を描く．そして，支援の方向性を検討する場合にも，支援者が特定の家族員に肩入れして同盟を築いていないかなど関係性に注目したり，家族内部の境界，家族と社会との境界に着目するなど，随所に家族システム理論が応用されている．

3) 家族発達理論

家族発達理論は，主に支援方法を検討する際の重要な柱としている．すなわち，常にその家族の発達段階と課題を明確にし，患者へのケアと発達課題の達成がバランスを保ち，両立するような方向性での支援を見出すことを重視している．

3. 渡辺式家族アセスメントモデルの内容

渡辺式家族アセスメントモデルは，実践現場でより使いやすく適切な支援方法が見出せることを目的に改良が加えられ，現在では，**表 4-6，4-7** のような内容となっている．

渡辺式家族アセスメントモデルは，問題の全体像を把握し，支援の方針を検討して支援方策を明確化するというのが全体の流れである．そのなかでも，問題の全体像の把握が，その後の支援方針や方策の明確化の鍵を握る最も重要な核である．

ここでは，第1段階の問題の全体像の把握に焦点を当て，若干の解説を加える．

1) ステップ1　個々の抱える問題（困りごと）を検討する

ステップ1では，患者，家族員，そして看護職者が，何に困っていたのか，それぞれが抱える問題を，相手の立場に立って考え，明らかにすることを強調している．特に支援に困難を感じる事例では，そもそも相手が困っていることを把握できていなかったり，把握したニーズがずれていることが多い．このステップによって，看護職者に，最初から患者や家族員個々の体験世界を深く理解しようとする姿勢を促すことができる．

2) ステップ2　なぜそのような問題が生じているのか，背景となる対処の全容を検討する

患者や家族員個々が問題を抱え，不適応状態に至っている現状は，対処によっても

表 4-6 ● 渡辺式家族アセスメントモデルの内容

第1段階　生じている問題の全体像の把握
ステップ1　個々の抱える問題（困りごと）を検討する
ステップ2　なぜそのような問題が生じているのか，背景となる対処の全容を検討する
ポイント1　それぞれが直面しているストレス源は何か
ポイント2　ストレス源に対してどのように対処しているのか
ポイント3　対処を生み出している背景は何か
ステップ3　家族と支援者の関係性を明らかにする
第2段階　これまでの分析から，家族支援の方針を検討する
第3段階　家族支援の方針を明らかにする

表 4-7 ● 家族アセスメントのためのフォーマット

事例番号_____

【第1段階】生じている問題の全体像を把握する

〈ステップ1〉個々の抱える問題（困りごと）を検討する

〈ステップ2〉なぜそのような問題が生じているのか，背景となる対処の全容を検討する
ポイント1：それぞれが直面しているストレス源は何か

ポイント2：ストレス源に対してどのように対処しているのか

ポイント3：対処を生み出している背景は何か

〈ステップ3〉家族と支援者の関係性を明らかにする（図）

【第2段階】これまでの分析から，家族支援の方針を検討する

【第3段階】家族支援の方針を明らかにする

たらされたものであるという考え方を前提に，それではどのような対処がなされているのか，対処の全容を明らかにするのがこのステップである．

そしてこのステップは，さらに，①それぞれが直面しているストレス源は何か，②ストレス源に対してどのように対処しているのか，③対処を生み出している背景は何かの3つのポイントを分析していく段階からなっている．ここでは，さらに相手の体験世界に深く分け入り，そのなかに隠されている相手のストーリーを読み解くという作業が必要となる．

3）ステップ3　家族と支援者の関係性を明らかにする

これまで，対象個々について深く洞察してきたが，この段階では，視点を広げ，個々がどのような影響を及ぼし合っているのか，全体像を俯瞰するという段階に入る．ここでは，図示するという作業が有効であり，これにより漠然としていたイメージが一つの形になることによって，これからかかわろうとするすべての支援者に共通理解をもたらすことができる．

このような第1段階のアセスメントを進めることにより，どのような問題が，どのような関係性のもとに，なぜ生じているのかが明らかになる．これ以降のプロセスで

は，これまでの分析をもとに，どのような関係性を是正すべきか，個々の対処を変化させる糸口は何かを見出し，支援の方向性や方策をさらに検討するという段階に入る．

E 家族看護エンパワーメントモデル

　家族看護エンパワーメントモデルは，家族を1単位のケアの対象としてとらえ，家族自らがもてる力を発揮して健康問題に積極的に取り組み，健康的な家族生活が実現できるように，予防的，支持的，治療的な支援を行うことを目指している[1]．エンパワーメントは，家族自身が獲得していくものであり，主体は家族である．看護職者は，家族がもっている主体性を発揮し，エンパワーメントがもたらされるように支援する役割を担っている．したがって，家族看護エンパワーメントモデルでは，以下の4つを前提としている．

①家族は自分で決定し，家族の福利のために行動する能力を有している．看護職者は，家族の自己決定する力を尊重する姿勢が必要である．
②家族エンパワーメントが生じる条件は，家族との相互尊敬，共に参加する関係および協働関係，信頼である．
③看護職者は，家族をコントロールしようとする欲求を放棄し，協力関係を形成し，家族のニーズを優先していく必要がある．
④看護職者は，家族が健康的な家族生活を維持，促進することができるように支援していく必要がある．

1. 家族看護エンパワーメントモデルの構造

　家族看護エンパワーメントモデルでは，オレム（Orem, DE）のセルフケア理論を基盤としながら，様々な看護理論や家族理論，先行研究などから導き出された病者を抱える家族を理解するための視点やアセスメントの視点が含まれている．すなわち，家族は，家族のセルフケア力に基づいて，家族のセルフケア領域を健康に保つように努力しており，看護職者は，家族が健康問題を解決し，健康的な家族生活を維持していくために必要なセルフケア力を強化したり，発揮できるようにしたりして支援していく役割を担っている．家族のセルフケア力は，病者の健康-病気のステージ，家族の発達段階や役割機能，コミュニケーション，価値観などから影響を受けるものであるため，看護職者は対象となる家族について，様々な視点から理解していく必要がある．

　家族看護エンパワーメントモデル（図4-3）では，まず，共感的に"家族の病気体験を理解"し，そのうえで家族との"援助関係を形成"することから始まる．それと同時に，様々な理論から導かれた視点と臨床判断に基づいて"家族アセスメント"を行い，"家族像を形成"して個々の家族の家族差（p.3参照）をとらえ，"働きかけ"を展開していく．

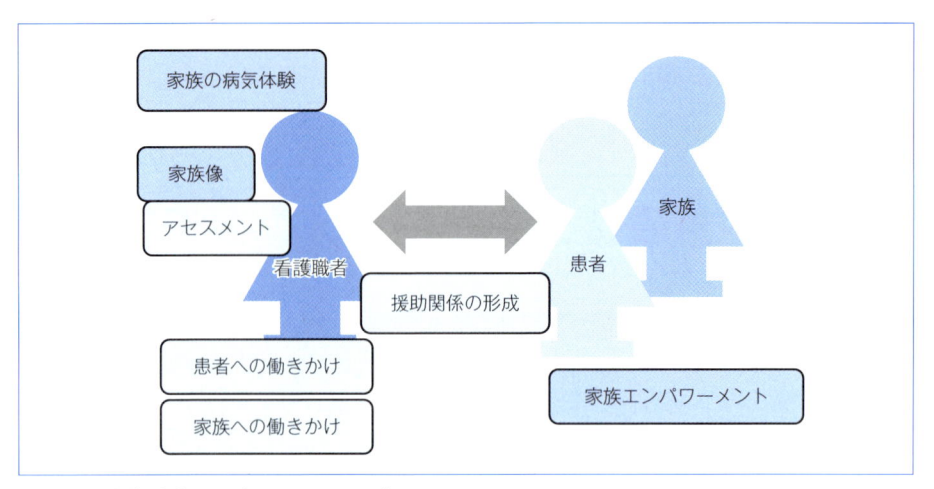

図4-3 ● 家族看護エンパワーメントモデル

2. 家族看護エンパワーメントモデルを用いた家族看護の展開

　家族看護エンパワーメントモデルでは，①家族の病気体験の理解，②家族との援助関係の形成，③家族アセスメント，④家族像の形成，⑤家族への看護介入のステップで看護を展開していく．これらのステップは直線的に進むものではなく，同時進行的に，あるいは循環的に進行していくものである．

1）家族の病気体験の理解

　"家族の病気体験"とは，家族員が病気になったことに伴うその家族の体験であり，その家族独自の主観的な体験である．したがって，その家族がどのような病気体験をしているかを，家族の視点から共感的に理解することが重要である．"がん患者の家族は，……という体験をしているはずだ" "手術を受ける患者の家族は，当然……と思っているに違いない"など，先入観をもって家族をみたり，かかわったときの様子などから"あの家族は普通とは違う，とっつきにくい家族"などとレッテルを貼ってしまった場合，家族のありのままの体験を理解することは困難になる．

　このモデルでは，①健康-病気のステージ，②家族の病気のとらえ，③家族の情緒的反応，④家族のニーズ，⑤家族と家族員の病気との関係の5つの視点から，家族の病気体験を理解する[2]．

(1) 健康-病気のステージ

　健康-病気のステージは，①健康問題が顕在化していない段階，②症状が出現している段階，③医療受診-診断を受ける段階，④治療段階，⑤リハビリテーション段階，⑥慢性化に向かう段階，⑦死と再構成の段階と分類できる．

　このステージは，病気や障害の特質によって異なっており，それぞれのステージで家族の保健機能や介護行動は異なっている．医療職者の視点からどのステージにあるのかをとらえるだけでなく，家族が，自分たち自身がどのステージにいるととらえているかを把握することが必要である．家族のステージのとらえ方を知ることにより，家族の行動の意味を理解することが可能になることもある．

(2) 家族の病気のとらえ

健康-病気のステージについての家族のとらえと同時に,家族が"病気"をどのようにとらえているかを知ることも重要である.家族は,これまでの経験やもっている知識などに基づいて,家族員の病気に対して家族なりの考えをもっている.家族員の病状を読み取り,病気や治療,療養生活のあり方などについて家族なりに解釈している.したがって,看護職者は,以下のような視点から家族の病気のとらえを理解していくことが大切である.

①病気の原因をどのようにとらえているのか.
②病気がよくなる方法として,治療方法をどのようにとらえているのか.
③病気がよくなるためにどのような療養行動が必要だととらえているのか.
④予後をどのようにとらえているのか.

以上の視点から家族の言動をみていくことにより,家族の病気のとらえ方を理解することができるだろう.

(3) 家族の情緒的反応

家族員が入院や治療が必要になるという状況は,家族にとって困難な出来事であり,病者と同様,家族もまた混乱のなかにいる.家族は,ショック,否認,迷い,怒り,罪悪感,抑うつ,孤立感など,様々な感情を体験している.医療職者にとっては,危機的とは思えないような健康問題であっても,当事者である家族は重篤な状況と解釈していることも多い.診断名や治療内容が同じであっても,また似たような家族背景をもっていたとしても,家族の体験する感情はその家族独自のものであることを念頭に置き,看護職者は,家族の示している情緒的反応を共感的に受け止めていく必要がある.

(4) 家族のニーズ

家族は,家族員の病気に対応していくために,様々なニーズをもつ.病者がいる家族として共通のニーズ,病気や病状によって,あるいはその家族固有のニーズがある.たとえば,入院中の終末期にある病者および死別後の配偶者のニーズ[3]や,重症の病者の家族のニーズ[4]などが明らかにされている.このような既存の研究で明らかにされているニーズを予測しながら,一方ではその家族固有のニーズをとらえていくことが必要である.

(5) 家族と家族員の病気との関係

家族と家族員の病気との関係は,①家族サポートモデル,②家族負担モデル,③家族成長モデル,④家族否定的影響モデルといった4つの視点からとらえることができる.

①家族サポートモデル:家族は病者の苦しみや不安を受け止め,精神的に支える,療養行動の遂行を支援するなど,家族が様々なサポートを提供し,病者を支援する側面をとらえる視点である.

②家族負担モデル:家族員の病気により,家族全体が否定的な影響を受け,家族が病気に圧倒されている,病気や病者が家族に負担をもたらしているという側面をとらえる視点である.家族内に病者を抱えることによって,通常の日常生活を過ごすこ

とが困難になること，家族関係に望ましくない影響が生じること，経済的な問題，スティグマによる悩みなど，家族が病者と共にある生活において，多くの負担を抱え，苦悩している側面をとらえることができる．

③家族成長モデル：家族が病気体験のなかに意味を見出し，その体験をとおして成長しているととらえている．家族が病気体験をとおして学びや喜びを得るなど，肯定的な側面をとらえることができる．

④家族否定的影響モデル：家族が家族員の発病や再発，悪化など，病気の経過に否定的な影響をもたらすととらえている．

これらの4つのモデルを用いて家族と家族員の病気との関係をとらえることによって，家族の強みや弱みなど，多面的な視点から家族をとらえることができる．1つの家族のなかにすべての側面が存在しうるものであり，病者の病気の経過や家族の状況，家族が有しているソーシャルサポートなどによって表面化する側面が変化するということを念頭に置いて，柔軟にとらえていくことが重要である．

2）家族との援助関係の形成

家族の病気体験を共感的に理解しながら，家族の主体的な取り組みを促進し，家族の意思決定を支援する姿勢で援助関係を形成していく．基本的には，病者個人との援助関係を形成する場合と同様，傾聴や共感をもってかかわること，先入観や自己の価値観にとらわれないことなどが重要である．それに加えて，複数の家族員からなる集団であるという特徴を踏まえて，①中立である，②家族システムユニット全体をとらえる視点をもち続ける，③家族の健康的な側面を強化していく，という点などに留意することが必要である．

3）家族アセスメント

家族アセスメントとは，家族と看護職者との信頼関係を基盤に，家族を1つの集団としてとらえ，系統的に情報を収集し，家族のありようをとらえていく過程である．家族看護エンパワーメントモデルでは，**表4-8**に示す11の領域について情報を整理していく．看護職者は，家族の構造-機能，家族発達論，家族システム論，家族ストレス対処理論など様々な家族理論や，看護理論を活用しながら，これらの領域に関する家族の情報を収集し，アセスメントを行う．

4）家族像の形成

家族像とは，家族の病気体験の理解，家族アセスメントをとおして浮かび上がってきた家族のありようを家族全体として統合し，家族の現状と歴史を描写したものである[5]．

家族看護エンパワーメントモデルでは，家族像の形成を重視している．同じような状況の家族であっても，各々の家族の体験はその家族固有のものであり，それはこれまでの家族のありようによって異なる．したがって，個々の家族の現状を理解するだけでなく，家族の歴史や価値観などをも踏まえた家族像を描くことにより，その家族との援助関係形成や看護介入の方向性を見出すことが可能になる．家族像を的確に把握できなければ，その後の家族支援も意味をなさないことになるといっても過言ではない．

表4-8 ●家族アセスメントの視点

1. 家族構成

2. 家族の発達段階
   - 家族の現在の発達段階は？
   - 取り組まなければならない発達課題は？
   - 発達課題をどのように達成しようとしているか？
   - 現在まで，家族の発達課題にどのように取り組み，達成してきたか？

3. 家族の役割や勢力関係
   - どのように役割分担しているか？
   - 役割過重は生じていないか？
   - 役割期待は明確か？
   - 家族内に役割葛藤はないだろうか？
   - 新たに学ぶべき役割行動はあるか？
   - 役割交代は柔軟に行われているか？
   - 家族のリーダー，キーパーソンはだれだろうか？
   - だれが何を決定しているか？
   - 物事を決定するとき，互いが話し合っているか？
   - どのような方法で決定しているか？

4. 家族の人間関係，情緒的関係
   - 家族員は互いをどのように思っているのだろうか？
   - 家族員は互いに支援し合っているか？
   - 家族は一緒にどのようなことをどの程度しているか？
   - 家族員は互いの感情や思いに敏感か？
   - 互いに尊重し合っているか？
   - 家族員の年齢や発達に適合した関係であるか？
   - 必要に応じて家族の関係を柔軟に変化させてきたか？

5. 家族のコミュニケーション
   - 機能的で明確なコミュニケーションがとれているか？
   - オープンに自分の意見や感情を表明できているか？
   - 会話は適切で温かい思いやりのあるフィードバックがなされているか？
   - 攻撃的で否定的なコミュニケーションは多くないか？
   - 表面的な会話，指示的な会話が多くないか？
   - 互いに傾聴する姿勢があるか？
   - コミュニケーションは一方的でなく，相補的か？

6. 家族の対処方法
   - 家族が一体となって生活の調整・管理を行うような統合的対処をとっているか？
   - 負担を軽減したり現状を打開するために，具体的な方法を試みる方策的対処をとっているか？
   - 家族ができる限り普通の生活を維持していこうとする対処をとっているか？
   - さらに家族外に資源を求めるような対処をとっているか？

7. 家族の適応力や問題解決能力
   - 今までの問題に対する適応力はどのようなものであったか？
   - 家族の認知能力や知的な力はどの程度か？
   - 家族は現実を認識し，検討していく力を有しているか？
   - 家族は現実的な目標設定や計画を立てる力があるか？
   - 家族の意思決定能力はどの程度か？

8. 家族の資源
   - 何か問題が生じたときに親族や近隣からどのような助けを得てきたのだろうか？ また，得る可能性はあるか？
   - 社会資源を利用しているか？
   - 援助や支援を得ることをどのように考えているか？

9. 家族の価値観
   - 家族はどのような行事や考え方を重視しているか？
   - 介護をするうえでどのようなことをモットーにしているか？
   - 家族の健康行動に関与している考え方は？
   - 家族の文化で特記すべき事柄はないか？
   - 宗教的なことは？

10. 家族の期待・希望
    - 家族はどのようなことを期待しているか？
    - 家族はどのようなことに希望をもっているか？
    - それらについて，家族員の考えは一致しているか，どのような点が異なるか？
    - 異なっている目標や希望はどのように扱われているか？

11. 家族のセルフケア力
    家族生活の領域として，"十分な空気・水分摂取の維持""十分な食事摂取の維持""排泄過程，排泄，清潔に関連したケア""活動と休息のバランスの維持""孤立と社会的相互作用のバランスの維持""生命，機能，安寧に対する危険の予防""正常な家族生活の維持"の7つの領域についての情報を収集する
    - 家族セルフケアの7つの領域で，健康問題と関連している領域があるだろうか？
    - 家族は7つのセルフケアの領域を健康的にセルフケアできているか？
    - 7つのセルフケアの領域の課題と，家族像とはどのように関連しているだろうか？
    - 家族のセルフケア力（理解力，判断力，知識・技術力，継続力など）は？

家族像形成に必要な能力や知識として，①一般的な家族についての知識，②家族に関する理論的な知識，③看護職者の家族観を分析し客観化する力，④情報を織りなしていく能力，⑤推察力，仮説的な考えを創造していく力，⑥臨床判断をする勇気，⑦家族像を変更していく力があげられる[6]．臨床経験のなかで培った家族をとらえる独自の判断基準を活用し，さらに家族理論や看護理論を用いた推論的，仮説的なとらえ方を整理しながら家族像を形成していくことが重要である．また，家族像は一定の想定を含んでいるため，常に修正していく必要がある．

5) 家族への看護介入

家族像を踏まえて，家族が取り組まなければならない健康問題にかかわる課題，専門職者からの支援が必要な課題などを明らかにし，家族への看護介入の方向性を考えていく．家族看護エンパワーメントモデルでは，11の看護介入方法を提示しているが，それぞれの家族像に基づき，必要な介入を選択し，実践する[7]．支援の目標は，家族が，これまでの家族生活のなかで培ってきた様々な問題解決能力や意思決定能力などを発揮できるように，あるいは新たにこれらの力を獲得できるように支援し，家族としての統合性を維持しながら健康問題に対応していけるようにすることである．

(1) 家族の日常生活，セルフケアの強化

家族が健康的な家族生活を営むことができるように，家族セルフケア行動を支援する．すなわち，①十分な空気・水分摂取の維持，②十分な食事摂取の維持，③排泄過程，排泄，清潔に関連したケア，④活動と休息のバランスの維持，⑤孤立と社会的相互作用のバランスの維持，⑥生命，機能，安寧に対する危険の予防，⑦正常な家族生活の維持を目標として支援を行う．

(2) 家族への情緒的支援の提供，家族カウンセリング

家族が直面している状況を共感的に理解し，必要に応じて家族カウンセリングを行う．タイミングをつかんで家族とかかわったり，あるいは計画的に家族と面接を行い，家族の心の揺れを受け止めるとともに，家族が安心できるような場と機会を提供する．また，家族カウンセリングでは，家族への情緒的な支援を行いながら，家族自らが状況を洞察し，変革を行っていけるように支援する．

(3) 家族教育

家族の健康問題を解決し，健康的な家族生活を実現するうえで必要な知識や技術を学ぶことができるように教育的にかかわる．たとえば，健康に関する知識や技術，病気や療養生活のマネジメントに関する知識や技術，社会資源の活用などに関する知識や技術などについて，家族に教育する．

(4) 家族の意思決定への支援とアドボカシー

家族は主体的な存在であり，家族自身の力で意思決定を行い，状況を乗り越えていくことができる集団である．看護職者は，家族の意思や家族の権利を尊重し，家族の意思決定を見守り，家族と共に歩み，家族が自らの力で意思決定できるように支援する．必要な場合には，医療保健専門職者と家族との橋渡しをしたり，家族を代弁したりすることによって，家族の権利，意思を尊重するように支援を行う．

(5) 家族役割の調整

病気の家族員が担っていた役割を他の家族員に割り振ったり，家族員の病気に伴って必要になった新しい役割を学習したり，あるいは病気の家族員を支え，家族生活をこれまでどおりに営めるように各自の役割を調整したりすることが必要になる．看護職者は，このような役割の調整について家族と共に考え，アドバイスをするなどの支援を行う．

(6) 家族関係の調整およびコミュニケーションの活性化

家族員の病気という危機的状況に直面し，相手を思いやる余裕を失って家族のきずながうまく発揮されず，些細なことから行き違いが生じてしまうことがある．看護職者は，家族交流の機会や場をつくる，家族員相互のニーズに対する感受性を高める，個々の自己表現を促す，家族内の第三者として代弁者を務める，家族内の葛藤や期待，思いのずれを調整する，家族員の対人技術を高めるなど，家族が病気体験をとおして自らの家族関係を修正したり，より豊かな関係性を構築できるように支援する．

(7) 家族の対処行動と対処能力の強化

家族が経験しているストレスの程度や家族がとっている対処行動を把握し，家族が新たな対処方策を獲得したり，過去に活用している対処方策を拡大，強化したりすることによって，危機に陥らずに適応していけるように，あるいは危機からの回復を助け，家族としての力を高めるように支援する．重要なことは，家族が複数の対処行動をバランスよく，多彩に用いることができるように支援していくことである．

(8) 親族や地域社会資源の活用に対する支援

家族の求助行動を把握し，家族の資源が枯渇する前に，親族からのサポートや地域社会資源，地域の組織や制度を導入することが必要である．利用可能な地域社会資源についての具体的な情報提供や，活用方法についての相談に応じるなどの支援を行う．

(9) 家族発達課題の達成への支援

家族の発達段階別の発達課題に関する知識などを活用し，家族がこれまでそれらの発達課題をどのように乗り越えてきたか，現在どのような発達課題に取り組んでいるのかを把握し，発達課題を達成できるように支援する．

(10) 家族危機に対する働きかけ

家族の危機的状況を把握し，なりゆきを読みながら，家族をサポートしていく．危機への働きかけは，前述したすべての看護介入を臨機応変に活用していくことが特徴である．

(11) 家族の力の育成

家族が健康的な家族生活を営んでいくために必要な，セルフケア力を育成する働きかけである．

家族を1つのケアの対象としてとらえ，家族自らがもてる力を発揮して，健康問題に積極的に取り組み健康的な家族生活が実現できるように，家族がもっている主体性を発揮し，エンパワーメントがもたらされるように支援する1つの方法として，家族看護エンパワーメントモデルを紹介した．限られた時間のなかで，家族と援助関係を

形成し，家族のありようを理解し家族像を形成することは容易ではない．しかし，病者だけでなく，家族全体の病の体験を理解しようとする姿勢や，様々な家族看護の知識を基盤とするアセスメントの視点をもつこと，そして臨床判断を活用して家族像をとらえて支援することにより，家族の力を引き出し，家族が主体的に健康問題に取り組むことが可能になる．

F フリードマン家族アセスメントモデル

フリードマン家族アセスメントモデルは，家族を地域社会，社会組織システムの下位システムとして位置づけ，相互に作用し依存し合っているととらえ，家族と社会システムとの関係性に焦点を当てて家族看護を論じている．

したがって，保健師や養護教諭，訪問看護師，外来看護師などが対象とする地域社会，すなわち在宅で健康・保健課題を抱える家族に用いられることが多い．

このモデルの理論的基盤は，構造-機能理論，家族発達理論および家族システム理論であり，それらに基づき家族アセスメントは6つの各領域から成り立っている．

1. 家族についての概念

家族は社会の接点である．すなわち家族は社会の基本的単位であるが，家族を取り巻く外界からの力（地域社会，社会組織）から形成される．家族は，ある程度社会に影響を及ぼしているが，社会が家族に及ぼす影響のほうがはるかに大きいといわれている．しかし，社会の影響が大きいとはいえ，家族もその変化を跳ね返す力や適応力を有しているととらえている[1]．

一方，家族と家族員の健康状態との関連は密接である．保健行動や病気行動は，学習されるものであり，家族は健康教育の主要な源になっている．家族は，家族員の病気や健康の段階，すなわち良好な状態から診断，治療，回復に至るすべての段階で多かれ少なかれ，様々な方法によって関与している．つまり，家族の主なかかわりの段階として，①病気予防と健康増進の段階，②症状経験段階，③ケアを求める段階，④医療・保健機関との接触段階，⑤病者-依存者役割，⑥リハビリテーション段階がある[1]．

フリードマン（Friedman, MM）は，家族を「家族は相互に情緒的に巻き込まれ，地理的に近くで生活をしているひとびとからなる」と定義している[1]．

2. 家族看護の目的と役割

フリードマンは，家族看護の目的を家族中心の看護を展開することであると述べている[1]．前述のように，フリードマン家族アセスメントモデルは，家族を地域社会，社会組織システムの下位システムとして位置づけ，相互に作用し依存し合っていると

とらえ，家族と社会システムとの関係性に焦点を当てて家族看護を論じており，在宅で健康・保健課題を抱える家族に用いられることが多い．そのため，家族看護の目的や役割について，地域における家族看護の分野で論じている．

地域看護の焦点は，住民全体（地域社会）に向けられている．そして多くの研究者が，地域において看護職者が家族を通じて地域の健康を改善し，維持できると指摘している．特に地域看護では，母子の課題に取り組むことで，健康な子どもとその家族の育成につながることから，母子保健の問題を考慮しながら，対象家族に関連している問題について，そのニーズに応じて優先順位を決定し，支援する．地域における看護職者は，地域の重大な健康問題へのサービスを開発し提供するとともに，対象家族に対する個別的看護サービスも開発し提供する[1]．

リーヴェル（Leavell, HR）とクラーク（Clark, EG）[2]は，家族中心の看護が果たす役割をわかりやすく説明するために，予防レベルの枠組みを用いている．第1次予防は，健康増進あるいは病気や障害の回避のために行う予防であり，第2次予防は，早期発見，診断，治療などが含まれ，第3次予防は，病気からの回復段階やリハビリテーション段階で患者の障害を最小限にとどめ，機能レベルを最大にすることを意図している．

3. 理論的基盤

1）構造−機能理論によるアプローチ

構造−機能理論によるアプローチの前提は，①家族は機能的要件を備えた社会システムである，②家族はすべての小集団に共通する一般的な特徴をもつ1つの小集団である，③社会システムとしての家族は，社会だけでなく，個人に対しても機能を果たしている[1]，ということである．

家族構造と家族機能の面からアプローチするが，それぞれのとらえ方は前述のとおりである（p.6, p.14参照）．

2）家族発達理論によるアプローチ

デュヴァル（Duvall, EM）は，家族の発達段階を8段階に分けている[3]．第1段階は家族の誕生，第2段階は妊娠・出産期の家族，第3段階は学齢前期の子どもがいる家族，第4段階は学童期の子どもがいる家族，第5段階は10代の子どもがいる家族，第6段階は子どもが巣立っていく家族，第7段階は中年（壮年）の親の家族，および第8段階は退職後の高齢者家族である．各発達段階別に家族の発達課題と健康領域を提示しており，家族の発達課題がアセスメントできるようになっている．

3）家族システム理論によるアプローチ

一般システム理論，パーソンズ（Parsons, T）の社会システム理論，家族療法からの家族システム理論の3つの理論からアプローチの枠組みを抽出している．

家族は生物系の社会システムとして定義づけられる．家族は相互に密接に作用し合い，依存し合っている個人からなる小さな集団であり，家族員は，家族機能や目標など具体的な目的を達成するための1つのユニットの中に組み込まれている[1]．

家族は，物質，エネルギー，情報を交換している開放システムであり，物質的・社

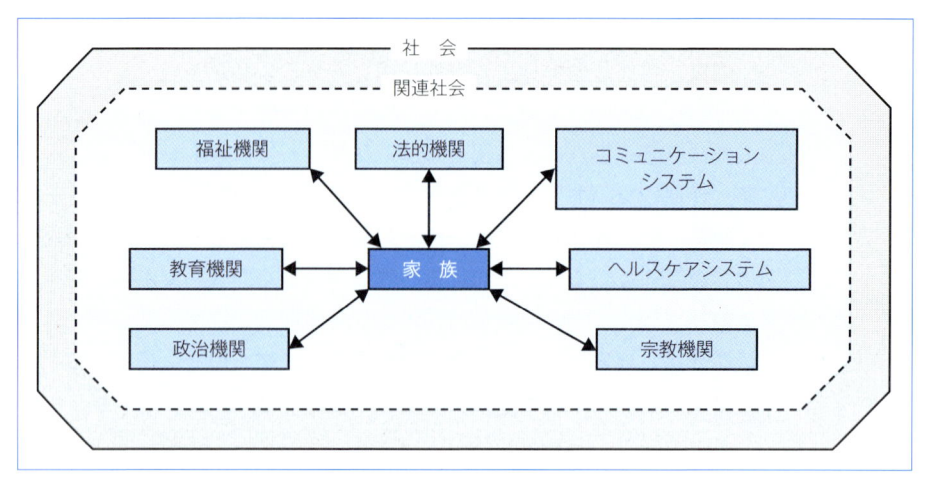

図4-4 ● 家族と家族を取り巻く環境
出典／Friedman, MM 著，野嶋佐由美監訳：家族看護学—理論とアセスメント，へるす出版，1993，p.120.

会的・文化的環境と常に相互作用している[1]．

また，**図4-4**は，家族と家族がかかわっているシステムの政治機関，法的機関，教育機関，ヘルスケアシステム，福祉機関など社会制度と家族の関係，さらに関連集団や地域社会などの上位システムがあり，家族との関係を示している[1]．

家族システムの環境に関していえば，一般的には環境との関係が直接的に密接であればあるほど，環境からの影響やインプットは多くなる[1]．

フリードマンの家族システム理論によると，活気ある家族は次のような特徴を有している．すなわち，第1に「すべての家族員は，互いにいろいろな脈絡（仕事や余暇活動など）のなかで相互作用し合っている」，第2に「地域社会の様々な集団や組織，たとえば健康，教育，政治，娯楽，商業などに関連した集団や組織と，多様で積極的な交流を持続させている．それによって家族員の利益が向上し充足できる」，第3に「集団活動への参加，情報の探求，選択肢の発見，独自の方法での決断など，人生への積極的な対処や姿勢がみられる」，第4に「組織の内部構造においては，役割関係は柔軟で，変化へのニーズや状況に対して敏感である．また，勢力は共有されている．さらに家族員は自分たちが影響を受けている事柄への決定に参加することができ，個人の成長と自律性を支援するような関係がみられる」と述べている[1]．

4. フリードマン家族アセスメントモデルとは

フリードマン家族アセスメントモデルは，看護職者が家族に面接する際のガイドラインとして開発されたものである．これは，基礎資料，家族の発達段階と家族歴，環境，家族構造，家族機能，家族のストレスと対処・適応という6つの領域から成り立っている（**表4-9**）[4]．

5. フリードマン家族アセスメントモデルの活用方法

フリードマン家族アセスメントモデルでは，家族中心の看護が果たす役割がわかり

4 家族アセスメントモデル・家族支援モデル

表4-9 ● フリードマン家族アセスメントモデル（短縮版）

<table>
<tr><td rowspan="14">A.基礎資料</td><td colspan="2">①患者（家族）名</td><td colspan="4">②住所</td></tr>
<tr><td colspan="2"></td><td colspan="4">電話番号</td></tr>
<tr><td colspan="6">③家族構成</td></tr>
<tr><td></td><td>性別</td><td>続柄</td><td>出生地</td><td>職業</td><td>学歴</td></tr>
<tr><td>父</td><td></td><td></td><td></td><td></td><td></td></tr>
<tr><td>母</td><td></td><td></td><td></td><td></td><td></td></tr>
<tr><td>子</td><td></td><td></td><td></td><td></td><td></td></tr>
<tr><td>子</td><td></td><td></td><td></td><td></td><td></td></tr>
<tr><td>子</td><td></td><td></td><td></td><td></td><td></td></tr>
<tr><td colspan="6">④家系図</td></tr>
<tr><td colspan="6">⑤文化（民族）的背景</td></tr>
<tr><td colspan="6">⑥宗教</td></tr>
<tr><td colspan="6">⑦社会的地位</td></tr>
<tr><td colspan="6">⑧家族の趣味・余暇活動</td></tr>
<tr><td colspan="7">B.家族の発達段階と家族歴</td></tr>
<tr><td colspan="7">　①家族の現在での発達段階</td></tr>
<tr><td colspan="7">　②家族の発達課題</td></tr>
<tr><td colspan="7">　③核家族史</td></tr>
<tr><td colspan="7">　④両親それぞれの家族史</td></tr>
<tr><td colspan="7">C.環境</td></tr>
<tr><td colspan="7">　①住居のタイプ・間取り</td></tr>
<tr><td colspan="7">　②近所・地域の環境</td></tr>
<tr><td colspan="7">　③居住年数等</td></tr>
<tr><td colspan="7">　④地域のコミュニティサービス</td></tr>
<tr><td colspan="7">　⑤ファミリーサポートネットワーク</td></tr>
<tr><td colspan="7">D.家族構造</td></tr>
<tr><td colspan="7">　①コミュニケーションのパターン</td></tr>
<tr><td colspan="7">　②力関係</td></tr>
<tr><td colspan="7">　③役割構造</td></tr>
<tr><td colspan="7">　④その家族のもつ価値</td></tr>
<tr><td colspan="7">E.家族機能</td></tr>
<tr><td colspan="7">　①情緒的機能</td></tr>
<tr><td colspan="7">　②社会的機能</td></tr>
<tr><td colspan="7">　③健康管理機能</td></tr>
<tr><td colspan="7">F.家族のストレスと対処・適応</td></tr>
<tr><td colspan="7">　①短期・長期のストレスとその強さ</td></tr>
<tr><td colspan="7">　②ストレス場面における対処能力の程度</td></tr>
<tr><td colspan="7">　③過去および現在の対処方法</td></tr>
<tr><td colspan="7">　④効果のない方法と適応できる方法</td></tr>
</table>

出典／Friedman MM, Bowden, VR, et al：Family nursing：Research, theory, and practice, 5th ed, Prentice Hall, 2003, p.593-594.（一部改変）

やすく説明されており，先に述べたリーヴェルとクラークの予防レベルの枠組みを用いている．在宅で健康・保健課題を抱える家族への面接時にガイドラインとして用いられ，保健指導や健康教育の実践をとおして家族のウェルビーイングにつなげていく家族支援になる．また，地域社会との関連を明確に示しており，様々な社会資源を調整して在宅での健康・保健課題の解決につなげていくことに活用できる．

6. 短縮版フリードマン家族アセスメントモデル

フリードマン家族アセスメントモデルは，6領域に詳細なアセスメント項目が設定されており，多方面でのアセスメントを行うのに有効であるが多くの時間が費やされることから，**表4-9**のような短縮版フリードマン家族アセスメントモデルが開発され，短時間でアセスメントすることが可能である．

G カルガリー式家族アセスメント/介入モデル

カルガリー式家族アセスメント/介入モデル（Calgary Family Assessment/Intervention Model：CFAM/CFIM）はカナダのカルガリー大学のライト（Wright, LM）とリーヘイ（Leahey, M）らによって提唱されたモデルである[1]．ライトらの著書『Nurses and families：A guide to family assessment and intervention』[1] は1984年に初版が出版され2009年には第5版が出版されたが，豊かな看護実践例から導き出された知見に基づき，現在も発展し続けているモデルである．

CFAM/CFIMは，ポストモダニズム，認知の生物学の世界観を基盤にシステム理論，サイバネティクス，コミュニケーション理論，変化理論を主たる理論的土台としている（**表4-10**）．

CFAM/CFIMは家族面接の手法を取り入れているが，家族面接は患者のベッドサイドや自宅のリビングやキッチン，クリニックや学校の一室など家族と接するどのような場でも実施することが可能である[1]．面接にあたっては，事前に得た情報や先行研究，理論などからその家族の抱えている苦悩の推測（hypothesis）を行い，家族自らの気づきを促すような問いかけ（施療的な会話）を用いながら，その家族のシステムや抱える問題をとらえる[1]．家族とのこのようなやり取りを通じて家族の苦悩に迫り，家族に癒しをもたらす．面接にあたっては，必ずしも家族員全員が揃う必要はなく，面接を希望する者が臨むことが望ましい．"だれが面接を希望するか"は重要な情報でもある．看護職者は目の前の家族員だけを見てアセスメントおよび支援するのではなく，常にその家族のシステム全体をとらえ，その場にいない家族員も視野に入れながら，面接を進めていく．

1. カルガリー式家族アセスメントモデル（CFAM）とは

CFAMのアセスメント項目は**図4-5**のように構造化されており，家族の構造面，

4 家族アセスメントモデル・家族支援モデル

表 4-10 ● CFAM/CFIM の背景となる 6 つの理論と世界観

1.	ポストモダニズム (postmodernism)	①多元性：いろいろなものの見方，存在の仕方を容認すること ②知識に関する議論：知識とは何か？　ということを問い直すこと
2.	システム理論 (systems theory)	①家族システムはより大きい（上位）システムの一部であり，多くの，より小さいサブ（下位）システムからなる ②全体としての家族は，それぞれの部分の総和よりも大きい ③家族の 1 人の変化は，すべての家族員に影響を与える ④家族は，変化と安定のバランスをとることができる ⑤家族員の行動は，直線的な因果関係よりも，循環的な見方のほうが，よりよく理解できる
3.	サイバネティクス (cybernetics)	①家族システムは自律調整能力をもっている ②フィードバックの過程は，家族の様々なシステムレベルで同時に起こりうる
4.	コミュニケーション理論 (communication theory)	①言葉にしないすべてのコミュニケーションにも意味がある ②すべてのコミュニケーションには，デジタルとアナログという，2 つの主要な伝達経路がある ③二者の関係性における，調和性と相補性の度合いは様々である ④すべてのコミュニケーションは，内容と関係性の 2 つのレベルがある
5.	変化理論 (change theory)	①変化は，問題の認識にかかっている ②変化は，構造により決まる ③変化は，背景（コンテクスト）にかかっている ④変化は，治療のゴールに向かって共に進めるかどうかにかかっている ⑤理解するだけでは，変化につながらない ⑥変化は，必ずしもすべての家族員に等しく起こるとは限らない ⑦変化を促進していくことは，看護師の責務である ⑧変化は，看護師が提供する支援と家族のメンバーの生物・心理・社会-スピリチュアルの構造（bio-psycho-social-spiritual）が一致または調和したときに起こる ⑨変化はいろいろな理由によって起こりうる
6.	認知の生物学 (biology of cognition)	①私たちの世界を説明しうる 2 つの方法は，客観性と括弧つきの客観性である ②私たちの現実は，世界と，私たち自身そして他のひとびとと言葉をとおして相互作用することによってもたらされるものである

出典／小林奈美：実践力を高める家族アセスメント Part I ジェノグラム・エコマップの描き方と使い方―カルガリー式家族看護モデル実践へのセカンドステップ，医歯薬出版，2009，p.20-21.

発達面，機能面の 3 つの側面からなる．

　構造面の内部構造はジェノグラム（家系図）で，外部構造はエコマップを描く過程でほぼ網羅される基本事項である．ジェノグラムとエコマップは，構造面を把握するために非常に役立つツールで，家族構造や家族背景をアセスメントすることで家族の構造面を把握し，さらに家族システムの境界や家族と上位・下位システムとのつながりを理解する．

　発達面については，ライトらは発達段階や発達課題としてカーター（Carter, B）とマクゴールドリック（McGoldrick, M）の家族周期の段階を採用している．家族形態が多様化した現代家族の発達面をとらえる難しさはあるが，発達面が家族の健康問題や病の苦悩とどのように関連しているのかアセスメントすることは支援を考えるうえで有効である．

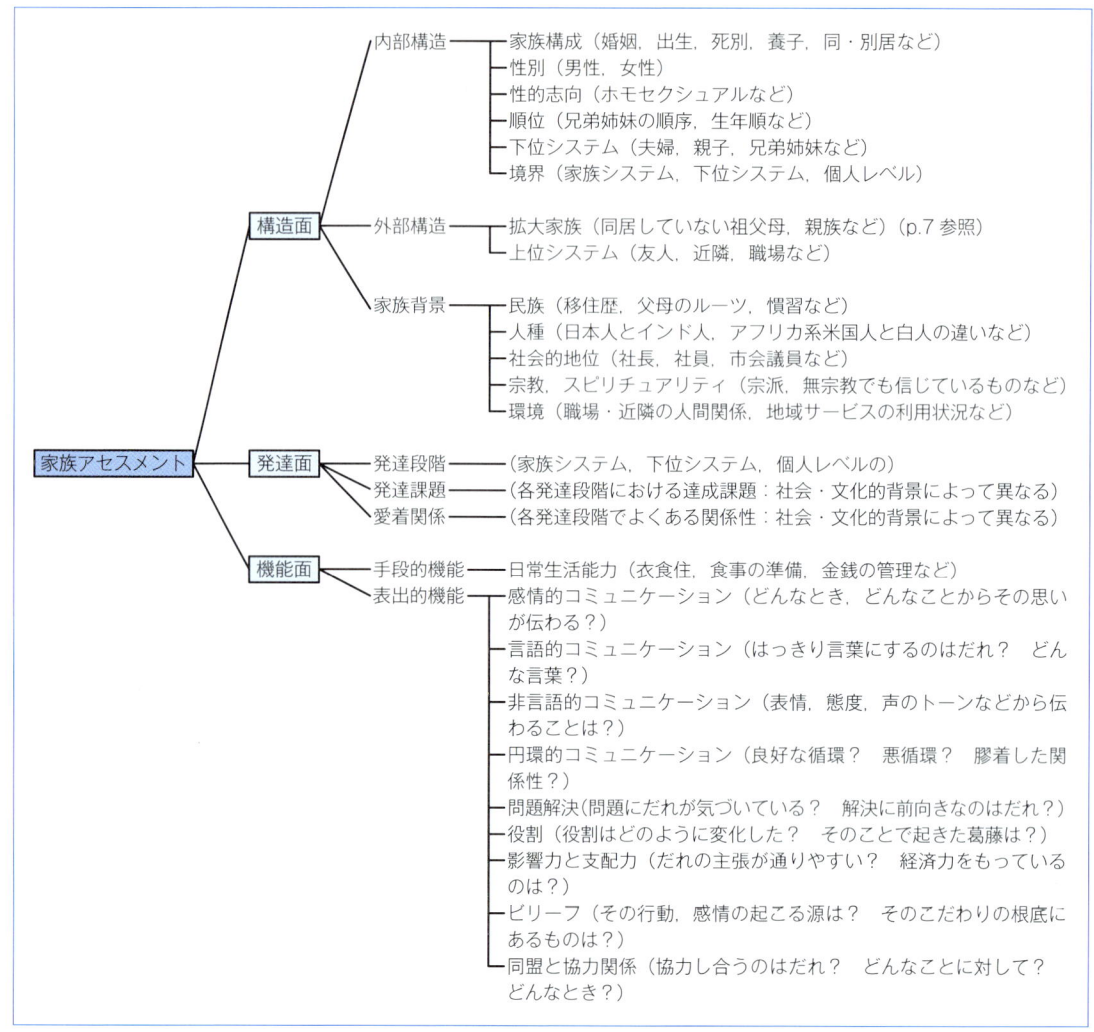

```
家族アセスメント
├─ 構造面
│   ├─ 内部構造
│   │   ├─ 家族構成（婚姻，出生，死別，養子，同・別居など）
│   │   ├─ 性別（男性，女性）
│   │   ├─ 性的志向（ホモセクシュアルなど）
│   │   ├─ 順位（兄弟姉妹の順序，生年順など）
│   │   ├─ 下位システム（夫婦，親子，兄弟姉妹など）
│   │   └─ 境界（家族システム，下位システム，個人レベル）
│   ├─ 外部構造
│   │   ├─ 拡大家族（同居していない祖父母，親族など）(p.7参照)
│   │   └─ 上位システム（友人，近隣，職場など）
│   └─ 家族背景
│       ├─ 民族（移住歴，父母のルーツ，慣習など）
│       ├─ 人種（日本人とインド人，アフリカ系米国人と白人の違いなど）
│       ├─ 社会的地位（社長，社員，市会議員など）
│       ├─ 宗教，スピリチュアリティ（宗派，無宗教でも信じているものなど）
│       └─ 環境（職場・近隣の人間関係，地域サービスの利用状況など）
├─ 発達面
│   ├─ 発達段階（家族システム，下位システム，個人レベルの）
│   ├─ 発達課題（各発達段階における達成課題：社会・文化的背景によって異なる）
│   └─ 愛着関係（各発達段階でよくある関係性：社会・文化的背景によって異なる）
└─ 機能面
    ├─ 手段的機能
    │   └─ 日常生活能力（衣食住，食事の準備，金銭の管理など）
    └─ 表出的機能
        ├─ 感情的コミュニケーション（どんなとき，どんなことからその思いが伝わる？）
        ├─ 言語的コミュニケーション（はっきり言葉にするのはだれ？ どんな言葉？）
        ├─ 非言語的コミュニケーション（表情，態度，声のトーンなどから伝わることは？）
        ├─ 円環的コミュニケーション（良好な循環？ 悪循環？ 膠着した関係性？）
        ├─ 問題解決（問題にだれが気づいている？ 解決に前向きなのはだれ？）
        ├─ 役割（役割はどのように変化した？ そのことで起きた葛藤は？）
        ├─ 影響力と支配力（だれの主張が通りやすい？ 経済力をもっているのは？）
        ├─ ビリーフ（その行動，感情の起こる源は？ そのこだわりの根底にあるものは？）
        └─ 同盟と協力関係（協力し合うのはだれ？ どんなことに対して？ どんなとき？）
```

図4-5 ● カルガリー式家族アセスメントモデル（CFAM）のアセスメント構造樹形図
出典／小林奈美：グループワークで学ぶ家族看護論―カルガリー式家族看護モデル実践へのファーストステップ，医歯薬出版，2006，p.60．

　機能面は，家族アセスメントのコアである．手段的機能は炊事，洗濯など日常的な家事役割や車の運転，列車に乗るなどの社会生活において必要な行動を行う機能である．表出的機能は情緒的な面を含む，家族の関係性をアセスメントするために重要な部分である．特に，円環的コミュニケーションとビリーフはCFIMに直結し，家族に変化をもたらす支援の鍵となる．

　CFAM/CFIMのアセスメントの大きな特徴の一つであり，他のアセスメントツールやモデルと異なる点は，家族の問題を看護職者がみつける，いわゆる"家族看護診断"を行わない，前提にしていない，という点である[2]．このモデルは，看護職者が家族の苦悩に向き合い，病と家族の関係性をひも解き，家族へ癒しをもたらすためのツールとして用いる．

　CFAM/CFIMの実践として，家族の全体像を把握するためにジェノグラムやエコ

マップを描く．エコマップは，ひとや集団のつながりを様々な線を用いて示すものである．ジェノグラムやエコマップを描くことで視覚的に家族構造の概要を把握しやすくなり，個人や家族を取り巻く様々なシステムやサービスと家族とのつながりをアセスメントすることが可能となる．ジェノグラムやエコマップは独自の表記方法があり[3]，難解な用語を用いないことから，家族面接の場に限らず，看護師が多職種で構成されるケアチームと一緒にその家族について考えるような場面でも活用できる．しかし，ジェノグラムおよびエコマップを家族の目の前で一緒に描く場合，家族にとってそれ自体が強力な支援になりうることを十分に認識する必要がある．

たとえば，30代後半の夫婦，1400ｇで出生したばかりの男児という同じ家族構成をもつ２組の家族を想定する．夫が３世代同居で代々自営業の場合と，数年ごとに全国各地を転勤する場合では，同じ家族構成でも産後まもなく妻が病気で入院したときの機能面の家事や子どもの世話などの役割，コミュニケーションや協力関係などの変化は構造面に依存して大きく異なる可能性がある．また，病が家族に及ぼす影響と家族が病に及ぼす影響を考えるとき，家族のもつ病に対するビリーフへのアプローチは看護職者が行う支援の大きな鍵になる．

このように，CFAMは家族の構造面，発達面のアセスメントを機能面のアセスメントと関連づけて行うことで，家族の問題に対するチェック項目としてではなく，看護職者が目の前にいる家族が抱えている問題や苦悩がどの部分と関連しているかを効率よくとらえる枠組みになる．

2. カルガリー式家族介入モデル（CFIM）とは

CFIMはCFAMによるアセスメントを家族介入につなげるために開発された技法の１つである．CFIMでは"原因→結果"といった直線的な思考をせず，循環的な思考で家族を理解する．次に円環パターンの基本的な構造と介入技法について述べる．

1）円環パターン

図4-6は，機能面の表出的機能のアセスメントの一つである円環的コミュニケーションの基本パターンを示したものである．円環パターン（circular pattern diagram：CPD）は認知，感情，行動の３つを基本的要素とし，膠着した状態や悪循環のパターン，望ましい循環のパターンをシンプルに描き出す[1]．四角は個々の家族員を，矢印は相手に対する行動や言動を図示することによって二者関係を表す．行動は第三者あるいは当事者が観察したことを描き，二者の認知や感情は行動から推測して四角のなかに描く．

このモデルでは，苦悩の根源に関連しうる家族の関係性やその家族特有のパターンを描き，どの部分を変化させると事態が好転するのか，またどの部分ならば変化させてみることができるのかを家族と看護職者が共に検討する[1]．

過去に行った家族事例検討会のなかで，夫ががんの終末期で余命数か月という状態にもかかわらず，夫婦間の口論が絶えない事例があった．図4-7はこの事例の円環パターンを示したものである．円環パターンを描いたことにより，夫婦の互いの感情の根底には愛があり，これまでの互いのかかわり方を変えないということがその愛の

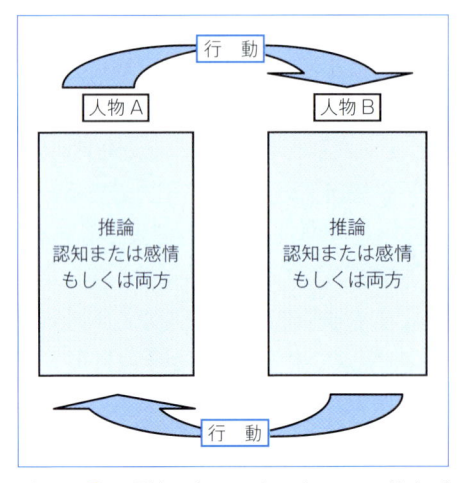

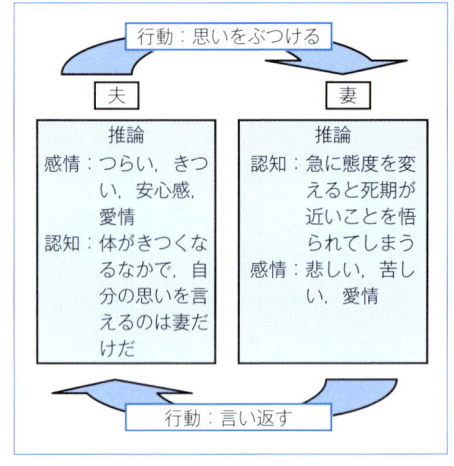

図4-6 ●円環的コミュニケーションの基本パターン

図4-7 ●夫が終末期のがんで妻のみ詳細が説明されている夫婦の円環的コミュニケーションのパターン

表現（行動）である可能性が参加者の間で理解された．看護職者はそれまで気づいていなかった夫婦のコミュニケーションパターンや感情について，その夫婦の強みを理解して支援することができるようになった．

2）施療的な問いかけ（therapeutic questions）

ライトらは円環パターンの3領域（認知，感情，行動）について4つの問いかけの側面（①違いを際立たせる問いかけ，②行動に影響する問いかけ，③仮説的/未来志向的問いかけ，④第三者への問いかけ）を提案しており，**表4-11**はその問いかけの例を示したものである．

看護職者はこのような問いかけを通じて，家族がより効果的に自らの家族が抱える問題やその家族特有の関係性へ気づくような促しが可能となる．看護職者はそれらの家族自身の気づきをもとに，家族と一緒に家族の強みを見出すような支援を展開する．このような支援が可能となるためには，家族自身が能動的に変化を望んでいることが不可欠である．CFAM/CFIMは，家族看護を実践する者にとって有用なモデルであるが，ライトらは実践に重要な技術として，認知・概念化する技術と実践する技術をあげている．さらに，ライトらは限られた時間のなかでできる具体的な家族面接法として"15分間以内でできる家族インタビュー"を考案した[1)4)]．問いかけの前提として看護職者と家族の信頼関係の構築をあげ，成功の鍵として，①意図が明確な施療的な会話，②節度のある誠実な態度，③家族のジェノグラム，④施療的な問いかけ，⑤家族と家族員個人の強みを賞賛する，の5つをあげている[1)4)]．

このような問いかけは日々の看護実践でも実行可能であり，CFAM/CFIMは家族面接という形をとらなくても，家族を理解するために生かせるモデルである．

4 家族アセスメントモデル・家族支援モデル

表4-11 ● 家族機能の認知・感情・行動領域を変化させる円環的な問いかけの例

	問いかけの例		
	認知領域	感情領域	行動領域
①違いを際立たせる問いかけ ひと，関係，時間，考えやビリーフの違いを探る	お父さんのがん治療の選択にあたり，最も役に立った助言はどのようなことでしょうか？ 逆に役に立たなかったことは？	お父さんのがんが進行するのを最も心配しているのはどなたでしょうか？	お父さんのがんの痛みが治まっているときの行動にはどのような変化がみられるのでしょうか？
②行動に影響する問いかけ 1人の行動が他の家族員に与える影響を探る	夫があなたを無視する理由は何だと思いますか？	夫があなたを無視するとき，あなたはどのような気持ちになりますか？	夫があなたを怒鳴りちらすとき，いつもあなたはどうしていますか？
③仮説的/未来志向的問いかけ 家族の選択肢と将来的な意味を探る	もし，妻が退院することになったら，まず最初にそのことを相談する相手はどなたでしょうか？	もし，妻があなたと息子さんを区別することができなくなったら，あなたはどのような気持ちになりますか？	もし，妻が退院して自宅に戻ることになったら，息子さんご夫婦はどうすると思いますか？
④第三者への問いかけ 二者関係について第三者への問いかけ	お父さんがお母さんの言うことを黙って聞いていることを，あなたはどのように思いますか？	あなたは，お母さんから責められているお父さんはどんな気持ちだと思いますか？	お父さんとお母さんが激しく言い争っているとき，あなたはどうしますか？

出典／小林奈美：グループワークで学ぶ家族看護論―カルガリー式家族看護モデル実践へのファーストステップ，医歯薬出版，2006，p.71．(一部改変)

引用文献

A 家族アセスメントモデル・家族支援モデルの特徴

1) Walker, LO, Avant, KC：Strategies for theory construction in nursing, Prentice Hall, 2004.
2) Walker, LO, Avant, KC 著，中木高夫・川崎修一訳：看護における理論構築の方法，医学書院，2008.
3) 法橋尚宏：「家族同心球環境モデル」の視座から「異文化家族看護学」構築に向けて―家族機能の量的・質的な通文化研究からみえる日本家族への家族看護，家族看護学研究，11(2)：24, 2005.
4) 家族ケア研究会編，島内 節・福島道子・他著：家族生活力量モデル―アセスメントスケールの活用法，医学書院，2002.
5) 渡辺裕子：渡辺式家族アセスメントモデルで事例を解く〈家族ケアの技を学ぶ・3〉，医学書院，2007.
6) 野嶋佐由美監，中野綾美編，青木典子・池添志乃・他著：家族エンパワーメントをもたらす看護実践，へるす出版，2005.
7) Friedman, MM, Bowden, VR, et al：Family nursing：Research, theory, and practice, 5th ed, Prentice Hall, 2003.
8) Friedman, MM 著，野嶋佐由美監訳：家族看護学―理論とアセスメント，へるす出版，1993.
9) 森山美知子：家族看護モデル―アセスメントと援助の手引き，医学書院，1995.
10) 小林奈美：グループワークで学ぶ家族看護論―カルガリー式家族看護モデル実践へのファーストステップ，医歯薬出版，2005.

B 家族同心球環境モデル

1) 法橋尚宏：「家族同心球環境モデル」の視座から「異文化家族看護学」構築に向けて―家族機能の量的・質的な通文化研究からみえる日本家族への家族看護，家族看護学研究，11(2)：24, 2005.
2) Honda, J, Hohashi, N：The family environment of child-rearing Japanese families on accompanied assignments in Los Angeles, 35th Annual Conference of The Transcultural Nursing Society book of abstracts, 23, 2009.
3) 法橋尚宏編，法橋尚宏・本田順子・他著：家族機能のアセスメント法―FFFS日本語版Ⅰの手引き，EDITEX，2008.

C 家族生活力量モデル

1) 日本看護科学学会看護学学術用語検討委員会：看護学学術用語，日本看護科学学会第4期看護学学術用語検討委員会，1995，p.16.
2) 福島道子・島内 節・他：「家族の健康課題に対する生活力量アセスメント指標」の開発，日本看護科学会誌，17(4)：29-36, 1997.
3) 家族ケア研究会：家族生活力量モデル―アセスメントスケールの活用法，医学書院，2002，p.79-80.

D 渡辺式家族アセスメントモデル

1) Hanson, SMH 著，早野真佐子訳：家族アセスメント・介入モデルとFS^{3}I（家族システム・ストレス因子と強みの調査票），家族看護，2(2)：

第Ⅰ章　家族看護学の理論

32-55, 2004.

E　家族看護エンパワーメントモデル
1) 野嶋佐由美：家族看護エンパワーメントモデル，野嶋佐由美監，中野綾美編，家族エンパワーメントをもたらす看護実践，へるす出版，2005, p.8-14.
2) 前掲書1），p.17-35.
3) Hampe, SO 著，中西睦子・他訳：病院における終末期患者および死亡患者の配偶者のニード，看護研究，10(5)：386-397, 1977.
4) Molter, NC 著，常塚広美訳：重症患者家族のニード―記述研究，看護技術，30(8)：137-143, 1984.
5) 前掲書1），p.59-71.
6) 中野綾美：家族エンパワーメントモデルと事例への活用―家族アセスメントと家族像の形成，家族看護，2(2)：84-95, 2004.
7) 前掲書1），p.137-206.

F　フリードマン家族アセスメントモデル
1) Friedman, MM 著，野嶋佐由美監訳：家族看護学―理論とアセスメント，へるす出版，1993, p.7,8,12,22-23,72,74,81,114,118-120, 126, 付録A.
2) Leavell, HR, Clark, EG：Preventive medicine for the doctor in his community：an epidemiogic approach, 3rd ed, McGraw-Hill, 1965.
3) Duvall, EM：Marriage and family relationships, 5th ed, Lippincott, 1977.
4) Friedman, MM, Bowden, VR, et al：Family nursing：Research, theory, and practice, 5th ed, Prentice Hall, 2003.

G　カルガリー式家族アセスメント／介入モデル
1) Wright LM, Leahey M：Nurses and Families：A guide to family assessment and intervention, 5th ed, FA Davis, 2009.
2) 小林奈美：グループワークで学ぶ家族看護論―カルガリー式家族看護モデル実践へのファーストステップ，医歯薬出版，2005.
3) 小林奈美：実践力を高める家族アセスメント Part I　ジェノグラム・エコマップの描き方と使い方―カルガリー式家族看護モデル実践へのセカンドステップ，医歯薬出版，2009.
4) 小林奈美監，Wright, LM, Leahey, M 著：ファミリー・ナーシング，全5巻，医学映像教育センター，2006.

参考文献

C　家族生活力量モデル
1) 島内　節・久常節子・他編：家族ケア〈地域看護学講座2〉，第2版，医学書院，1999.

D　渡辺式家族アセスメントモデル
1) 渡辺裕子：渡辺式家族アセスメントモデルで事例を解く〈家族ケアの技を学ぶ・3〉，医学書院，2007.
2) 渡辺裕子：家族像の形成―渡辺式家族アセスメントモデルを通して，家族看護，2(2)：6-20, 2004.
3) 鈴木和子・渡辺裕子：主な国内外の家族アセスメントモデルの概要，鈴木和子・渡辺裕子，家族看護学―理論と実践，第3版，日本看護協会出版会，2006, p.111-134.
4) 渡辺裕子：家族ケアの技の探究 Part3　実録コンサルテーションで学ぶ渡辺式家族アセスメントモデル21　介護者である嫁と利用者との間の溝にどう関わったらよいのか悩んでいる事例，家族ケア，6(10)：1-15, 2008.
5) 渡辺裕子：家族ケアの技の探究 Part3　実録コンサルテーションで学ぶ渡辺式家族アセスメントモデル22　「父をボケ扱いしないで！」と家族からの突然のクレームにわだかまりが残った事例，家族ケア，6(11)：1-16, 2008.
6) 渡辺裕子：家族ケアの技の探究 Part3　実録コンサルテーションで学ぶ渡辺式家族アセスメントモデル23　「なぜ奥さんは面会に来なかったんだろう？」デスカンファレンスで話し合ってもどうしてもスッキリしなかった事例，家族ケア，6(12)：1-16, 2008.
7) 渡辺裕子：家族ケアの技の探究 Part3　実録コンサルテーションで学ぶ渡辺式家族アセスメントモデル24　過剰に励まし我慢させる夫に暴言を吐く妻．両者にはさまれ悩んだ事例，家族ケア，7(1)：1-15, 2009.
8) 渡辺裕子：家族ケアの技の探究 Part3　実録コンサルテーションで学ぶ渡辺式家族アセスメントモデル25　最期まで，厳しい口調でケアへの不満を訴え続けそれに同調していた妻への対応に悩んだ事例，家族ケア，7(2)：1-13, 2009.
9) 渡辺裕子：家族ケアの技の探究 Part3　実録コンサルテーションで学ぶ渡辺式家族アセスメントモデル26　状況に合わせたらこちらの提案をことごとく拒否し，理解に苦しむ希望や判断で療養生活を送る患者のケース，家族ケア，7(3)：1-13, 2009.

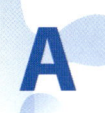

5 家族看護過程

A 家族看護過程の意義と特徴

1. 家族看護過程の意義

　家族看護過程は，ターゲットファミリーの家族症候を見きわめ，それに対応するための一連の意図的な家族支援のプロセス（過程）である．具体的には，家族アセスメント（家族情報収集，分類，分析，解釈），家族看護問題の明確化，家族支援計画の立案，家族支援の実施，家族支援の評価のプロセスからなり[1]，評価を踏まえて家族支援計画を修正することでこのプロセスを繰り返す．家族看護過程を用いることによって，家族支援が個別性のあるものとなり，ターゲットファミリーの家族差を加味したニーズを満たすことにつながる．看護職者にとっては，専門職意識の向上に加え，系統だった科学的な方法を用いることにより時間と労力の節約が可能になり，専門職としての責任と法的な責任とを果たす手段にもなる[2]．ここでは，神戸大学大学院保健学研究科家族看護学分野（家族支援専門看護師コース併設）で開発した家族看護過程（神戸式）の展開を中心に解説する．

2. 家族システムユニットを対象とする家族看護過程の特徴

　家族支援は，特定の家族員のみを対象とするのではなく，家族システムユニットを対象とする．家族システムユニットは複数の家族員からなり，家族員間で相互作用しているので，特定の家族員に対する支援も含むことがある．さらに，家族システムユニットは，家族外部環境システムと交互作用している．そこで，家族を①家族員，②家族システムユニット，③家族外部環境システムの3つの視座からとらえて家族看護過程を展開すると，ターゲットファミリーの家族像を形成しやすく，家族のニーズに対する支援も可能になる．

　家族看護過程において，家族アセスメントは第1段階であり，最も重要である[2,3]．家族アセスメントでは，前もって決められたガイドラインや質問紙を用いながら系統的に家族システムユニットに関する情報を収集し，それらの意味によって分類あるいは分析する[4]．看護職者は，必ずしもターゲットファミリーの家族員全員と接することができるわけではない．また，家族システムユニットは複雑な対象であるので，看護職者は家族像を形成し，家族症候をラベリングするためにどのような情報を収集するべきか，また，どの程度情報を収集すべきかということに困難を感じるかもしれな

い．したがって，既存の家族アセスメントモデルを活用すべきであり，理論/モデルを用いることでシステマティックな現象の描写，説明，予測をしたり，家族支援を決定できるようになる[5]．家族アセスメントモデルには，家族同心球環境モデル[6]，家族生活力量モデル[7]，渡辺式家族アセスメントモデル[8]，家族看護エンパワーメントモデル[9]，フリードマン家族アセスメントモデル[4]，カルガリー式家族アセスメント/介入モデル[10]などがある．それぞれに立脚する理論があり（家族生活力量モデルを除く），適用対象となる家族が異なる．したがって，アセスメントモデルは，よく理解したうえで，取り扱う状況に最適なものを選択するとよい[11]．

B 家族情報収集

1. 3つの視座からの家族情報

家族看護過程の展開に必要な家族情報は，3つの視座から①家族員情報（ジェノグラムを含む），②家族システムユニット情報，③家族外部環境システム情報（エコマップを含む）に分けられる（表5-1）．すなわち，家族システムユニットの内部の家族員(A)，家族員同士の相互作用(B)，家族内サブシステム間の相互作用(C)，家族システムユニットのありよう(D)，家族員と家族外部環境システムとの交互作用(E)，家族システムユニットと家族外部環境システムとの交互作用(F)，家族外部環境システムのありよう(G)をとらえたときに，統合された家族の全体像を明確にできる（図5-1）．

家族情報収集とは，家族看護問題を明確にするために，個別的な家族支援計画の立案と家族支援の実施を目指して，意図的に必要な情報を集めることである．収集され

表5-1●家族情報収集のフォーマット（神戸式）

	家族情報
①家族員	S情報 O情報 ジェノグラムを含む
②家族システムユニット	S情報 O情報
③家族外部環境システム	S情報 O情報 エコマップを含む

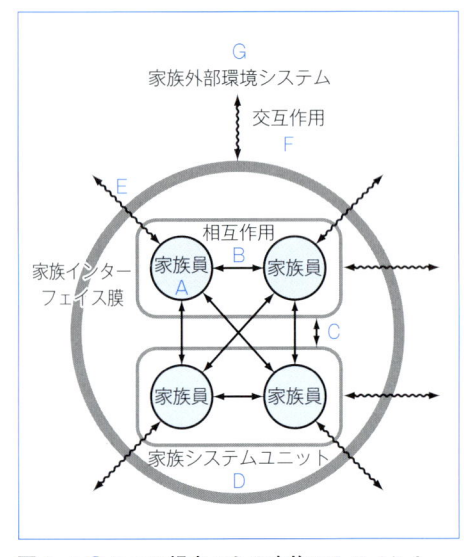

図5-1●3つの視座からの家族アセスメント

表5-2 ● 家族のO情報とS情報の例

	家族のO情報の例	家族のS情報の例
①家族員情報	家族員の名前，年齢，性別など	「夫は育児に協力してくれません」「妻は私に不満ばかり言います」など
②家族システムユニット情報	家族形態，家族システムユニットの成長・発達区分，家族員同士の関係性など	「私たちの家族は，朝食を食べません」「私は，この家族はいつも話が絶えないので，仲がよい家族だと思っています」など
③家族外部環境システム情報	通院先，職場の場所など	「病院の先生には何でも話せます」「職場から，介護に対する理解は得にくいです」など

る情報は，その性質からO情報（objective data：客観的情報）とS情報（subjective data：主観的情報）に大別できる（表5-2）．家族のO情報は，看護職者が家族について観察して得た情報である．家族のS情報は，看護職者が家族ミーティング（p.87参照）を行ったり，家族員との相互作用の過程で聴取して得られる情報であり，家族員の言葉で語られた考えや気持ちなどである．

　家族情報収集の中心となる家族ミーティングでは，看護職者が1人もしくは複数の家族員にインタビューを行い，家族が共有する認識を確認したり，家族員間の相互作用を観察したりする．事前に，看護職者自身が家族ミーティングを行う目的を明確にし，家族のどこに焦点を当てて情報収集するのかを定めておくと効率がよい．家族ミーティングには家族員全員がそろうことが望ましいが，全員が参加できない場合でも，問題の中心となる家族員には参加してもらう．また，家族ミーティングの実施場所にも十分配慮が必要であり，プライバシーが確保され，家族にとって便利な場所が望ましい．

2. 家族アセスメントモデルに基づいた家族情報収集

　家族アセスメントに必要な家族情報を収集するには，家族アセスメントモデルを利用し，アセスメント指標に沿った質問を家族に行う．ここでは，主に家族同心球環境モデルに基づいて，家族情報の内容とその分類について，家族員情報，家族システムユニット情報，家族外部環境システム情報をまとめておく（表5-3）．

　家族員情報にはジェノグラム，家族外部環境システム情報にはエコマップを加える．ジェノグラムは，家族の内部構造を可視化したものである[1]．家系図を描くために用いられる方法であり，世代間関係の構造や家族員間の関係性（相互作用）とその情報を明らかにできる．たとえば，家族員数，年齢，家族の相互作用パターン，それ以外に必要な家族情報（宗教，教育，職業など）や節目となるイベント（離婚，退職，転居など），健康状態（罹患している疾病，死亡，発病時期など）を描く．エコマップは，家族の外部構造を可視化したもので[2]，家族システムユニットと家族外部環境システムとの関係性（交互作用）を整理し，看護職者が家族の社会的関係についての認識を統合できる．たとえば，家族員とつながりがある家族外部環境システム（親族，友人，職場，教育・保育機関，病院など）との関係性に関する情報を描くことができる．また，エコマップは家族システムユニットの現在を描くだけでなく，経時的に繰り返し描くことでコ

表5-3 ● 3つの視座からの主な家族情報

家族員情報	家族システムユニット情報	家族外部環境システム情報
・年齢,性別,発達段階,居住地,生活習慣,宗教,同・別居者の有無,婚姻状況,死別,民族・人種,職業 ・健康問題の種類・状態・段階・関心・理解力,病気体験,ADL,ヘルスケア・セルフケア機能 ・役割状態,役割に対する考え方,遂行能力 ・対処状況・対処体験(ストレス源,生活調整,役割分担,意見調整など) ・適応状況 ・性嗜好,性,家族員ビリーフ,信仰,スピリチュアリティ,生活信条,価値観の重要性の程度 ・社会性,個人の地域社会に対する考え	・家族形態,家族の生活習慣,家族システムユニットの成長・発達区分,住居環境,人種,家族の経済的状態,家族の続柄 ・ヘルスケア・セルフケア機能 ・家族内役割と遂行能力 ・対処状況・対処体験(ストレス源,生活調整,役割分担,意見調整など) ・適応状況 ・家族ビリーフ,家族の信仰,スピリチュアリティ,家族の生活信条 ・家族構成(家族インターフェイス膜,同盟,下位システムなど),勢力構造,コミュニケーション,協力,情緒的関係 ・社会性,家族の地域社会に対する考え	・社会階層,職業(職場,教育・保育機関,習い事) ・通院先,医療施設からの距離,関係性,保険 ・公的な立場・役割 ・社会資源に対する知識,活用状態 ・適応状況 ・社会との関係性 ・家族のレクリエーションや余暇活動 ・家族の資源,友人・隣人,親族,仕事仲間,保健医療機関 ・地域社会の人口統計的な特徴,地区診断 ・病院の位置,買い物の場所,保健サービス機関の利便性

ミュニティと家族の接点を増加させるなどといった目標設定にも有用である[3]).

C 家族アセスメント

1. 3つの視座からの家族アセスメント

3つの視座から収集した家族情報に基づいて,①家族員,②家族システムユニット,③家族外部環境システムそれぞれのアセスメントを行う.家族アセスメントのフォーマット(神戸式)を,表5-4に示した.

家族アセスメントにあたって,看護職者は,自身の家族観を再確認しておくことが重要である.たとえば,すべての家族員について同じ量や深さの情報を収集することは困難であり,多くの情報を収集できる家族員と収集できない家族員が出てしまうことがある.そのときに,情報を収集しにくく,情報量が少ない家族員への理解が困難となり,収集量が多い家族員の思いや状態に看護職者が巻き込まれてアセスメントすることがあってはならない.たとえば,医療的ケアが必要な子どもの介護を母親が一手に担っており,看護職者が母親と面会する機会が多く,母親の負担について多くの情報をもっているケースでは,看護職者は介護を母親ばかりにさせている父親は悪い父親であるという思いを抱きかねない.父親も介護をするのが理想の家族であるという看護職者自身の家族観が根底にあり,話を聞く機会が多い母親に気持ちが片寄ってしまう危険性がある.実際には,父親は介護したいにもかかわらず,母親が父親の行った介護を常に批判するために意欲が低下したなど,夫婦サブシステムの問題があったり,会社を休むと会社での立場が悪くなるために仕事に集中せざるをえないといった

表5-4 ●家族アセスメントのフォーマット（神戸式）

	アセスメント
①家族員	
②家族システムユニット	
③家族外部環境システム	

家族関連図
　家族情報，家族の強み，家族の弱み，家族症候を含む．

家族外部環境システムとの問題を抱えている場合がある．看護職者は，得られていない情報が常に存在することを意識し，家族員個々の情報だけでなく，家族がシステムユニットとして家族員や家族外部環境システムとどのような作用をしているかを明確にし，家族を家族システムユニットのまとまりからとらえることを忘れてはならない．

1）家族員のアセスメント

それぞれの家族員情報から，家族員個々（図5-1のA）に対するアセスメントを行う．家族員のアセスメントの例としては，"Aさん（父親）は，知的レベルが高く，看護職者からの情報を理解していると思われる"があげられる．なお，家族員同士の関係性（相互作用）を含むアセスメントは，家族システムユニットのアセスメントに分類し，家族員と家族外部環境システムとの関係性（交互作用）を含むアセスメントは，家族外部環境システムのアセスメントに分類するので，3つの視座を混同しないように注意する．ただし，家族員のアセスメント，家族システムユニットのアセスメント，家族外部環境システムのアセスメントは，互いに重なることがある（図5-2）．この場合は，まずは3つの視座に立ったアセスメントを行い，重なりがみられるアセスメント同士の相互の関係性を検討する．

2）家族システムユニットのアセスメント

家族システムのアセスメントは，家族員同士の関係性（相互作用）（図5-1のB）と家族内サブシステム間の相互作用（図5-1のC）に注目すると理解しやすくなる．家族システムユニット全体のアセスメント（図5-1のD）が最も難しいが，これが家族症候のラベリングに影響する．家族内の役割は，家族員間の関係性を示すものなので，この視座からアセスメントする．家族システムユニットのアセスメントの例としては，"Aさん（父親）は，知的レベルが高く，看護職者からの情報を理解しており，家族内の疾患理解の教育的立場をとっているので教育におけるキーパーソンになりうる"があげられる．

第Ⅰ章　家族看護学の理論

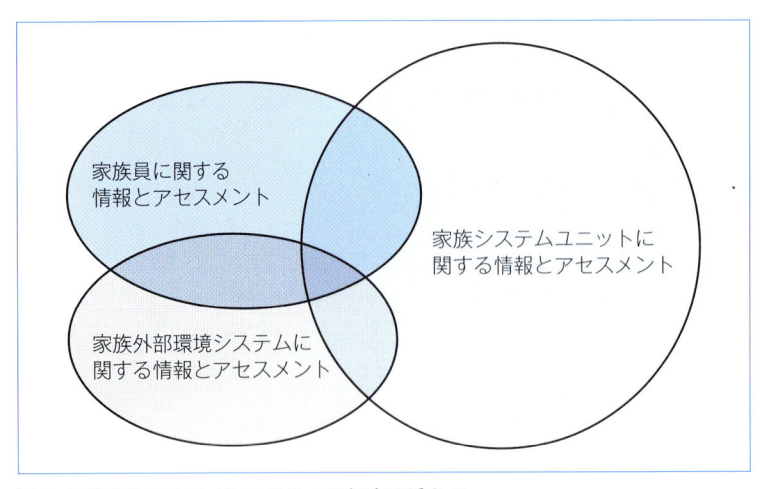

図5-2 ●家族アセスメントの3つの視座の重なり

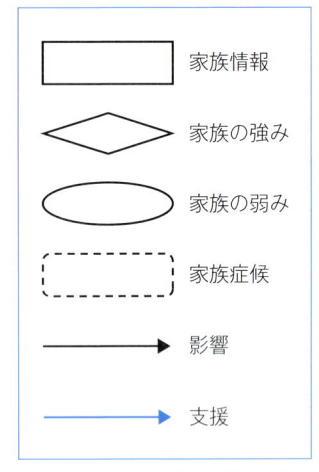

図5-3 ●家族関連図（神戸式）の構成要素と表記法

3）家族外部環境システムのアセスメント

　家族員と家族外部環境システム（図5-1のE）の関係性（交互作用），家族システムユニットと家族外部環境システム（図5-1のF）の関係性（交互作用），家族を取り巻く外部の環境（内面的・人的・物理的・心理的・社会的環境）（図5-1のG）のアセスメントである．家族には認知しているか否かにかかわらず，普遍的に家族外部環境からのストレスが存在しているので[1]，家族外部環境システムのアセスメントは欠くことができない．家族員や家族システムユニットの情報が十分でないと，家族システムユニットが関係している家族外部環境システム全体をアセスメントできない可能性がある．したがって，出会うことができない家族員がいたり，収集できない家族情報がある場合でも，それらと家族外部環境システムとの交互作用に常に注目する必要がある．

　また，家族を取り囲む外部の環境（内面的・人的・物理的・心理的・社会的環境）に関する知識や情報収集も必要である．家族外部環境システムのアセスメントの例としては，"Aさん（父親）一家の居住地域は，家父長制が強く残っているので，Aさんが家族外部環境システムとの交渉などに関する責任を担っていることが多く，Aさんをデイケアの手続きの窓口にするとスムーズに行われる可能性がある"があげられる．

2. 家族関連図の作成と家族症候名のラベリング

　家族アセスメントにおいて，多様かつ多角的に家族情報を分析し解釈するためには，家族関連図を作成するとよい．家族関連図は，家族員，家族システムユニット，家族外部環境システムの領域からなり，家族情報，家族の強み，家族の弱み，家族症候を構成要素とする（図5-3）．家族情報は長方形，家族の強みはひし形，家族の弱みは楕円形で囲んで表示し，家族員，家族システムユニット，家族外部環境システムの領域に配置する．家族症候は破線の角丸長方形で表示し，家族システムユニットに生じているので家族システムユニットの領域に配置する．

　家族症候は，家族が主観的に認知している家族症状と第三者が家族を客観的に観察

124

できる家族兆候（家族徴候）を合わせたものなので，それらを家族関連図内に記入する．家族関連図上の矢印は家族症候を導く流れ（影響と支援）を表現（図5-3）し，家族に家族症候が生じた流れを明確にできる．家族症候の客観的な判定状態に基づき，ターゲットファミリーに対して家族症候名をラベルする．

　家族の強みとは，家族が家族症候を解決するために活用できる資源になりうる部分である．家族の弱みとは，家族が家族症候を引き起こしている要因，家族症候の悪化要因で，資源が不足している部分である．家族の弱みは家族情報から明らかになり，その部分に家族の資源が欠如しているケースが多い．そして，資源の欠如により，家族はその部分の家族機能を自ら発揮する力が低下し，家族症候を生じている．家族症候を解決するために利用できる家族の強みと弱みを家族関連図に表現することで，具体的な家族支援の方略を明確にできる．以上を踏まえて，家族関連図の作成例を示しておく（図5-4）．

　また，3つの視座に家族情報を配置し，家族の強みと弱みを検討すると，どの視座における支援が必要であるかが明らかになる．たとえば，適切な家族外部資源を得ることができていない家族には，家族外部環境システムに弱みが生じていることになるが，これがある家族員の拘束的ビリーフによって引き起こされているケースでは，家族外部環境システムに生じている弱みを解消するために家族員の拘束的ビリーフへの支援が必要となる．

　個人看護における関連図とは異なり，家族支援における家族関連図には，情報を配置しただけでは家族症候名をラベルできないという特徴がある．すなわち，個人看護

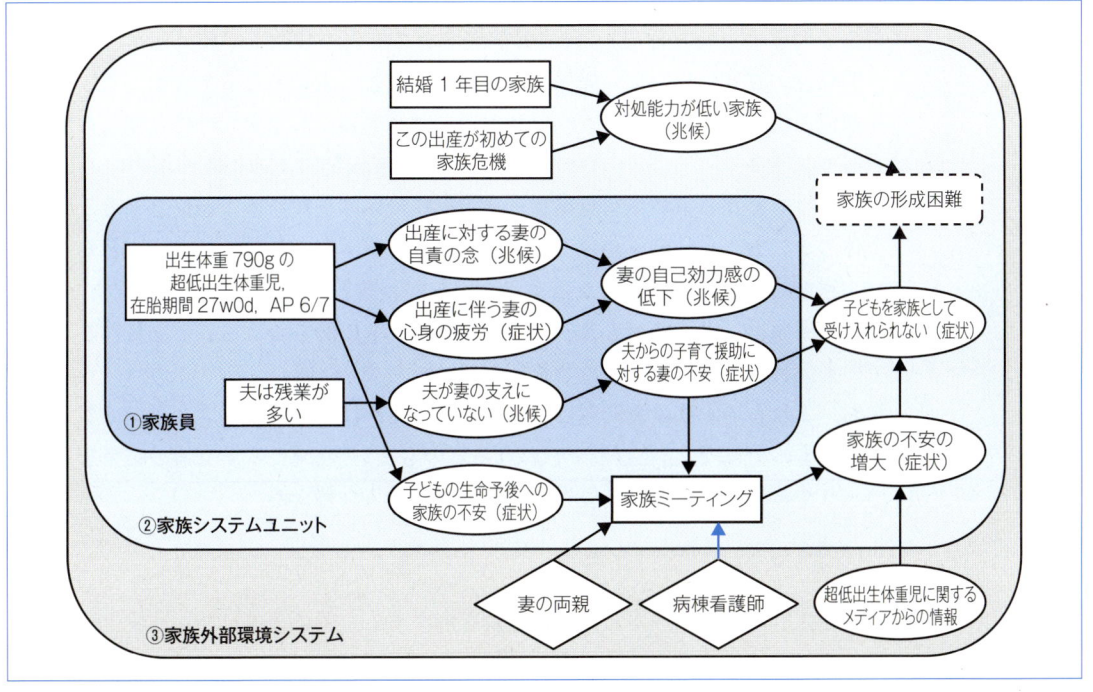

図5-4 ●家族関連図（神戸式）の作成例

では，情報を適切に配置し関連づけることで特定の情報が中心的問題となって関連図に現れることが多い．しかし，家族支援では，情報を適切に配置した後に看護職者が情報をまとめ，家族症候の判定状態に基づいて家族症候名をラベルし，家族関連図の家族システムユニットの領域に配置しなければならず，ここに家族アセスメントの難しさがあるといえる．

D 家族支援計画

1. 家族看護問題の明確化と優先順位の設定

　家族看護問題とは，家族情報の収集や情報のアセスメントに基づいたターゲットファミリーに実際にある問題や，今後起こる可能性がある問題である．家族のセルフケア力を維持・向上すること，すなわち，家族が自らの力と資源で家族機能を発揮し続ける状態を築くことが家族支援の長期的な目標であるが，この目標を達成するためにターゲットファミリーへ個別的な支援を行うべき問題が家族看護問題となる．

　家族看護問題は＃（ナンバー）を付して明示する（後述，p.141参照）．家族看護問題には，家族症候の経過を念頭に置きながら優先順位をつける必要があり，優先度が高い順に若い番号を付記する（＃1，＃2，＃3などとする）．優先的な家族看護問題とは，すぐに対処しなければ家族支援目標の達成を妨げることになるか，家族システムユニットの機能に悪影響を及ぼす問題である．優先順位をつける際には，家族関連図の家族症候までの流れをさかのぼり，その要因になっている家族員の状態，家族システムの関係性（相互作用），家族外部環境システムの状態，家族外部環境システムとの関係性・交互作用を高い優先順位に据えることも大切となる．また，家族支援の優先順位を決定するときには家族自身が考える優先順位も考慮しなければならない．

　家族システムユニットのアセスメントから，家族員同士の相互作用の中心にあるキーパーソンとなる家族員を見出し，その家族員への支援を優先順位とすることも家族全体のシステムへの働きかけとしては有用である．ただし，この方法をとったときには，家族員のみへの支援になるような家族看護問題をあげないことが重要である．家族看護問題は，あくまでも家族システムユニットに働きかけることを目標としたうえでの家族員への支援であることを忘れてはならない．

　なお，これらの家族看護問題は，必ずしも＃1が終わってから＃2を始めるといった明確なものではなく，並行して行われるものも多い．また，家族支援の結果をフィードバックすることによって，優先順位も流動的に入れ替える．

2. 家族支援目標の立案

　家族支援計画は，ラベルした家族症候を解決するための達成可能な家族支援目標を立て，それを達成するために立案した具体的な支援計画であり，①家族員，②家族システムユニット，③家族外部環境システムそれぞれに立案する．家族支援計画，実施，

表5-5 ●家族支援計画，実施，評価のフォーマット（神戸式）

家族看護問題（#1）
家族支援目標

目標・計画	家族支援	評価
①家族員 目標： 計画： OP TP EP		
②家族システムユニット 目標： 計画： OP TP EP		
③家族外部環境システム 目標： 計画： OP TP EP		

全体評価

評価のフォーマット（神戸式）を，表5-5に示した．

家族支援目標では，家族システムユニットに具体的に何を，どのくらいの期間で達成することを期待するのかを考える．看護の目標（看護職者が達成しようとしていること）をあげるのではなく，家族システムユニットを中心とした目標（家族システムユニットが何を達成したいのか）を決め，家族を主語とし，達成度が測定できる動詞を用いて記述する．

家族支援目標には，長期的家族支援目標（long term goal：LTG）と短期的家族支援目標（short term goal：STG）がある．短期的家族支援目標は，長期的家族支援目標を達成するためのある程度期間を区切った目標であり，長期的家族支援目標は，家族が望み，看護職者も支持する最終到達点としての目標である[1]．家族支援目標の設定と家族支援計画の立案におけるポイント[2]を表5-6にまとめる．家族症候の程度やその経過によるが，短期的目標の多くは，家族への資源の追加，コミュニケーションの促進，家族の弱みの軽減，家族機能の低下部分を改善するといった回復を図るために，看護職者が直接的に支援を行うものを計画する．一方，長期的目標は，家族の強みの強化，新たなコミュニケーションパターンの構築など，家族自身のセルフケア機能（家族機能の一部）の実現を目指すものであることが望ましい．

家族支援目標と家族支援計画は，家族の個別的な生活の視点をもって設定すること

表5-6 ● 家族支援目標と家族支援計画の立案におけるポイント

1. だれが，何を，どのように，いつ，どの程度するのかを明確にする
2. 家族が主体である（家族支援計画は家族症候の改善や維持を目指すため，家族支援目標も家族システムユニットに焦点を当てる）
3. 単一である（家族支援目標には期待される成果を1つのみ書く．複数予測される場合は別の目標として書くべきであり，評価段階の混乱や主観的判断を避ける）
4. 観察や測定が可能である（評価するために必要である．知識や情緒について扱う場合は，客観的に評価できる内容かどうか検討する）
5. 期限が定められている
6. 家族と共有できるものである
7. 現実的である

が重要であり，家族と共に家族が望む家族像を大切にして設定する．同時に，看護職者だけではなく，多職種（他職種）とも協働し，設定した家族支援目標と家族支援計画を共有するようにする．

3. OP，TP，EPに分類した家族支援計画の立案

目指す家族支援目標が定まれば，次に適切な家族看護実践である家族支援計画を立案する．立案時の判断の基盤は，家族アセスメントと家族看護問題の明確化で明らかになった家族の強みや弱み，関係性などを踏まえて，目標を満たすには何が必要かという看護職者がもつフロネーシスとエビデンスにある．

家族支援計画は，OP（observation plan：観察），TP（treatment plan：看護処置），EP（education plan：教育，指導）の3つに分けて考えるとわかりやすい．OPは，家族看護問題がどのような経過をたどっているかを判断する観察項目があげられる．TPは，一般的には手を使った働きかけと心理社会的な働きをもつものとが含まれているが，家族支援としての家族システムユニットとのかかわりでは後者のほうに重点が置かれることになるだろう．これは，家族という家族員が円環的に影響し合う小集団システムに対して支援を行うため，家族員間の関係性に重点的にかかわる必要性が高いからである．EPは，家族看護問題の緩和や解決のために必要な知識と具体的方法を提供することである．これらをもとに，長期的家族支援目標と短期的家族支援目標を達成するために妥当性がある家族支援計画を立案する．

E 家族支援の実施

1. 3つの視座からの家族支援の実施

家族支援計画に対応して，①家族員，②家族システムユニット，③家族外部環境システムに働きかける家族支援がある．これらの家族支援は相互に関連し合っているので，家族員への支援により家族システムユニットに変化が現れたり，家族外部環境システムへの支援が家族員への支援となることがある．

たとえば，子どもの介護負担を抱え，慢性ストレスを抱えている家族で，介護を主に担う母親が不眠や疲労を訴えているケースでは，母親と面接して睡眠がとれるような助言を行い，疲労に対して適切な医療を導入するなど，家族員への支援を行う．さらに，母親の役割を軽減するために，家族内の役割調整を行うための家族ミーティングを開催し，家族システムユニットの役割構造に対する働きかけを行う必要がある．さらに，レスパイトケアの導入など，家族外部環境システムへの働きかけも行う．これらの支援が円環的に作用し合い，母親が疲労を回復し，家族員同士のコミュニケーションが広がり，家族の役割分担が円滑になり，家族システムユニットとしてレスパイトケアを活用し，さらに円環的に母親の疲労が回復できるようになる．

2. 短期的家族支援と長期的家族支援

　家族支援で前提となるのは，家族システムユニットが主体であるということである．家族支援をとおして，家族が家族システムユニットとしてのまとまりを維持し，家族機能を家族自身で継続的に維持し，向上できるようになることが目的である．すなわち，看護職者は家族とパートナーシップを結びながら家族支援を行い，その過程のなかで家族が問題への対処方法や解決方法に自ら気づき，それらを家族自身の力として修得できるようにし，家族支援が終了した後でも，家族自身で継続的に問題への対処および解決できるようにする．したがって，長期的家族支援目標と短期的家族支援目標に対応して，家族支援は短期的家族支援と長期的家族支援に大別できる（**表5-7**）．

　短期的家族支援としては，家族がもつ家族症候や家族機能低下に対する資源の導入など，家族に不足している資源を補充する支援が必要になる．具体的には，家族システムユニットに働きかけるために家族ミーティングをもち，看護職者がファシリテーターとして家族システムユニットに働きかけるなどを行う．しかし，看護職者が家族支援を終えたとき，家族が再び家族機能低下を起こしたり，同様の家族症候を生じたりしないようにする必要がある．したがって，長期的家族支援としては，家族外から導入した資源を家族が家族自身の資源として取り込み活用でき，家族システムユニットを家族が自ら調整できるコミュニケーションスキルやセルフケア機能を具備できるように支援を展開し，家族が家族機能を発揮するための力をもち続けられるようにする．

　ただし，このような短期的家族支援と長期的家族支援には，明確な区切りがあるわ

表5-7 ● 短期的家族支援と長期的家族支援の相違の例

	短期的家族支援	長期的家族支援
家族支援目標	看護職者が家族に不足している資源を導入する	家族が導入された資源を自らのものにする
家族員への支援	家族員のウェルビーイング欠如部分への補充	家族員自らのセルフケア力の獲得・維持
家族システムユニットへの支援	不足している家族員間のコミュニケーションの補充	家族なりのコミュニケーション方法の獲得促進
家族外部環境システムへの支援	不足している家族外部資源の調整	家族外部資源の家族システムユニットへの取り込み状態の評価の促し

けではない．たとえば，家族症候が強く，家族のセルフケア力の低下が著しく，家族自ら家族機能を発揮できない状態であるならば，看護職者はまず家族の資源を補充し，家族のセルフケア力を強め，家族機能を発揮できる状態にすることを目的にする．そして，家族機能を発揮できる力を家族が具備したとアセスメントできたときに，家族が資源を家族システムユニットに取り込めるように支援することが望ましい．

3. 家族インタビュー，家族ミーティング

家族インタビューや家族ミーティングは，家族看護過程の情報収集の中心であるとともに，家族支援の方法でもある（p.87 参照）．すなわち，看護職者が家族員間の相互作用のありように関する情報を得ながら，同時に家族自身が自らを振り返り，洞察する[1]ことを促すことができる．また，家族ミーティングをとおして，家族員間の相互作用に働きかけ，個々の家族員の思いの表出，他の家族員の思いへの気づきによる家族員間の信頼関係の促進などを行うことができる．

このように，家族のシステムに問題が生じていたり，家族のユニットのまとまりが保てないといった家族機能の低下（あるいは低下が予測される）状態の家族に対する家族支援の方法として，家族ミーティングが有用である．要介護度が高い家族員がいて，介護は女性の役割であるという家族ビリーフが存在するために，家族のなかの唯一の女性が多大な介護負担を強いられている家族を例に取り上げてみる．このケースでは，家族ミーティングを行うことによって，どの家族員がそのビリーフを強く抱き，それがどのように家族員に影響しているかという家族の勢力構造を明らかにすることも可能である．そして，その勢力構造に働きかける支援を行い，介護は家族員全員の役割であるというビリーフに変容することができる．

家族ミーティングを行うにあたっては，看護職者は倫理的な問題に配慮しなければならない．たとえば，すべての情報やビリーフを家族システムユニットとして共有すべきとは限らない．個々の家族員から得た情報を家族ミーティングで開示するときには，共有すべき情報が何であるかを十分に考慮し，事前に開示してもよい情報であるのかどうかを家族員に確認し，承諾を得ておく必要がある．また，家族ミーティング後に話すことができなかった情報やビリーフなどがなかったかを家族員に個別に確認することが必要なケースがあるだろう．

F 家族支援の評価

1. 家族支援の評価の方法

家族支援の評価には，家族支援計画を修正するための評価と，有効であった家族支援方法と無効であった家族支援方法を整理して他のケースに役立て，家族支援の一般化を目指すための評価がある[1]．前者は，日々の家族員に対する支援，家族システムユニットに対する支援，家族外部環境システムに対する支援それぞれに対して評価を

行う．そのとき，看護職者からみた客観的評価とともに，家族自身が感じる主観的な評価も含めるとよい．家族支援においては，家族自身のセルフケア機能（家族機能の一部）が重要であり，家族自身が家族システムユニットとして機能しているという認識をもちながら家族生活を営むことが大切となるので，家族がどのように家族自身を評価しているかという認識が重要である．

また，家族支援の評価は，家族支援の継続または終了時期を決定するためにも重要であるが，家族支援では，個人看護のように疾患に関連した検査データを指標にして看護の終了時期を定めることはできない．したがって，できるだけ具体的に立案した家族支援目標に対する評価を行い，家族がセルフケア機能（家族機能の一部）を維持できる段階を見きわめて，家族支援の終了時期を定める必要がある．

2. 家族経過図による家族機能レベルの評価

家族経過図は，縦軸が家族機能レベル，横軸が時間で構成される線グラフであり，ターゲットファミリーの家族機能の経時的変動を可視化するものである．家族経過図は，家族機能レベルを低下させ，家族支援を行う必要が生じたイベントを最初に書き込む．さらに，下向き矢印でターゲットファミリーの家族機能レベルを低下させたイベント，上向き矢印で家族機能レベルの維持・向上のために実施した家族支援を書き込むことで，なぜ家族機能の変動が生じたかを表現できる．家族経過図（神戸式）の作成例を図5-5に示す．

このように，家族経過図の作成によって，家族看護過程の展開によって立案された家族支援計画と実際の家族支援が，ターゲットファミリーにとって適切であったかどうかを家族機能に基づいて評価できる．家族経過図に表現する家族機能レベルは，家

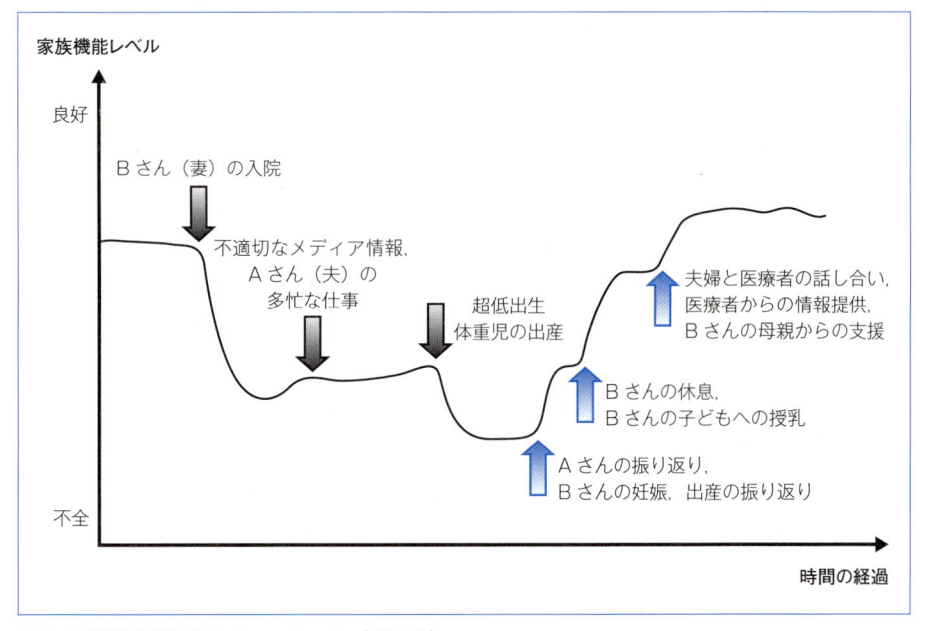

図5-5 ●家族経過図のフォーマット（神戸式）

族機能レベルを低下させたイベントやターゲットファミリーの家族機能レベルを維持・向上させた家族支援を同定するために，法橋らが開発したFeetham家族機能調査（Feetham Family Functioning Survey：FFFS）日本語版Ⅰ[2)3)]などの家族機能尺度を用いて測定し，客観的に判断することが望ましい．しかし，臨地では家族機能尺度を用いることが困難なケースもある．このようなケースでは，看護職者がターゲットファミリー自身の家族機能に対する認知状態を確認したり，看護職者自身の判断などに基づいて主観的に家族機能をとらえ，家族機能の経時的変化を表現することもある．

引用文献

A　家族看護過程の意義と特徴
1) 法橋尚宏編，法橋尚宏・栗栖由貴・他著：看護師国試ラピッドスタディ2010，EDITEX，2009．
2) Hickey, PW著，兼松百合子・数間恵子訳：看護過程の概要，看護過程ハンドブック，増補版，医学書院，1999, p.1-11.
3) Springhouse Publishing：Nursing process in clinical practice, Springhouse, 1993.
4) Friedman, MM, Bowden, VR, et al：Family nursing：Research, theory, and practice, Prentice Hall, 2003.
5) Meleis, AI：Theoretical Nursing：Development and progress, Lippincott Williams & Wilkins, 1997.
6) 法橋尚宏：「家族同心球環境モデル」の視座から「異文化家族看護学」構築に向けて―家族機能の量的・質的な通文化研究からみえる日本家族への家族看護，家族看護学研究，11(2)：24, 2005.
7) 家族ケア研究会編，島内　節・福島道子・他著：家族生活力量モデル―アセスメントスケールの活用法，医学書院，2002.
8) 渡辺裕子：渡辺式家族アセスメントモデルで事例を解く〈家族ケアの技を学ぶ・3〉，医学書院，2007.
9) 野嶋佐由美監，中野綾美編，青木典子・池添志乃・他著：家族エンパワーメントをもたらす看護実践，へるす出版，2005.
10) Wright, LM, Leahey, M：Nurses and Families：A guide to family assessment and intervention, FA Davis, 2009.
11) Artinian, NT：Selecting a model to guide family assessment, Wegner, GD, Alexander, RJ, eds, Readings in family nursing, Lippincott Williams & Wilkins, 1999, p.447-459.

B　家族情報収集
1) McGoldrick, M, Gerson, R, et al著，石川　元・佐野祐華・他訳：ジェノグラム（家系図）の臨床―家族関係の歴史に基づくアセスメントと介入，ミネルヴァ書房，2009.
2) Wright, LM, Leahey, M：Nurses and Families：A guide to family assessment and intervention, FA Davis, 2009.
3) Friedman, MM, Bowden, VR, et al：Family nursing：Research, theory, and practice, Prentice Hall, 2003.

C　家族アセスメント
1) Berkey, KM, Hanson, SMH：Pocket guide to family assessment and intervention, Mosby, 1990.

D　家族支援計画
1) 杉下知子：家族看護計画，杉下知子編，家族看護学入門，メヂカルフレンド社，2000, p.79-84.
2) Hickey, PW著，兼松百合子・数間恵子訳：看護過程の概要，看護過程ハンドブック，増補版，医学書院，1999, p.66-105.

E　家族支援の実施
1) 野嶋佐由美監，中野綾美編，青木典子・池添志乃・他著：家族エンパワーメントをもたらす看護実践，へるす出版，2005.

F　家族支援の評価
1) Hickey, PW著，兼松百合子・数間恵子訳：看護過程の概要，看護過程ハンドブック，増補版，医学書院，1999, p.66-105.
2) 法橋尚宏編，法橋尚宏・本田順子・他著：家族機能のアセスメント法―FFFS日本語版Ⅰの手引き，EDITEX，2008.
3) 法橋尚宏・本田順子：家族機能の測定用具―家族機能尺度を用いた家族機能の計量的分析とその臨地応用，家族看護，7(2)：119-126, 2009.

Family Health Care Nursing

第Ⅱ章
家族看護学の実践

1 家族看護展開論

A フロネーシスとエビデンスに基づいた家族支援

1. 家族支援における暗黙知と形式知

　知識は，暗黙知（言語を用いて他者に伝えることが難しい主観的・身体的な知）と形式知（言語を用いて他者に伝えることができる客観的・理性的な知）からなり，あらゆる物事をなし，新たな物事を生み出している．家族看護を含む看護の知識も，同様に暗黙知と形式知があると考える．

　"看護の技"といった用語が散見されるが，技とはいわゆる匠やエキスパートがもっている個人的な経験や勘に基づく技能であり，暗黙知としての性質をもつ．看護職者は，ターゲットファミリーに家族支援を展開することで経験を積み，よりエキスパートへと近づくであろう．ただし，個人的な暗黙知の一部は，文章化や図表化して他者と共有できるが，家族が多様であることが家族支援を多様化させているので，個人的な暗黙知のすべてを形式知にするのには限界があると考える．したがって，ある看護職者の経験や勘に頼る家族支援の暗黙知は，他の看護職者との間で継承，共有したり，発展できるとは限らない．また，暗黙知をもたない看護職者が形式知を得たからといって，すぐに最善の家族支援を実践することはできない．暗黙知と新たに得た形式知を融合して初めて，実践力として家族支援に活用できる知識となるので，形式知に関連する暗黙知をもっておく必要がある．

　また，家族支援に有効なエビデンス（evidence：科学的根拠）がないときには，エキスパートの経験に基づいた家族支援が必要にならざるをえない．しかし，ターゲットファミリーのウェルビーイングを第一義的に考えると，看護職者の家族支援の経験を客観的に解析し，解釈することで，家族支援の根拠となるエビデンスを創出し，形式知を蓄積することは看護職者の責務であると考える．

2. 家族支援に必要な要素

　法橋は，家族支援に必要な要素は，基本的特質，テクネー（techne：技術知），倫理的判断力の3つを大前提として，フロネーシス（phronesis：実践知）とエビデンスの2つを具備することであると考えている（図1-1）．そして，これらの5要素をレシプロカル（互恵的）に関連づけながら累積的に拡大し，働かせることにより，看護職者がターゲットファミリーに家族支援を展開できるようになると考えている．以

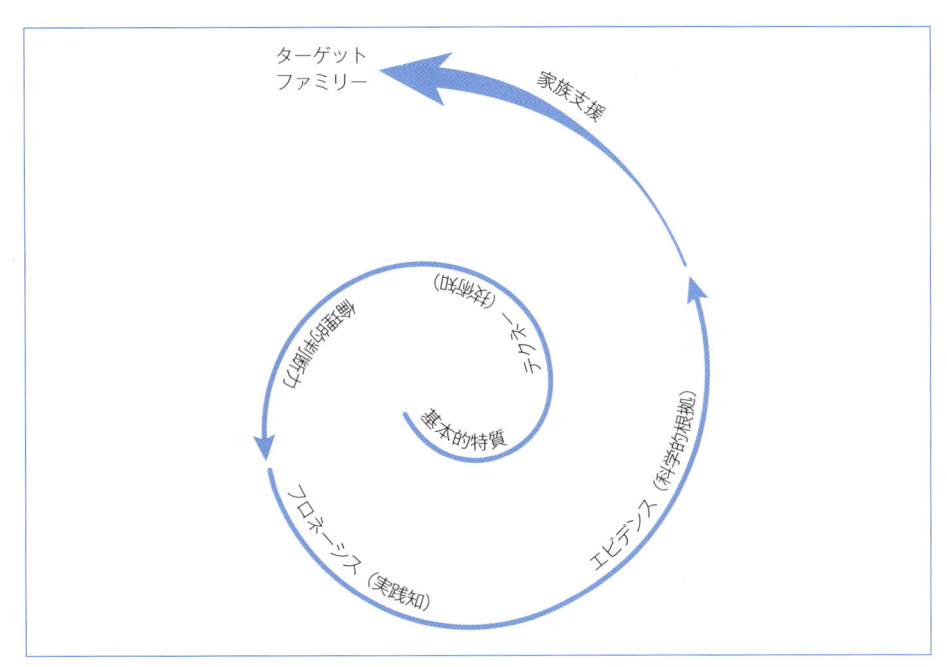

図1-1 ●家族支援に必要な要素

下では，暗黙知に代表されるような"経験に基づいた家族支援"から一歩進んで，"フロネーシスに基づいた家族支援"と"エビデンスに基づいた家族支援"について私論を展開し，"フロネーシスとエビデンスに基づいた家族支援"の必要性を説く．

　まず，家族支援を展開するにあたって，看護職者には基本的特質，テクネー，倫理的判断力が求められる．基本的特質とは，人間性，使命感，社会性などのことであり，これらは学習や経験をとおして涵養することができる．さらに，看護職者としての専門性の向上を図るために，継続的に自己研磨できる力量も包含している．2つ目のテクネーとは，古代ギリシアで使われた用語であり，実践を可能にする技術的知識と知識を前提にした実践能力である．テクネーといえば吸引や注射などの看護技術を連想しがちであるが，看護技術以外にも看護コンサルテーション，看護学研究方法などの知識も含まれる．3つ目の倫理的判断力とは，ひととして守り，行うべき道であり，善悪や正邪の判断において普遍的な規準となるものである倫理に従って判断できる能力である．看護職者の職業倫理である看護倫理とは，個人および集団の健康を増進し，疾病を予防し，健康を回復し，苦痛を緩和する看護職者の基本的責任を基盤としている．特に家族支援における倫理は，家族システムユニットのウェルビーイングの維持および増進，イルビーイングの予防，イルビーイングからの回復を目標として，看護職者が家族支援を展開するときの規律となる．この倫理的判断力は生得的なものではなく，専門的な学習をとおして蓄積し，練磨するものである．

　しかし，家族支援は，基本的特質と倫理的判断力を備え，テクネーをターゲットファミリーに提供すればよいわけではない．これらに加えて，エビデンスに基づいた家族支援が必要である．エビデンスとは，ターゲットファミリーに最善の家族支援を提供

するために科学的に証明された根拠であり，家族看護学研究による実証報告である．したがって，言語を用いて他者に伝えることができる形式知である．1998年には学術雑誌『Evidence-Based Nursing』が発刊されるなど，個人看護においてはエビデンスが常に求められており，同様に家族支援においてもエビデンスは不可欠である．経験に基づいた家族支援は，看護職者独自の経験に基づいて，あるターゲットファミリーに効果があった家族支援を別のターゲットファミリーに展開するという方法である．このような経験に基づいた家族支援では，看護職者の経験の量および質の違いによって提供される看護に差が生じる．また，異なるターゲットファミリーに同じ家族支援を実施しても，明確なエビデンスがないために家族間でその効果に差が生じる可能性がある．したがって，経験に基づいた家族支援に代わって，現時点で得られているエビデンスを活用した家族支援が必要である．

　様々な看護実践活動や経験をとおして体系化し，看護学研究によって科学的に証明されたものがエビデンスとなる．たとえば，患者の移乗介助を実施するときには，看護職者と患者の重心を近づける，看護職者は基底面積を広くするなどによって，看護職者の最小の力で患者が安定した状態で移乗できるようにしていた．その後，ボディメカニクスの原理が科学的に証明され，現在でも一般的に活用されている．このように，経験的に行われていた看護実践がエビデンスの構築につながることがある．一方で，最善であると思われていた看護実践が，エビデンスによってくつがえされることもある．たとえば，以前は手術療法前に感染予防のために手術部位を剃毛していたが，剃毛することで皮膚損傷リスクが高まり，これによって感染のリスクが高まるというエビデンスが明らかになり，現在では手術前の剃毛は原則として実施されていない．現実には，経験のみに基づいた看護は現在でも実践されており，これに対してエビデンスを確立するための看護学研究が盛んに行われている．

　しかし，エビデンスを強調しすぎると，ターゲットファミリーの家族差（p.3参照）が十分に考慮されず，家族支援の画一化やマニュアルどおりの家族支援を招くおそれがある．また，最善の家族支援であると看護職者が認識していても，ターゲットファミリーに受け入れられる方法でなければ，エビデンスに基づいた家族支援は提供できない．そこで必要となるのが，臨地において適切な判断を下すことができる能力であるフロネーシスである．フロネーシスは，テクネーと同様に古代ギリシアで使われた用語で，臨地経験のなかに潜む普遍的な知として位置づけられ，これは家族支援を展開するなかで涵養される．フロネーシスは行動の実践をとおして物事を理解し，理解した物事を知識として体系化あるいは関連させることである．単なる経験知は，行動の実践をとおして物事を理解し，そこから得た知識のことであり，フロネーシスのように体系化することはできないので，フロネーシスと単なる経験知は同レベルの知ではない．すなわち，家族支援の体験を蓄積するなかで，フロネーシスという知が働き，ターゲットファミリーの状況に応じた最善な家族支援を実践することができる．

　たとえば，情報を正しく認識できていないために問題が生じているターゲットファミリーに看護職者がかかわった際に，その家族は情報の理解不足であったので，再度説明を行うことで正しく情報を認識できるようになった．この経験をとおして，その

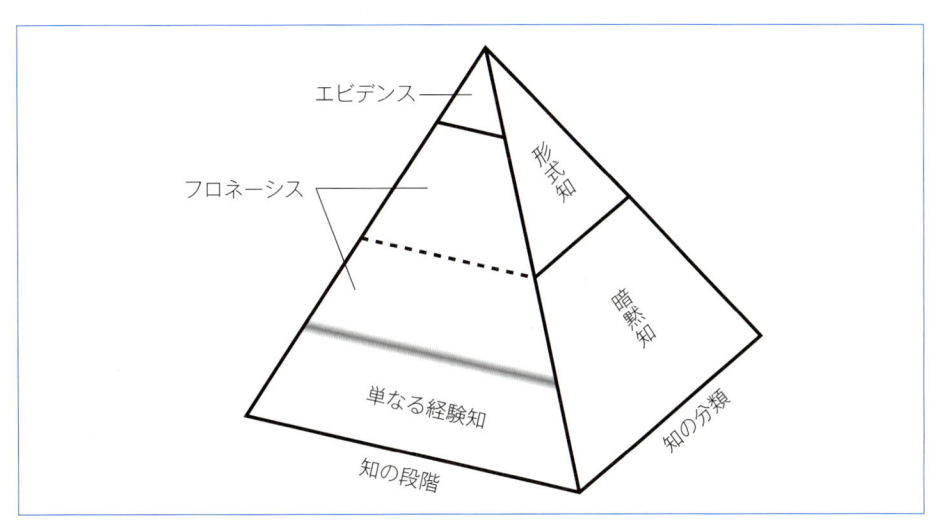

図1-2 ● 2側面からみた家族支援の知

　看護職者は，正しく情報を認識できない家族へは情報の補足説明を行うことが有効であるという単なる経験知を得る．これを生かして，情報を正しく認識できない別のターゲットファミリーに対して同様に説明を行った．しかし，この家族にとって情報が非常に衝撃的な内容であったので，家族が防衛機制のために情報を正しく認識することを回避していた場合，前者の家族と同様に補足説明を行うことが家族の危機につながるであろう．そこで，情報を認識することで家族がどのような影響を受けるのかを考えたり，家族の成長・発達区分，家族の過去の危機の克服体験などから家族システムユニットの対処力を判断し，危機的状況に陥る可能性があるために情報を適切に認識しない状態であるとアセスメントして，情報に対するとらえ方や感情の表出などの支援を行う必要がある．このように，ターゲットファミリーの現状だけをとらえるのではなく，家族の歴史やビリーフなどの家族情報を関連づけて，看護を実践する能力がフロネーシスである．さらに，家族にとって最善なものとは一般的に何かを識別するのではなく，ターゲットファミリーの状況に応じて最善なものを識別し，最善なものをつくり出す手段を考え，行動する能力も包含している．ターゲットファミリーの状況に応じた家族支援は，エビデンスが構築されていなければフロネーシスを働かせ，また，エビデンスに基づいた家族支援を提供する場合にもフロネーシスを働かせて，最も効果的でターゲットファミリーに受け入れられる方法へと家族支援を変化させて，最善の家族支援を実現しなければならない．

　以上を踏まえて，2側面（知の段階と知の分類）からみた家族支援の知を図示した（図1-2）．すなわち，家族支援の知は暗黙知と形式知に分類され，別の側面からみれば，単なる経験知，フロネーシス，エビデンスの順で段階的に知が発展していくと考えている．

3. 家族支援の鍵概念としての"何となく変である"

　単なる経験知とフロネーシスは明確に区別することが難しく，両者の間は曖昧な線

引きになると考える（図1-2）．例として，妻が激しい腹痛で入院し，夫が妻のそばで24時間付き添っているが，夫に妻の腹痛の経緯を聞いても知らないと返答する家族ケースをあげる．単なる経験知のみでは，夫が妻の病状の経緯を知らないのは，妻本人ではないので当然であり，付き添っている夫を献身的であるととらえるかもしれない．ここで，フロネーシスを働かせると，夫が妻の病状の経緯を知らないのは"何となく変である（not doing well）"と感じて，夫婦が互いにコミュニケーションがとれていない，あるいは互いに無関心で家庭内別居をしているなど，夫婦関係に何らかの障害をもっている可能性があると判断できる．さらに，夫は妻に付き添っているが妻に話しかけることはなく，じっとそばでみている状況から，妻を監視しているのではないかとアセスメントする．なぜ夫が妻を監視する必要があるのかと考えると，他者に病状の経緯を知られないようにするためではないかとアセスメントする．夫は妻に暴力行為を行っていて，妻を監視することでドメスティックバイオレンスの事実が他者に漏れないようにしていたのである．このように，単なる経験知では，ターゲットファミリーの現状や一場面を表面的にとらえて家族を理解しようとするが，フロネーシスへと発展させると，ターゲットファミリーの態度や関係性などから，この家族は"何となく変である"と感じ取り，家族症候を見出して家族支援につなげることができる．

　法橋は，この"何となく変である"を専門用語として提唱し，家族支援の鍵になる概念であると考えている．ターゲットファミリーの"何となく変である"は，家族症候が明確に見出せる前に出現する家族兆候（p.45参照）であり，看護職者がこれを感じ取ることで家族症候を見出して家族支援を実現できるのである．"何となく変である"を感じ取ることができなければ，適切な家族支援を行うことができず，家族症候が重症化し，終末期家族につながる可能性がある．家族症候を呈している家族にかかわることで"何となく変である"という直観を養うことができるので，単なる経験知を蓄積し，それぞれを関連させてフロネーシスに発展させ，早期に"何となく変である"を感じ取る力を習得することが不可欠である．

　以上を踏まえると，単なる経験知とフロネーシスの違いは，家族症候を呈しているターゲットファミリーにかかわった際に，"何となく変である"と感じ取れるか否かである．ただし，このように説明することは容易であるが，実際に両者の間に明確な線引きをすることは難しい．その理由は，単なる経験知とフロネーシスの境界は，他者に言語を用いて伝えることが困難な暗黙知にあるからである．また，"何となく変である"と感じても，家族は多様で家族差があるので感じたことが正しいか否かの判断は難しく，看護職者が単なる経験知からフロネーシスへ発展できているのかを評価することが難しい．単なる経験知からフロネーシスへの発展は連続的な発展であり，その変化はとらえにくいのである．

　さらに，別の側面からとらえると，フロネーシスは暗黙知と形式知の両者に含まれる知である．フロネーシスをもつ看護職者は，家族症候を呈しているターゲットファミリーにかかわった際に，"何となく変である"と感じ取って家族支援につなげるが，この"何となく変である"によって暗黙知と形式知に区別することができる．たとえば，前述のドメスティックバイオレンスが起きている夫婦のケースでは，暗黙知のフ

ロネーシスであれば，漠然と"何となく変である"と感じ取り，他者へも言語を用いて伝えることは可能であり，一見すると形式知のようにみえるが，実際にはどのように変なのか，なぜ変であると感じたのかを他者が理解できるように説明することが困難であれば形式知のフロネーシスではない．"夫が常に妻に付き添って監視しているようで，夫婦関係に障害が生じている""妻が夫をおびえたような目で見ている"などのように，"何となく変である"を具体的にどのように変なのか具体的な言葉で他者に伝え，他者がそれを理解することができれば，これは形式知のフロネーシスである．このように暗黙知のフロネーシスから形式知のフロネーシスへと発展させて，家族兆候から家族症候を見出して家族支援につなげることが，家族看護の奥義である．

4. 家族支援を裏打ちするテクネーの習得

ひとは個別性と多様性をもつ存在であるが，ひとが家族員となって家族を形成しているので，家族システムユニットはさらに複雑で多様な存在である．したがって，本書で紹介している家族システム理論，家族ストレス対処理論，家族同心球環境モデル，渡辺式家族アセスメントモデルなどの家族理論や家族アセスメントモデルを用い，体系的かつ客観的に家族システムユニットを理解しなければならない．

また，具体的な家族支援は，個人看護よりも複雑かつ多様で，個人看護とは異なるテクネーがある．たとえば，家族支援においては，家族ビリーフ（belief）[1]が重要な概念の一つである．法橋らは，家族員ビリーフとは「ある家族員の思考と行動に対して，潜在的・顕在的に影響を与えているその家族員の思い込みや信じ込み」，家族ビリーフとは「家族員同士のビリーフが相互に関連し合い，家族員全員が共通してもっているビリーフ」と定義している．家族は生活の場や時間を共有し，様々な経験を積み重ねながら家族の歴史を刻んでおり，そこから家族固有のビリーフが生成されている．このビリーフが助成的ビリーフ（物事を前に進める肯定的なビリーフ）[1]であれば，看護職者の家族支援が家族機能の向上につながりやすく，家族症候が出現していても解決しやすい．しかし，家族が拘束的ビリーフ（物事を抑制して，悲観的な行動を導くビリーフ）[1]をもっている場合には，家族症候を解決しようと看護職者が支援しても，家族の拘束的ビリーフが助成的ビリーフに修正されなければ，家族症候を解決することが難しい．したがって，家族ビリーフに着目して家族支援を行うことが必要になる．家族支援にあたる看護職者は，拘束的ビリーフを変化させるための賞賛や円環的質問[2]など，家族支援に有効なテクネーを習得しなければならない．

B 標準家族看護計画

1. 症候別かつ経過別に展開する家族支援の意義

家族支援を展開するにあたっては，経過別家族看護と症候別家族看護の理解が不可欠である．すなわち，家族症候とその経時的変化からターゲットファミリーを理解

し，症候別と経過別をかけ合わせた家族支援を計画しなければならない．

　たとえば，ある高齢家族員にセルフケア力の低下というイベントが発生した家族ケースでは，その状況に家族が適応できないリスク状態にあるときは，"家族環境の変調への不適応の可能性"という家族症候名をラベルする．そして，必要になる介護技術や知識の習得，利用できるサービスや制度に関する情報提供，セルフケア力の低下に対する家族の受容，家族内の役割調整などへの支援を展開する．これは，急性期に移行することを防ぐために，潜伏期にある家族に対する潜伏期家族看護であり，予防期家族看護の一部である．しかし，介護の準備が行えなかったり，準備は行えているがその状況に適応できないと，"家族環境の変調への不適応"という家族症候が出現することになる．そのときには，予防期と同様の家族支援に加えて，新たに起きた問題を家族と共に考え，それに対応できるように家族の対処能力を高める，家族を情緒的に支えるなど，その状況に家族が適応できるように支援する．これが急性期家族看護である．しかし，このような家族支援にもかかわらず家族機能が十分に発揮されず，家族症候が継続すると慢性期家族看護となる．セルフケア力が低下した家族員がいる家族であることを受け入れ，肯定的にとらえられるように，家族の認識を変化させる必要がある．すなわち，これまでに家族員が行えていたことや履行していた役割行動がとれない状況に着目するのではなく，できていることに着目してセルフケア力が低下した家族員と共にある生活を家族が意味づけできるように支援する．あるいは，セルフケア力が低下した高齢家族員が可能な方法で役割を担えるように支援することで，家族の幸福感を生み出すことができる．

　このように，同じ家族症候であっても，家族差のみではなく，時間の経過とともに家族支援目標が異なり，家族支援計画が必然的に異なる．また，すべての家族症候が予防期，急性期，慢性期，終末期の各期に当てはまるわけではないが，家族症候とその出現の時間軸で家族支援方法が異なるので，症候別かつ経過別で家族支援を展開する必要がある．

2. 臨地における家族支援のジレンマ

　看護の対象はクライアント個人だけではなく，その家族をも対象とすることはよく指摘される．しかし，家族を対象とした看護をどのように展開するのかという理解や方法論が不足していると，臨地で家族症候を呈している家族に遭遇しても，看護職者は家族支援を躊躇することになる．家族支援を行うことで家族症候を悪化させるのではないかという不安を感じたり，どこまで家族のなかに踏み込むべきか，家族支援における看護職者の役割は何なのかという疑問を抱えている看護職者も存在する．

　一方で，このようなジレンマを切り抜けて，終末期患者のいる家族，在宅介護を担っている家族など，特定のクライアントを支える家族に対する家族ケアは比較的よく行われている．しかし，これは家族看護学で扱う家族システムユニットに対する家族支援ではなく，クライアント個人を中心としてとらえ，個人看護の一部として行われる家族ケアであるケースが多い．家族看護では，健康問題をもつ家族員に焦点を当てるのではなく，家族システムユニットがどのような状況にあるのかに焦点を当て，家族

機能状態と家族症候の出現の有無を見極めて，ターゲットファミリーへの家族支援につなげる．

　個人看護の対象であるひとには個別性があり，そのクライアントに対して個別性を尊重した看護を展開する必要がある．しかし，特定の健康問題をもつひとにはある程度共通した特徴があり，その健康問題ごとの支援方法を明示した標準看護計画が作成されている（症状別，疾患別，経過別，発達段階別などがある）．この標準看護計画は，必ずしもすべてのクライアントに当てはまるわけではないが，クライアントの個別性をとらえて適切な看護計画になるようにアレンジすると，実際の看護を展開するための指針として活用できる．

　個別性をもつ家族員が相互作用しながら家族システムユニットを形成していることから，家族システムユニットに対する家族看護は，個人看護よりも個別性や多様性が認められる．したがって，それぞれの家族に合わせた個別支援を行わなければならないので，家族支援を展開しようと看護職者が志しても，特に初心者の段階では困難を伴うかもしれない．しかし，健康問題をもつ個人に健康問題ごとの共通の特徴があるように，同じ家族症候を呈している家族にもある程度の共通した特徴があるので，家族症候ごとに家族支援方法を具体的に提示した，いわゆる"標準家族看護計画"の活用が有用であると考える．標準家族看護計画は，個人の標準看護計画の場合と同様に，対象となる家族の個別性や多様性を踏まえて内容をアレンジする必要はあるが，これは家族看護の展開の方向性を示すものであり，家族看護の指針となりうるだろう．しかし，このような標準家族看護計画は，過去に作成された前例がない．

　そこで，次節からは，法橋らの臨地経験や事例検討などの積み重ねのなかで作成した標準家族看護計画の一部を提示する．ウェルビーイングな家族への予防期家族看護，イルビーイングな家族への急性期家族看護，イルビーイングな家族への慢性期家族看護，イルビーイングな家族への終末期家族看護の4つに分けて，それぞれ1つの家族症候を取り上げた．そして，家族員，家族システムユニット，家族外部環境システムの3つの視座から，ターゲットファミリーの家族症候に対する家族支援目標と具体的な支援などを例示した．看護職者として家族に接した経験の多少にかかわらず，この標準家族看護計画を参考にして家族支援を展開してほしい．

　標準家族看護計画は，①家族症候，②判定状態，③家族看護問題，④家族支援目標，⑤具体的支援計画，で構成されている．
①家族症候は，家族システムユニットの症候名である．
②判定状態は，家族システムユニットがその家族症候をもっているかどうかを判断するための状態を規定したものである．
③家族看護問題は，同じ家族症候名であっても，その家族症候を引き起こしている要因によって支援方法が異なるので，具体的支援につなげるために家族症候の要因を規定したものである．家族看護問題の優先順位は"＃（ナンバー）"で明示する．なお，わが国の看護学では，楽譜で使われるシャープ（嬰記号）の"♯"（二本の横棒を傾けて書く）と番号記号の"＃"（二本の横棒を水平に書く）を混同するという初歩的な誤用が蔓延しているので改めてほしい（すなわち，看護問題をシャー

141

プとよぶのは誤用である).
④家族支援目標は，家族看護問題を解決したと判断できる家族システムユニットの状態を明示することで，家族症候の解決の程度を評価できるように提示している．
⑤具体的支援計画は，家族員，家族システムユニット，家族外部環境システムのそれぞれの目標をあげ，その目標に沿った具体的な支援計画を立案している．

3. ウェルビーイングな家族への予防期家族看護

家族症候：
家族の社会的孤立の可能性
判定状態：
社会との交流がないので必要な情報や支援を受けられず，家族の力のみで問題を解決しようとするが困難で，家族が孤立するおそれのある状態

家族看護問題（＃1）：
家族が社会との交流をもてなくなり，有効な資源や情報を得られず，安定した生活を維持できなくなる可能性がある

家族支援目標：
家族に必要な資源や情報を家族員が認識したうえで，家族が家族外部資源を入手する方法を獲得する

①家族員
目標：
家族員が自らの生活を振り返り，社会的交流の有効性を考えることができる
計画：
OP
1. 家族員の様子，発言，話し方
2. 場の雰囲気
3. 家族員の健康状態
4. 家族員の生活状況
5. 家族員の社会との交流状況（就業状況，就学状況，通院状況など）

TP
1. 家族員が今までの生活を振り返ることができる場と機会を提供する
2. 家族員の過去の社会との交流経験について話してもらう
3. 家族員の現在の社会との交流状況やとらえ方について話してもらう
4. 家族員の振り返りの内容を傾聴する
5. 家族員の思いや感情の表出を促す
6. 家族員が社会資源の有効性を考えるように働きかける

②家族システムユニット
目標：
家族が必要な社会資源を選択し，利用に向けての具体的な行動がとれる
計画：
OP
1. 家族員の様子，会話，話し方
2. 家族の様子
3. 場と家族全体の雰囲気
4. 家族の構造（凝集性，勢力，役割，関係性など）

5. 家族の役割状況，社会との交流状況
   6. 家族の経済状況
   7. 家族の養育・教育状況（養育，教育が必要な子どもがいる場合）
   8. 家族の介護状況（介護が必要な家族員がいる場合）

TP
   1. 家族が現在の役割を家族員だけで担うことは困難なことに気づくように促す
   2. 家族に社会的交流から得られる資源の有効性への気づきを促す
   3. 就業，余暇活動，介護支援，療養へのサポート，育児サポートなどが継続，開始できるように，家族内で役割調整や必要な資源を考える場と機会を設ける
   4. 発言しやすい環境をつくる
   5. 家族から各家族員に，社会的交流による資源を得ることを働きかけるように促す（就業，余暇活動，介護支援，養育・教育支援など）
   6. 在宅介護の場合には，要介護者と家族が一緒に外出できる機会をつくったり，レスパイトケアなどを紹介する

EP
   1. 相談窓口（保健センター，病院など）の利用方法や情報を提供する
   2. セルフヘルプグループ，養育・教育に関する支援，介護に関する支援，地域の余暇活動などに関する情報提供を行う
   3. 社会資源の利用にあたっての手続きを紹介する
   4. 社会資源を利用し，社会的交流を継続している例をあげ，社会資源利用への抵抗感の軽減に努める

③家族外部環境システム
目標：
家族が社会的交流を行うための資源を確保できる
計画：
OP
   1. 家族員の様子，会話
   2. 家族の様子
   3. 家族全体の雰囲気
   4. 家族と社会との交流状況
   5. 家族の社会資源の利用の有無，活用状況
   6. 地域社会の状況
   7. 近隣の状況
   8. 家族の社会的交流に対する家族外部環境システムの反応，様子，発言（地域包括支援センター職員，近隣住民，余暇活動グループのひとなど）

TP
   1. 親族や身近なひと（地域住民，知人など）へ家族の状況についての情報提供や協力を依頼する
   2. 家族に必要な社会資源を導入するための手続きの調整を図る（地域包括支援センター職員との面談調整，情報提供など）
   3. 余暇活動のためのグループへ参加できるように調整を図る

4. イルビーイングな家族への急性期家族看護

家族症候：
家族の形成困難（家族員が増員した家族ケース）
判定状態：
家族の構造上の変化を受容できず，家族を形成あるいは再形成することが困難な状態

家族看護問題（#1）：
家族が新しく家族員が加わることに否定的な感情をもち，受け入れが困難で，家族のきずなを形成できない

家族支援目標：
家族が新しく加わった家族員を家族として受け入れ，家族のきずなを形成できる

①家族員
目標：
家族員の増員に対する否定的な感情を解消する

計画：

OP
1. 家族員の様子，発言，話し方
2. 場の雰囲気
3. 家族員の健康状態
4. 新しく加わった家族員の健康障害の有無や程度
5. 新しく加わった家族員の健康障害や予後についての理解度，知識
6. 新しく加わった家族員に対する家族員の思い
7. 家族員の過去の健康歴（家族員や近親者の病気体験など）
8. 家族員の増員の経緯

TP
1. 家族員の思いや感情を表出できる場や機会を設ける
2. 新しく加わった家族員との過去の関係性を振り返る機会を設ける（子どもが誕生したケースであれば妊娠・出産，高齢者が同居したケースであれば若い頃や同居前のかかわり）
3. 内容を傾聴し，思いや感情を受け止める
4. 健康障害に対する誤った認識がある場合には，医師から病状を説明するように調整する

②家族システムユニット
目標：
家族が新しく加わった家族員との生活について再考できる

計画：

OP
1. 家族員の様子，会話，話し方
2. 家族の様子
3. 場と家族全体の雰囲気
4. 過去の家族の構造（凝集性，勢力，役割，関係性など）
5. 現在の家族の構造（凝集性，勢力，役割，関係性など）
6. 家族の関係性，役割
7. 家族システムユニットの成長・発達区分
8. 家族のコミュニケーション状況
9. 家族の経済状況
10. 家族の養育・教育状況（養育，教育が必要な子どもがいる場合）
11. 家族の介護状況（介護が必要な家族員がいる場合）

TP
1. 家族員がそれぞれの考えや思いを話し合う機会をつくる
2. これまでの家族の関係性においてよい面を意識できるようにかかわる
3. 家族の頑張りを認める
4. 家族の生活や役割の変化について考えられるようにかかわる
5. 発言しやすい環境をつくる
6. 新しく加わった家族員との時間の共有を促し，医療的ケアなどが必要な場合は家族が関心をもって参加できるように励ます

7. 具体的な家族の役割を提示する

EP
1. 新しく加わった家族員にどのように接したらよいのかがわからない家族に対しては，看護職者がロールモデルとなり具体的な態度や接し方を示す
2. 家族員に健康障害があるときには，必要な医療的ケアや療養方法を説明する

③家族外部環境システム
目標：
家族がサポーターの存在に気づくことができ，活用することができる
計画：
OP
1. 家族員の様子，会話
2. 家族のコミュニケーションパターン
3. 家族の社会資源の利用の有無，活用状況
4. 家族と社会との交流状況
5. 地域社会の状況
6. 近隣の状況
7. 親族の状況
8. 親族や身近なひとの反応，様子，発言

TP
1. 親族や身近なひと（地域住民，知人など）に対して，新しく加わった家族員に関する情報提供や協力を依頼し，家族を見守るように説明する
2. レスパイトケア，レクリエーション，両親学級（子どもが誕生したケース），集団指導などへの参加を促す
3. 関係する多職種（他職種）との連携や調整，情報共有を行う

EP
1. 相談窓口（保健センター，病院など）の利用方法や情報を提供する
2. ピアサポートに関する情報提供を行う
3. 利用できるサービスや制度に関する情報提供を行う

5. イルビーイングな家族への慢性期家族看護

家族症候：
家族の意思決定上の葛藤（医療的ケアを導入する家族員がいる家族ケース）
判定状態：
家族の合意形成プロセスのなかに含まれる意思決定の段階で，選択肢のなかから選択せざるをえない場合に明確な意思のもとで決定が行えず，家族に葛藤が生じている状態

家族看護問題（#1）：
家族が意思決定するための選択肢，メリットやデメリットを理解できず，何が家族の意思決定を困難にしているのかが明らかにならず，家族が意思決定を行えない
家族支援目標：
何が意思決定を困難にしているのかを明らかし，家族が意思決定するための話し合いが促進する

①家族員
目標：
家族員が意思決定しなければならない内容を理解し，各家族員の思いを明らかにできる

計画：
OP
1. 家族員の様子，発言，話し方
2. 場の雰囲気
3. 家族員の健康状態
4. 家族員の過去の意思決定パターン，内容

TP
1. 家族員が医療的ケアを導入する家族員や医療的ケアについて，過去および現状をどのようにとらえているのか，思いや感情を表出できる場と機会を提供する
2. 家族員の思いや感情を傾聴する
3. 家族員の思いや感情の表出を促す

EP
1. 健康障害をもつ家族員の病状説明を行い，その生活状況などを実際に見てもらい，課題と向き合えるようにする
2. 選択肢の具体的な提示とその選択肢を選択することのメリットやデメリットについて，予後や生活の変化，介護内容や治療スケジュール，自己管理の必要性，経済的負担などを踏まえて情報提供を行う
3. 現在の状況だけでなく，今後起こりうる状態についても説明する

② **家族システムユニット**
目標：
家族の意思決定を何が困難にしているのか明らかにし，家族員が互いの意思を伝え合い，家族としての選択肢を決定することができる

計画：
OP
1. 家族員の様子，会話
2. 家族の様子
3. 場と家族全体の雰囲気
4. 家族の構造（凝集性，勢力，役割，関係性など）
5. 家族のコミュニケーションパターン
6. 家族システムユニットの成長・発達区分
7. 家族の経済状況
8. 家族の養育・教育状況（養育，教育が必要な子どもがいる場合）
9. 家族の介護状況（介護が必要な家族員がいる場合）
10. 過去の家族員の意思決定パターン，内容

TP
1. 家族員がそれぞれの考えや思いを話し合う機会をつくる
2. 意思決定を困難にしている家族関係，家族歴，家族ビリーフをとらえ，家族員間の意見や思いの調整を図る
3. 過去の意思決定の経験や参加した家族員，意思決定過程を把握し，家族の意思決定パターンに沿って支援する
4. 意思を伝えられない家族員（認知症や終末期にある家族員など）が含まれている場合は，"その家族員だったらどうすると思うか"という質問を行い，その家族員にとって何が最善なのかを確認しながら意思決定できるように促す
5. 発言しやすい環境をつくる
6. 表出された意思を肯定的に受容し，共感する
7. どのような意思を選択しても安心した医療を受けることができることを保証する
8. 家族が意思決定した内容を繰り返し確認し，最善の選択であることを伝え，意思決定の強化を図る

EP
1. 決定した内容が状況に応じて変化することは，自然なことであることを伝える
2. 意思決定しなければならない時期を具体的に提示し，家族の話し合いを促進する

③家族外部環境システム
目標：
家族が意思決定に有効な情報を外部から適切に取り入れることができる
計画：
OP
1. 家族員の様子，会話
2. 家族と社会との交流状況
3. 家族の社会資源の利用の有無，活用状況
4. 地域社会の状況
5. 近隣の状況
6. 親族の状況
7. 親族との関係性
8. 親族や身近なひとの反応，様子，発言

TP
1. 親族や身近なひとに対して，家族の意思決定をサポートできるように，情報提供や協力を依頼する
2. 関係する多職種（他職種）との連携や調整，情報共有を行う

EP
1. 相談窓口（保健センター，病院など）の利用方法や情報を提供する
2. 同じような意思決定を行ってきた家族との交流に関する情報提供を行う
3. 利用できるサービスや制度に関する情報提供を行う
4. インターネットや書籍などから適切な情報を収集する方法を説明する

6. イルビーイングな家族への終末期家族看護

家族症候：
家族の逸脱現象の派生（家族員への虐待を解消できない家族ケース）
判定状態：
家族の生活過程に家族危機は常に存在するが，その家族危機への対応を誤り，逸脱行動（自殺企図，非行，虐待など）が現れた状態

家族看護問題（#1）：
家族が虐待を認識できず，家族を解体しなければ虐待を解消できない
家族支援目標：
家族が虐待を認識し，家族員が納得して家族を解体できる

①家族員
目標：
被虐待者の安全を確保したうえで，虐待者（虐待加害者）が家族員に虐待していることを認識できる
計画：
OP
1. 家族員の様子，発言，話し方
2. 家族員の健康状態

3. 被虐待者の状態
4. 虐待者の状態
5. 虐待者の自己評価の状況
6. 家族員の被虐待経験

TP
1. 被虐待者についての家族員のとらえ方（子どもであれば育児，高齢者であれば介護，パートナーであれば関係性），思いや感情を表出できる場と機会を提供する
2. 家族員の思いや感情を傾聴し，虐待を責めない共感的態度を示す
3. 家族員の思いや感情の表出を促す
4. 家族員が努力している点について取り上げ，認める
5. 家族員が達成可能な目標を提示し，達成できたときには賞賛し，自信の回復につなげる
6. 被虐待者に必要な医療，サポートを提供する
7. 家族解体後，家族員の精神的負担が大きく，心的外傷後ストレス障害（post-traumatic stress disorder：PTSD）が生じやすいので，必要な医療が受けられるように関係職種との連携や調整，情報共有を行う
8. 家族員が抱いている不安への対応を行う

EP
1. 虐待が生じていることを伝え，この状況が続くとどうなるのかという質問を投げかける
2. 今後どのようにしたいのかという質問を投げかける
3. 家族解体後，家族員は加害者との連絡を絶ち，家族解体を強化する
4. 加害者と接点がある親族や知人とは連絡を控えることを説明する
5. 家族解体後，家族員が新たな役割を見出せるように役割を提示する

②家族システムユニット
目標：
家族が家族解体以外に虐待を解消する方法がないことを理解できる
計画：
OP
1. 家族員の様子，会話
2. 家族の様子
3. 場と家族全体の雰囲気
4. 家族の構造（凝集性，勢力，役割，関係性など）
5. 家族システムユニットの成長・発達区分
6. 家族の経済状況
7. 家族の養育・教育状況（養育・教育が必要な子どもがいる場合）
8. 家族の介護状況（介護が必要な家族員がいる場合）

TP
1. 家族員がそれぞれの考えや思いを話し合う機会をつくる
2. 家族員それぞれの思いを代弁する
3. 発言しやすい環境をつくる

EP
1. 虐待を解消するために家族としてどのような方法があるのかという質問を投げかける
2. 家族が望む方法がとれるように，具体的に家族員や家族の行動を提示する

③家族外部環境システム
目標：
社会資源の活用や専門職者からのアプローチによって家族解体を進め，負の相互作用を絶つ
計画：
OP
1. 家族員の様子，会話
2. 家族の様子

3. 家族全体の雰囲気
4. 家族と社会との交流状況
5. 家族の社会的資源の利用の有無，活用状況
6. 被虐待者の状況
7. 地域社会の状況
8. 近隣の状況
9. 近隣との関係性
10. 親族との関係性
11. 家族外部環境システム（教育・保育機関，老人保健施設・特別養護老人ホームの職員など）の反応，様子，発言

TP
1. 適切な施設（子どもであれば教育・保育機関，高齢者であれば老人保健施設・特別養護老人ホームでのショートステイ（介護認定を受けている場合）や養護老人ホーム（老人福祉法の措置を利用），パートナーであれば婦人相談所や民間シェルターなど）と連携や調整，情報共有を行い，被虐待者の様子を客観的に観察できるようにする
2. 被虐待者が入院，施設入所している場合は，虐待者との接触を避けられるように面会制限を行う
3. 関係職種や行政・関係機関との連携や調整，情報共有を図る
4. 必要に応じて警察や役所の介入を依頼する
5. 被虐待者の緊急避難先を確保する

EP
1. 相談窓口（保健所など）の利用方法や情報を提供する
2. ピアサポートに関する情報提供を行う
3. 利用できるサービスや制度に関する情報提供を行う

引用文献

A フロネーシスとエビデンスに基づいた家族支援
1) Wright, LM, Bell, JM：Beliefs and illness：A model for healing, 4th, Floor Press, 2009.
2) Wright, LM, Leahey, M：Nurses and families：A guide to family assessment and intervention, 5th, FA Davis, 2009.

参考文献

A フロネーシスとエビデンスに基づいた家族支援
1) 池川清子：看護—生きられる世界の実践知，ゆみる出版，1991.
2) 塚本明子：動く知フロネーシス—経験にひらかれた実践知，ゆみる出版，2008.

B 標準家族看護計画
1) 野嶋佐由美・渡辺裕子編，野嶋佐由美・若狭紅子・他：特集／家族の意思決定を支援する，家族看護，1(1), 2003.
2) 野嶋佐由美・渡辺裕子編，渡辺裕子・熊谷靖代・他：特集／終末期患者の家族への看護，家族看護，1(2), 2003.
3) 野嶋佐由美・渡辺裕子編，野嶋佐由美・森山美知子・他：特集／退院に向けた家族の看護，家族看護，2(1), 2004.
4) 野嶋佐由美・渡辺裕子編，渡辺裕子・橋本眞紀・他：特集／家族アセスメントに基づいた家族像の形成，家族看護，2(2), 2004.
5) 野嶋佐由美・渡辺裕子編，川村佐和子・野嶋佐由美・他：特集／難病患者とともに生きる家族への看護，家族看護，3(1), 2005.
6) 野嶋佐由美・渡辺裕子編，高橋章子・渡辺裕子・他：特集／生命の危機状態にある患者の家族への看護，家族看護，3(2), 2005.
7) 野嶋佐由美・渡辺裕子編，野嶋佐由美・渡辺裕子・他：特集／家族とのパートナーシップ形成，家族看護，4(1), 2006.
8) 野嶋佐由美・渡辺裕子編，鈴木志津枝・相川充・他：特集／遺族に対するケア，家族看護，4(2), 2006.
9) 野嶋佐由美・渡辺裕子編，野嶋佐由美・渡辺裕子・他：特集／家族の力を支える看護，家族看護，5(1), 2007.
10) 野嶋佐由美・渡辺裕子編，池添志乃・野嶋佐由美・他：特集／リハビリテーションにおける家族看護，家族看護，5(2), 2007.
11) 野嶋佐由美・渡辺裕子編，神崎光子・三田村七福子・他：特集／家族のつながりを支える—家族形成期に焦点をあてて，家族看護，6(1), 2008.
12) 野嶋佐由美・渡辺裕子編，柳原清子・渡辺裕子・他：特集／がん患者の家族ケア，家族看護，6(2), 2008.
13) 野嶋佐由美・渡辺裕子編，中島紀恵子・井口高志・他：特集／認知症患者の家族へのケア，家族看護，7(1), 2009.
14) 野嶋佐由美・渡辺裕子編，渡辺裕子・鈴木和子・他：特集／関わりが難しい家族へのアプローチ，家族看護，7(2), 2009.
15) 鶴田早苗編，神戸大学医学部附属病院看護部：看護診断・共同問題によるすぐに役立つ標準看護計画，照林社，2005.
16) リンダ J. カルペニート＝モイエ著，新道幸恵監訳：看護診断ハンドブック，第8版，医学書院，2008.

2 家族支援専門看護師の役割

A 家族支援専門看護師の役割と養成

1. 家族支援専門看護師の役割

1）専門看護師の役割

専門看護師（certified nurse specialist：CNS）は，ある特定の看護分野における卓越した看護実践能力を有する看護職者である．「複雑で解決困難な看護問題を持つ個人，家族および集団に対して，水準の高い看護ケアを効率よく提供するための，特定の専門看護分野の知識・技術を深めた専門看護師を社会に送り出すことにより，保健医療福祉の発展に貢献し併せて看護学の向上を図る」ことが目的とされている．専門看護師には，"実践""相談""調整""倫理調整""教育""研究"という6つの役割がある[1)2)]．2012年2月現在，10分野（がん看護，精神看護，地域看護，老人看護，小児看護，母性看護，慢性疾患看護，急性・重症患者看護，感染症看護，家族支援）が特定され，合計795名の専門看護師が認定されている[3)]．

専門看護師になるためには，①看護系大学院修士課程（もしくは博士前期課程）を修了し，日本看護系大学協議会が定める専門看護師教育課程基準の所定の単位（総計26単位）を取得していること，②実務研修5年以上（3年以上は専門看護分野の実務研修，6か月は修士課程修了後の実務研修）であることが条件であり[3)]，日本看護協会専門看護師認定審査で認定される．2011年現在，家族支援専門看護師養成課程は，高知女子大学大学院看護学研究科，東海大学大学院健康科学研究科，愛知県立大学大学院看護学研究科，神戸大学大学院保健学研究科の4校に設置されている．

なお，わが国には，認定看護師（certified nurse：CN）という資格もあり，「特定の看護分野において，熟練した看護技術および知識を用いて，水準の高い看護実践のできる認定看護師を社会に送り出すことにより，看護現場における看護ケアの広がりと質の向上を図る」ことが目的とされている．これは，日本看護協会が認定した教育課程を修了することが条件であり，"実践""指導""相談"の3つの役割を果たす．2012年2月現在，21分野が特定されている．また，米国の上級実践看護師（advanced practice nurse：APN）には，ナースプラクティショナー（nurse practitioner：NP），クリニカルナーススペシャリスト（clinical nurse specialist：CNS）などがある．これらは，スペシャリストという点ではわが国の専門看護師と同じであるが，資格ができた経緯や役割は異なる．

2) 家族支援専門看護師の役割

家族支援専門看護師（certified nurse specialist in family health nursing）は，専門看護師としての6つの役割がある（表2-1）．そして，家族看護を実践する専門看護師として，家族の健康的な成長・発達を促し，家族員の疾病や障害に関連して起こる問題に家族が対処できるように，家族の意思決定能力やセルフケア力（問題解決能力）を高めるための支援を行う[3)-5)]．

認定看護師には，実践家としての役割を果たすことが期待されているが，専門看護師には，実践能力とともに，研究や指導的な役割が求められている．また，専門看護師の英語名に「clinical」ではなく「certified」が使われているのは，国外のナースプラクティショナーとクリニカルナーススペシャリストの両方を包括できるスペシャリストを想定しているからである．特に家族支援専門看護師には，ターゲットファミリーの家族員が入院している病院だけではなく，ターゲットファミリーがいる場であるコミュニティにおける家族支援が求められていると考える．

2. 家族支援専門看護師の養成

1) ジェネラリストとスペシャリストの機能分化

家族への支援は，家族支援専門看護師のみならず，他分野の専門看護師，さらにはジェネラリスト（特定の分野ではなく複数の分野において，ある一定以上の知識や技術をもち，看護を実践する一般看護師）にも求められる役割の一つである．機能分化されたジェネラリストとスペシャリストの双方が有機的に補完し合うことで，チームとして家族支援を実践できることが望ましいと考える．

ギリス（Gilliss, CL）は，家族看護への準備レベルを3段階に分け（図2-1），スペシャリスト（あるいは修士課程以上）は家族を単位（family-as-unit）としてとらえるが，ジェネラリスト（あるいは学士課程）は家族をコンテクスト（背景）（family-as-context）としてとらえるとしている[6)]．さらに，家族研究について，博士課程ではインターベンションや理論の有用性を評価し，知識の積み上げを行える能力を備える必要がある．また，ドハーティ（Doherty, WJ）は，ヘルスケアにおける家族へ

表2-1 ●家族支援専門看護師の役割

1. 家族に対する"実践"	患者の疾病や障害に関連した問題により，患者を含む家族が悩みや葛藤を抱える場面などで，その家族の構造，機能，および発達段階を中心としたアセスメントを行い，家族内の関係性に働きかけ，家族が発達段階を乗り越えて患者の疾病や障害に関連した問題に適応できるよう支援を行う
2. 多職種（他職種）に対する"相談"	患者を含む家族の問題にかかわる多職種（他職種）に対してコンサルテーションを行う
3. 医療福祉関係者間の"調整"	患者を含む家族の問題に関連した多職種（他職種）間の調整を行う
4. 関係者間の"倫理調整"	患者を含む家族の人権を擁護するために必要な倫理的判断能力をもち，判断に基づいて行動する
5. 多職種（他職種）に対する"教育"	患者を含む家族の問題にかかわる多職種（他職種）に対して教育を行う
6. 家族看護学"研究"	家族看護学の理論開発に貢献し，看護の質を高めるための実践的研究を行う

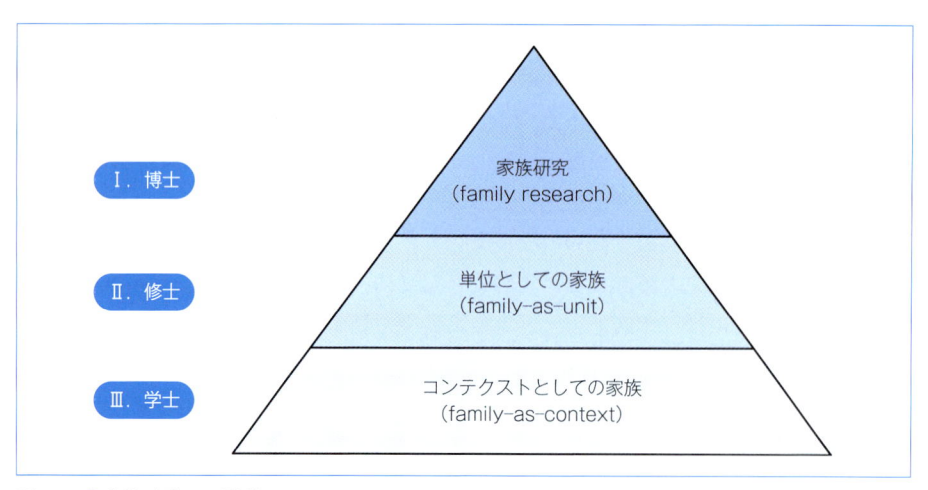

図2-1 ●家族看護への準備レベル
出典／Gilliss, CL : Family nursing research, theory and practice, Journal of Nursing Scholarship, 23(1)：20, 1991.

の支援を5つのレベルに分けている[7]．すなわち，①実際的な医学的・法的必要性が生じたときに家族にかかわるレベル，②継続して，医療に関する情報やアドバイスを行うために家族にかかわるレベル，③家族の発達やストレスへの反応のために，家族に生じた感情的な問題の解決のためにかかわるレベル，④家族に関する系統的アセスメントと支援のために家族システムにかかわるレベル，⑤様々な家族に上級のスキルを用いて，複雑な支援を行うためにかかわるレベルとし，すべての保健医療関係者は②のレベルまでを習得すべきであるとしている．

2）家族支援専門看護師課程の教育課程（神戸大学大学院の例）

日本看護系大学協議会が定めている専門看護師教育課程の履修単位は，総計26単位以上（実習6単位以上を含む）である[1]．家族支援専攻教育課程は，専門看護師共通科目に加えて，専攻分野共通科目，専攻分野専門科目，実習科目で構成されている（表2-2）．

神戸大学大学院保健学研究科の教育課程[8]は，"家族""家族機能""家族環境""家族資源"を理解する"講義"を中核とし，"研究""演習""実習"からこれらを有機的に統合できるように編成している．そして，あらゆる成長・発達区分の"家族"の"ウェルビーイング"を実現することを家族支援として位置づけ，これに必要な知識と技術，研究方法を修得できることが特徴である（図2-2）．この教育課程を修了することで，"修士（保健学）"の学位と家族支援専門看護師課程修了書が授与される．

特筆すべきは，入学後の早い段階で，アーリーエクスポージャー（早期体験実習）を行っていることである．これは，家族支援専門看護師のイメージ形成や学習への動機づけを目的とし，家族支援専門看護師を体験するシャドーイング実習である．また，当事者家族を対象とした演習と事例検討，家族支援専門看護師のもとでの臨地実習を行うことで，"実践"のみならず，"相談""調整""倫理調整""教育""研究"を含んだ家族支援専門看護師のすべての役割が実践できることを目標にしている．さらに，

表2-2 ● 家族支援専攻教育課程

科目	主な内容	必須単位数
専門看護師共通科目	看護教育論，看護管理論，看護理論，看護研究，コンサルテーション論，看護倫理，看護政策論の7科目から4科目以上	8
専攻分野共通科目	保健医療福祉制度のなかでの家族看護の役割，位置づけに関する科目 家族の健康および生活に関する科目 家族への看護実践展開に関する科目 家族看護援助の方法に関する科目	12
専攻分野専門科目	専門領域に関する科目は各大学で提示できる領域	
実習科目	家族への看護介入を10例以上経験	6
総計		26

出典／専門看護師教育課程認定委員会；平成21年度版専門看護師教育課程審査要項，日本看護系大学協議会，2009，p.17.

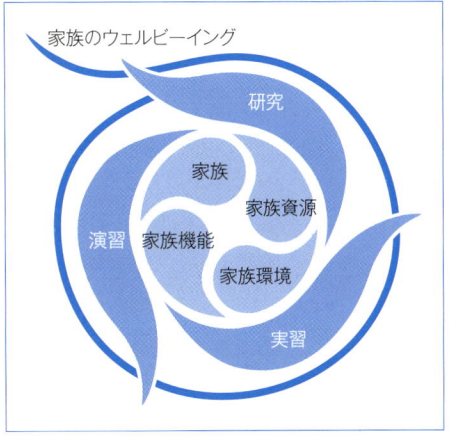

図2-2 ● 教育課程の概念図（神戸大学大学院保健学研究科の家族支援専門看護師コースの例）

　入学直後から2年間継続して国際的な視野で家族看護学研究に取り組み，国際ジャーナルに英語論文を投稿することを方針としている．そして，研究から得たエビデンスや理論をベースにした家族支援を実践できる家族支援専門看護師，国際的に活躍できるスペシャリストの育成を目指している．

B 実　践

1. 対象の特徴

　専門看護師の実践は，専門看護分野において，個人，家族，または集団に対して卓越した看護を実践することであり，卓越した看護活動が期待されている．

　家族支援専門看護師の実践の場は，病院，施設，地域，訪問看護ステーション，学校などである．疾患や病期は特定されていないため，すべての疾患を対象に急性期から慢性期，終末期など病期も多岐にわたり実践活動の範囲は広い．対象者は，患者個人のみではなく家族という集団である．特に患者を含む家族全体のセルフケア機能が確立，維持されず，適切な治療や支援が提供されていない可能性のある家族が対象であり，看護問題の解決が困難であると考えられる事例への家族支援が必要とされる．危機的状態にある家族，意思決定が困難である家族，コミュニケーション不足により悪循環を繰り返している家族などに対しての支援が実践としてあげられる．

2. 配置状況

　実践においては，所属する組織の状況や業務内容によって，専門看護師の配置状況

は異なり活動の範囲も変化する．専門看護師の臨地での受け入れ状況は，実践活動に影響を与える．たとえば，病院内の組織において，ライン機能（看護部からの指揮命令系統の中への位置づけ）またはスタッフ機能（直属の上司をもたない位置づけ）であるのか，専任か兼任か，管理職か，看護部ではない病院全体として独立した部署での配置か，などである．専任として病院全体で実践していくのか，病棟や外来所属の兼任として通常業務を行いながら主に配置内で実践し，必要時のみ他の部署へ専門看護師として実践するのかでは実践する内容の偏りがみられるが，どのような配置においても責任が重大であることに変わりはない．少しずつ実績を重ねたうえで，所属部署を越える横断的な活動を行っていくことも有効である．しかし，実践する範囲を拡大していくには，所属する組織や部署の理解が必須であり，看護管理者としての職位や待遇などが必要となる場合がある．

3. 多職種（他職種）との協働と専門性

　家族にかかわる医療者は，看護職者のみならず，医師，医療ソーシャルワーカーなど多職種（他職種）であることが多い．また，他分野の専門看護師もかかわるため，専門性を追究し明確にした実践でなければ，ケアを受ける家族をはじめ家族支援専門看護師へ依頼する医療職者も専門看護師自身も混乱することが懸念される．これまで，多くの医療職者が家族支援を行ってきた．しかし，看護職者が実践する家族支援においては，家族形態や地域の特徴，社会情勢の変化から次々と問題が現れ，解決できないことが増えてきた．家族形態や価値観の多様性により，詳細で専門的な家族支援が困難な状況となり，家族や医療者からのニーズの高まりとともに家族支援専門看護師の実践が求められてきたと考えられる．必要とされていることや活用されていることが何かを，実践をとおして常に自身に問いかけて検討していくことが，専門性を追究することにつながると考える．

　わが国では，病院や施設においてどの分野の専門看護師も絶対数が少なく，1人の専門看護師が多くの役割を求められることが多い．実践内容によっては，自身の専門分野ではないことを求められることがある．緩和ケアチーム，退院調整チーム，虐待防止チーム，感染管理チームなどに所属して多職種（他職種）と協働して活動する専門看護師も多いため，他分野の専門看護師や多職種（他職種）と協働しながら実践内容を検討することが必要である．家族支援専門看護師は，分野特定されてからの日が浅いため，所属する組織によっては求められる範囲が広く，専門性を見失いがちになる可能性がある．

　家族支援専門看護師は，家族を背景ととらえるのではなく，家族全体を1つのシステムとしてとらえ直接的ケアを行っていくこと，家族全体のセルフケア機能の確立を意図してかかわることを忘れず実践していかなければ，専門性を失うことがあると考える．

　時には，他分野の専門看護師や多職種（他職種）との違いを見出すことができず，リソースとしてうまく活用されないことで実践が困難となることがある．かかわる事例について，多職種（他職種）や他分野の専門看護師からスーパービジョンを受ける

ことによって，互いの専門性を見出すことができ自身の活動が有効となることもある．

4. 実践モデルと看護力の向上

　病棟や外来，院内全体，地域で繰り返し実践していくことによる副次的効果として，看護の質の向上，組織全体の看護実践力の底上げができると考える．なぜならば，専門看護師が役割を果たした直接的ケア（実践）を行うことが，他の看護職者のモデルとなり，また専門看護師の知識や技術を身近に学ぶことで，臨地の場で活用されるからである．

　時には，第三者となって専門看護師が積極的に実践することも必要である．病棟や外来看護師は，煩雑な業務を行いながら患者や家族にケアを行っている．受持ち看護師は，家族にとって何でも相談できケアを依頼できる身近な存在である．しかし，関係性が密接であるため，バランスを崩すと互いがストレス源となる場合もある．一方，関係性が保てていないのに業務の合間に家族への支援を試みた結果，関係性の悪循環をきたし，看護実践が困難になることがある．そのようなとき，専門看護師が第三者としての立場を有効に活用して実践していくことによって関係性が再構築され，新しい方向性が見出され，円滑に支援や治療を進めることができるようになる．家族看護実践のモデルとなるためには，知識，スキルを熟知していなければ，専門性は発揮できない．

5. 早期支援と技術

　最近は，電子カルテの導入や個人情報保護法によりアナムネーゼが簡略化され，早期からの家族情報収集が困難である．しかし，初回から患者と家族との面接で情報収集を行い，家族と同じ時間を共有することは，家族支援を有効なものにする．家族のいる場にいて挨拶程度の声かけなど些細な行動であっても，家族に専門看護師としての印象を与え，支援を有効にするポイントとなり，後々の家族とのコミュニケーションを円滑にする．家族の面接を行うとき，専門看護師として複数の家族員との面接スキルが必要とされることも熟知しておかなければならない．

　ハムリック（Hamric, AB）[1)2)]は，「専門看護実践とは，広い意味での看護学のある特定の臨床領域において，患者が経験する現象に対して，実践的・理論的・研究的療法を広範囲にわたって応用することである」と述べている．実践を行うためには，基礎知識に加え，応用できる知識も不可欠である．

　ブラウン（Brown, SJ）[2)3)]によるAPNの"患者・家族に対する臨床実践"の特徴として，ホリスティックな枠組みを活用すること，患者とのパートナーシップを形成すること，卓越した臨床的意味づけを行うこと，患者に対し多様なアプローチを行うことがあげられている（表2-3）．これらをもとに実践していく必要がある．

　家族支援の際は，瞬時にアセスメント能力を求められることがある．家族支援専門看護師は，家族に関する理論やアセスメント能力，支援方法を熟知しておく必要があり，他の看護師ではアセスメントできない家族の潜在的な問題をアセスメントできる能力を有することが求められる．

第Ⅱ章　家族看護学の実践

表2-3 ● ブラウンによるAPNの"患者・家族に対する臨床実践"の特徴

ホリスティックな枠組みを活用する	・人間の生活の複雑さを考慮する ・人間と環境の関係と、それらが健康や疾病に及ぼす影響に注目しそれを扱う ・病気、老化、ストレスによる様々な影響を考慮する ・機能的能力やニーズに焦点を当てる ・症状や療法のQOLへの効果を考慮する
患者とのパートナーシップを形成する	・すべての患者に対して平等に接する ・患者との日常会話を活用する ・患者を意思決定に積極的に参加させる ・沈黙している患者に声をかける ・患者の希望や他者への気づかいを擁護する
卓越した臨床的意味づけを行う	・専門知識を身につける ・仮説を立て検証する ・基本的な情報を活用する ・連合的・統合的に考える ・判断の誤りがないように注意する ・処置方法を決定する前にそれに関連する様々な要因について検討する ・効果的な患者記録を開発する
患者に対し多様なアプローチを行う	・対人関係に関する介入を行う ・多種多様な介入方法を用いる ・複雑な状況の管理を積極的に行う ・患者の健康を保持し疾病を回復させるための援助を行う ・患者の慢性疾患の管理を援助する ・サービスの調整を行う

出典／Brown, SJ：Direct clinical practice. Hamric, AB, Spross, JA, Hanson, CM, eds, Advanced nursing practice：An integrative approach, Table 6-1, Characteristics of advanced direct care practice and strategies for enacting them, W. B. Saunders, 1996, p.111より佐藤直子訳.

　アセスメント能力には，患者のフィジカルアセスメント，家族背景による家族の対処能力のアセスメントなどを総合したアセスメント能力が必要である．フィジカルアセスメントを的確に行わなければ，患者の症状を把握することができず意思を尊重することができない可能性がある．その結果，患者はもちろんのこと家族の負担を増強させる状況を招き，かえって問題を混乱させる．

　アセスメントをもとに，専門的看護の卓越性を発揮した看護計画の立案を行い，多様な看護ケアのアプローチ方法を実践していく．家族支援の際は中立な立場を保ち，専門看護師自身の先入観や価値観を押しつけないよう注意する．専門看護師の実践は，効果を数的に表すことは困難であるため評価を得にくいことがあるが，様々な視点から評価を行うことが必要である．

　実践したことを有効に継続するには，フィードバックできる環境を提供することが必要である．実践状況が明記されるような記録やフォーマットを作成すること，カンファレンスを行う場を活用し，家族支援の振り返りをすることなどの工夫も必要である．フィードバックの場は，他の医療職者への技術の提供を行うと同時に，専門看護師自身の姿勢の振り返りができ，新しい目標や実践力を発揮できる場である．全体の質向上により，患者家族の満足度を高めることで，専門看護師自身のモチベーション

を継続させることができる.また,家族支援に対する様々なシステムづくりの基盤となる可能性が広がる.

C 相談

1. 相談(コンサルテーション)の目的

相談の目的は,相談者が看護実践中に生じた問題を解決するための方法を手に入れること,もう1つは相談者が,将来似たような問題事例に出会ったときの問題への対応能力を高めることである.もちろん,相談者の持ち込んだ問題を解決することにより,患者家族へはよりよい実践が提供されなければならない.特に筆者のような院内コンサルタントでは「明日からどのようにかかわればよいのだろうか」と看護師にとっても差し迫った相談事例が持ち込まれることが多い.そのため,家族状況の理解や家族支援を難しくさせている問題の特定だけでなく,実際の家族支援へ看護師自身が一歩踏み出せることに重点を置く必要がある.

2. 相談事例の特徴

家族看護の実践における相談事例の特徴を①家族支援への関与レベル[1]と②対応困難な家族の類型化[2]の2つの視点から考えてみたい.

表2-4は,1985年,家族社会学者であるドハーティが,家族支援をする際のヘルスケア提供者の関与について,5つのレベルを提唱したものである[3].多くの看護師はジェネラリストとして,レベル1,2を中心に家族への支援を行うことが多いだろ

表2-4 ●家族支援をする際のヘルスケア提供者の関与

レベル1:看護師が実際的な,あるいは法的な必要が生じたときだけに家族に接するレベル	家族看護の知識や技術はあまり必要とされない 例:ICU看護師が,蘇生処置を希望しないという同意書に家族員の署名をもらうためだけに家族と接触をもつ
レベル2:看護師が,定期的な接触を通じて医療情報の提供やアドバイスを行うレベル	看護師は質問に答えたり,家族が行う介護に助言を与える 例:家族と共に糖尿病患者のフットケアを行いながら,家族へ教育的な情報提供を行う
レベル3:正常な家族の発達や家族のストレス対処に関する知識を基礎に,感情的な問題に対処しようとしている家族を支援するレベル	例:退院する脳梗塞患者の自宅訪問を行い,自宅での介護に対処できるように家族員を支援する
レベル4:看護師が,家族の系統的なアセスメントと支援計画の立案を行うレベル	支援の必要な家族をシステム論的思考でアセスメントや支援を行う.通常このレベルは大学院教育を受けている
レベル5:最も複雑な支援を行うレベル	家族システムや家族機能不全を引き起こす相互作用に関する高度な知識や,機能不全状態にある家族に働きかける技術が必要.様々な家族アセスメントモデルや家族療法などについて高度な知識と技術を備える

出典/Doherty, WJ : Family interventions in health care, Family Relations, 34(1) : 129-137, 1985.

う．レベル3は本来ならば，ジェネラリストとして期待したい関与レベルであるが，現在の日本においては，家族支援専門看護師がその役割を担うことが多い．その背景として，看護基礎教育における家族看護学の修了単位数が必ずしも十分とはいえないこと，また現場では，在院日数の短縮や患者自身の病気や治療が複雑化しており患者へのより多くの直接ケアが必要となるため，家族にまで時間を割きにくいなどがあげられるだろう．しかしながら，多くの実践現場には，家族支援専門看護師だけでなく他領域の専門看護師ですらリソースとして配置されていないことが多い．

表2-5は対応困難な家族を7つのパターンに類型化したものである．7つのパターンのなかでも，特に，タイプ5の"患者への影響を引き起こす"とタイプ6の"看護職者の看護のエネルギーを消耗する"に関する相談事例が増えてきている．たとえば，タイプ5に類型化された相談には次のような事例があった．

脳梗塞後の後遺症による嚥下機能低下に伴って誤嚥性肺炎を起こした患者とその家族のケースである．看護師の管理のもとでの食事介助が必要な段階において配偶者が食事を勝手に介助し，何度も肺炎を悪化させてしまう．そのつど，配偶者に指導を行ったが「次は絶対に誤嚥は起こさせないように介助する」と隠れて食事介助を繰り返し，支援の方向性が見出せない事例であった．患者にとって最適なケアの理解不足のため"患者の病気，病状悪化の原因となっている"家族の代表例である．ジェネラリストは，患者の看護ケアに第一義的な責任を担うため，患者への看護の責務を果たしにくくさせる家族に大きな困難感を抱え，相談事例となることが多い．

この誤嚥を繰り返させてしまう配偶者の事例を，ドハーティの家族支援の関与レベ

表2-5 ●対応困難な家族の特徴

タイプ1　専門性：看護職者に専門性を発揮させない	①パワーが強い家族 ②自己中心的な家族
タイプ2　専門性：看護職者の専門的なテリトリーに侵入する	③細かい家族，神経質な家族 ④知的レベルが高い家族 ⑤ケアや治療に介入する家族 ⑥監視している家族
タイプ3　専門性：看護職者としてのプライドを崩壊させる	⑦看護職者を疑う家族
タイプ4　関係性：看護職者を家族の思いのままに動かそうとする	⑧操作する家族 ⑨権威を振りかざす家族 ⑩関係を拒否する家族
タイプ5　干渉：患者への影響を引き起こす	⑪患者の病気，病状悪化の原因となっている家族 ⑫家族としての役割を果たさない家族 ⑬患者との間に適切な距離が保てない家族
タイプ6　負担：看護職者の看護のエネルギーを消耗する	⑭問題を引き起こす家族 ⑮訴えが多い家族 ⑯自己決定ができない家族，依存的な家族
タイプ7　支援方法：看護職者を困惑させる	⑰つかみどころのない家族 ⑱効果的なアプローチが見出せない家族

ルで考えてみると，レベル2，3に相当するだろう．この事例に対して，家族支援専門看護師は，家族ストレス対処モデルを用いた家族アセスメントと支援計画を受持ち看護師と共有しながら，家族支援専門看護師主導で配偶者に面接を行った．これまでの長期在宅介護に対するフィードバックや，他の介護資源による支援態勢の整備とともに，受持ち看護師による食事介助方法など新たな介護方法の教育を行い，これ以降，誤嚥を繰り返すことなく無事に自宅療養へ結びつけることができた．ジェネラリストを中心とした支援の方向性を見出せた事例である．

　一方，先進的で高度な治療の発達，療養方法や場所の多様化などにより，家族のもつ機能が十分に働かなくなるような場面が増えてきている．タイプ6"看護職者の看護のエネルギーを消耗する"に類型化されるような終末期にある患者の蘇生処置や治療方針の意思決定などが典型的ではないだろうか．ある家族員は終末期の蘇生処置を望み，また他の家族員はそれを望まないといった困難で複雑な状況にジェネラリストが日常的に遭遇する事例が増えていると感じる．実際にその困難な事例にかかわってみるものの，支援の方向性が見出せなくなってしまう場面も増えてきている．このような事例は，ドハーティの家族支援の関与レベルでいうレベル5であり，家族支援専門看護師のようなスペシャリストが相談を受け，家族機能のアセスメントとともに意思決定のプロセスを支援する事例として位置づけられている．このように，個々の看護師の教育背景や実践スキルの関与レベルを超えた家族への支援も大きな困難感につながり，相談事例となることが多い．

3. 相談のプロセス

　渡辺のコンサルテーションプロセス[4]を基盤に，院内コンサルタントとして困難事例への相談時のポイントを述べる．

　たとえば，ある病院では，相談者が家族支援専門看護師へ相談の依頼をする際，直接電話連絡による依頼の他，電子カルテシステムを利用した依頼方法を用いている．電子カルテ内に専門看護師への相談依頼テンプレートが用意されており，相談内容の概要とともに，家族機能不全を推し量るいくつかのチェック項目が設けられている．

1）第1段階：相談者との関係を築く
（1）受持ち看護師への安心感の提供とともに，看護師長への脅かしを最小限にする

　相談は，相談者が安心して自己を語ることのできる関係のもとで初めて成り立つ．困難事例では，ベッドサイドケアを担う看護師の家族支援の視点と，看護管理からの家族支援の視点が必ずしも一致しないことがある．そのため，受持ち看護師から持ち込まれた相談事例が看護師長の支援不足という意味合いを帯びてしまうこともある．相談者である受持ち看護師の理解を得て看護師長へコンタクトをとりながら相談関係を開始することが肝要である．特に困難事例に関しては，様々な家族への対応経験がある看護師長による支援が必要となることも多い．相談初期から看護師長を巻き込むことは，相談終盤の専門看護師の提案事項を相談者自身が選択する際に，看護師長による支援という選択肢を保持するためにも欠かせないプロセスである．

(2) 事例の概要と相談者の問題意識を共有する

　相談依頼用テンプレートで，家族構成や経済面などの構造的側面について情報収集をし，さらに事例の概要をつかむために相談者との面談をもつ．この段階で必要なことは，事例そのものを細かく把握するための相談者からの聞き取りよりも，相談者が何に困っているのか，相談者の問題意識や違和感（"何となく変である"（p.138 参照））を言葉にして明確にするように促すことである．困難事例では，家族の構造的側面に潜む問題よりも，機能的側面であるコミュニケーション，情緒的支援，役割分担，相互理解，意思決定，価値観，勢力構造などから起こる問題に相談者が困っていることが多い．さらに，これらの問題は複雑に絡み合っているため，相談者がうまく問題を言語化できない場合がある．これら機能的側面を，相談者へのフィードバックのために専門看護師がガイドしながら相談者の言語化を助け，相談者の問題の核心を共有する．

2) 第2段階：現象の全体像をつかむ
(1) 家族看護実践モデルを適用し必要な情報をさらに引き出す

　この段階では，事例を家族看護実践モデルのアセスメントの視点に沿って，相談者に問いかけながら，家族の全体像を描写するための情報を引き出していく．家族適応の二重ABCXモデルを理論的基盤とする渡辺式家族アセスメントモデル（p.96参照）などに基づいて相談を進めるとよい．相談者は，系統的な家族アセスメントを踏まえているわけではない．専門看護師からの問いかけに対して十分な情報をもっていないこともあり，一部推測も混在するが，この段階でできるだけ個々の家族員像を鮮明に描けるように相談者に問いかけを行う．また，困難事例では，相談者自身も事例家族のシステムに取り込まれていることが多いため，相談者自身をアセスメントに加えることを推奨している．

(2) 家族の全体像（関係性）を円環的視点で描く

　困難事例の相談者の多くは，家族の関係性を直線的思考（因果論的な考え方）で直線的にとらえている．そのため，"原因"である特定の家族員へ支援するが奏効せず，家族支援の方向性を見失ってしまう．家族への視座を円環的思考に切り替えることが，困難事例への支援の糸口を見つけ出す鍵となる．その際，これまで家族看護実践モデルを用いて詳細に描いてきた個々の家族員像を，円環的な関係性を示すように図示することが非常に有効である．

3) 第3段階：現象と相談者の認識のずれを埋める
(1) 現象と相談者の認識のずれを明らかにする

　前段階で図示した家族の全体像をもとに，相談者が円環的な関係性のどの側面が見え，または見えていなかったのか，共に明らかにしていく．相談者の困っていること（問題の核心）が，図示した円環的関係性のなかのどこに固執しすぎたために見えていなかったかを検討する．

(2) 認識のずれを埋める

　専門看護師と相談者との認識のずれを明確にした後，今一度，相談事例の家族に引き戻って考える働きかけを行う．ずれを気づかせてくれた鍵となる家族の具体的な言

動が何かを検討する．家族アセスメントや円環的な関係性の図示は，家族の生々しい事例をどんどん抽象化する作業である．困難事例では，相談者が家族とかかわる困難感，負担感，閉塞感を抱いており，"患者家族中心"から"支援者中心"に志向が傾いている．ここであえて，相談者が見落としてきたと思われる相談事例の家族の心情や，何らかの（問題）行動を起こさざるをえなかった背景に目を向けるように仕向けることで，家族の支援者として行動したいという認識に変化を促すことができる．

4）第4段階：支援の具体的なイメージづくり

相談者の気づきが確実な支援につながるように，現実的で具体的な支援方法を共に話し合う．家族への直接的な支援役だけでなく，相談事例の家族を取り巻くより大きなシステム，たとえば医師や外来看護部門，地域などの調整役を担う可能性についても検討を提案する．

5）第5段階：家族看護に対する動機づけ

相談の目的は，今回の事例の学びを次の問題に出合ったときの看護実践へ応用できることも含む．相談のための面談プロセスを踏まえながら，相談者が自身で事例への短いテーマをつける．この作業は相談者自身の家族看護の課題を明らかにする働きかけである．

D 教 育

1. 教育の機能

家族支援専門看護師は，他分野の専門看護師と同様であるが，その教育の機能として「専門看護分野において，看護職者に対しケアを向上させるため教育的機能を果たす」[1]ことが期待されている．つまり，専門看護分野に関連して，多様な場で，多様な学習ニーズをもつ看護職者を対象として教育を行うことで，看護職者が臨床能力を高めていくことができるように支援することが求められる．

2. 教育のプロセス

家族支援専門看護師は，前述したような多様な場，多様な学習ニーズからもたらされる要請にもこたえられる教育を行わなければならない．このためには，教育プロセスを検討することが必要である．この教育プロセスは，アセスメント，計画，実施，評価からなる[2]．以下に概要と，特に専門看護師として留意しておくべき点を示す．

1）教育アセスメントの実施

アセスメントの段階では「対象者の学習ニーズを把握し，対象者が学びたいと思っていることは何か，学ぶべき事柄は何か，それらをどのような順序で学習するか，対象者の準備状態，能力，意欲などを明らかにする」ことが必要とされる[1]．

事前に予定された集合教育などの場合には，学習ニーズを把握するために依頼内容を参照することもできるが，このような集合教育よりも，専門看護師は実践の場で，

実際の現象を前にして困難を抱えている看護職者への教育を行うことが最も多い．この場合，実際に困難を抱えている看護職者の学習ニーズは必ずしも明確でなく，学習者自身が十分に把握できていないことも多い．困っていることとして表現されるもののなかから，学習者がもっている真の学習のニーズが何であるのかを把握し，共に明確化することをとおして，学習者自身にも何の教育が行われているのかの自覚を促していく．

また，学習者の準備状態として把握すべきこととしては，学習者のこれまでの教育背景や過去の臨地経験などがある．たとえば，今まで理論などの抽象的知識にほとんど触れたことがない学習者の集団を対象に教育を行う場合，抽象的知識の提供だけでは理解を困難にするおそれがある．その学習者の集団が学びやすく，それまでに得た力を発揮しやすい条件が何であるのかを把握することが重要である．また，準備状態との関連もあるが，学習者の能力に応じて，教育の難易度などを検討する．意欲に関しては，教育を行う環境などの影響も受けるため，教育を集中して受けることができるように，学習環境の整備も行う．

2）教育計画の策定

教育アセスメントをもとに，実際の教育計画の策定を行う．教育計画の策定としては，①目的，目標の設定，②教育方法の設定，③教材の設定，④実施・展開方法の設定，⑤評価方法の設定を検討する[2)-4)]．

(1) 目的，目標の設定

目的，目標の設定においては，組織の理念，教育方針などを反映させ，他の教育プログラムとの関連を把握しつつ，実施する教育における内容の要素を含めて，達成すべき事柄を包括的に目的として設定する．また，それを行動レベルとして具体化させた目標を設定する．この行動レベルでの目標は評価指標ともなる．

(2) 教育方法の設定

目的，目標に照らして，達成を導く教育方法を設定する．教育方法としては，集合教育と個別教育の分類があり，集合教育の類型としては，講義やグループワークなどがある．講義は，概念や知識の獲得を促すために，教育を担う者が概念や知識を直接言葉などで提示して伝えることができ，かつ効率的に大量の知識を提供することのできる方法である．しかし，一方向的になりやすいこともあり，学習者の学習動機を刺激しにくく，学習動機に依存して効果が異なるという欠点もある．また，グループワークは学習者同士の相互作用を重視する方法であり，相互作用のなかで，他者の考えや意見を受けて，自分の考えや意見への洞察を深め，発展させることができる方法である．しかし，相互作用の質に依存するため，学習者の主体性を確保しながら，相互作用のコントロールをどのように行っていくかが重要な課題となる．集合学習には多様な学習方法があるが，全般的に個別の学習者のニーズには合わせにくいという特徴もある．

一方で個別教育としては，課題学習などがある．これは課題を提示して，知識を適用させることで，実際の適用の仕方を身につけることを促したり，あるいは知識の適用の過程で不足している知識などを補ったり，充実させたりするために用いることの

できる方法である．しかし，この場合にも課題への知識の適用の深まりには学習者により差があるため，課題に対するフィードバックを行うなど個別の学習者への配慮を行う．

また，コンサルテーションは，知識の提供を主眼とするものではないが，対象者が洞察を深め，主体的に自分の課題に気づき，自分で問題解決の学習を行うことを支援するものであるという点では，個別学習の一類型としても活用することのできるものとなる．個別教育は，集合教育と比較して学習者の個別のニーズに合わせやすいという長所はあるが，一方で多人数に効率的に知識などの提供ができないという短所も併せもっている．それぞれの教育方法には長所と短所があるため，実際の教育においては，目的や目標に照らして，これらを組み合わせて補い，効果を高めるように構成する．

専門看護師はケアの質の向上を果たすことが求められているため，単に抽象的知識の獲得を支えるだけでなく，具体的実践力の獲得も支えられるように，両者をつなぐことも意識して教育方法と教育機会を設定する．つまり，集合教育で抽象的知識を多くのひとに伝えた後に，抽象的知識を具体化して実践力に変換していく力，さらには，個人が自らの課題に気づき成長していこうとする力を育成するために，どのような教育方法と教育機会を組み合わせていくかを検討していくことが重要になる．

一方で，臨床実践の事例などをとおして，個別性の高い知識を学んだ学習者に対しては，知識の適用を拡大し，抽象化することを可能にするために，どのような教育方法と教育機会を組み合わせていくかを検討する．その意味でも，専門看護師はこれらの要請を満たすことのできる教育プログラムを充実させ，所属組織内外の教育機会も活用して，つなぐことができるように導いていく．

(3) 教材の設定

目的，目標に照らし，教育方法の設定を行うとともに，教材についても検討する．教材とは，教育目的・目標を達成するために必要な要素を内包する具体的な素材のことである．たとえば，講義において用いる教科書などの書籍や，グループワークで用いる事例なども教材であり，どのような教材を用いるかにより，直接的，間接的に伝えることのできる内容，学習できる内容は異なるため，目的，目標との関連のうえで教材を選択する．

また，専門看護師は実践の場で，実際の現象を前にして困難を抱えている看護職者への教育を行うことが最も多いことは前述したが，この場合，カンファレンスなどに立ち会い，その現象のなかに含まれているものを教材化するとともに，状況の制限のなかで，目的，目標を定め，教育方法を検討する．教材化とは，臨床経験などの現象やその他の素材を用いて，教育的視点から素材を選択，加工し，学習を可能にする教材にすることである[4]．臨床の現場で，看護職者が抱える困難に対して，教育の機能を用いてアプローチするときに，専門看護師には，現象のなかで教材化ができるものを見出すための専門看護分野における深い知識を身につけることが求められる．

さらに，このような臨床現場で行う教育の場合，現象によっては多様な視点で教材化することができる場合もある．その場合には，学習者の学習ニーズとともに，ケアの受け手に及ぼす影響の緊急性，重大性などから優先的に取り上げるべき部分が決定さ

れるが，その際に重要と考えられても，時間などの制限から，その場で教育につなげることのできないものが出てくることになる．このため，専門看護師はその場でどのような部分を取り上げ，残された部分については，どのようにして教育につなげていくのかについて，優先順位を決定するとともに，看護職者を次の教育機会へ導くことも検討しなければならない．

(4) 実施・展開方法の設定

実施・展開方法の設定のためには，実際の教育に用いることのできる時間，環境（人的，物的），経費などの基礎的条件を把握し，これらのなかで実施，展開を行うように設定する．また，実施・展開過程の構成として，①導入，②展開，③まとめという段階を設定しておくことは，実施の流れをつくるうえで有効である[3]．

①導　入

学習のテーマを明らかにするとともに，学習者を動機づけ，教育の目標に向けて方向づけを行う．学習者の関心を高められるような動機づけの方策としては，"目標を明確に提示する" "関心を引き起こすような問題提起をする" など，様々な方法がある．これらを有効に用いることで，次の段階における学習者の集中力を増し，教育効果を向上させることができる．

②展　開

教育内容を伝える中心部分である．有効に展開するためにどのような流れをつくればよいのか，言い換えれば，目的，目標を達成し，教育内容を伝えるためには，教育方法，教材として設定したものを，どのように活用すればよいのかという観点から，見直し，再構成する．この際に重要なことは，目的，目標を達成し，教育内容を伝えるうえで中心となる点を設定し，それを際立たせることができるように工夫することである．たとえば，講義形式を基本として展開している場合，単に一方向的な説明を行うだけでなく，質問の投げかけを併用することで，学習者の考える機会をつくることや，グループワークなどを用いることも1つである．

③まとめ

行った教育の統括の段階であり，ここでは，行った教育内容の要約，中心となる点の再提示，そして学習者の理解の確認などを行う．学習者の理解の確認の方法としては，学びについての発表を行うなどがある．

(5) 評価方法の設定

評価の基準としては，「(1) 目的，目標の設定」の項で述べたように，行動レベルまで具体化した目標を評価指標とする．加えて評価指標には，学習者の満足感，次の学習につなげる意欲など主観的な要素を含めることも大切である．他には，教育計画の評価，教育者の評価の次元があり，学習者の反応や理解の程度などの教育実施中の情報を活用するとともに，実施終了後に学習者に質問紙調査を実施して情報を収集することも一つの方策である．これらの情報は，アセスメント，計画，実施，評価といった一連のプロセスの評価に用いるとともに，教育者自身の教育技術の見直しにも活用できる[5]．

以上が，家族支援専門看護師が教育機能を発揮する際に検討すべき内容である．事前に予定された集合教育を行う場合には，これらのプロセスすべてにおいて事前に検討し，計画を練って実践する．しかしながら，前述したように専門看護師はカンファレンスなど実践の場で，実際の現象を前にして困難を抱えている看護職者への教育を行うことが最も多い．このような状況において，教育機能を有効に発揮するためには，集合教育などで基本的な教育のプロセスについて習熟し，応用可能な自分の力として根づかせていくことが必要である．

3. 専門看護師が教育機能を発揮するために必要な力

　ここまでは，専門看護師が看護職者のケアの質の向上を図るために行う教育について述べてきたが，専門看護師の行う教育をエデュケーションとしてよりも，コーチングとしてとらえるべきとの指摘もある[5)-7)]．看護職者のケアの質の向上を図るために，効果的に学習目標に至ることができるように，知識・技術などを提供する視点で行う教育がエデュケーションであり，一方でコーチングの視点で行う教育では，学習者の変容の過程を促進し，互いに相互作用のなかで成長していくことが重視される．このようなコーチングの視点で行う教育においては，大学院などで学んだ専門的知識，これまでの臨地経験，対人格支援の技術が必要になる．対人格支援とは，対象者の心理社会的なニーズを考慮しながら，ひととして尊重し，力を引き出していく支援であり，これは，まさにコンサルテーションにおける基本的態度・技術と同じものであるといえよう．

　以上のように，専門看護師の教育には，看護職者の臨地能力を高めていくことを目標に据えた教育と，学習者である看護職者と共に相互に成長し合いながら，変容を促進していく教育の2つの側面がある．この2つの側面を生かしながら，組み合わせて，教育機能を発揮することが求められる．そして，これを可能にするために，専門看護師は，教育プロセスに関する知識，家族支援に関する専門的知識，臨地経験を豊かにするとともに，学習者との相互尊敬に基づく関係形成能力，コミュニケーション能力を獲得することが重要である．

E 調　整

1. 調整の機能

　家族支援専門看護師は，他の分野の専門看護師と同様であるが，その調整（コーディネーション）の役割として「専門看護分野において，必要なケアが円滑に行われるために，保健医療福祉に携わるひとびとの間のコーディネーションを行う」ことが期待されている[1)]．つまり，専門看護分野に関連して，医療保健福祉その他の関係職者に働きかけて，既存のシステムを活用し，あるいは必要に応じてシステムを変更したり，開発したりするなどして，患者を含む家族全体の健康レベルを高めるように新たに組織化することが求められているのである．

2. 調整を行う領域

　家族支援専門看護師は，退院調整など高度にシステム化されたプログラムに基づいて調整を行う場合もあるが，むしろ，日々の実践など，あらゆる役割を果たすなかで，同時に調整能力を発揮することを求められることが多い．ある意味では，調整はすべての家族支援専門看護師の役割と不可分な結びつきがあると考えることができる．

　たとえば，家族支援専門看護師が実践を行う場合，当該部署の医師や看護師をはじめとした医療職者の本来担っている役割および責任やシステムを把握し，役割などの調整を行わなければ，それぞれの医療職者は自分の担うべき役割や責任に混乱を感じ，主体的に担うことを妨げることになる．この結果，実践は宙に浮いた（他の医療職者のシステムとの整合性のない）ものとなる．「当該ケースにおいて何を担い，どのような責任をもつのか」が不明確になると，患者を含めた家族全体の健康レベルを高める専門看護実践を行うことが困難になる．

　さらに，実際の家族支援専門看護師の活動においては，当該部署だけでなく，より広く医療職者のかかわるシステムを把握し，患者を含む家族全体に対してよりよいケアが提供されるよう調整を行うことが不可欠である．このように調整機能は，家族支援専門看護師の活動において常時必要とされ，あらゆる領域に適用されるものである．

3. 調整のプロセスと必要な能力

　調整においては，組織変革に関するレヴィン（Lewen, K）の変革理論を参考にすることができる[2]．この理論においては，計画的変化のプロセスとして"解凍期""移行期""再凍結期"があることが示されている（表2-6）[2)-4)]．この理論を活用するのであれば，調整という計画的変革のために，"解凍""移行""再凍結"をシステム（およびその関与者）が成し遂げられるように支援することが，家族支援専門看護師には求められる．このような調整を実行するうえで必要な能力としては，表2-7のようなものがある[5)-7)]．

1）調整の必要な問題，課題を見出す能力

　調整を行ううえでは，調整の必要性が認識できることが第1の要件となる．この意味で，①家族支援専門看護師自身が"調整の必要な問題，課題は何か"を見出すことができる，②他者に"調整に必要な問題，課題は何か"を理解できるように伝えられることが必要である．

　家族支援の視点を基準として活用し，現状のなかで，患者を含めた家族の健康レベルの向上が阻害されている（あるいは阻害される可能性がある）潜在的・顕在的問題や課題を見出すのである．そのなかでも特に，家族支援専門看護師だけでは解決に至らない問題や課題，単独でかかわることによるコストパフォーマンスなど，患者を含めた家族の健康レベルの向上という視点からみて，他者と協働する必要性を見出すこと，それを他者と共有することが，調整の最初の契機となるといえるだろう．

2）関係者の役割，機能と責任を理解する能力

　調整においては，複数の保健医療福祉に携わる者とかかわりをもつ．この意味にお

表2-6 ● 計画的変化のプロセス

解凍期	実際の行動やあり方と望ましい行動やあり方との矛盾が強調されて，変革の必要性を認識し始める時期
移行期	習慣的にもっている価値観や態度，行っている思考や行動などを見直し，関与する集団に働きかけて，変革を抑制しようとするパワーを最小にし，推進しようとするパワーを高め，集団の価値観をはじめとして，態度，思考，価値観の変化を生み出していく時期
再凍結期	新しい価値をもとにした思考や行動システムを定着させていく時期

表2-7 ● 調整を行うために必要な能力

1. 調整の必要な問題，課題を見出す能力
2. 関係者の役割，機能と責任を理解する能力
3. アウトカムを見出し，目標として共有する能力
4. 関係者のコミットメントを高める能力
5. 調整のための検討をマネジメントする能力
6. 役割調整能力
7. 調整の評価をする能力

いて，家族支援専門看護師が自分自身と他の関係者の役割や機能，責任を理解していること，また，家族支援専門看護師の役割や機能，責任を理解できるように伝え，共有するように支援できることが必要である．

具体的には，①家族支援専門看護師自身が，家族看護・家族支援のベースとなる学問体系，実践方法（アセスメント，支援）が理解でき，専門看護実践が行える，②多職種（他職種）がどのような役割や機能，責任を担うのかを理解することができる，③家族看護・家族支援のベースとなる学問体系，実践方法（アセスメント，支援）を，他者が理解できるように伝えられる，ということである．

このような家族支援専門看護師と他の関係者の相互理解は，調整において，関係者それぞれが，何に専門性をもち，何を実現できるのか，そしてどのような責任を負っているのかを明確にし，役割期待が曖昧になることで生じる葛藤を防ぐことにも貢献する．また，それぞれの理解があるからこそ，患者を含めた家族全体の健康レベルを向上するうえで不足している役割や機能が何であるのかを見出すことが可能になるのである．

もう一つ理解しておくべきこととしては，それぞれの関係者の職位などの立場がある．スタッフであるのか管理者であるのかにより，役割や機能，責任が大きく異なる．その意味で，④職位により，どのような役割や機能，責任を担うのかを理解することができる，ということも欠くことができない．

前述したように調整においては，システムを変更し，新たに開発しなければならない場合も多々ある．このような場合，関係者は多大な影響を受けることになるため，後述の「4）関係者のコミットメントを高める能力」の前提としても，影響を受ける関係者を洗い出し，その関係者の役割や機能，責任を十分に把握しておく．

3）アウトカムを見出し，目標として共有する能力

調整をとおして，患者を含めた家族全体の健康レベルの向上の実現を目指す場合，どのような成果が得られた状態になれば，患者を含めた家族全体の健康レベルが向上したといえるのか．すなわち，アウトカムを見出し，調整に関与する関係者と目標として共有することである．アウトカムを見出し，目標として共有できなければ，関係者と調整の方向性を見出すことができず，協働は困難になる．

具体的には，①患者を含む家族全体の健康を，何を基準として評価するのか（方法論）を見出すことができる，②患者を含む家族全体の健康レベルの向上の目標（評価指標ともなる）として，どのようなアウトカムが得られることが必要なのかを見出すことができる，そして，これを③他者と目標として共有できることが必要である．また，家族支援専門看護師自身の専門的能力に基づいて，④協働状況において，家族支援専門看護師が，アウトカムにどのように貢献できるのかを検討することは，後述の役割分担においても調整をしていくうえで重要な意味をもつ．

4）関係者のコミットメントを高める能力

「2）関係者の役割，機能と責任を理解する能力」で，調整においては，システムの変更や開発に伴い，関係者が多大な影響を受けることを述べた．このときに必要となるのは，"多職種（他職種）を巻き込むための根回し"として表現される能力である．すなわち，①関係者の受ける影響に配慮することができる，②関係者の主体的参加を導くコミットメントを高めることができることである．

調整により，一時的ではあっても，システムの変更が予測されるような場合，一部に新たな負担が生じる可能性もある（たとえば，通常であれば，病棟の各チームに3人ずつ人員が割り当てられ勤務しているところを，あるチームの患者を含む家族全体のケアのために，当該チームにより多くの人員を当てる必要性が生じ，割り当ての変更を行った場合，他のチームの相対的な業務負担は増すことになるなど）．このような場合に，影響を受ける関係者は負担感や心理的な抵抗を感じることも多い．業務の割り当て自体は，看護管理の領域であり，家族支援専門看護師が直接にかかわる内容ではないかもしれないが，患者を含む家族全体の健康レベルを高めるために，業務分担などにもアプローチをする必要性があるのであれば，影響を受ける関係者となる各チームの代表者と病棟の管理を担う看護管理者に対し，事前に調整のコミットメントを高める支援を行い，主体的参加を促進することが必要になるであろう．

5）調整のための検討をマネジメントする能力

実際の調整においては，関係者が集まり，個人情報に配慮しながら，情報を共有し，どのように目標を実現していくのかを共に検討する．家族支援専門看護師はこのような場を設定し，マネジメントする能力が求められる．

具体的には，"調整のための検討をマネジメントする能力"として，情報に対する倫理的な判断ができることを前提として，関係者との信頼関係を形成する技術，アサーティブネスなどを含めた基本的なコミュニケーション技術，勢力をコントロールする技術，ファシリテーションなど検討の促進を可能にする技術などである．これらを駆使することで，葛藤を乗り越えて，患者を含む家族全体の健康レベルの向上のために

力を寄せ合えるように，調整のための検討をマネジメントするのである．

6）役割調整能力

調整においては，システムの変更も生じるため，関係者は新たな役割を担うこともある．しかし，患者を含む家族全体の健康レベルを向上するために，それぞれの関係者がどのようなことを担うべきであるのかが不明瞭であると，実際の役割の遂行は困難になり，目標に至るうえでの障壁ともなる．

役割理論によると，それぞれの役割においては，役割期待（ある地位や立場にある者に対して取るべきであると考えられる行動などを実際に担うことへの期待）と，役割認知（ある地位や立場にある者がもっている，役割に伴って自分が取るべきと考えられる行動などについての認識）が対応しており，この期待と認知が調整されて，実際の役割が決定される（役割規定）[8]．しかし，役割期待があまりにも大きかったり，曖昧であったりした場合，また役割認知が不十分であるなどの場合には，期待と認知の調整が困難になり，実際の役割が規定されない．

調整においては，前述のような役割の知見からも，役割に関する期待，認知などの調整を行い，実際に役割を遂行できるように支援する．具体的には，①患者を含めた家族の健康レベルの向上のために，どのような役割や機能を必要とするのかを明らかにできる，②それぞれの関係者が，実際に担うべき役割や機能を明らかにし，認識を促進する，③それぞれの役割が，どのように期待されているかを明らかにし，期待を適正なものにできる，④新たに規定された役割の遂行に必要な教育機会などを準備，設定することができる，ということである．

7）調整の評価をする能力

患者を含む家族全体の健康レベルの向上を目標として実施する調整が，目標に達しているかなど評価を行う．評価の指標としては，様々な次元のものを用いることができる．具体的には，当初の目標である"患者を含む家族全体の健康レベル"の他に，"関与者の役割遂行など調整の進行状況""システムの有効性や整合性などのシステム状況""実践能力の向上などの関係者の成長状況""経済的コスト""関係者のストレス"なども評価指標となりうるだろう．このような指標をもとに評価を行い，調整の方向性などを修正し，成果を確認する．

このような評価を行うには，①評価指標・測定尺度として何を採用するか決定することができる（ただし"患者を含む家族の健康レベル"や"調整の進行状況"は評価指標として必須である），②採用した評価指標を適切な評価尺度を用いて評価できる，③調整の終結を行うべきかの評価ができる，という能力を発揮することが必要である．また，これらの評価は，家族支援専門看護師だけでなく，④関係者と調整の成果が共有できる（場合によっては修正できる），⑤成果の定着を促進することができる（肯定的フィードバック，建設的な批評やアドバイスなどを用いて），ことも必要である．

以上が調整の機能，プロセス，その実行に必要な能力であるが，家族支援専門看護師は，以上のような知見を活用し，患者を含む家族全体の健康レベルを向上できるように調整を行う．

F 研 究

1. 家族支援専門看護師における研究の意味

　家族支援専門看護師が，日々の厳しい看護活動にしのぎを削っているなかで，最も取り組みが難しく後回しにされやすいのが研究という役割ではないだろうか．しかし，日々の実践活動で，その効果を示すエビデンスが求められ，家族看護の最先端の方法論を開発するという役割を担う専門看護師にとっては，研究は欠かせない役割である．すなわち，専門看護師が自分の行った家族看護の豊富な経験を振り返り，その成功例，失敗例を集約していくことは，自分独自の支援スタイルを確立することにもつながり，さらに一般化して家族看護学の学問推進にも寄与することができるのである．ベナー（Benner, P）は，「技能遂行者が臨床知を発達させていくのは，理論をあくまで実践に従属させ，実践に依拠して理論を確証し，反証し，拡張することによってである」[1]と述べている．このように，専門看護師は，臨床で得られる豊富な経験知（暗黙知）といわれるものを既存の理論と照合し，新しい知見を研究としてまとめることにより，自分の専門性を高め，家族看護に関する理論の進化に寄与する責務があるといえよう．

　また，専門看護師の認定審査のための看護実践報告書作成にあたっては，一連の家族看護プロセスに沿って，対象家族の問題や課題の抽出，看護実践の分析，評価，効果を記述することになっており，この記述の過程では，自己の支援を第三者的な視点で振り返り，分析する研究的視点が不可欠となる．この報告書作成のポイントを実践活動の振り返りに生かし，積み重ねていくことが研究の第一歩になるであろう．

2. 家族看護学実践研究の枠組み

　家族看護では，支援の対象を家族という単位（家族システムユニット）においていることは周知のことである．そのため，家族看護研究での研究対象は，患者を含む家族全体やそれを取り巻く周囲の人的・物的環境をも視野に入れることが必要になる．しかし，実際には，ある特定の家族員に焦点を当てた研究や，患者と家族員という二者関係にターゲットが当てられている研究が圧倒的に多いのが事実である．そのため，家族看護学研究の文献検索報告[2]では，まず，家族看護学研究の選定基準としての範囲と条件を設定することが必要である．そこで，個人（家族員）を入り口として支援の対象としていても家族システムユニットへの働きかけを意図したり，意識したものであれば，家族看護学研究であるという前提を条件として設定し文献を選定した．このことは，家族看護学研究を行うときには，単なる家族員という個人を研究の焦点に据えるのではなく，その個人を通じて家族員間の関係性や家族外部環境システムとの関連をも含む家族システムユニットとしての家族を研究対象として，研究を計画，実施，評価することが重要であることを示すものである．

　これらの家族看護研究の基本的な考え方を整理するものとしては，ヴァルデンフェルス（Waldenferls, B）の解説する次の弁証法による3つの視点[3]があり，それを家族看護の視点に言い換えたものを括弧内に示す．

①個別的な諸契機の全体における脈絡と位置にかかわる視点（家族の関係性をみる視点）
②出来事全体とその方向の諸位相間の移行にかかわる視点（家族の変化をみる視点）
③ある構成過程における主体と客体，ならびに主体と共働主体の相互関係にかかわる視点（家族と看護職者の関係性をみる視点）

　上記の3つの視点は，いずれも家族というシステムユニットの特性である要素間の関係性，時系列の変化，家族外部環境システムとの交互作用という家族看護を行ううえでの重要な構成要素を示している．特に，家族看護は，家族と支援者の相互関係を主とする対人支援であるため，"対象家族と支援者との相互作用を明らかにする研究"は，家族と看護職者の間の関係性がどのように展開すると，家族内の関係性に変化が起こり，問題が解決し，家族が健康的な生活を実現できるのかという家族支援方法の確立につながる可能性がある[4]．そのため，これこそが，家族支援専門看護師ならではの研究課題として重要なものの1つになるであろう．しかし，このような実践的な研究では，専門看護師自身が実践者であり，同時に研究者となるため，看護研究と看護実践との境界が曖昧になってしまう危険性がある．そのことを解決する1つとして，振り返りによる事例研究（以下，ケーススタディ，ケース研究と同義）が今後，専門看護師の行う研究にとって，最も適した研究方法ではないかと考える．
　もちろん，家族看護の理論構築のためには，他の研究方法のほうが優れている場合もあり，多くの研究デザインに挑戦すべきであるが，それらについては，第Ⅲ章「家族看護学の研究」に詳述しているので，ここでは，研究方法のなかでも専門看護師にとって最も取り組みやすいという利点がある事例研究について詳しく取り上げたい．

3. 事例研究とは

　看護職者は，あらゆる臨床場面で，各自が支援に行きづまった事例などを取り上げ，その看護過程について詳しく報告し，意見交換を行う事例報告（事例検討）会を日常の業務のなかに取り入れていることが多い．この事例報告（事例検討）と事例研究との違いについて明らかにするため，代表的な事例研究の定義としては，「臨床の事例研究とは，臨床現場という文脈で生起する具体的な事象を，何らかの範疇との関連において，構造化された視点から記述し，全体的に，あるいは焦点化して検討を行い，何らかの新しいアイディアを抽出するアプローチ」[5]というのがある．この定義からわかるように，単にある事例に対する問題解決のために行う事例報告や事例検討とは異なり，事例研究では，ある特定の視点から研究の目的を焦点化し，構造化した記述を行うことにより何らかの新しい知見を得るという研究のプロセスに沿っていることが必要となる．すなわち，事例研究には，まずリサーチクエスチョンが設定され，そのための研究方法として，記述，観察などのデータ収集方法と分析の視点が示されなければならない．そして，その事例研究の結果から得られた独自の知見や仮説が導き出され，それについて考察がなされる．

4. 事例研究のデザインと種類

　事例研究は，扱う事例の数によって，単一のケースを扱うシングルケーススタディと複数のケースを分析に用いるマルチプルケーススタディ（多元的ケース研究）に分けられる．前者は，ある特殊な事例を詳しく記述することで，その事例にとっての固有の意味を抽出する場合や，その事例がある現象の全体性を凝縮して表していると解釈される場合に有効であるが，そこから必ずしも一般化することはできないことが多い．後者は，複数の事例から，ある現象や母集団の理解を深め，ある一定の理論や仮説を導き出す場合に適している．

　また，事例研究には，先行研究がほとんどなく本調査の前段階の仮説を立てるための"仮説生成型の事例研究"と，ある程度，先行研究が行われている"仮説検証型の事例研究"の2つがある[6]．

　このように，事例研究にも新しい仮説を生み出すことを目的にするものと，ある程度の仮説が証明されているが，さらにいろいろな背景，文脈の異なる事例で検証することを目的とするものに分類される．ベルク（Berg, BL）は，これらの事例研究をexploratory（調査探求的），explanatory（説明的），descriptive（記述的）研究の3つに分けている[7]．そのうち，調査探求的研究は，パイロットケーススタディなど，本格的な仮説を設定した研究を始める前の試行的な事例研究である．また，説明的研究は，パターンマッチング（後述，p.173参照）などにより，ある仮説を導く仮説生成型であることが多い．一方，記述的研究では，前提となる理論があり，分析視点がその理論を根拠としているもので，仮説検証型に適している．また，このタイプでは，一時点の研究法と経時的研究法，前後（プレ，ポスト）研究法，パッチワーク研究法（いくつかの研究を合成したもの），比較研究法があるとしている．たとえば，ある支援の効果を検証する事例研究の場合，その研究で用いられる支援方法には，理論的な裏づけによる操作的定義づけが必要になる．

5. 事例研究に特徴的な技法と意義

　事例研究に取り組むためには，以下の特徴的な技法を理解しておかなければならない．

1）面接と詳細な記述

　対象の語りを聞き取り，その内容を詳細に再現するため，観察，分析も含めて詳細に記述し再構成する．そこでは面接者の発言も記述する．それは，面接は対象と面接者の相互作用であるため，面接者の発言の欠けた記録は，面接の本質と全体を表しているとはいえない[5]からである．

2）文脈的データの記述

　事例のあらゆる言動をその背景や文脈のなかで理解するために，時系列に沿った文脈的データの記述が重要となる[5]．

3）時系列分析

　出来事を時間的経過に伴う対象の変化や発展に注目し，プロセスとしての意味をと

らえる分析方法である[6].

4) パターンマッチング

事例に内在するパターンを見出し，複数の事例で対象の属性などの変数による相違を確かめつつ，対象特性別にあるパターンの存在の確証を得ていく方法である[8].

5) 分析的一般化

研究者が一連の結果をある理論に一般化しようとする場合，一般化は自動的に起こるのではなく，第2，第3の事例でテストすることで初めて理論を特定化できる[9]. 特に多元的ケース研究デザインは，ケースを比較分析することで，理論を修正，発展させる[10].

これまで述べてきた事例研究と他の質的研究との主な相違点は，以下のとおりである.

①1事例を1つのまとまりとしてデータ化する（データを切片化しない）.
②分析データに質的データと量的データの両方を含む.
③面接による主観的データと観察などによる客観的データを組み合わせる.
④時系列分析を得意とし，事例の変化や過程の特徴をとらえる.
⑤看護実践事例の蓄積から研究への発展が可能である.
⑥インターベンション研究に向いている.
⑦1事例の場合，2～3事例の場合，それ以上の数事例の場合で，それぞれ仮説検証，仮説生成が可能である.

最後に，これまで述べてきた専門看護師が行う事例研究の意義[5]をまとめると，次のようになる.
①研究者（家族支援専門看護師）にとって，自己の実践を意味づけることができる.
②自分の経験を他人と共有し，ひとからの理解と評価を得ることができる.
③研究をまとめることにより，専門看護師としての実践の効果についてエビデンスを得て実践活動を完結することができる.

G 倫理調整

家族支援専門看護師は，個人，家族および集団の権利を守るために，倫理的な問題や葛藤の解決を図り，倫理的な問題や葛藤について関係者間での倫理的調整を行うという役割を担っている.

家族看護学の特徴は家族を対象とすることであり，その家族のとらえ方として，"家族員−家族−家族を取り巻くひとびと"を視野に入れるという，多次元的な視点が求められていることである．支援の対象は多様性を内包し，それらが相矛盾することもありうることを前提としている．それゆえに，対立する利害や権利によって問題が生じる．したがって，家族支援専門看護師の特に重要性が高い役割は倫理調整であり，高

度な看護実践者としての臨床判断と倫理的判断を折り合わせながら熟考し，ケアを提供することが重要である．

また，家族支援専門看護師は，家族の立場を最も擁護する立場にあり，家族の生活を整えるという責任を担っており，患者や家族の価値観を尊重して，その実現に向けてコーディネートしていくという立場にある．そのためにも，看護職者自身，個人として，専門職として，患者や家族の価値を吟味しながら，解決を図るべき倫理的課題を他の医療職者にわかる言葉で説明し，共有化していくことが重要といえよう．これまで言語化されなかった倫理原則や倫理的問題，専門的価値を，看護職者自身が言語化し，患者や家族の周りで生じている倫理的課題について医療職者間で討議し，その結果に基づいてケアを提供することは，ケアの質の向上をももたらすであろう．

1. 事例紹介

Aさん（50歳）は専業主婦で，夫（58歳）と娘（22歳）の3人家族である．Aさんは身体機能低下の症状がみられはじめ，病院受診したところ，筋萎縮性側索硬化症（amyotrophic lateral sclerosis：ALS）と診断される．病名に関しては，Aさんは夫と共に球麻痺と説明を受けた．しかしその際，主治医に病気について質問すると，主治医はAさんを絶望させないように，その場での詳しい説明を避けた．その後，夫はAさんには内緒で主治医に予約をとり，病状や予後について詳しい説明を受けた．夫と主治医との話し合いの結果，主治医はAさんの性格からしても「とりあえず病名は伏せておいたほうがいいのではないか」と提案した．夫は迷ったがだれにも相談することができず，主治医の選択に従った．

Aさんはその後，病気のことは何も聞かなくなったが，病状の進行に伴い，知人の勧めで主治医には内緒で数か所の病院を受診したり，鍼治療を受けたりした．そうしたAさんの行動に対しても，夫は真実を告げていないために，Aさんの気持ちを無下にできず従っていた．しかし，夫は事前にAさんの受診先の医師に連絡をとり，診断はついているが本人に病名を告げていないことなどを話し，水面下で奔走するなど，1人で手間と精神的ストレスを負うことになった．

診断から6か月後，夫は精神的に耐えられなくなり，主治医に相談したところ「身内のなかで信頼できるひとに打ち明けてはどうか」という助言を受け，自分の兄とAさんの弟に話をした．夫は話をしたことで楽になったが，聞いた者はまた同じような精神的負担を感じることとなった．次第に病名は他の家族にも広がり，娘にも時期をみて夫は話をした．その後，Aさんの病状は進行し，嚥下が困難となり胃瘻を造設し，さらに言語障害が生じるようになった．月に1回，夫がAさんを連れて受診していたが，娘に負担をかけないように，夫は1人でAさんを抱きかかえ，車に乗せ通院させていた．夫はこのような重労働にもかかわらず，訪問診療の利用や近医への転院はしなかった．なぜなら，この通院がAさんにとっては唯一の外出の機会であり，病院までのドライブは夫婦2人の楽しみであったため，あえてこの通院方法を続けたのである．

診断から2年目に夫はALS友の会に出席，このときに保健師と初めて出会った．

しかし，本人には告知していないため，保健師は直接Aさんに面接することができない状況であった．さらに，夫に対して情報提供やサービス活用などの助言を行うが，夫は活用することを選択せず，それ以上は保健師としてかかわることが困難であった．保健師は，夫の決断を尊重し，Aさんを支援しなかったことが，本当に一番よい方法であったのかどうか疑問に感じていた．

診断から3年目，Aさんは呼吸停止のため救急病院に入院し，意識が回復しないまま5日後に死亡した．夫は，Aさんの発病後，妻の介護を何よりも優先し，仕事以外の時間はAさんに寄り添い最後まで家族だけで介護をしてきた．夫自身，「1人で重責を背負っていた期間は本当に苦しい状況であり，告知に関しても，どうするのがよかったのかいまだにわからないが，自宅で精いっぱい介護をしてきたことに対しては十分満足している」と話している．

2. 倫理的問題の分析

上記事例を"患者・家族の権利""倫理原則""フライ（Fry, ST）の看護倫理""トンプソン（Thompson, JE）らの10段階ステップモデル"を活用して分析を行った．

本事例の倫理的問題の分析結果として，以下の6点があげられる．
①Aさんに対して十分なインフォームドコンセント，真実の告知がなされておらず，知る権利，自己決定権が脅かされている．
②医師のパターナリズムにより，夫は十分なインフォームドコンセント，情報提供のもとでの意思決定ができていない．夫の自己決定権が脅かされている．
③Aさんに対して，病名が告げられていないことで適切な治療やケアを受けることができていない（無害，正義の原則の脅かし）．
④Aさん，家族に対して，医療者として責任，責務が果たせていない（十分なインフォームドコンセント，情報提供など，Aさんと家族へのケアリングを含めたかかわりが十分できていない）．
⑤医師のパターナリズムに対して，看護職者としてアドボカシーの役割をとることができていない．
⑥病院と地域（保健師）との連携を図ることができていない．

Aさんは自分のことについて知り，自己決定する権利がある．また，治療や療養方法について知り，選択する権利がある．Aさんの健康を支えている存在である夫も，自己決定権を有している．しかし，主治医のパターナリズムにより，真の自己決定ができていない．そのため，Aさんに告知しないという夫の意思決定がなされたものの，夫の精神的負担は大きく，またそれはAさん自身の知る権利や自己決定権も脅かす結果となっている．

看護職者は，専門職として，Aさんおよび家族に適切なインフォームドコンセント，情報提供を行い，治療や処置に対しても，ケアリングを含めた支援を提供する責務，責任がある．また，Aさんと家族のアドボカシー（権利擁護）の責任や，医療職者

第Ⅱ章　家族看護学の実践

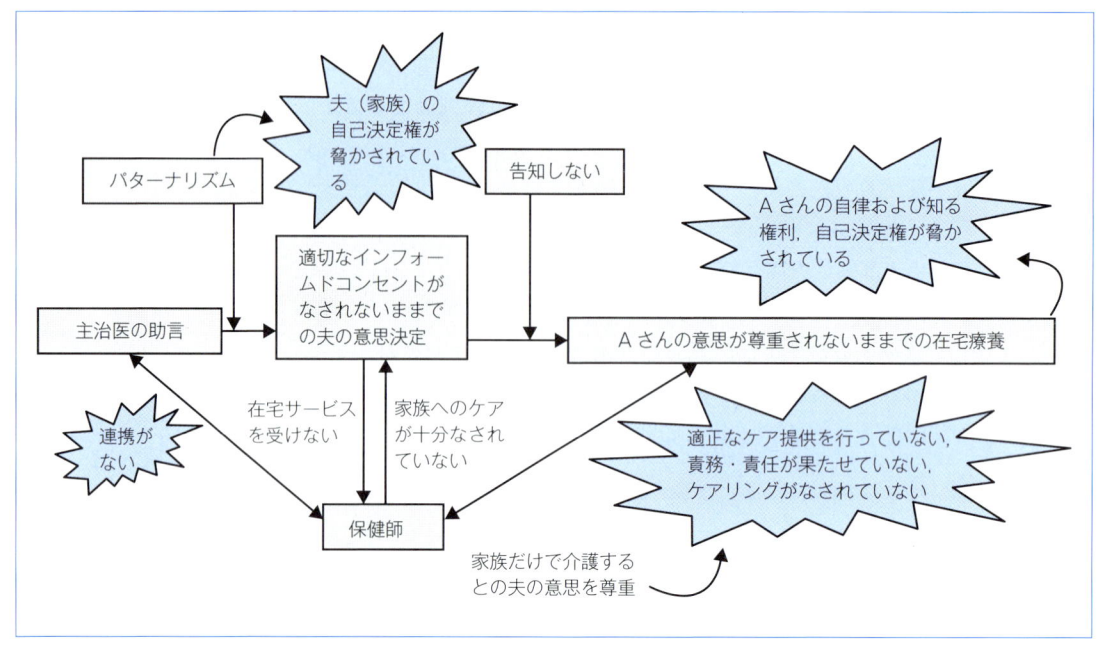

図2-3 ●価値の対立の明確化

間で協力してAさんと家族を支援していく責務，責任がある．しかし，Aさんと夫のどちらの意思決定を優先すべきかについてジレンマを感じるなか，夫の意思を尊重するあまり，Aさんと夫への看護職者としての責務，責任が果たせていない．また，患者と家族が自らの権利が守られ，自律が確立できるようアドボカシーの役割や医療職者間で連携する役割が果たせていない．

本事例における価値の対立の明確化を図2-3に示す．

3. 家族支援専門看護師としての倫理調整

この状況に対し，家族支援専門看護師は倫理調整を行うことを考え，前述の問題点に対してアプローチを行うことが求められる．

1）情緒的支援を行い，将来起こりうることを予測しながらの意思決定の支援

家族支援専門看護師の役割として，まずはAさんと家族の生命，人間としての尊厳および権利を尊重するかかわりが求められる．良質の医療を受ける権利や知る権利，自己決定権が脅かされているAさんを含めた家族に対して，家族の自律を尊重し，自己決定を支援することが重要となる．看護職者として，家族のオートノミー（自律性）を尊重し，家族が意思決定できるように支援する責務がある．

「家族は納得したうえで病名を告げないことを意思決定したのか」と自問し，看護職者としてその場で代弁し，家族の権利の擁護者として主治医への働きかけを行う必要があると考える．病気の説明においても，夫や娘の衝撃は強く，Aさんに病気についての告知をしないと決心をしたことへの戸惑いからも，心情のゆれが予測される．看護職者としては，倫理的感受性をもち，主治医とのかかわりにおいて患者および家

族に及ぼされる悪影響についても認識し，家族の人権，安寧を守るアドボカシーの役割をとっていく必要がある．

たとえば，病気について夫のみに説明がなされた場面において，看護職者としてその説明の場に立ち会ったり，継続してフォローをすることなどが必要である．そして情緒的支援の提供を行いながら，病名を告げないこと，また病名を告知することでどのようなことが起こりうるかのメリットとデメリットを家族自身が理解し，納得できるよう，わかりやすく説明することが重要となる．

患者，夫，娘それぞれを尊重したかかわりのなかで，信頼関係を形成していくことが求められ，特に家族員個々の価値観も影響する倫理調整を行うには，家族との信頼関係を形成したうえでのかかわりが重要となるだろう．

2）意思決定の歩みとして，患者と家族の価値の対立の調整

夫はAさんに真実を伝えないと自己決定をしている．それに対し看護職者としては，Aさんの生命，人格，尊厳が守られることを第一義の目標とする．それと同時に，夫の決定がAさんの病状の進行や安寧にどのような影響があるのか，将来的な見通しを含めたメリット，デメリットを伝えるなど，家族が判断するために十分な情報提供と決定の機会の保障に努めつつ，Aさんと家族が最善の自己決定ができるよう支援していくことが重要である．

Aさん自身の自己決定権が脅かされていることにおいても，Aさんがどこまで知りたいのかを家族と共に探り，共通理解が得られるよう支援していく．そのうえで，真実を伝えなくて本当に大丈夫か，伝えたらどうなるか，家族や医療職者との信頼関係が崩れることはないか，真実を知らないことで今後の治療や療養生活に影響はないかなど，予測される状況を一つひとつ家族と共に考え，家族としての意思決定ができるよう継続的に支援していくことが求められる．

夫の自己決定に対して，患者および家族を継続的にフォローし支援していくことが大切である．そして真実を伝えないと決断した夫の気持ちの背景にも目を向け，その気持ちを支え続ける姿勢も重要である．

3）医師をはじめとする専門職者の価値観の見直しと調整

病気や予後についてAさんに真実を伝えないと決定した家族に対して，多くの看護職者は，ケアを十分提供できないことや責務を果たせないことに陰性の感情をもっていた．この陰性感情が，主治医と家族に向けられた場合について考える．

家族支援専門看護師としては，家族の意向に従って告知しないことを決定した医師，また家族や医師に対して陰性感情を有する看護職者のなかで，それぞれの意見や価値観を見直し，家族の見解を説明する．そして，告知をしないと意思決定した家族を支えていくことや専門職者に家族への理解を求めること，専門職者と家族との関係性の調整を行うこと，さらに，必要があれば家族としての意思決定を再度行うことができるようにチームとして支援することを家族支援専門看護師がリードする．

4）ケアの実施による責務，責任を果たす

看護職者の倫理要綱に提示されているように，看護職者は，日々の実践のなかで自らの行動を規範に照らし，何が患者の尊厳および権利を尊重するケアであるかを考え

て行動していく責任，義務がある．看護の実践にあたっては，ひとびとの生きる権利，尊厳を保つ権利，敬意のこもった看護を受ける権利，平等な看護を受ける権利などの人権を尊重することが求められる．

また，家族が患者に病名を知らせないとの意思決定をした場合には，看護職者としては患者自身に不利益が生じないように，ケアを実施していくという難しい責務が発生する．看護職者は，どこまでだったらAさんと情報を共有できるか，共有することで今後どのようなことが起こると予測されるかなどを検討しながら，家族と共にAさんの病状の変化や予後などについてとらえていく必要があるだろう．また，看護職者として，今後の治療方針や看護方針，生活上起こりうること，予想されることなどを理解し，選択できるよう支援し，納得したうえでの療養の決定がなされるようかかわっていくことが重要である．

Aさんにとって最善のサービスは何か，家族がどのようなサービスであれば活用できるかを共に考え，様々な職種と協働しながら，患者の症状コントロールを含めた病状管理について先を見通しながら，家族が在宅療養でも行っていくことができるよう家族教育などを含めた支援を行っていく．

そして，常に"患者に情報を知らせて，よりよいケアを受けることができる状況"になるようにモニタリングをしていく．すなわち，家族が患者の状態や意向の変化をとらえつつ，できるかぎり状況に向き合えるように支援をしていく．

看護職者としては，家族と共に日常的な身体ケアを提供するなかで，家族が家族と共に生きることの意味の見直しができることを期待して，最善のケアを提供する．このような支援が，家族の価値観の見直しを導くであろう．

5）在宅療養に向けた連携の調整

看護職者としては，在宅療養中にケアが十分受けられないことからもたらされる患者および家族への心身の安全，安寧の脅かしに対しても，病状管理を含めた介護支援を継続的に行っていく必要がある．また，在宅医療にかかわる専門職者などとの調整も必要である．

在宅サービス導入を拒否する家族に対しても，家族が脅かされないような，納得して在宅療養ができるようなメニューを調整していく．そして，家族が決定した選択が家族として悔いが残らないよう，側面から支えていく．家族でみると意思決定した夫に対しても，病状管理や緊急時の対応などの家族教育，対処行動や対処能力の強化，危機への働きかけ，情緒的支援の提供を継続的に行い，夫や娘などの家族員の健康と生命を守るよう，家族の日常生活，セルフケアの強化を行っていく．特に症状コントロールが必要であり，生命を脅かす症状出現があるALSにおいては，緊急時には医療職者とすぐ連携がとれるよう，医療職者間で協働して看護を提供していくことができるように調整しておくことが必須である．

家族支援専門看護師として，日々の看護実践をとおして，自らの倫理的感受性を発達させることは，患者および家族への看護の質向上につながるとともに，患者と家族の周りで生じている小さな出来事についてもアンテナをはったり，倫理的判断を駆使

した看護を展開することを可能にするのではないだろうか．

そして最後に強調しておきたいことは，直面した看護ケアにおける倫理的問題や解決策を共有化していくことである．看護職者として，倫理的問題について，組織のなかで言語化，共有化を図り，共に取り組んでいくことのできる力を高めていくことが重要になるといえよう．看護ケアの基盤となる看護職者の責務，責任を含む看護倫理を可視化していくことは，倫理的問題を解決するだけではなく，組織としての看護専門職者の倫理的感受性を洗練させ，質の高い看護ケアの展開につながると考えられる．

家族支援専門看護師は，家族をケアの対象としてとらえ，個人，家族および集団の権利を守るための，倫理的な問題や葛藤の解決を図る倫理調整者としての機能を果たす役割を担っている．患者を含む家族の価値観を尊重し，専門職者としての責務を吟味しながら，患者と家族，患者および家族と医療職者，医療職者間などの価値感の対立を調整しながら，その実現に向けてコーディネートしていく立場にある．そして，家族支援専門看護師として，家族の周りで生じている倫理的課題について，自身で瞬時にキャッチするとともに，言語化し，医療職者間で検討していくよう調整していくことが重要な責務といえる．

引用文献

A 家族支援専門看護師の役割と養成

1) 日本看護系大学協議会：平成20年度版専門看護師教育課程基準 専門看護師教育課程審査要項，2008．
2) 佐藤直子：専門看護師制度—理論と実践，医学書院，1999, p.7．
3) 日本看護協会：専門看護師．
   http://www.nurse.or.jp/nursing/qualification/senmon/index.html
4) 野嶋佐由美：CNSの教育課程，臨牀看護，31(11)：1593-1598, 2005．
5) 野嶋佐由美：家族看護専門看護師の育成，保健の科学，50(1)：19-25, 2008．
6) Gilliss, CL：Family nursing research, theory and practice, Journal of Nursing Scholarship, 23(1)：19-22, 1991．
7) Doherty, WJ：Family interventions in health care, Family Relations, 34(1)：129-137, 1985．
8) 法橋尚宏・松田宣子・他：家族支援専門看護師（CNS）コースのカリキュラム構築の課題と展望，家族看護学研究，14(2)：99, 2008．

B 実 践

1) 佐藤直子：専門看護師制度—理論と実践，医学書院，1999, p.74．
2) Hamric, AB, Spross, JA, et al：Advanced nursing practice：An integrative approach, 4th ed, WB Saunders, 2008．
3) 前掲書1)，p.86．

C 相 談

1) Hanson, SMH, Boyd, ST編，Hanson, SMH著，荒川靖子訳：家族の健康に関する視点，村田惠子・荒川靖子・他監訳，家族看護学—理論・実践・研究，医学書院，2001, p.15-18．
2) 野嶋佐由美・他：対応困難な家族に関する看護の分析を通して有効な家族看護モデルの開発とその検証，平成4・5年度科学研究費補助金（一般研究B）研究成果報告書，1995．
3) Doherty, WJ：Family interventions in health care, Family Relations, 34(1)：129-137, 1985．
4) 渡辺裕子：家族看護におけるコンサルテーションの実際，中西睦子監，野嶋佐由美・鈴木和子編，家族看護学〈TACSシリーズ13〉，建帛社，2005, p.73-79．

D 教 育

1) 日本看護協会専門看護師規則．
   http://www.nurse.or.jp/nursing/qualification/howto/pdf/sensaisoku.pdf
2) 長戸和子：家族看護における専門看護師の教育機能，中西睦子監，野嶋佐由美・鈴木和子編，家族看護学〈TACSシリーズ13〉，建帛社，2005, p.54-63．
3) 杉森みど里・舟島なをみ：看護教育学，第4版，医学書院，2004, p.212-244．

第Ⅱ章　家族看護学の実践

4）佐藤みつ子・宇佐美千恵子・他：看護教育における授業設計，第2版，医学書院，1999，p.46-66．
5）藤岡完治・安酸史子・他：学生とともに創る臨床実習指導ワークブック，第2版，医学書院，2001，p.20-31．
6）佐藤直子：専門看護制度―理論と実践，医学書院，1999，p.90-94．
7）Hamric, AB, Spross, JA, et al：Advanced nursing practice：An integrative approach, WB Saunders, 1996, p.109-211.

E　調　整

1）日本看護協会専門看護師規則．
　http://www.nurse.or.jp/nursing/qualification/howto/pdf/sensaisoku.pdf
2）Chaney, S・Hough, L著，水野正之訳：レヴィンの変化に焦点をおいた場の理論，Ziegler, SM著，竹尾惠子監訳，理論に基づく看護実践―心理学・社会学の応用，医学書院，2002, p.202-222．
3）Gillies, DA著，矢野正子監訳：看護管理―システムアプローチ，へるす出版，1998．
4）Lewen, K著，猪股佐登留訳：社会科学における場の理論 増補版，誠信書房，1996．
5）福嶋好重：組織変革者としてのリエゾン精神専門看護師，野末聖香編：リエゾン精神看護―患者ケアとナース支援のために，医歯薬出版，2004, p.284-300．
6）日本専門看護師協議会監，宇佐美しおり・野末聖香編：精神看護スペシャリストに必要な理論と技法，日本看護協会出版会，2009, p.304-306．
7）野嶋佐由美：家族看護専門看護師の育成，保健の科学，50(1)：19-25, 2008．
8）川上理子：家族役割の調整，野嶋佐由美監，中野綾美編，家族エンパワーメントをもたらす看護実践，へるす出版，2005, p.163-167．

F　研　究

1）Benner, P, Wrubel, J著，難波卓志訳：ベナー／ルーベル　現象学的人間論と看護，医学書院，1999, p.438．
2）鈴木和子：家族看護研究の動向と今後の課題，看護研究，34(3)：201-208, 2001．
3）Waldenfels, B著，新田義弘訳：現象学とマルクス主義2　方法と認識，白水社，1982．
4）鈴木和子：家族看護学に関する理論と研究，実践，保健の科学，50(1)：9-12, 2008．
5）山本　力・鶴田和美：心理臨床家のための「事例研究」の進め方，北大路書房，2001, p.16, 50, 77．
6）吉岡京子：事例研究，グレッグ美鈴・麻原きよみ・他編：よくわかる質的研究の進め方・まとめ方―看護研究のエキスパートをめざして，医歯薬出版，2007, p.127-128．
7）Berg, BL：Qualitative research methods for the social sciences, (chapter 10：case studies), Pearson, 2003, p.256-258.
8）Yin, RK：Case Study Research：Design and methods, 4th ed, Sage, 2008, p.136-141.
9）Hamel, J, Dufour, S, et al：Case study methods, Sage, 1993, p.39.
10）Willig, C著，上淵　寿・大家まゆみ・他訳：心理学のための質的研究法入門―創造的な探求に向けて，培風館，2003, p.101．

参考文献

B　実　践

1）日本看護協会ホームページ．
　http://www.nurse.or.jp/
2）大江理英：現場における専門看護師の働き―クリティカルケアの場に在る人々との協働，看護学雑誌，72(4)：292-296, 2008．
3）宇佐美しおり：CNSが考える看護職の役割拡大，インターナショナルナーシングレビュー，32(1) 21-23, 2009．

G　倫理調整

1）Thompson, JE, Thompson, HO著，ケイコ・イマイ・キシ・竹内博明監訳：看護倫理のための意思決定10のステップ，日本看護協会出版会，2004．
2）犬塚久美子：筋萎縮性側索硬化症患者を抱え危機的状況に陥っている家族への介入―家族看護アセスメントモデル，介入モデルを用いた事例の検討，日本看護学会誌，13(2)：56-63, 2004．
3）INR日本版編集委員会：臨床で直面する倫理的諸問題―キーワードと事例から学ぶ対処法，日本看護協会出版会，2001．
4）金子智美：診断の確定・告知直後の家族への支援―家族看護エンパワーメントモデルを用いて，家族看護，3(1)：81-88, 2005．
5）隅田好美：患者・家族・専門職における「認識のズレ」―筋萎縮性側索硬化症（ALS）患者への支援，社会福祉学，49(2)：150-162, 2008．
6）松田千春・小倉朗子・他：筋萎縮性側索硬化症（ALS）療養者の人工呼吸器装着の意思決定過程と支援のあり方に関する検討，日本難病看護学会誌，11(3)：209-218, 2007．
7）中島　孝：神経学における倫理ALSをめぐる問題―倫理から緩和ケアへ，臨床神経学，48(11)：958-960, 2008．
8）野嶋佐由美監，中野綾美編：家族エンパワーメントをもたらす看護実践，へるす出版，2005．
9）荻野美恵子：筋萎縮性側索硬化症における倫理的・社会的問題，神経治療学，22(6)：741-745, 2005．
10）榊原千秋・佐伯和子・他：筋萎縮性側索硬化症の夫を看取った中高年女性介護者の告知時の自己認識，金沢大学つるま保健学会誌，29(2)：141-143, 2006．
11）Fry, ST, Johnstone, MJ著，片田範子・山本あい子訳：看護実践の倫理―倫理的意思決定のためのガイド，第2版，日本看護協会出版会，2005．
12）梅田　恵：倫理的ジレンマと看護職の役割――般病棟の立場から，日本がん看護学会誌，17(2)：39-41, 2003．

13) 瓜生浩子・野嶋佐由美:患者と家族の間に生じる認知的不協和を緩和するための看護の方略,家族看護学研究,12(3):133-143,2007.
14) 瓜生浩子・野嶋佐由美:認知的不協和を抱えた家族に関わる際の看護者の姿勢,高知女子大学看護学会誌,33(1):90-98,2008.
15) 遊佐美紀・牛久保美津子:人工呼吸器不装着の筋萎縮性側索硬化症療養者を看取った配偶者における告知から死別後までの体験,日本難病看護学会,13(2):158-165,2008.
16) 野嶋佐由美:家族の意思決定を支える看護のあり方,家族看護,1(1):28-35,2003.

3 予防期家族看護の事例展開❶
家族の成長にかかわる発達力不足の可能性
―高年初産婦がいる家族のケース―

A 家族ケースの紹介

　妻Aさん（36歳），夫Bさん（32歳）の2人家族である．結婚3年目で初めて妊娠した．夫婦関係は良好で，夫婦共に妊娠を喜んでいる．Aさんは妊娠34週までコンピュータ会社の事務員として勤務していたが，出産を機に退職し専業主婦になった．夫は同じ会社のエンジニアで，仕事が忙しく帰宅も夜遅いことが日常的である．経済的には安定しており，Aさんは仕事に復帰する予定はない．結婚以来Aさんがほとんどすべての家事を担っている．Aさん夫婦は1年半前に新興住宅地にできたマンションに引越してきたが，共働きだったため近所づきあいはほとんどなく，周囲に乳児のいる知人はいない．Aさんの両親（父親70歳，母親63歳），弟（32歳）は他県に在住している．Bさんの両親（父親60歳，母親58歳）は車で40分ほどの所に暮らしており，孫の誕生を楽しみにしている．

　妊娠経過は順調であった．妊娠中，Aさんは勤務の都合で母親学級への参加は1回だったが，出産経験のある同僚のDさんから話を聞いたり，退職後は育児雑誌やインターネットの記事を読んだりして勉強した．出産後のサポートの計画について，Aさんは「自分の両親は遠くに住んでいるし高齢だから頼れない．お義母さん（Bさんの母親）が産後1か月だけでも同居して手伝ってくれるというお話もあるけど，正直，気がねするので．高齢出産なので体力的には多少の不安があっても，自分たち夫婦でやってみたい．里帰りはせずに，退院後すぐに自宅に戻ります．夫になるべく早く仕事から帰って協力してもらうことになっています」と話していた．

　妊娠40週4日，陣痛開始のため夜間に入院となった．Bさんは陣痛室でAさんに付き添い，分娩が進行していないため，助産師の勧めでいったん帰宅したが，翌朝から病院に来て立ち会った．同日21時25分，吸引分娩で3584gの女児Cちゃんを出産した．分娩所要時間は23時間25分，出血量は480mLであった．母子共に経過は良好で，分娩室で夫婦共にCちゃんと嬉しそうに面会していた．Bさんの両親（Cちゃんの祖父母）も面会に訪れ，Cちゃんの誕生を喜んで写真を撮っていた．

　産褥1日の昼から母子同室が開始となり，Aさんは助産師の指導内容を細かくメモしていた．産褥2日，Aさんは，すべて初回に指導されたとおりの手順で行おうとし，逐一「これでいいですか？」と質問していた．AさんはCちゃんの抱き方がぎこちなく，乳房緊満のためCちゃんはうまく吸着できず，授乳時は毎回，助産師

の介助が必要であった．Cちゃんへの愛着形成は良好で，24時間母子同室で嬉しそうに話しかけていた．産褥3日の夜，Cちゃんが泣きやまず，「私のやり方が悪いせいでしょうか．母乳でやりたいけど，このままでは無理そう」と落ち込んだ表情で訴えた．助産師は，Aさんが夜間も授乳に時間がかかっており睡眠がとれず，心身共に疲労していることに配慮し，Cちゃんをいったん新生児室で預かり，Aさんの話を傾聴した．2日後に退院予定であり，「まだ生まれたてに近い状態で家に連れて帰るので，日中は周りにだれもいなくて私1人で，初めてのことが起こったときにどうしたらいいのか心配．とりあえず1か月健診まで，今の状態を完璧に維持できるように頑張らないといけない」と話した．

B 家族情報の収集

	家族情報
①家族員	**S情報** **Aさん** 　産褥3日：「自分のやり方が悪いせいでしょうか．母乳でやりたいけど，このままでは無理そう」「まだ生まれたてに近い状態で家に連れて帰るので，日中は周りにだれもいなくて私1人で，初めてのことが起こったときにどうしたらいいのか心配」「今の状態を完璧に維持できるように頑張らないといけない」 **O情報** **Aさん** 　36歳の初産婦である．妊娠中から育児情報を入手して勉強している．分娩は夜間に始まり，所要時間は23時間25分，吸引分娩であった．産褥1日から母子同室を開始したが，母乳による授乳がうまくいかず，心身共に疲労があり，退院後の育児に不安を訴えている．几帳面な性格で完璧にやろうとしている． **Bさん** 　32歳．仕事で帰宅が夜遅く，家事をあまりしたことがない．出産に立ち会い，Cちゃんの誕生を喜んでいる． **Cちゃん** 　出生後の健康状態は良好である． **ジェノグラム（産褥3日）** 60□ 58○　　70□ 63○ 　　│　　　　　│ 　┌─ 32□ ── 36○ ─ 32□ 　│　　　　│ 　│　　　　0○ 　└────────┘

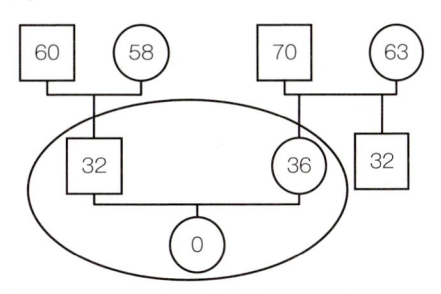

	家族情報
②家族システム ユニット	**S情報** **Aさん** 　妊娠中：「高齢出産なので体力的には多少の不安があっても，自分たち夫婦でやってみたい．里帰りはせずに退院後すぐに自宅に戻ります．夫に仕事からなるべく早く帰って協力してもらうことになっています」 **O情報** 　結婚後3年目の夫婦で，初めての妊娠，出産を喜んでいる．退院後は自宅に帰宅し，夫婦で育児をする予定である．これまでAさんが家事全般を担っており，Bさんは協力する意思はあるが，退院後の生活のイメージが漠然としている状況である．
③家族外部環境 システム	**S情報** **Aさん** 　妊娠中：「自分の両親は遠くに住んでいるし高齢だから頼れない．お義母さん（Bさんの母親）が産後1か月だけでも同居して手伝ってくれるというお話もあるけど，正直，気がねするので」 **O情報** 　Aさんは今回の出産を機に専業主婦となったが，近所に乳児のいる知人はいない．Aさんの両親は他県に在住している．Bさんの両親は車で40分ほどの所に住んでおり，出産後の手伝いをする意向を示しているが，Aさんは断っている．Aさんは，妊娠中，出産経験のある同僚のDさんの話や雑誌，インターネット記事から育児情報を得ていた． **エコマップ（産褥3日）**

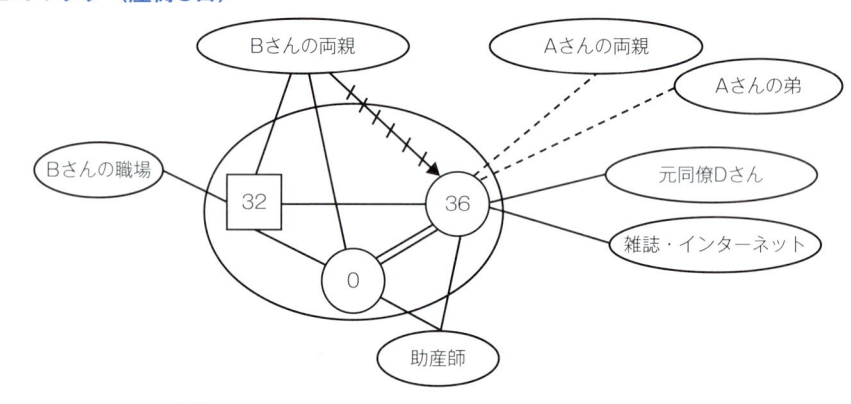

C 家族アセスメント

1. 家族員のアセスメント

　Aさんは，妊娠中から育児雑誌を読んだりして勉強していたが，出産後，実際に母子同室が開始されると，初めてのことばかりで，授乳が思うようにいかず，夜間にCちゃんが泣きやまない体験をした．高年初産婦で夜間の長時間の分娩であったことや，24時間母子同室のため睡眠不足もあり，心身の疲労が出てきている．退院後の

家族関連図（神戸式）

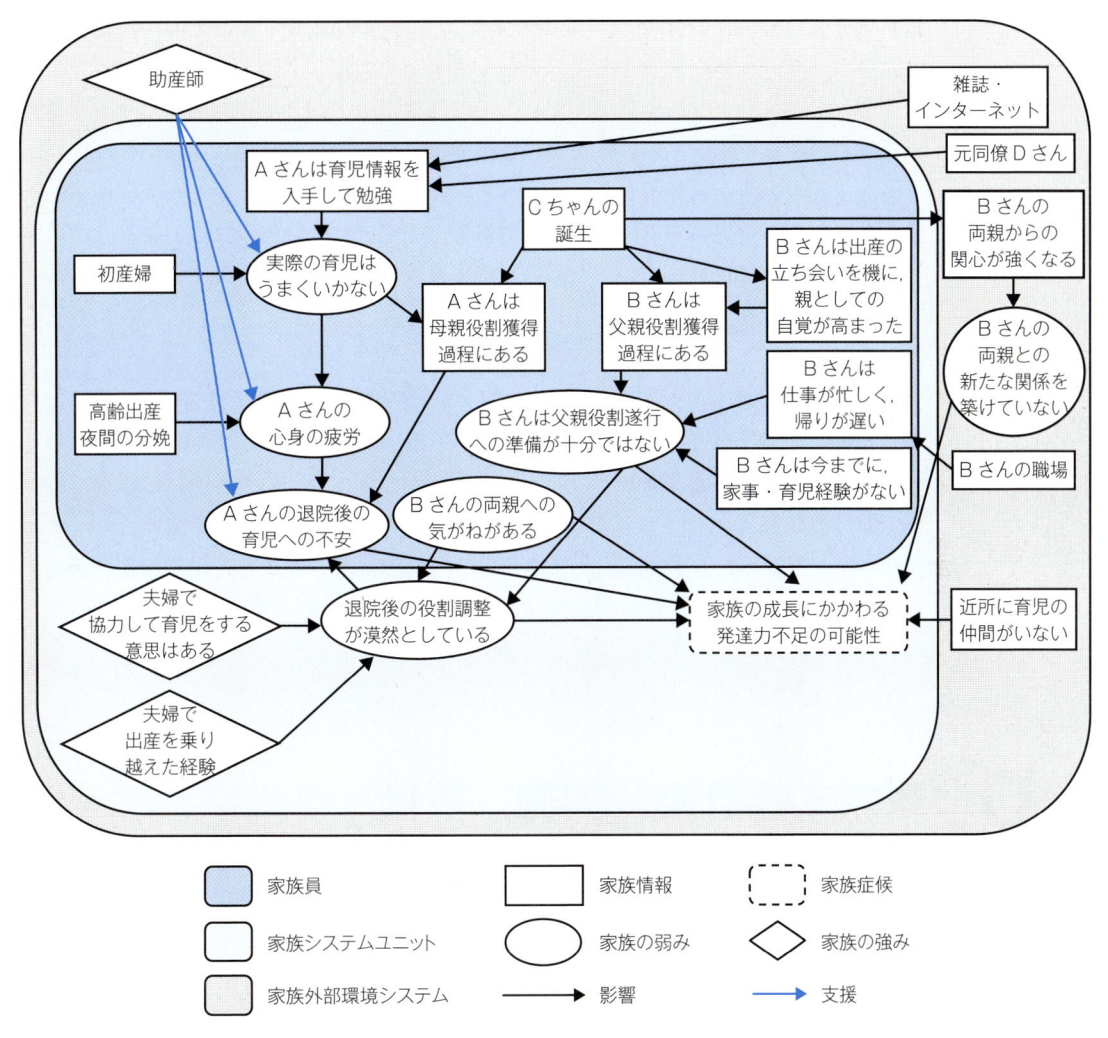

凡例:
- 家族員
- 家族システムユニット
- 家族外部環境システム
- 家族情報
- 家族の弱み（楕円）
- → 影響
- 家族症候（破線）
- 家族の強み（ひし形）
- → 支援

図の主な要素:

家族員（Aさん・Bさん・Cちゃん）を含む家族システムユニット内：
- Aさんは育児情報を入手して勉強
- 実際の育児はうまくいかない
- Aさんは母親役割獲得過程にある
- Cちゃんの誕生
- Bさんは父親役割獲得過程にある
- Bさんは出産の立ち会いを機に，親としての自覚が高まった
- Aさんの心身の疲労
- Bさんは父親役割遂行への準備が十分ではない
- Bさんは仕事が忙しく，帰りが遅い
- Bさんは今までに，家事・育児経験がない
- Aさんの退院後の育児への不安
- Bさんの両親への気がねがある
- 退院後の役割調整が漠然としている
- 家族症候：家族の成長にかかわる発達力不足の可能性

家族情報：初産婦，高齢出産夜間の分娩

家族の強み：夫婦で協力して育児をする意思はある／夫婦で出産を乗り越えた経験

家族外部環境システム：助産師，雑誌・インターネット，元同僚Dさん，Bさんの両親からの関心が強くなる，Bさんの両親との新たな関係を築けていない，Bさんの職場，近所に育児の仲間がいない

育児の大変さを想像し，初めての育児に対する戸惑いや，心身共に疲労していること，日中1人きりになることから不安を訴えている．

Bさんは，出産に立ち会ったことをきっかけに親としての自覚が強くなり，育児に協力しようという意欲はあるが，育児の知識や技術の習得はこれからである．

Cちゃんの健康状態は良好である．

AさんとBさんが，これから親役割を獲得していくことが課題である．退院後の育児を具体的にイメージして予期的に準備できるように，また，家庭で新しい生活を始めたときに生じる育児上の課題に対処できるように支援する必要がある．

2. 家族システムユニットのアセスメント

AさんとBさんは，出産後も里帰りをせずに，夫婦だけで育児に取り組みたいという意思をもっている．夫婦で出産を共に乗り越える体験をしており，BさんはA

さんの精神的サポートになると思われる．しかし，Bさんは仕事が多忙で，これまでに家事をした経験がないため，退院後すぐにAさんの家事や育児を実際に手伝う手段的サポートの役割を果たすことは難しいと考えられる．Aさんは，1人で育児を担おうとしてプレッシャーを感じており，手段的サポートおよび精神的サポートが必要であるが，新しい生活における夫婦の役割分担については具体的に考えていない．

夫婦2人の生活から親子3人の家族へと移行する時期にあり，新たな家族関係の構築と育児を含めた生活の再構築が課題である．夫婦で育児の協働について具体的に話し合い，現実的に対処していくための役割調整ができるように支援する必要がある．

3. 家族外部環境システムのアセスメント

近くに住むBさんの両親（Cちゃんの祖父母）が出産後の手伝いを申し出ているが，Aさんは気がねをするため断っている．その後，祖父母としての育児への協力の仕方について，夫婦および両親との間で意思確認ができていない．近所には子育てについて聞ける知人はいないが，出産経験のある元同僚Dさんに電話で聞いたり，インターネットで調べたりすることができる．Bさんの両親・親族との協力関係の構築や社会資源の活用が課題となる．Bさんの両親や母親仲間とのサポート関係が形成でき，地域資源を活用できるように支援する必要がある．

D 家族支援計画，実施，評価

ターゲットファミリーの家族症候は，家族の成長にかかわる発達力不足の可能性である．出産・育児という移行期にある家族の成長に伴う発達を促す支援を行う．AさんとBさんの親役割獲得への支援を行うと同時に，家族システムユニットに焦点を当てて，育児という新たな課題に対処していけるように夫婦の協働関係の構築を促す働きかけを行う．また，Bさんの両親との協力関係の構築や社会資源を活用していけるように家族外部環境システムへのアプローチを行う．

家族看護問題（#1）：
親役割獲得困難により家族が育児に対して協働関係を構築できず，適切な育児環境を整備できない可能性がある

家族支援目標：
AさんとBさんの親役割獲得が円滑に進み，家族が育児における協働関係を築くことができる

目標・計画	家族支援	評価
①家族員 目標： AさんとBさんが退院後の生活を具体的にイ	【出産後〜退院まで】 <退院後の生活についてAさんとBさんの準備状態を確認し，具体的にイメージすることや不安の表出を促す> 　助産師は母親役割獲得過程を考慮し，Aさんの頑張りとできて	

目標・計画	家族支援	評価
メージでき，予期的な準備をすることができる 計画： OP 1．退院後の生活についてのAさんとBさんの発言 TP 1．退院後の生活についてのAさんとBさんの認識と準備状態を尋ねる 2．退院後から1か月頃までの生活を具体的にイメージできるよう問いかけ，不安に思っていることの表出を促す EP 1．退院後に予測される問題をあげ，具体的な対処法の例を説明する 2．Aさんを介してBさんへ育児の知識や技術，Cちゃんの様子を伝達する	いることを承認し，分娩後の回復のために休息が必要であることを話した．また，新生児の特徴や授乳について説明し，予期的な準備ができるように，産褥1か月頃までに予測される問題をあげ，Aさんの疑問に対して具体的な対処法の例を説明した（TP-1，EP-1）．Aさんはメモを取りながら聞き，具体的な方法を質問したり，うなずいていた． 　退院後の生活についてイメージできるように，不安なことを尋ねると（TP-2），Aさんは「沐浴や授乳は慣れれば問題ないと思うんですよ．一番不安なのは，その場の状況の判断です．『こうだよね』とだれかと一緒に考えられればいいんだけど．昼間は私しかいないから，責任がすべてかかってしまうのがプレッシャーなんですよ」と話した（OP-1）． 　Bさんの認識と準備状態について尋ねると（TP-1），「夫に料理はできないんですけど，前向きにサポートしていこうという気持ちはあるので，助かりますね．陣痛のときから生まれるまでずっと見ていたから，親になったという責任が強くなっているらしくて」と話した． 　入院中に助産師からBさんに直接の育児指導をする機会がとれなかった．Bさんの親役割獲得を促すために，Aさんが習得した知識や技術，Cちゃんの日頃の様子をBさんに伝えるように勧めた（EP-2）． 　助産師は，退院1週間後に家庭訪問をする約束をした．	Aさんが，退院後の育児上の課題について考えることができた． Aさんは1人で育児を担おうとプレッシャーを感じているため，家族システムユニット，家族外部環境システムへの支援を計画した． Bさんへの育児指導の機会がとれないため，Aさんを介してBさんへ育児の知識，技術を伝達することを計画に追加した．退院後のフォローをするため家庭訪問をする計画を追加した．
目標： AさんとBさんが育児上の課題について対処法を考えることができ，育児に自信がもてる 計画： OP 1．育児に関するAさんとBさんの発言 TP 1．現在の育児の状況を尋ね，育児上の課題を確認する 2．課題に対するAさんとBさんの認識や取り組みを問いかけ，対処法を考えることを促す 3．育児に対する思いの表出を促す	【退院後～産褥1か月】 ＜AさんとBさんが育児上の課題への対処法を考えることを促す＞ 　退院1週間後，助産師が家庭訪問し，育児の状況を尋ねると（TP-1, 3），Aさんは混合栄養を行っており「ミルクの缶に書いてあるのと，うちの子が飲む量が合わないんですけど大丈夫ですか？」（OP-1）と相談した．助産師は，Cちゃんの体重や健康状態，日々の授乳量・回数，排泄，Cちゃんの反応などからアセスメントし，Aさん夫婦が考えて選択した対処法が適切であることを承認した（TP-2）． 　また，AさんとBさんが試行錯誤して選択した方法が適切であるかを判断できるように，Cちゃんの反応からそれが自分とわが子に合ったやり方であることを保証した[1)2)]． 　助産師がAさんの工夫や努力をほめると（TP-2），「泣いて寝ないので生活のリズムをつけた方がいいんじゃないかって，夫と一緒に3時間おきにミルクをあげたりして，調整したんですよ」（OP-1），「夫に教えると私も身につくし，退院前に実際の工夫の仕方を聞いておいたことが役に立ちました」（OP-1）と話した． 　1か月健診時，Aさんは「最近は，泣き方や微妙な様子で子どもの要求がわかってゆとりが出てきました．それが伝わるのか，	Aさんが伝えることで，Bさんも育児にかかわり，夫婦で新しい課題への対処法を考え，工夫して，適切な方法を見つけることができていた． Aさんは，Cちゃんと

目標・計画	家族支援	評価
	子どももリラックスした顔をしてますね．それを見ると安心します．退院前に考えて頑張ってきたことが実際にやれたというのが自信になりました」と笑顔で語った（OP-1）．	の相互作用のなかから，育児に自信がもてるようになった．
②家族システムユニット 目標： 夫婦間で育児の協働について具体的に話し合い，役割調整ができる 計画： OP 1．育児の協働についてのAさんとBさんの発言 TP[3)] 1．退院後の生活を具体的にイメージできるよう問いかけ，夫婦で育児の協働の準備を促す 2．育児の協働について夫婦の意思決定を促す 3．夫婦間の役割調整について話し合う機会をつくる 4．互いの立場から夫婦それぞれの役割行動を見直すことを促す	【出産後～退院まで】 ＜退院後の生活を具体的にイメージし，夫婦で育児の協働へ準備することを促す＞ 　出産後は里帰りやBさんの母親の手伝いは得ず，「2人で頑張ってやってみたい」（OP-1）という夫婦の意向を尊重し，退院後の生活をイメージできるように，Bさんの家事，育児への準備状態と夫婦の意思決定について尋ねた（TP-1）． 　「夫に仕事からなるべく早く帰ってきて協力してもらうことにはなっているんですけど」「（Bさんは）料理や家事はできないけど，前向きにサポートしようという気持ちになっているようです」と話した（OP-1）． 　助産師は，夫婦が育児の協働について共通認識をもっていることを承認した．しかし，退院後の生活のイメージや役割分担が漠然としており，現実的な対処について話し合うところまでは至っていないため，退院直後から夫婦だけで初めての育児に取り組んだ事例を紹介し，AさんとCちゃんの現在の状態から予測される困難や日常生活上の具体的な工夫について提案した（TP-1，2）． 　Bさんは仕事のため面会時間が短く，Aさんは「まだ夫とゆっくり話せていません」と言っていた（OP-1）． 【退院後～産褥1か月】 ＜夫婦間の役割調整について話し合い，互いの立場から夫婦それぞれの役割行動を見直すことを促す＞ 　家庭訪問の日にBさんは有給休暇をとって自宅にいた．まずAさんに話を聞き，後で夫婦一緒に話をする場を設けることにした．助産師は，最初にAさんとCちゃんの健康状態のアセスメントと相談を行い，AさんのBさんへの感情を表出しやすい場をつくった． 　Aさんは「最初は何でも自分1人でやらなきゃと思っていたんです．夫も口では協力すると言っていてもどこか他人事なんですよ．それは母親の仕事だとか，俺は仕事で夜遅く帰ってきてというのがあったと思うんです．退院してきてすぐ，この子が夜すごく泣いてミルクをあげても全然泣きやまないことが続いて，夫も『泣いてるよ』って口ばかりで何もしないし，私もどうしていいかわからなくなって途方に暮れていたんですね．それを見て夫も本当の大変さをわかったみたいで『ミルクを作ればいいの？』と協力するようになって，それから気が楽になったんです」と話した（OP-1）． 　夫婦が互いの役割を見直し，認め合い，今後の調整をすることができるように，次にBさんも一緒に話をする場を設けた（TP-3）． 　Bさんは，インターネットや知人から聞いた情報と照らし合わせて，母乳やミルクの飲ませ方や量，Cちゃんの成長・発達や反応が正常かどうかなどを助産師に質問した．助産師が一般的な情報について根拠を示して説明した後，Cちゃんの個別の状況を尋	夫婦だけで手伝いを得ず子育てするという意思決定はできているが，実際の役割分担については漠然としている． Aさんは夫婦の役割分担について考えることができたが，退院までにAさんとBさんが夫婦で話し合うことは十分できなかった． AさんからBさんへの否定的な感情が表出された．Aさんの，現状に対する受け止めが語られた． Bさんは，自分なりに育児の知識や技術を習得しており，Aさんと一緒にCちゃんの育

3 予防期家族看護の事例展開❶ 家族の成長にかかわる発達力不足の可能性

目標・計画	家族支援	評価
	ねると，Ｂさんは Ａさんに「いつも……だよね」と確認しながら答えた（OP-1）． 　Ａさんは「けっこう一緒にみてるね」と言い，助産師は，ＢさんがＣちゃんの様子をよく観察してＡさんと一緒に対処を考えようと努力していることをほめた（TP-5）．また，父親の立場から，父親は母親より一歩遅れて退院後から育児を学び始めるので，どのように手を出したらよいのかがわからないことを代弁し（TP-4），ＡさんからＢさんへ手伝ってほしいことを具体的に伝えるように勧めた． 　さらに，夫の精神的な支えが重要であることを話し，Ａさんが先に語った話に触れると（TP-4），Ａさんは「一緒にみてもらえるという，１人で抱え込んじゃいけないんだと思ってから，ずいぶん楽になりました」とＢさんへの感謝の気持ちを表出した．Ａさんが「昼間は仕方ないんだけど，夜や土日など，手伝ってもらえるときは協力してもらおうと思っているんです」とＢさんの顔を見ながら言うと，Ｂさんはうなずいた．	児にかかわる努力をしていた． Ａさんが Ｂさんの現在のサポートを再認識し，感謝の気持ちを表出した．ＡさんはＢさんへ今後の要望を伝え，Ｂさんと役割調整することができた．
③家族外部環境システム 目標： 1．Ａさん夫婦とＢさんの両親の間で育児の協力について役割調整ができる 2．身近なサポートや社会資源を活用できる 計画： OP 1．Ｂさんの両親の育児への協力についてのＡさんとＢさんの発言 TP 1．Ｂさんの両親の育児への協力についてのＡさんとＢさんの意思を尋ね確認する 2．Ａさん夫婦とＢさんの両親が話し合い，育児の協力について役割調整することを促す 3．育児情報のなかから，自分とわが子に合ったやり方[1]を選択することを促す EP 1．身近なピアサポートの活用を促す 2．産褥期に活用できる社会資源とアクセス方	【出産後〜退院まで】 <Ｂさんの両親の育児への協力についてＡさんとＢさんの意思決定を確認し，Ｂさんの両親との役割調整を促す> 　「お義母さんが産後１か月だけでも同居して手伝ってくださるという話もあるんですけど，正直，気がねするので」（OP-1）というＡさんの意向を尊重し，ＢさんからＢさんの両親に伝えてもらった．その代わりに，電話で様子を伝えたり相談したりすることにした（TP-1，2）． <ピアサポートの活用を促す> 　Ａさんは，困ったときは元同僚のＤさんに電話で相談しようと考えていた．ＤさんはＢさんの同僚でもあるので，Ｂさんとも子育ての話を共有する機会をつくるよう勧めた（EP-1）． <産褥期に活用できる社会資源について情報提供する> 　新生児訪問事業や，病院および助産所の母乳相談外来，地域の保健センター，産褥ヘルパー事業などの社会資源とアクセス方法を具体的に紹介した（EP-2）．早速，Ａさんは市の新生児訪問依頼票のはがきを投函した． 【退院後〜産褥１か月】 <育児情報のなかから自分とわが子に合ったやり方[1]を選択することを促す> 　Ａさんは，新生児訪問に訪れた保健師に「うちの子は，夜は泣いてばかりで，育児雑誌に書いてある"赤ちゃんの１日"に当てはまらないんです」と相談した．保健師は，Ｃちゃんの健康状態や日々の生活状況をアセスメントし，ＡさんとＢさん夫婦が考えて選択したやり方が適切であることを承認した（TP-3）．「これでいいと確認できて安心しました」と納得したＡさんに，保健師は育児サークルのパンフレットを渡して紹介した（EP-1）． <祖父母との育児の協力について役割調整することを促す>	夫婦の意向がＢさんの両親に伝えられ，電話で相談することで共通認識が得られた． 新生児訪問を利用し，夫婦で考えた今の育児のやり方を保健師に確認してもらうことで，安心できた．さらに，他の資源にアクセスする機会を得ることができた．

189

目標・計画	家族支援	評価
法を紹介する	Aさんは「お義母さんが心配して頻繁に電話してくれるのはありがたいんですが，泣くのは母乳が足りないからじゃないかとか，抱き癖がつくとか，私からすると違うなと思うこともあって」と，Bさんの母親の助言とAさんの意見に相違があり困惑していると語った（OP-1）． 　AさんがBさんの母親の思いを理解し，うまく協力関係が築けるように，助産師は，時代とともによいとされる育児方法が変わってきていることを説明した．また，Aさん夫婦とBさんの両親がCちゃんの育児について共通認識がもてるように，Cちゃんの様子を実際にみてもらい一緒に対処する経験をしてみることを提案した．また，両親との関係をうまく保っている夫婦の事例を紹介しながら，孫の育児にかかわり役に立ちたいというBさんの両親の気持ちを代弁し，Aさん夫婦とBさんの両親の双方にとっての協力の意義を話した（TP-1，2）． 　Aさんは「1か月健診の後，子どもを連れていってみようかな．孫がすごくかわいいみたい．一緒にみてもらえば，わかってもらえるし，私もこれでいいと安心できるし」と話した．	AさんとBさんの両親との間で育児の認識にずれが生じている． AさんはBさんの両親の立場に立って孫への思いをくみ取り，一緒にCちゃんの世話をしてもらうようにしようと考え方を変え，関係性の調整が行われた．

全体評価

　Aさんは，出産後，実際に育児が始まってみると思うようにいかず，心身の疲労が出ており，退院後の育児に不安を訴えていた．助産師は，退院までにAさんが予期的に準備できるように，具体的な工夫を助言した．Aさんが習得したことをBさんへ伝達することで，退院後，夫婦で新しい課題への対処法を試行錯誤して自分とわが子に合ったやり方を見つけることができるようになった．また，Aさんは，Cちゃんとの相互作用をとおして育児に自信がもてるようになった．

　Aさん夫婦は，出産後の手伝いを得ず夫婦だけで子育てしたいという意思決定ができているが，実際の役割分担については漠然としていた．助産師が退院後の家庭訪問をしたとき，AさんからBさんへの否定的な感情が表出された．現在の互いの役割を見直し役割調整ができるように，AさんとBさんと一緒に話し合う場を設けた．夫婦の努力をほめ，Bさんの立場から代弁することで，AさんからBさんへの感謝の気持ちが表出され，今後の育児の協働について共通認識が得られた．

　Bさんの両親からの手伝いの申し出があったが，気がねをするというAさんの意思を尊重し，夫婦だけで子育てしたいという意向をBさんから伝え，電話で相談することになった．しかし，退院後，Bさんの母親からの電話での助言とAさんの認識との間にずれが生じていた．助産師は，Aさん夫婦とBさんの両親がCちゃんの育児について共通認識がもてるように，Cちゃんの様子やAさんの意向をBさんの両親に伝えることを提案した．Aさん夫婦とBさんの両親の双方が協力することの意義に気づくことで，AさんはBさんの両親の育児へのかかわり方に対する認識が変化した．

　出産後から退院までの支援により，Aさんは新しい生活で直面する育児上の課題に予期的な準備をすることができた．また，Aさんを介してBさんへ伝達することで，AさんとBさんの親役割獲得が進んだ．Aさん夫婦の育児の協働関係が構築され，AさんがBさんの両親との協力関係を築いていく契機となった．退院後から産褥1か月までの支援により，家族員間の役割の再調整を行うことができた．

エコマップ（家族支援後）

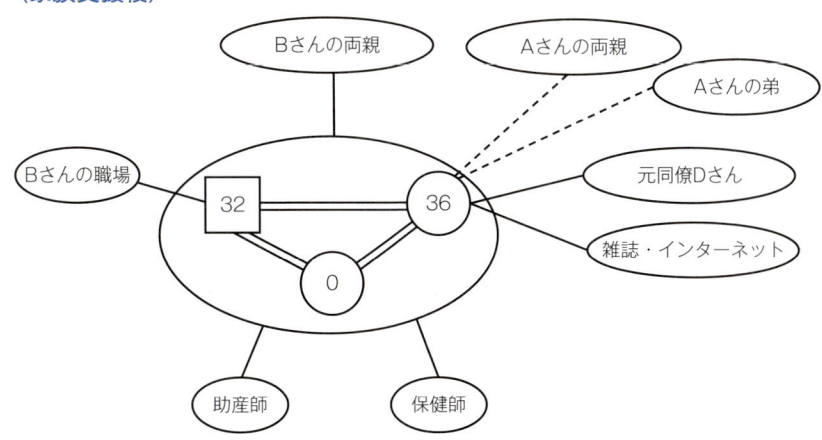

E 家族看護過程の評価と検証

1. 家族経過図

　家族機能レベルの変動を明らかにするために，ターゲットファミリーの家族機能レベルを低下させたイベント（下向き矢印），家族機能レベルの維持・向上のために実施した家族支援（上向き矢印）を家族経過図として示した．家族支援の評価指標である家族機能レベルの経時的変動をみることで，家族看護過程の展開に対する評価を実施した．

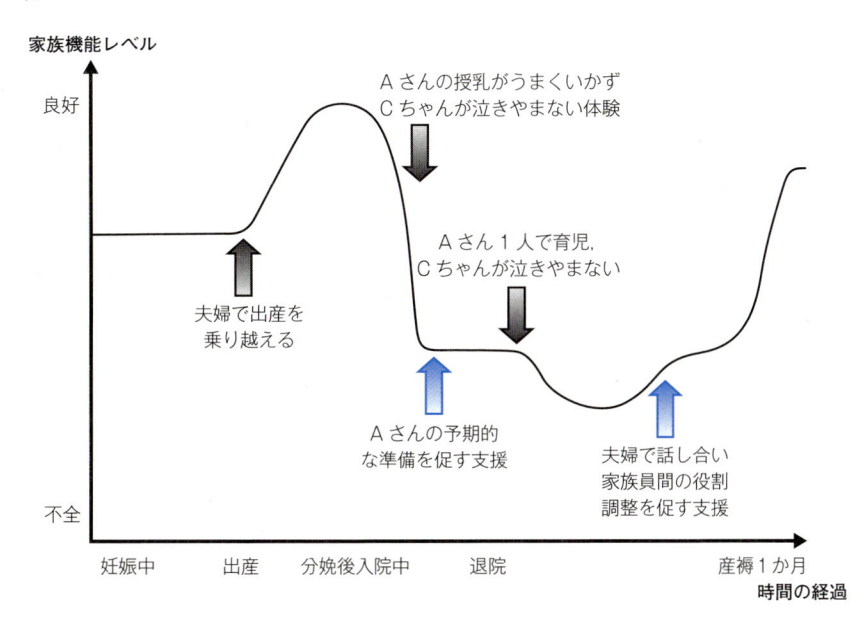

2. リフレクション

1）出産後から退院までの支援
　Bさんに対して助産師が直接かかわることができなかったため，Aさんを介してBさんへ働きかける支援を行った．Aさん夫婦のように出産後の生活の計画が漠然としている場合には，夫婦間で具体的な役割分担について話し合い，役割調整できるように，退院前に家族へ予期的な準備を促すことが望ましい．

2）退院後から産褥1か月までの支援
　実際に家庭での育児が始まったときに直面する課題に対して，家族で対処できているかフォローアップを行った．また，新たに生じていた家族関係の問題に対して支援することで，育児における家族の役割調整が行われた．

3）今後の支援
　家族自身が育児上の課題への対処を考えることができているので，今後は，Bさんの両親やピアサポートとの関係が広がり，社会資源を活用できるように，地域において情報提供することが望まれる．

引用文献
1）前原邦江：産褥期の母親役割獲得過程—母子相互作用の経験を通して母親役割の自信を獲得していくプロセス，日本母性看護学会誌，5(1)：31-37, 2005.
2）前原邦江：産褥期の母親役割獲得過程を促す看護介入—母子相互作用に焦点をあてて，日本母性看護学会誌，5(1)：38-45, 2005.
3）前原邦江・大月恵理子・他：乳児をもつ家族への育児支援プログラムの開発—出産後1～3か月の母子を対象とした家族支援プログラムの評価，千葉看護学会会誌，13(2)：10-18, 2007.

3 予防期家族看護の事例展開❷
家族環境の変調への不適応の可能性
―国外で生活する家族帯同赴任家族のケース―

A 家族ケースの紹介

　夫Aさん（32歳），妻Bさん（29歳），長女Cちゃん（7歳）の3人家族である．Aさんは製造業の企業に勤めるエンジニアで，ロサンゼルス支社へ転勤になった．Bさんは常勤で保育士をしていたが，家族帯同赴任を機に退職し，家族員全員でロサンゼルスに住むことにした．Aさんは初めての海外勤務で，家族員全員にとって初めての海外生活であった．Aさんは，海外赴任が決まってから仕事の引き継ぎや赴任前研修などで忙しい日々を送っていた．Bさんは，書籍やインターネットで海外赴任生活や海外の教育事情などについて調べ，海外で生活するための準備をしてきた．Aさんは日常会話には問題ない程度の英語を話すことができるが，Bさんは挨拶ができる程度であり，Cちゃんはまったく英語を話すことができない．Aさんの会社が用意したロサンゼルスでの住居は，比較的治安のよいエリアに位置するタウンハウス（townhouse，集合住宅）であり，セキュリティーが整っている．また，タウンハウス内には20家族ほどが住んでおり，そのなかには日本人家族も数家族含まれている．タウンハウス内の日本人家族とは顔見知りであり，挨拶をする程度の交流はある．

　Cちゃんの現地での教育機関選びについては，家族帯同赴任が決まってから書籍やインターネット，知人などから情報を得ながら，AさんとBさんが話し合って決めた．ロサンゼルスでの滞在期間がはっきりと決まっていなかったので教育機関の選択には迷っていたが，永住ではなく日本に帰ることが前提であるので，Cちゃんがなるべく馴染みやすく，帰国後の生活にも困らないようにという思いから日系の教育機関を探した．しかし，タウンハウスから通学できる範囲に日系の小学校はなかったため，Cちゃんは現地の小学校と毎週土曜日に日本人補習校に通学することになった．日系大企業がいくつかあるエリアであったので，Cちゃんが通う現地の小学校には，Aさんの同僚の子どもを含め数人の日本人が通学していた．ロサンゼルスは車社会であり，Bさんは毎日車でCちゃんの送迎をしなければならない．ロサンゼルスでの生活が始まって2か月が経ち，Cちゃんが小学校に通い始めて数週間が過ぎた頃，Cちゃんは朝になると腹痛を起こし，学校を休みたいと訴える日が多くなっていた．BさんはCちゃんの体調を心配し，Cちゃんを日系の医師がいる病院に連れて行ったが，腹痛以外に発熱や下痢などの症状はなく，検査結果も特に問題はなかった．その日系の医師は簡単な日本語が話せたが，Bさんは医師とのコミュニケーションが十分にとれな

いと感じた．日本とは医療制度が異なり，自分が契約している保険会社が指定した病院での受診に限られるので，自由に日本語が通じる病院を選ぶことができず，Bさんは海外で医療サービスを受ける困難さを痛感した．BさんはCちゃんの送迎をすることが生活の中心になっており，自宅で1人で過ごす時間が長く，孤立感を感じていた．Cちゃんの健康問題についても，言葉の壁もあり，適切な相談相手が見つからなかった．

　一方，Aさんは初めての海外勤務で張り切ってはいたが，海外の駐在所では人員削減の関係から1人当たりの労務量が多く，業務が複雑化しており，連日帰宅時間が遅く，休日も出勤しなければならない日がしばしばある状況であった．また，現地スタッフとの言葉の壁や文化の違いもあり，心身共に疲労がたまっていた．普段から家族思いのAさんは，家族が慣れない環境で生活していることを心配し，自分がサポートしなければならないと思ってはいたが，時間的にも精神的にもBさんやCちゃんの話をゆっくりと聞く余裕がなかった．最近は，寝つきが悪く，熟睡感が得られないため，体調もよくなかった．ある日，Aさんは，仕事中に頭痛が強くなり，健康管理室を訪れた．Aさんの疲れた様子を見て，健康管理室の看護師が「お疲れの様子ですが，大丈夫ですか．こちらでの生活には慣れましたか？」と話しかけた．Aさんは，最近の自分の体調不良について看護師に相談した．看護師は，Aさんの体調不良の原因をAさんと一緒に考えるかかわりを行った．また，看護師から「ご家族の方の体調はどうですか？」と聞かれ，AさんはCちゃんが学校を休みがちであること，Bさんが自宅で1人で過ごすことが多いことなども含めて家族の現状について話をした．そこで看護師は，「ご家族もご一緒に一度ここへ来られませんか？　何かお手伝いできることがあるかもしれません．お話をお聞きしたいと思いますが……」とAさんに伝えたところ，家族での面接（家族ミーティング）を希望したため，都合のよい日時に健康管理室に来てもらうことにした．

B　家族情報の収集

	家族情報
①家族員	**S情報** **Aさん** 　「何だか毎日熟睡感がなくて，疲れがとれないんですよね」「仕事量が多くて，とにかく忙しいんです．本社からのプレッシャーもあるし……」「英語である程度の日常会話はできますが，込み入った話になると言葉の壁を感じることもあります」「娘は最近，お腹が痛いと言ってよく学校を休むんです．病院では何も悪いところはないと言われたみたいですが」 **O情報** 　Aさんは企業に勤めるエンジニアであり，今回が初めての海外赴任である．BさんはAさんの転勤を機に退職し，家族帯同赴任をした．家族員全員が海外での生活は初めてである．ロサンゼルスの比較的治安がよいエリアで暮らしており，Cちゃんは現地の小学校と週末に日本人補習校に通っ

	家族情報
	ている．Aさんは日常生活には困らない程度の英語が話せるが，BさんとCちゃんは英語力がない．Aさんは体調不良で，仕事量が多く，言葉の壁に直面し，心身共にストレスが高い状況にある．Cちゃんは朝に腹痛を訴えることがあり，学校を休みがちである． **ジェノグラム（初回家族面接時）** （ジェノグラム：祖父母世代の夫婦2組，Aさん32歳男性，妻29歳女性，娘7歳）
②家族システムユニット	**S情報** **Aさん** 「自分についてロスに来てくれた家族のサポートをしなくちゃいけないのに，できてなくて……．妻は仕事を辞めて，ついて来てくれたんです」「娘のことは妻に任せっきりで……」「それぞれが新しい環境に慣れるのに大変だと思うんですよね」 **O情報** 　教育期にある3人家族である．Aさんは，一緒に海外赴任について来てくれた家族に感謝しており，家族をサポートしたいと思っているが，現状ではそれができていないと感じている．家族員がそれぞれ新しい環境に戸惑い，ストレスを感じている状況にあると認識している．
③家族外部環境システム	**S情報** **Aさん** 「職場では日本人の同僚もいるので，いろいろと愚痴の言い合いをしたりはしますね．仕事の話が多いです」「現地のスタッフと仕事をするときには，習慣や文化の違いに戸惑うこともあります」「妻は英語があまり得意ではないし，こっちに来て間もないのでまだ友達もいないみたいで，家で1人でいることが多いみたいです」「娘は学校に友達もいるみたいだし，担任の先生も優しいと言っていますが，英語がまだできないんでね……」 **O情報** 　Aさんは日系企業に勤めているので，仕事の愚痴を言い合える同僚はいるが，現地スタッフとのかかわりには異文化ストレスを感じている．Bさんは自分の英語力に自信がなく，家族員以外との交流が少ない．Cちゃんは現地の学校と補習校に通っており，友達もいる．現地の小学校の先生は優しいと感じているが，英語しか通じないという環境に困難感を抱いている．

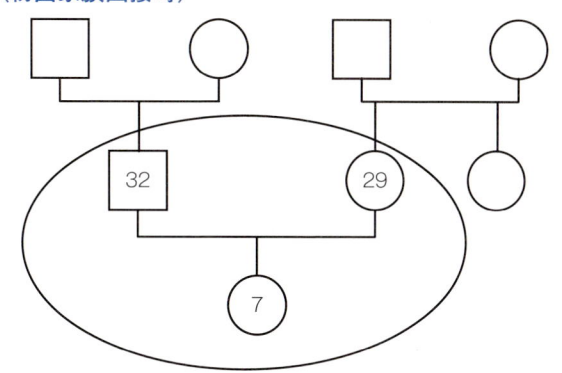

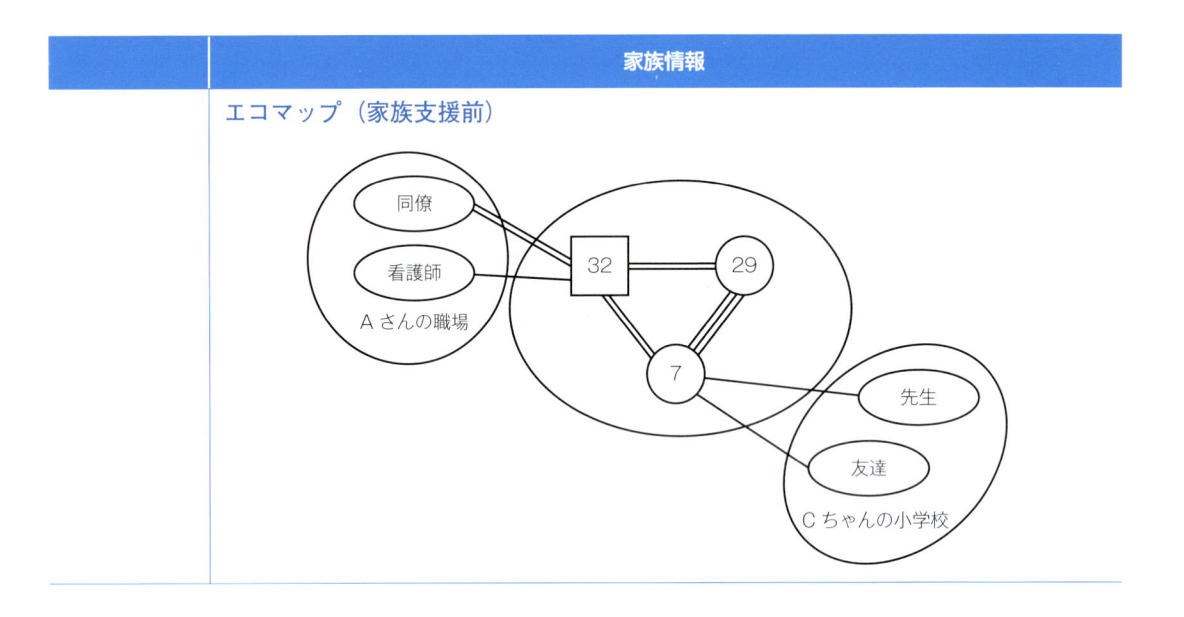

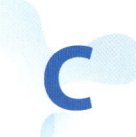

家族情報
エコマップ（家族支援前） （同僚、看護師：Aさんの職場）―（32）＝（29） 　　　　　　　　　　　　　　＼｜／ 　　　　　　　　　　　　　　（7）―（先生、友達：Cちゃんの小学校）

C 家族アセスメント

1. 家族員のアセスメント

　Aさんは，心身共に疲労が強い様子である．その原因として，初めての海外赴任に伴い，仕事量や仕事のスタイル，現地スタッフとの関係，本社からのプレッシャーなど，環境の変化によるストレスが考えられる．海外赴任のこのようなケースではうつ病が多く，自殺念慮を高率に認めるので[1]，ストレスを軽減する支援が必要不可欠である．Aさんは責任感が強く，自分に付いて渡米し，海外で生活をしている家族をサポートしなければならないと思っているが，現在の自分はそれができていないと感じており，Bさんが孤独に陥ることとCちゃんが学校へ不適応を示すことは，Aさんにとってさらなるストレッサーとなる可能性がある[2]．Aさんは英語での日常会話には問題がないので，これは強みである．

　Bさんは，日本では常勤の仕事をもち，自宅以外で過ごす時間も長く，家族以外との交流が多かったと考えられるが，現在はCちゃんの送迎と買い物に出かける程度で，自宅で1人でいることが多く，孤立感を感じている．仕事をもたない配偶者は，言葉の壁により日常生活で必要な情報を得るのにさえ困難を生じ，社会から孤立しやすい状況になることが指摘されており[3]，Bさんは孤立しやすい状況にあると考えられる．また，Aさんは，Cちゃんの体調不良と学校を休みがちであることを知ってはいるが，仕事が忙しく，Aさん自身も体調不良であるので，CちゃんのことをBさんに任せっきりで，AさんとBさんはCちゃんのことについて話し合う機会がほとんどないと考えられる．また，Bさんは，ロサンゼルスに友人はおらず，英語も得意ではないので相談相手がいない可能性がある．

3 予防期家族看護の事例展開❷ 家族環境の変調への不適応の可能性

家族関連図（神戸式）

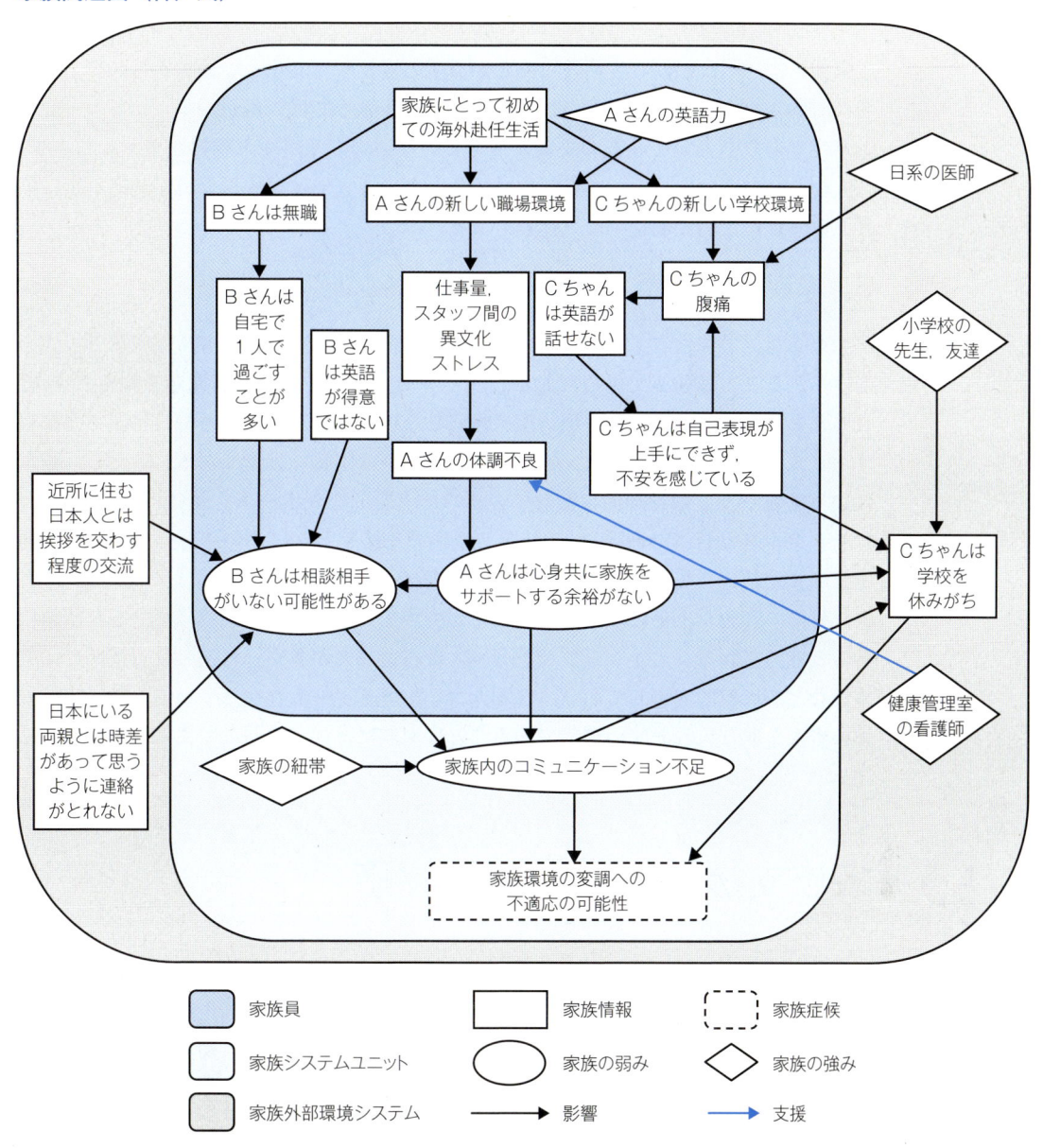

```
家族員：
　Aさんの英語力（家族の強み）
　家族にとって初めての海外赴任生活
　Aさんの新しい職場環境
　Cちゃんの新しい学校環境
　Bさんは無職
　Bさんは自宅で1人で過ごすことが多い
　Bさんは英語が得意ではない
　仕事量，スタッフ間の異文化ストレス
　Cちゃんは英語が話せない
　Cちゃんの腹痛
　Aさんの体調不良
　Cちゃんは自己表現が上手にできず，不安を感じている
　Bさんは相談相手がいない可能性がある（家族の弱み）
　Aさんは心身共に家族をサポートする余裕がない（家族の弱み）
　Cちゃんは学校を休みがち
　家族内のコミュニケーション不足（家族の弱み）
　家族の紐帯（家族の強み）
　家族環境の変調への不適応の可能性（家族症候）

家族外部環境システム：
　近所に住む日本人とは挨拶を交わす程度の交流
　日本にいる両親とは時差があって思うように連絡がとれない
　日系の医師（家族の強み）
　小学校の先生，友達（家族の強み）
　健康管理室の看護師（家族の強み）
```

凡例：
- 家族員
- 家族システムユニット
- 家族外部環境システム
- □ 家族情報
- ○ 家族の弱み
- ◇ 家族の強み
- ┄┄ 家族症候
- → 影響
- → 支援

　Cちゃんは英語が話せないが，現地の小学校に通っている．原因ははっきりしないが，時々腹痛が起き，学校を休みがちである．英語で体調不良の訴え方がわからないので学校で腹痛になることに不安を感じ，そのために学校を休みがちになっている可能性も考えられる．小学校の先生は優しいと感じており，学校内に友達がいることは強みである．また，日本人補習校に通っているので，同じ境遇にある友達からのピアサポートを受けられる環境にあると考えられる．

2. 家族システムユニットのアセスメント

　家族員は，それぞれ程度の差はあるが環境の変化や異文化との接触からストレスを受けている．家族で助け合わなければならないと思ってはいるが，コミュニケーション不足もあり，互いの状況の把握ができていないのでサポート態勢が整っておらず，一人ひとりが問題を抱えている状況にある．このままでは家族員全員が適応不全に陥り，海外赴任生活が破綻する可能性もある．

3. 家族外部環境システムのアセスメント

　Aさんは，日系企業に勤めており，日本人看護師が常駐する健康管理室で相談を受けられることは強みである．しかし，AさんとCちゃんが健康問題を抱えるなか，日本と異なる米国の複雑な医療制度に対応しなければならないことや日本語での医療サービスが受けにくいことは，家族に直面している困難な課題であるといえる．日本にいる両親や友人は物理的に離れているので実質的なサポートを受けにくく，また，ロサンゼルスと日本の時差は17時間あるので連絡をとりにくい．海外赴任生活を開始してまだ数か月であり，現地での人間関係が広がっておらず，言葉の壁もあって，家族外部の資源を上手に取り入れることができていないので，家族は孤立した状態にあると考えられる．しかし，ロサンゼルスは在留邦人が多く，日系の教育機関や商業施設などが比較的充実しており，日本人コミュニティーも存在しているので，家族外部の資源を取り入れやすい環境であることは家族にとっての強みである．

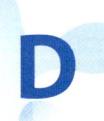

D　家族支援計画，実施，評価

　ターゲットファミリーは，初めての海外赴任生活に伴い，家族員それぞれが環境の変化や異文化との接触によるストレスを受けているが，家族員同士のサポート態勢が整っておらず，また，家族外部の資源を上手に取り入れるなど，環境に適応するための方策が見つかっていない．この家族の家族症候は"家族環境の変調への不適応の可能性"であり，家族が家族員それぞれの困難な状況を理解するための場を提供し，自分たちの役割や必要な資源に気づくことができるように支援する必要がある．

家族看護問題（#1）：
　家族員それぞれがストレスを抱えているが，互いの状況の認識不足によりサポート態勢を整えられず，家族環境との適応不全に陥る可能性がある

家族支援目標：
　家族が家族員それぞれの困難な状況を理解し，必要な家族外部の資源を取り入れながら新しい環境に適応できる

目標・計画	家族支援	評価
①家族員 目標： Aさんが現在の生活を振り返り，ストレッサーを認識できる 計画： OP 1．Aさんの様子，発言内容 2．場の雰囲気 TP 1．Aさんが現在の自分の状況を振り返る場を提供する 2．Aさんの話を傾聴する 3．Aさんの感情や考えの表出を促す EP 1．一般的に海外赴任者が体験するストレスについて情報を提供し，自分たちの状況の把握につなげる	＜Aさんが現在の生活の振り返りができるようなかかわりをする＞ 　Aさんにとって何がストレッサーになっているのか，現在の生活をゆっくり振り返ることができるような場を設けた（TP-1）． 　Aさんに体調を尋ねると，熟睡感がなく疲れがとれないという発言があった（OP-1，2）ので，看護師は「Aさんにとって，今何が一番大変ですか？」と問いかけ，自分の生活を振り返るきっかけを提供した（TP-1，3）． 　Aさんから「仕事量が多くてとにかく忙しいんです．本社からのプレッシャーもあるし」「仕事で込み入った話になると言葉の壁を感じますし，仕事のスタイルが違ったりして戸惑うこともあります」という返事があり（OP-1，2），仕事上のストレスについての表出があった（TP-2）． 　看護師はそれらがAさんにとってストレッサーになっており，体調不良の原因となっている可能性があることを伝え，多くの海外赴任者が経験するストレスについて情報を提供した（EP-1）．	Aさんの体調不良は，心身のストレスが原因であると考えられる．現在の生活を振り返ることで，自分の体調不良の原因となっているストレッサーを認識できた．
目標： Bさんが現在の生活を振り返り，ストレッサーを認識できる 計画： OP 1．Bさんの様子，発言内容 2．場の雰囲気 TP 1．Bさんが現在の自分の状況を振り返る場を提供する 2．Bさんの話を傾聴する 3．Bさんの感情や考えの表出を促す EP 1．一般的に海外赴任者の配偶者が体験するストレスについて情報提	＜Bさんが自分のストレッサーを認識できるようなかかわりをする＞ 　Bさんにとって何がストレッサーになっているのか，現在の生活をゆっくり振り返ることができるような場を設けた（TP-1）． 　看護師は「Bさんにとって，今何が一番大変ですか？」と尋ね，自分の生活を振り返るきっかけを提供した（TP-1，3）．すると，「そうですね，娘のことが一番気になっています．腹痛で最近よく学校を休むんです．病院にも行きましたが，どこも悪くないみたいで．ドクターも日本語がペラペラなわけじゃないから，なかなか難しいです」と，困った表情をしながらBさんは語った（OP-1，2）． 　看護師は「Cちゃんの学校での状況はご存知ですか？」と問いかけると（TP-1，3），Bさんから「私は英語ができないから，小学校の先生にも娘の状況を伝えることができずにいて，相談もできていないし，娘の学校での状況が今一つわからなくて」という発言がみられた（OP-1，2）． 　Bさんにとって C ちゃんのことが一番の心配事であるが，その解決策が見つからずにいることや，Bさんは自分の英語力の低さを責めている様子がうかがえた．看護師は，Bさんの状況を傾聴し（TP-2），一般的に夫の海外赴任に帯同する妻は言葉の壁によるストレスが高いことが多く，Bさんだけがそのような状況に	Bさんは現在の生活のなかで自分が一番困難だと認識していることについて振り返ることができ，それについての思いを表出できた．

目標・計画	家族支援	評価
供し，自分たちの状況の把握につなげる	陥っているのではないことを伝えた（EP-1）．	
目標： Cちゃんが現在の自分の状況や困難に思っていることについて，AさんとBさんに表出できる 計画： OP 1．Cちゃんの様子，発言内容 2．場の雰囲気 TP 1．Cちゃんが自分の思いを表出する場を提供する 2．Cちゃんの話を傾聴する 3．Cちゃんの思いを理解し，同意する	＜Cちゃんの感じている困難さや思いが表出できるようなかかわりをする＞ 　現在の生活において，Cちゃんがどう思っているのか，何を困っているのかなどについて自分の思いを表出する場を設けた（TP-1）． 　看護師が「学校でお腹が痛くなることはある？　そのときはどうしているの？」とCちゃんに問いかけると（TP-1，2），Cちゃんから「ある．お腹が痛くなったときに先生になんて言ったらいいかわからないし，先生が何を言っているかわからないの．だから，学校でお腹が痛くなったら困る」との発言がみられた（OP-1，2）． 　「先生に，お腹が痛いから助けてほしいって言えたら大丈夫なのかな？」と看護師が尋ねると（TP-1，2），「先生は優しいから助けてくれると思う．でも，私の言っていることが先生に通じないのが怖い」との発言がみられた（OP-1，2）． 　看護師はCちゃんが困難な状況にいることに理解を示し，Cちゃんに同意した（TP-3）．	Cちゃんはまだ7歳と幼く，自分自身でストレッサーを認知することはできないが，CちゃんがAさんとBさんの前で自分が困難に思っていることや自分の思いを表出することが大切である．これらができたことで，AさんとBさんはCちゃんの状況を理解できた．また，Cちゃんに，看護師がCちゃんの困難な状況の理解者として認識されたと考える．
②家族システムユニット 目標： 家族が現在の困難さを理解し，家族員の役割を明確化できる 計画： OP 1．家族員の様子，発言内容 2．場の雰囲気 TP 1．家族員の話を傾聴する 2．家族員の感情や考えの表出を促す 3．家族のためにできることがないか考える機会を与える	＜家族が家族員それぞれの困難さを理解し，家族内でサポートし合えるようなかかわりをする＞ 　Aさんに家族全員での面接を提案し，家族システムユニットとして，現在の状況を明らかにする機会を設けた（TP-1〜3）． 　家族員それぞれの困難な状況を傾聴するなかで（TP-1），Cちゃんのことについて悩んでいるBさんから，「もうちょっと英語がしゃべれたら，病院の先生にも学校の先生にもいろいろ相談ができるんだろうけど……」「夫も仕事が忙しそうで，体調も悪いみたいだし，なるべく家では休ませてあげたいと思っていて．私は仕事もしていないし，家のことは自分がしないといけないと思ったり……」という発言がみられた（OP-1，2）． 　これらの発言に対し，看護師は「Aさんの体調も心配ですよね．そうですね，相談できたらいいですね．語学的なサポートが必要でしょうか．必要であれば，スクールナースと私が連絡を取り合うことも可能だと思います」と伝えた． 　すると，Bさんの発言を受けて，Aさんから「私が家族を支えないといけないと思っていたのに，気づかってもらっていたんですね．しっかりしないと．私は英語が妻よりはできるので，まずは自分がやってみます．自分も今回，子どもの状況がわかったので，一度学校の先生と話をしてみようと思います」という発言がみられた（OP-1，2，TP-3）．	家族員が他の家族員の状況を聞くことで，互いの理解につながった． 家族のためにできることは何かを考える機会を提供したことで，Aさんは語学的なサポートも含めて，自分の役割に気づくことができた．家族をサポートしなければならないと感じているAさんにとって，役割を得たことは

3 予防期家族看護の事例展開❷ 家族環境の変調への不適応の可能性

目標・計画	家族支援	評価
		自信や達成感へとつながると考える.
③家族外部環境システム 目標： 家族にとって必要な資源が何かを考えることができる 計画： OP 1. 家族員の様子，発言内容 2. 家族がもつ資源 TP 1. Aさん，Bさん，Cちゃんの話を傾聴する 2. 家族が現在の状況に適応するにあたり，何が必要かを考える機会を与える EP 1. 家族が利用可能な資源の提供	＜家族が現在の状況を改善するためにどのような資源が必要なのかを考えられるようなかかわりをする＞ 　Bさんから「日本に住む両親や友達に相談したいと思っても，時差があるし，なかなか思うように連絡もできなくて」「毎日子どもの送り迎えと買い物くらいしか外に出ないし，家で1人でいる時間が長くて，なかなかこっちで友達もつくりにくいと思いますね」という発言があり（OP-1），相談相手が必要である様子がうかがえた（OP-1，2，TP-1）．Bさんの発言を受け，Aさんは思いついたように，「みんな経験者のはずだし，同僚や上司に相談するといろいろ教えてもらえるかもしれないね．タウンハウスにも日本人は住んでいるから，聞けるんじゃないかな」と語った（OP-1，2）． 　看護師は，経験者から聞く情報は役に立つことが多いことを伝え，自分たちに今何が必要なのか，何をサポートしてほしいのかを夫婦で考えてみてはどうかと促した（TP-2，EP-1）．また，いつでも相談に応じること，必要な情報を提供できるように努めることを伝えた（EP-1）． 　Aさんから「ありがとうございます．また，お世話になると思います」，Bさんから「これからもお願いします」との発言がみられた（OP-1）．	家族の生活を円滑にするうえで必要なサポートを明確にする必要がある．赴任後間もないため，現地生活に適応するための情報が不足していることを理解し，ピアに相談するということに気づくことができた． 困難な状況に陥ったときに相談できる相手として看護師が家族に認知され，家族外部の資源となった．

全体評価

　Aさんが体調不良で健康管理室を訪れたことをきっかけとして，Aさんのみにとどまらず，初めての海外生活を一緒に経験している家族をも視野に入れて支援を行ったケースである．まずはAさんの支援を行い，家族システムユニットへの支援，家族外部環境システムと家族をつなぐ支援を展開した．

　家族ミーティングでは，家族員がそれぞれの困難な状況を表出できるように支援し，家族員がそれぞれの状況を理解したことによって，互いをサポートしたいという思いを引き出すことができ，その結果として家族のセルフケア力の向上につなげることができた．さらに，家族が利用できる資源について考えるきっかけを与えることができ，孤立していた家族が，まずは自分たちで同僚や近所のひとにアプローチするという計画を立てることができた．また，家族内では解決できないことに直面したときに相談する相手として看護師を認識できたことは，今後の危機に対処するための強みとなる．

第Ⅱ章　家族看護学の実践

エコマップ（家族支援後）

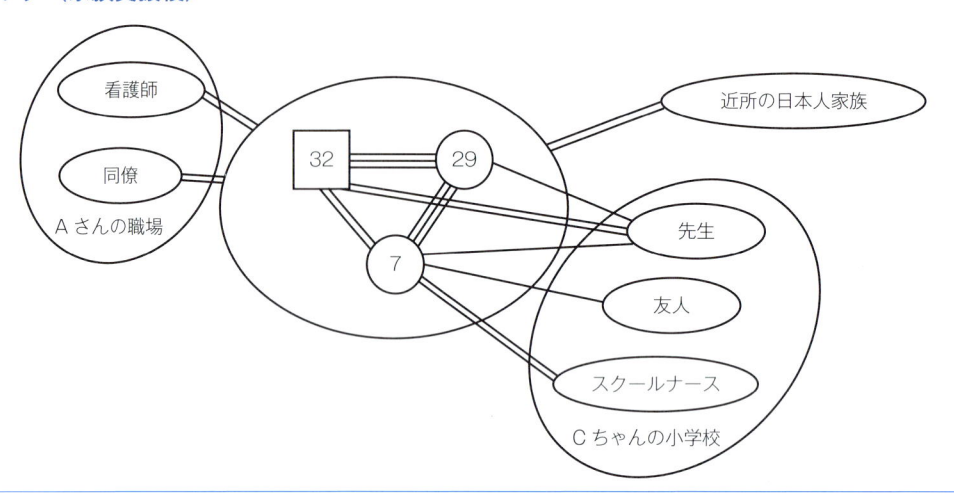

E 家族看護過程の評価と検証

1. 家族経過図

　家族機能レベルの変動を明らかにするために，ターゲットファミリーの家族機能レベルを低下させたイベント（下向き矢印），家族機能レベルの維持・向上のために実施した家族支援（上向き矢印）を家族経過図として示した．家族支援の評価指標である家族機能レベルの経時的変動をみることで，家族看護過程の展開に対する評価を実施した．

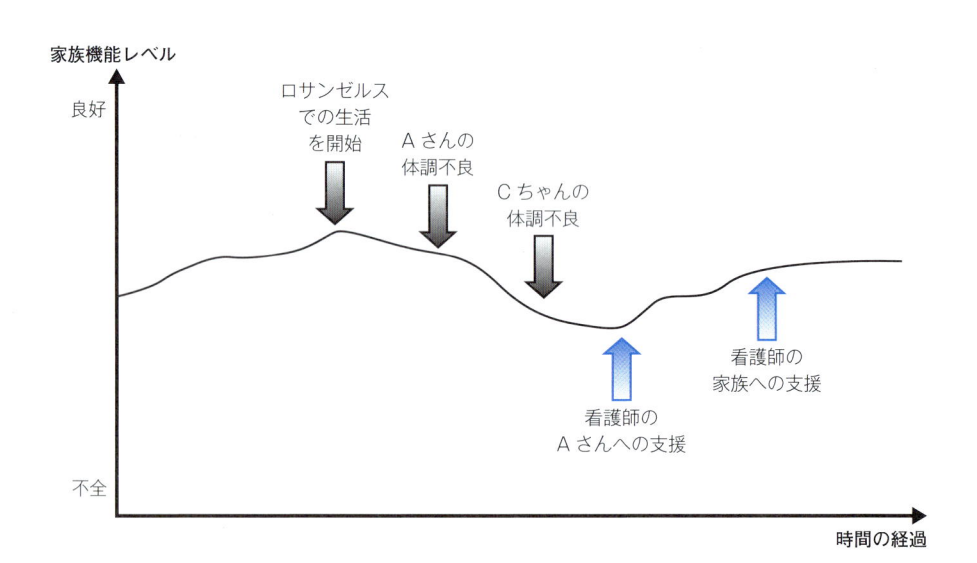

2. リフレクション

　Aさんが健康管理室を訪れたことをきっかけとして，家族帯同赴任直後の家族が"家族環境の変調への不適応"のリスク状態にあることが明らかとなったが，帯同赴任家族に対して赴任前からの情報提供やトレーニングを実施することで，家族が新しい環境に適応できるセルフケア力を高めておけば，家族のみの力で適応できた可能性がある．海外赴任前の予防学習は効果があると考えられており，海外赴任する社員向けの赴任前研修を実施しているところはあるが[4]，帯同する家族へのサポート態勢は十分とはいえない．このような現状から，本事例のように海外赴任直後に環境適応に問題が生じるケースは多いと予想される．

　ターゲットファミリーは，海外赴任直後であり，初めての環境に適応するという段階であったが，初回家族ミーティングを終えたばかりであり，今後も家族支援を継続する必要がある．今後の家族支援としては，ターゲットファミリーが利用できる家族資源の情報を提供することが中心となるであろう．また，学校生活や語学学習などへの不適合を起こす子どもは，成長・発達過程の不安定な心理もあって取り扱いが難しいと指摘されており[4]，子どもの教育問題が母親の精神健康度に悪い影響を与えることが明らかになっている[5]．今後，Cちゃんが学校生活に適応できるよう，さらなる家族支援が必要となる可能性がある．

引用文献

1) 津久井　要：海外勤務者のメンタルヘルス，日本医師会雑誌，136(1)：51-54, 2007.
2) 野田文隆：人知れず悩む海外赴任者たち―メンタルヘルスの問題をどう考え，対処するか，グローバル経営，304：4-8, 2007.
3) Ozeki, N：Transcultural stress factors of Japanese mothers living in the United Kingdom, Journal of Transcultural Nursing, 19(1)：47-54, 2008.
4) 加藤　稔：心の黄色信号に気づく―山武のメンタルヘルスケア，グローバル経営，304：13-15, 2007.
5) 倉林るみい：欧州在住邦人就労者および同伴家族の海外不適応に関する社会精神医学的研究，メンタルヘルス岡本記念財団研究助成報告集，4：117-121, 1992.

3 予防期家族看護の事例展開❸
家族の社会的交互作用障害の可能性
―ひとり親家族のケース―

A 家族ケースの紹介

　母親Aさん（23歳），長女Bちゃん（2歳）の2人家族である．Aさんが20歳のとき，妊娠を機に，当時交際していた米国人のCさん（現在23歳）と結婚した．しかし，その翌年，子どものしつけでの食い違いや文化的背景から生じる考え方に相違があり，Cさんが子どもの父親として頼りにならないこと，Cさんの勤務する英会話教室の経営が破綻して家計が成り立たないことなどが理由で，AさんからCさんに離婚を申し出た．1年間の別居生活を経て，最近，協議離婚が成立したばかりである．Aさん自身もひとり親家庭で育ち，Bちゃんに同じ思いをさせるのは気が引けたが，このままでは生活できない経済状況にあった．何よりも，考え方が違うCさんとの生活を続けることでAさん自身のストレスが増大し，夫婦げんかが絶えなかった．これが原因で子どもに何らかの悪い影響が出ることを危惧しており，離婚するしか解決方法がないと思っていた．

　別居の際，Cさんは米国に帰国し，Aさんは仕事を得やすい都心部に引越した．別居当初，Aさんは行くあてもなく友人宅に身を寄せたが，現在は1DKの賃貸アパート（賃料月5万5000円）で生活している．Aさんはクリーニング店にパート勤務し，手取り月収が約15万円である．賃貸アパートは最寄り駅から近く，都心部にしては安い賃料ではあるが，月収の約1/3を占める賃料は家計の負担になっていた．別居後，CさんとBちゃんは一度も顔を合わせておらず，Cさんからも子どもに会いたいという要求は今のところない．したがって，国外で生活するCさんから養育費を徴収することは不可能だろうというAさんの判断で，養育費は請求していない．Aさんの母親（50歳）とは，Cさんとの結婚に反対されて以来，疎遠になっている．Aさんの姉（25歳）は独身で，Aさんの自宅から車で約10分の所で暮らしている．

　Aさんが勤務中，Bちゃんは保育園（保育所）で過ごしている．Bちゃんの健康状態は良好で，年齢相応の成長・発達を遂げている．また，Bちゃんの性格は明るく，保育園に行くのを楽しみにしている．ある日，Bちゃんの送迎で保育園に来たAさんの顔色が悪いことに気づいたBちゃんの担任のD先生から，「Bちゃんのママ，かぜをひいたとおっしゃっていたのですが，顔色がよくないし，大丈夫でしょうか．離婚されたばかりなので，心配で……」と園内保健室の看護師[1]に相談があった．看護師がAさんに声をかけると，「少し，体調を崩していたのですが，大丈夫です．離

3 予防期家族看護の事例展開❸ 家族の社会的交互作用障害の可能性

婚したばかりで忙しくて，疲れていたのかもしれません．家に帰ってもやることがたくさんあって，構ってやれないことも多いので，Bに寂しい思いをさせていないか心配です」という発言がみられたため，いつでも相談に乗ることができることを伝えた．後日，Aさんから連絡があったため，Aさんの都合のよい日に保健室に来てもらった．

B 家族情報の収集

	家族情報
①家族員	**S 情報** **Aさん** 　「仕事もあるし，子どももいるし，自分の時間はまったく，まったくないですね．朝は朝でバタバタして，夜は夜でご飯を作ったり，片づけをしたり，1日中バタバタしている感じです．保育園の送り迎えも結構負担です．職場のひとにも気をつかわせてしまうし……．手伝ってくれるひとはいないですね．母親とも疎遠です．姉とは仲良しですが，最近は忙しくて連絡していないですね」「離婚したことは後悔していません．夫のペースではなく自分のペースで家事などをこなせばよいですし，その点は楽になりました．今後の生活に不安がなくはないけれど，これから親子2人でやっていくのみです」 **Bちゃん** 　「保育園，楽しい」「ママと遊びたい」 **O 情報** 　Aさんはクリーニング店でパートT勤務をしている．Bちゃんは，Aさんの仕事の都合で，週6日，1日の大半を保育園で過ごしている．Aさん家族は，最近，離婚が成立し，Aさん1人でBちゃんを育てている．Bちゃんが1歳のときにはすでに別居しており，BちゃんからCさんに関する発言はない．Aさんの両親とは疎遠（父親は居所不明）で，Aさんをサポートしてくれるひとはいない．姉とは最近連絡をとっていないが，きょうだいの仲は良い．家事，育児，仕事の役割をAさんが1人で担っている．Aさんはかぜをひいているが，多忙で，経済的な理由から，病院を受診していない．Bちゃんの健康状態は良好で，年齢相応の成長・発達を遂げている． **ジェノグラム（離婚直後）**

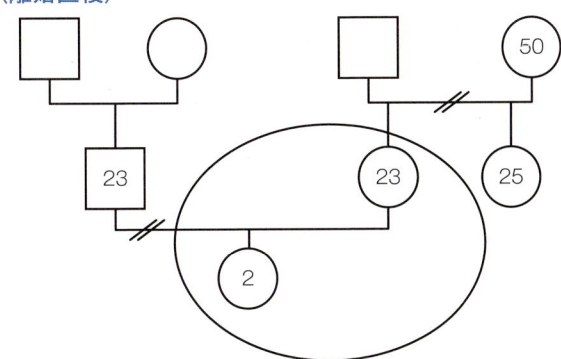

205

	家族情報
②家族システムユニット	**S 情報** 「元夫は，アメリカに帰って当面の生活資金を稼いだみたいで，やり直したいと言っていましたけど，私はもう無理かなと思いまして……．その，基本的なものの考え方が全然違いますから，この子の父親としてもちょっと頼りになりませんし，会話にならないのです．私も英語で日常会話くらいはできるのですが，言葉が通じないということではなく，考え方が違うので話が通じないのです」「今まで離婚したい一心で，必死でお金を稼いで家も借りました．私たち親子がちゃんと生活できているのをみて，夫も納得してくれました．先日，離婚届けに印鑑を押してくれて，アメリカに帰って行きました．国外で生活をしていますし，私から離婚を申し出ましたので，養育費は請求していません」「離婚が成立したら，何だかどっと疲れました．張りつめていた気持ちから解放されたせいか，ヘルペスが出たりもしました．1人で何でもしないといけないので大変ですが，夫のことで悩まずに済むので，精神的に少し楽になりました．だからこの子も楽だろうなというのは思いますね．子どものことでいらいらしたり，怒ることもあるのですが，前以上にかわいいなと思えるようになりました」 **O 情報** 　Cさんと離婚した直後のひとり親家族で，親族から援助が得られておらず，家族の役割をAさん1人で担っている．離婚により夫を排斥したことで，夫婦間のトラブルが解消し，家族員相互の情緒的結びつきは強まっている．近隣住民や保育園に通う子どもの親との関係は希薄である．クリーニング店にパート勤務するAさんの手取り月収は約15万円で，そのうち家賃が5万5000円を占めることから，経済的にも厳しい状況である．
③家族外部環境システム	**S 情報** 「女手一つで育てて，看護師の専門学校まで行かせてもらったのに，妊娠して，退学してしまいました．看護師になって患者さんのために働くことが夢でしたので，今でも少し後悔はしています」「母親にあんなに反対されて，家出同然に実家を出て一緒になったのに，夫とも別れてしまいました．離婚したことだけは報告しましたが，今さら，親に頼りたくないのです．それに母親には彼氏もいるし……．飲食店を経営していて，そんなにもうかっているわけでもないから，母親も自分の生活で精いっぱいだと思います」「姉は看護師で，専門学校も一緒だったのです．仲良しですが，最近，私は離婚のことでバタバタしていましたし，姉も不規則な職業なのでしばらく連絡をとっていません．友達はいます．別居してすぐに姉も病院の寮で生活していましたし，実家にも戻れないので友達のところで生活をさせてもらいました」「職場のひとは親切にしてくれます．でも，保育園のお迎えの6時頃からクリーニングを取りに来るお客さんが増えてくるので，もう少し長く働いてほしいと言われます．だからいつも申し訳なく思っています．近所のひとや保育園のママさんとは，出会ったら挨拶する程度です．あんまり，家庭の事情を話したくはありませんし」 **O 情報** 　Aさんの職業はクリーニング店の受付係で，月～土曜日の9～18時までパート勤務をしている．職場の人間関係は良好であるが，店が混雑する時間帯に働けないことをAさんは申し訳なく思っている．Aさんが仕事をしている間，Bちゃんは保育園で過ごしている．園児の母親とは挨拶をする程度の関係である．Aさんには看護師を志した過去があり，高等学校卒業後は看護専門学校に入学したが，予期せぬ妊娠によりその夢をあきらめた．これを今でも心残りに思っていると同時に，苦労して学校まで行かせてくれた母親に対して申し訳なく思っている．Aさんの母親とは，学校の退学，結婚前の妊娠，国籍の異なるCさんとの結婚の際に口論となって以来，疎遠である．そのときにAさんの味方になってくれた姉との仲は良好であるが，最近は連絡をとっていない．Cさんとの別居時に居候をさせてくれた親友が近所にいるが，その他の近所付き合いや，保育園に通う親との関係は希薄である．元夫のCさんとBちゃんは別居後一度も顔を合わせていない．AさんはCさんに連絡をとることが可能であるが，積極的にはとりたくないと感じている．

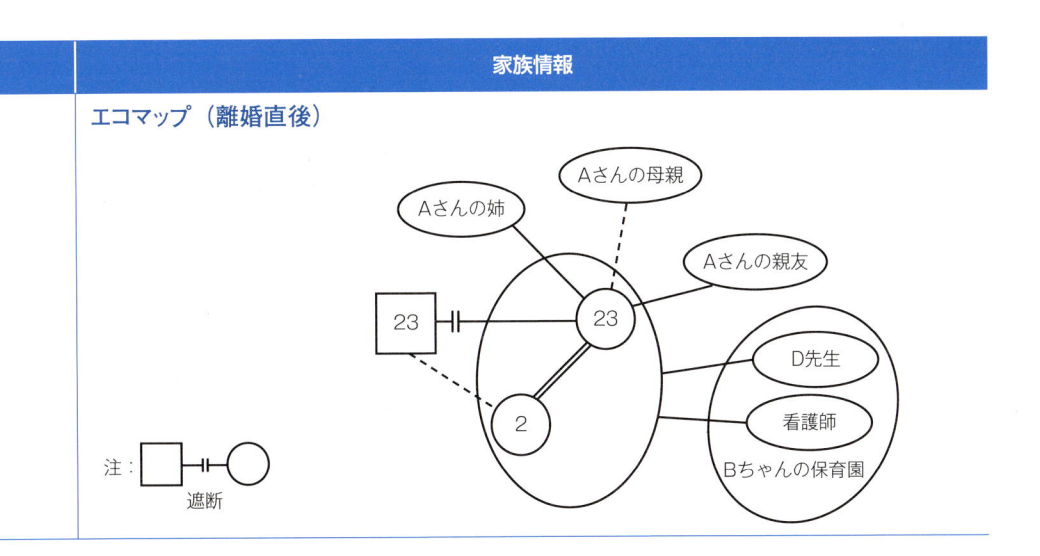

家族情報

エコマップ（離婚直後）

注：□─╫─○ 遮断

C 家族アセスメント

1. 家族員のアセスメント

　Aさんは，Cさんと別居後，離婚するために子どもを育てるための環境を整えてきた．離婚するという目標を達成するために，必死になって家庭内のすべての役割を1人で担ってきた．目標を達成できた途端に緊張から解放され，一時的に体調を崩したが，現在は軽快傾向にある．また，離婚したことで夫婦間のトラブルが解消し，前向きな気持ちになっていることや，児童扶養手当などの諸手当やひとり親家庭支援事業[2]を利用できる可能性があること，Aさんに少なからず医学的知識があり英会話力もあることから学力レベルは低くなく，問題対処能力を兼ね備えている可能性が高いことはAさんの強みである．

　Bちゃんは1日の大半を保育園で過ごしており，帰宅後もAさんが家事で忙しく親子で共有できる時間が少ないため，Aさんに遊んでほしいというニーズが満たされていない可能性が考えられる．離婚や父親に対する発言は今のところないが，離婚が家族に及ぼす影響[3]が生じる可能性を考慮すると，継続的なフォローが必要である．

2. 家族システムユニットのアセスメント

　離婚直後の家族であり，これから家族として再統合していく段階にある．家族の経済状況は，月収に占める家賃の割合が高く，パート勤務のため住宅補助金もないことから厳しい状況にある．Aさんの担う役割は過重であり，疲労が蓄積しているが，両親とは疎遠で，育児や家事への協力が得られていない．しかし，Aさんは，2年間看護専門学校で看護学を学び，少なからず医学的知識を有しており，英会話もできる．Aさんのこのような能力を生かした常勤の職業を得ることや，児童扶養手当の申請，市営住宅への応募など社会資源を利用することで，家族の経済機能が拡充する可能性

家族関連図（神戸式）

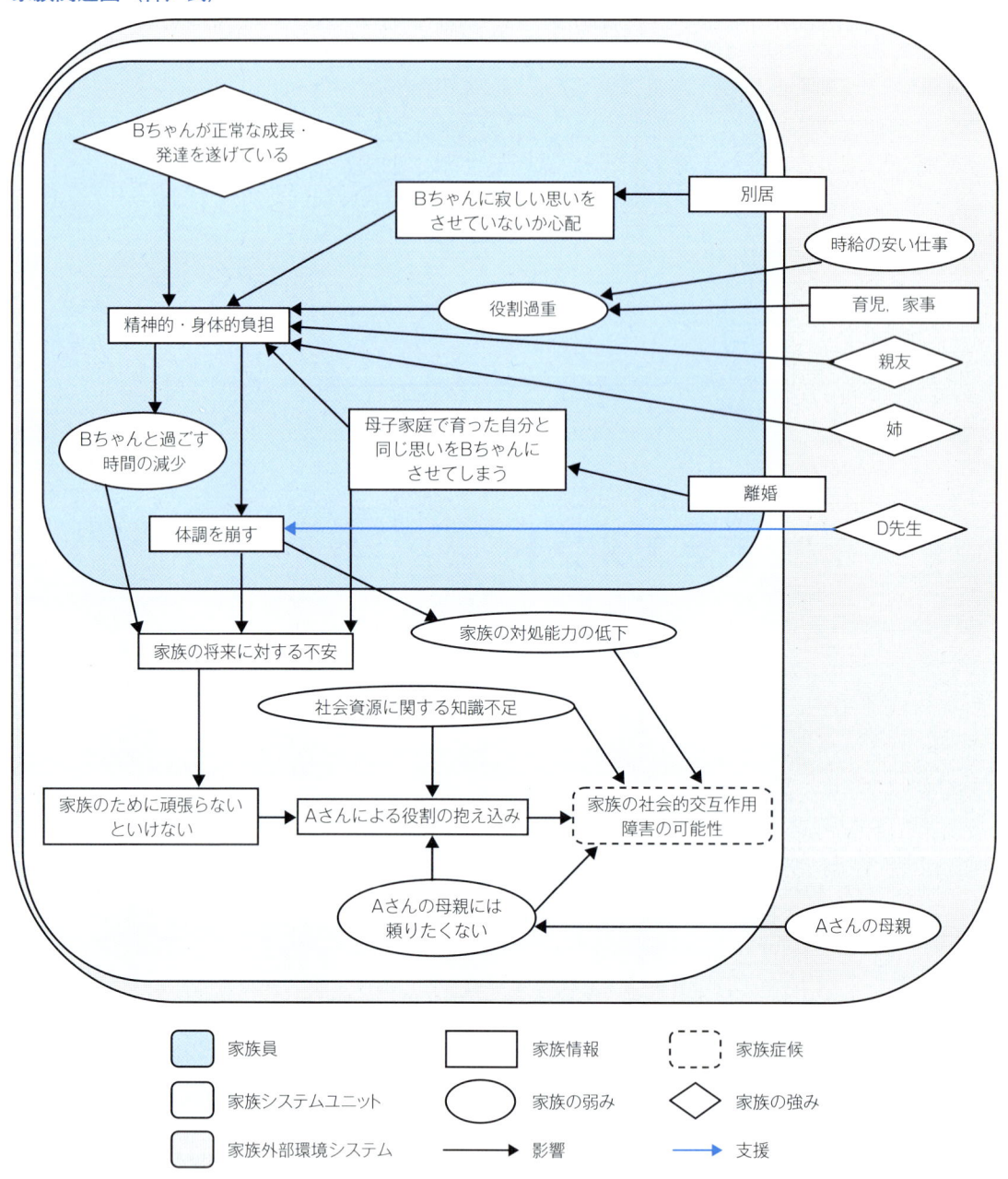

家族員 ＝ 家族員　　□ 家族情報　　⬜（破線）家族症候
□ 家族システムユニット　　○ 家族の弱み　　◇ 家族の強み
□ 家族外部環境システム　　→ 影響　　→ 支援

が考えられる．Aさんの希望に沿った職業を得ることは，自己実現につながる可能性もある．

3. 家族外部環境システムのアセスメント

Aさんの親友は，Cさんとの別居時にAさん家族を保護していたことから，親友との良好な関係を維持することで，今後もAさんにとって精神的な支えとなると考えられる．Aさんの姉は近所に住んでおり，きょうだい仲も良好であることから，今

後，要請をすればサポートを受けることができると考えられる．Aさんの母親とは疎遠であるが，Aさんは母親に申し訳ない気持ちを抱いていることから，Aさんの気持ちを伝えることで親子関係の改善が期待できる．

Cさんと養育費に関する取り決めはないが，Aさんは養育費を払ってもらうことは困難であると思い込んでいる．Cさんは国外で生活しているが，連絡をとることは可能であるので，話し合いをすることで養育費を受け取れる可能性もある．Aさんは，保育園の看護師に自分の家族の現状や思いを打ち明けているので，看護師が保育士と連携して家族の情報収集や支援を行うことが有効であると考える．

D 家族支援計画，実施，評価

ターゲットファミリーの家族症候は，親族や社会との交流が不足しつつあり，家族の社会的交互作用障害の可能性が高いことである．社会資源を有効に利用できておらず，Aさんの役割が過重となり，Bちゃんと過ごす時間が減少している．元夫のCさんとは1年間別居していたが，法的にはふたり親家族であったため，児童扶養手当などの諸手当やひとり親家族支援事業を利用することができなかった．また，別居と離婚という家族にとっての危機的状況が重複したことで，Aさんにかかる精神的・身体的負担が大きく，体調を崩し，Aさんが本来もっている対処能力が低下していると考えられる．したがって，Aさんの心身の疲労の回復を図り，利用できる社会資源に関する情報を提供し，保育士と連携して，Aさんを取り巻く周辺のひとびととの人間関係の調整を行う．社会資源を有効に活用して，Aさんの役割過重を軽減できるよう，Aさん家族の家族資源拡大を目的とした支援を行う．また，両親の離婚を経験した子どもに，不登校や虐待，摂食障害などの精神医学的な問題が生じる事例が報告されており[3]，Bちゃんに対して予防的に支援する必要がある．

家族看護問題（#1）：
家族員の役割過重に伴い家族の社会交流が不足し，資源の獲得困難によりさらに家族機能が低下し，社会との交流がよりいっそう保ちにくくなる可能性がある

家族支援目標：
家族が家族を取り巻く環境との関係性を調整し，家族資源を拡大できる

目標・計画	家族支援	評価
①家族員 目標： Aさんの精神的・身体的負担が軽減できる 計画： OP	＜Aさん家族の家族資源を確認すると同時に，気持ちの表出を促すかかわりをもつ＞ 　Bちゃんの送迎で保育園に来たAさんに，看護師が声かけをした（TP-3）．Aさんが思いを打ち明けてくれて嬉しかったこと，D先生も看護師もAさん家族のことを心配しており，これからも何かあればいつでも相談に来てほしい旨を伝えた（TP-2）．保健室は園の子どものためだけではなく，保護者にも開放している	Aさんに対して支持的にかかわり，Aさんとの信頼関係構築に努めることができた．Aさんは自分の思いや現在

第Ⅱ章　家族看護学の実践

目標・計画	家族支援	評価
1．Aさんの保育園の送迎時の様子（言動，表情） 2．Aさんの健康状態（睡眠，栄養，精神状態） 3．Aさん家族を支えるサポートの状況 **TP** 1．Aさんのこれまでの苦労や努力をねぎらう 2．保育園の看護師とD先生を中心に母親の思いを表現できるような支持的関係をつくる 3．保育園の送迎時に適切に声かけを行う 4．利用できる社会資源に関する情報提供を行う 5．ピアサポート形成を促す	ことを申し添えた．後日，Aさんが保健室をのぞいているのに気づいた看護師が声をかけた（TP-3）． 　Aさんは「先日，自分の思いを話すことができてすっきりしました．また，これから頑張らないといけないと思いました」と語った（OP-1）ため，看護師はAさんのこれまでの苦労や努力をねぎらった（TP-1）． 　そして，「1人で頑張りすぎる必要はないのだよ．Aさんが健康で，落ち着いた気持ちで生活を続けていけることがBちゃんにとってとても大切なんだよ．少し，疲れているようにも見えるけれど，食欲はありますか．十分に睡眠がとれていますか」と問いかけた（TP-2）．Aさんは「離婚届けに印鑑を押してもらって，それから何だか張りつめていた糸が切れたようにダーっと崩れて，ご飯がのどを通らなかったのですが，数日お休みをいただいたら，少し落ち着きました．今はご飯もおいしく食べられるようになりました．睡眠だけはいつでもどこでもとれるのですけどね」と笑顔で答えた（OP-2）． 　看護師は「少しずつ，いろいろなことが落ち着いてきているのだね．話を聞いてくれるひとはいますか？」と問いかけた．Aさんは「看護師さんくらいでしょうか．D先生とはBの連絡帳を通じてやり取りをしていますが，子どもに関することが中心です．親には今さら，頼りたくないですし……．姉と友人は話を聞いてくれると思いますが，最近は連絡をとっていません．自分の弱みをみせるのは格好悪いという気持ちがあるからかもしれません」と答えた（OP-3）． 　「困ったときにだれかに助けを求めるのは格好悪いことではないよ．自分の弱みはこれから強みに変えていけばいいのだよ．そのためにどうすればよいか考えることが大切なのではないかな」と伝えた（TP-2）．「ひとり親の家族は私のほかにもいますよね．皆さん，身内から支援が得られているのでしょうか．まだ，ちゃんと調べることができていませんが，ひとり親の支援策も充実してきているのですよね」と話した． 　看護師は県が無料で配布しているひとり親家族のためのサポートブックを手渡した．「ひとり親家族の支援策は地域によって異なるから，インターネットで調べてみたり，居住地の市役所で問い合わせをしてみるとよいかもしれないね．この園を利用しているご家庭のなかにも，Aさんと同じ立場のママがいるよね．仲間をつくって，いろいろと聞いてみるのもいいかもしれないね．きっとお互いが支えになるはずだよ」と伝えた（TP-4, 5）．Aさんは，「ああ，そういう発想は自分にはなかったので参考になりました」と答えた．	のサポート状況を話してくれた．プライバシーが保護される場として保健室を利用した． Aさんの苦労や努力をねぎらった．Aさんに対して支持的にかかわった． 家族資源の現状を確認した． 今後，家族がサポートを得るにはどうすればよいか問題提示を行った． 利用できる社会資源に関する情報提供を行った．また，情報を収集するための具体的な方法を示した． ピアサポート形成を促した．
目標： 今後もBちゃんが年齢に見合った成長・発達を遂げる **計画：**	**＜Bちゃんの成長・発達を見守る＞** 　看護師はD先生と，Aさん家族の家庭環境の変化とBちゃんの様子について話をする機会をもった． 　D先生は「Aさんとは連絡帳でBちゃんの様子について確認し合っています．Aさんは，父親がいないことでBちゃんが寂	多職種（他職種）と連携し，Bちゃんの成長・発達を見守った．担任のD先生とAさん家族の情報を共有し合った．

目標・計画	家族支援	評価
OP 1. Bちゃんの表情，態度，言動 2. 発達の状態（精神，運動） 3. 成長の状態（身長，体重，頭位，胸囲の増減） 4. 母親の送迎時のBちゃんとの接触の様子 **TP** 1. 保育士と連携し，成長・発達に関する情報を共有する 2. 成長・発達の確認をする（保育園で行われる歯科健診，内科健診，身体測定の機会を利用） 3. Bちゃんと信頼関係を形成し，Bちゃんが思いを表出しやすい雰囲気をつくる	しい思いをしていないか心配をされていますが，明るく元気に育っているように感じます．園内で過ごしている様子や連絡帳の記載からは，特に気になる点はないですね．ただ，朝，ママと離れるときは寂しそうな顔をしています」と語った（TP-1）． 「Aさん親子が健全な親子関係を築いている証拠だね．ここにBちゃんの健康診断の記録があるよ」と言い，D先生と健康診断の結果から，Bちゃんの成長・発達を確認した（TP-2）．「すくすく育っているので問題ないですね」とD先生が言った．「そうだね．しかし，問題が現れる前に予防的に支援することが必要だから，これからも継続してフォローしていこうね」と伝えた． 後日，Bちゃんの送迎に来たAさん親子に声かけをした（TP-3）．Bちゃんは，新しく買ってもらったばかりのTシャツを着ているせいか，「先生，似合う？」と上機嫌であった（OP-1～4）．「もう100 cmの服を着ているのです．すぐ大きくなるから服代がかかって困ります」とほほえんでいるAさんの言葉からも，Bちゃんが年齢相応の成長・発達を遂げていることが確認できた（OP-1～4）．	現在，Bちゃんは年齢相応の成長・発達を遂げており，問題を呈していない．今後もAさん家族を継続的にフォローしていくという方針を確認し合った．
②家族システムユニット **目標：** ターゲットファミリーが必要な社会資源を利用することで，経済機能が拡充し，Aさんの役割過重が軽減する **計画：** **OP** 1. ターゲットファミリーが利用している社会資源や家族を取り巻く人間関係に関する情報収集（Aさんや保育園職員から） 2. ターゲットファミリーの社会資源に関する受け入れの状況やAさんの認識 **TP** 1. ターゲットファミリーの社会資源に関する受け入れを見極め，Aさんの意思を尊重する 2. 利用できる社会資源に関する情報提供を行う 3. ターゲットファミリー	**＜家族が社会資源を利用することでAさんの役割過重が軽減する＞** 看護師は，役割過重が生じているAさんへの支援が必要と考え，Aさんの意思を確認するために話し合いをもった． Aさんは「先日いただいたサポートブックを読ませていただきました．また，インターネットで検索して，ひとり親のための就業支援が行われていることを知りました．これからこの子を1人で育てていかなくてはならないので，このような制度を利用して安定した常勤の職業を得たいと思いました．児童扶養手当の申請もしないといけないですね．離婚して，気持ちが沈んでいましたが，やることがたくさんあって，くよくよしてばかりもいられませんね．まだ何も手続きなどをしていないのですが，児童扶養手当がもらえるようになると家計も随分楽になると思います．うちは両親からの支援が期待できないので，公的な支援が利用できると助かります」と語った（OP-1, 2）． 看護師はAさんに社会資源を利用したい意思があることを確認した（TP-1）．また，Aさんがインターネットや市役所に行って調べてきた情報以外にも，市営住宅などを利用することで住居費が節約でき，経済的負担が軽減する可能性があることを伝えた（TP-2）． 話し合いをするなかで，車を所有していないAさんは最寄り駅から歩いて5分の場所にある現在の賃貸住宅で生活をするほうが利便性がよいという結論に達したため，市営住宅への応募は見送ることにしたが，児童扶養手当の申請は早急に行うこととなった．郵送での申請は受け付けていないため，仕事の時間を調整して，Aさんの居住地にある市役所に直接行ってもらうように	役割過重が生じているAさんへの支援が必要である． Aさんのサポートの現状と社会資源に関する受け入れ状況を確認した．社会資源に関する情報提供を行った．Aさんの意思を尊重し，相談しながら利用するサービスを決定した．Aさんに手続きの具体的な方法を伝え，行動してもらった．

目標・計画	家族支援	評価
のセルフケア力の向上のために必要な社会資源とサービスの量をAさんと相談しながら決定する 4. ターゲットファミリーが主体的に問題を解決できるように，手続きの具体的な方法を伝え，自ら主体的な行動がとれるよう支援する	伝えた（TP-3，4）．	
③家族外部環境システム 目標： 1. ターゲットファミリーが社会システムとの関係を調整し，適切に支援を取り入れることができる 2. ソーシャルサポートの認知を高めることができる 計画： OP 1. ターゲットファミリーを支えるサポートの状況や家族を取り巻く人間関係に関する情報収集（Aさんや保育園職員から） 2. Aさんのサポートに関する認知 TP 1. Aさんの思いの表出を促し，受け止める 2. ターゲットファミリーが周辺の人間関係を調整する過程において，共に考え，見守る 3. 利用できる社会資源に関する情報提供を行い，必要なときにソーシャルサポートが利用できることを伝える	<Aさん家族を取り巻く人間関係を調整するように促し，家族資源を拡大する> 　Aさんは母親と疎遠であり，親族から支援が得られていない．別居時に世話になった親友はいるが，最近は連絡をとっていない．姉とも最近連絡をとっていないが，近所に住んでおり，関係性も良好なことから姉が今後重要なサポーターになる可能性があると考えられる．Aさんの希望や家族の将来像を確認した． 　Aさんは「私は今まで母にさんざん迷惑をかけてきましたので，申し訳なくて……．だから，今さら，親に頼ろうという気はありません．でも，母にとっては初孫ですし，子どもと会わせてあげたいなぁとは思います．友人や姉に対しても同じ思いです．これ以上，迷惑はかけられないなという気持ちです．1人でこれから家族を支えていくので，自信がなく……なくはないけど，不安はあるかなと思います」と語った（OP-1，2）． 　看護師は「そうだね．これから1人で家族を支えていくと思うと不安だよね」とうなずいた（TP-1）．そして，「Aさんは他人に頼りたくない，1人で頑張りたいという気持ちがあるのだね．Aさんはこれまで十分，頑張ってきたよ．Aさんがお母さんに対して申し訳ない気持ちをずっと抱いていることもよくわかったよ．Aさんもつらかったね．その気持ち，お母さんに伝えてみてはどうかな．きっと，気持ちは伝わるよ．お世話になったお友達や，お姉さんにも，Aさんの近況を伝えてみてはどうかな．心配しているのではないかな」と伝えた（TP-1，2）． 　Aさんは泣きながら，「今まで必死でここまでやってきた．不安で，不安で，お母さんにもお姉ちゃんにも頼れずにつらかった」と話した（OP-1，2）．看護師は黙ってAさんのそばにいた．Aさんはしばらくすると落ち着きを取り戻し，「援助してもらおうとは思っていないですが，母や姉に連絡してみようと思います」と話した．看護師は「私でよければいつでも相談にのるよ．D先生も，園長もAさん家族を応援しているよ」と伝えた（TP-3）．	Aさん家族を取り巻く人間関係が希薄になっているため，社会的交互作用障害を予防する目的で，社会との関係を調整することを促す必要がある． Aさんの不安な思いを受け止めた．Aさんに支持的にかかわり，Aさんの思いの表出を促した．Aさんに人間関係の調整をするよう促し，Aさんの反応をうかがった．

全体評価
　まず，個々の家族員に対して支援し，Aさんの思いや家族資源の現状を確認した．多職種（他職種）と連携し，Bちゃんが家庭環境の変化に適応し，年齢相応の成長・発達を遂げているのかを確認した．Aさんにかかる負担が過重であったため，利用できる社会資源の情報提供を行い，具体的な手続きの方法を伝えることで，家族が主体的に家族の問題を解決できるように支援した．また，Aさんが思いを表出できるようにかかわり，Aさんの気づきを促し，自ら人間関係

を調整できるように導いた.

　Aさんは，直ちに児童扶養手当申請の手続きを行った．また，Aさんは保健室を訪ね，医療通訳の仕事を始めたことを報告してきた．派遣社員であるが，能力が認められれば，今後正社員になる可能性がある．看護師になりたいという夢はかなわなかったが，日本在住の外国人患者のために働くことにやりがいを感じている．時給が200円増えたことで，経済的な負担も少し軽減した．これにより，週1日しかなかった休みを2日確保できるようになり，Bちゃんと共有する時間を以前よりももてるようになった．同時に，市が運営する保育サポーターの制度に登録し，子どもが病気のときや保育園の送迎をするのが難しいときに対応できる態勢を整えた．

　また，母親に自分の気持ちを伝えることができ，現在，1か月に1回はBちゃんを連れて実家に顔を見せに行っている．姉や友人とも連絡をとり，近況を報告した．Aさんがサポートを必要としているときには，姉や友人からサポートを得ることが可能である．逆に，Aさんも，姉や友人がサポートを必要としているときには力になりたいと思っている．姉は近所に住んでいることもあり，Bちゃんの送迎や家事の協力を申し出てくれた．

　また，Aさん自ら保育園を利用している母親に声をかけ，1人で子どもを育てている母親と話をするようになった．自分と同じ立場にあるひとと話をすることで，1人で子どもを育てていくための知恵や情報を得ることができる．何より，大変なのは自分だけではないことが理解でき，精神的負担の軽減につながった．

　このように，社会資源を適切に利用することで，Aさんの役割過重が軽減できた．また，友人や親族との関係性の改善やピアサポート形成につながり，ターゲットファミリーと社会との交互作用障害を予防することができた．経済的負担が緩和したことで，家族で過ごす時間が増え，Aさんともっと遊びたいというBちゃんのニーズの充足につながった．その結果として，家族のウェルビーイングが向上したと考えられる．

エコマップ（家族支援後）

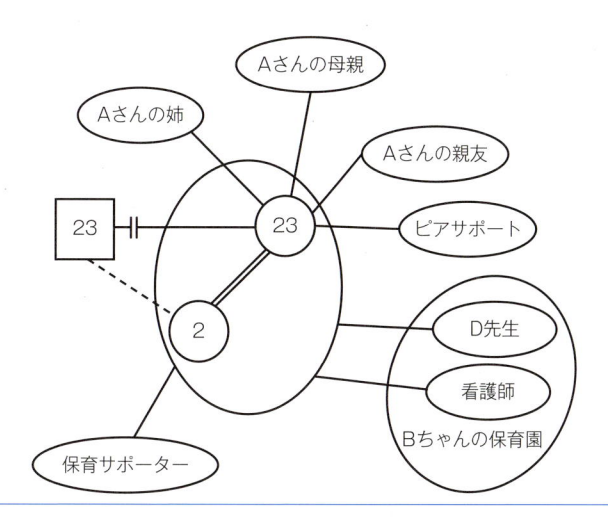

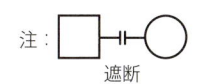

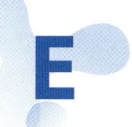

注：遮断

E 家族看護過程の評価と検証

1. 家族経過図

　家族機能レベルの変動を明らかにするために，ターゲットファミリーの家族機能レベルを低下させたイベント（下向き矢印），家族機能レベルの維持・向上のために実施した家族支援（上向き矢印）を家族経過図として示した．家族支援の評価指標である家族機能レベルの経時的変動をみることで，家族看護過程の展開に対する評価を実施した．

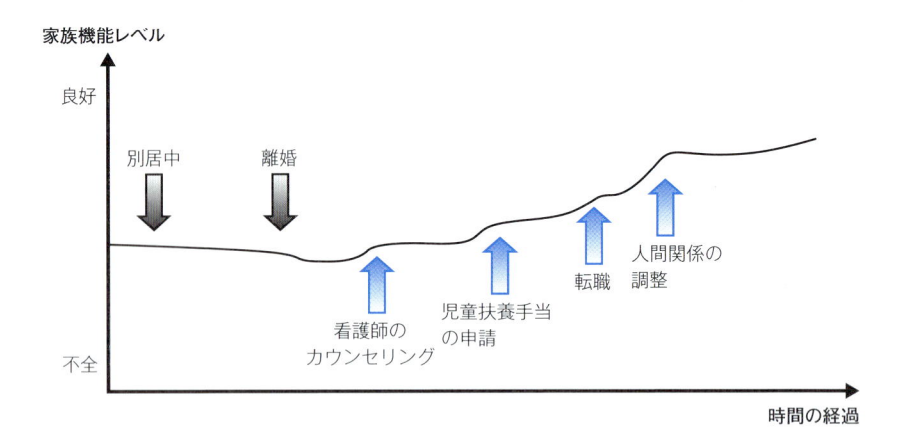

[図: 家族機能レベルの時間経過グラフ。別居中・離婚で低下し、看護師のカウンセリング、児童扶養手当の申請、転職、人間関係の調整により上昇]

2. リフレクション

1) 離婚前からの家族支援

本事例では，離婚後にAさんが体調を崩したことで，それを心配したD先生から相談を受けて看護師の支援が始まった．Cさんとの別居後から保育園の利用を開始しており，入園時より家族支援を始めていれば離婚に至らなかった可能性も考えられる．

2) 離婚後の家族支援

家族員の1人に役割過重が生じていた家族であり，家族内部資源も少ないため，家族外部資源の利用に結びつける支援の優先度が高いと判断した．社会資源の導入の際には，本事例のように家族の意思や思いを確認し，尊重することが望ましい．社会資源導入の目的は，家族のセルフケア力の向上にあるので，家族の依存性を高めることなく，必要な社会資源やサービスの量を家族と相談しながら決定する必要がある[4]．また，社会との交互作用が減少しつつある家族であったが，家族の周辺の人間関係を調整するように促すことで，社会的交互作用障害を予防することができ，ソーシャルサポートネットワークを強化することができたと考える．家族の力[5]を信じ，家族が自らの問題に気づき，解決できるようにする支援が重要であったと考える．

3) 今後の家族支援

養育費の問題や子どもと元夫との面会に関して，元夫と話し合いをもつ必要があるが，Aさんは問題の解決を先延ばしにしている．これはデリケートな問題なので，看護師は慎重に対応する必要がある．また，離婚が家族に及ぼす影響[3]が想定できるので，今後も多職種（他職種）と連携して家族を継続してフォローする必要がある．

引用文献

1) 出野慶子・大木伸子・他：慢性疾患をもつ幼児の集団生活における支援―保育園勤務の看護師への質問紙調査より，小児保健研究，66(2)：346-351, 2007.
2) 毛利子来・山田　真：使いたい制度とサービス，育児辞典　暮らし編，岩波書店，2007, p.413-422.
3) 平谷優子・法橋尚宏：ひとり親家族に関する国内文献の動向と看護学研究の課題，家族看護学研究，13(3)：165-172, 2008.
4) 鈴木和子・渡辺裕子：家族看護過程，家族看護学―理論と実践，日本看護協会出版会，2006, p.79-158.
5) 野嶋佐由美：家族の力を支える看護，家族看護，5(1)：6-12, 2007.

3 予防期家族看護の事例展開❹
家族の社会的孤立の可能性
―高齢者家族のケース―

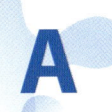

A 家族ケースの紹介

　夫Aさん（85歳），妻Bさん（80歳）の2人家族である．Aさんが75歳の頃まで2人で印刷工場を経営していたが，経営不振や跡継ぎの不在により工場はたたんでしまった．Aさんはもともと頑固な性格で亭主関白であったが，Bさんは妻として夫の仕事や生活を一生懸命支えてきた．Aさんは特に趣味もなく，工場を閉鎖してからは何をしたらよいのかよくわからなかった．工場の関係者との付き合いはあったが，仲の良かった友人たちは他界したり，子どもと同居するため引越してしまい，友人と話をすることもあまりなくなってしまった．

　Aさんは82歳で脳梗塞を発症し，入院治療の後，軽度の左片麻痺と構音障害が残った．また，加齢とともに物忘れも多くなってきている．1か月間リハビリテーションのために通院したが意欲がなくなりやめてしまった．それ以降は杖歩行をしている．既往歴は脳梗塞，前立腺肥大，高血圧症，脂質異常症があり，内服治療中である．通院は3週間に1回程度，自宅から徒歩5分の距離にあるかかりつけ医に妻のBさんが何とか連れて行っており，Aさんにとっての唯一の外出の機会だった．Bさんは狭心症と高血圧症の既往があり，定期的に通院し自分で内服管理をしていた．

　Aさん夫妻には，長女Cさん（60歳）と次女Dさん（58歳）という2人の娘がいたが，2人とも結婚しそれぞれの家庭で生活している．Cさんは他県在住で，Cさんの長女（33歳）が2人目の子ども（Cさんにとっては孫）を出産し，Cさん自身は2人の孫の世話で忙しい．Dさんは，Aさん夫婦の自宅から電車で2時間くらいの所に住んでいるが，自宅でDさんの夫（62歳）の父親（89歳，要介護3）の介護をしており，Aさんたちの生活を気にしながらもなかなかAさんたちのもとを訪れることが難しい状況である．

　現在の収入は年金で，2か月に20万程度，現在の自宅（持ち家，2階建て）には35年間住んでいる．脳梗塞発症の際に知人に階段の手すりを設置してもらった（介護保険による住宅改修は利用せず）．玄関に段差があるがそのままである．トイレは洋式，浴室にも手すりがある．1階にAさん自身の居室があり，寝室は夫婦共にしている．寝室では布団を敷いて寝ている．

　Aさんは今年1月に発熱し食欲がなくなったため，かかりつけ医を受診したところ肺炎の疑いがあり病院に入院することとなった．入院後，肺炎の診断を受け，治療

として抗菌薬と輸液の投与を受け小康状態となった．食事が摂れなかったため脱水となっていたこともあり，せん妄が出現し，入院していることがわからず，夜間妻を呼んだり，安静が保持できないなどの兆候がみられた．

　Aさんの入院中，妻のBさんは毎日面会し，1日中Aさんのそばに座っており，Aさんをなだめていた．Bさんは看護師と話しているときに今の生活について「娘たちもいなくなってしまったけど，2人で仲良く暮らしてきたし，これからもそうしていきたい」と話していた．看護師がAさんのケアをしているときにAさんは，「もうこんなところにはいたくない．家に帰してくれ」と発言していた．Bさんも「病院じゃ，落ち着かないしこんな目にあってかわいそう．早く連れて帰りたいです」と話した．状態は安定してきており，退院も近いと考えられたので，看護師は退院のあり方を検討するために，自宅での生活の様子などを含め情報収集を行うことにした．

B 家族情報の収集

		家族情報
①家族員		**S情報** **Aさん** 「もうこんなところにはいたくない．家に帰してくれ」．（退院後の生活について聞いたときに）「他人の世話にはなりたくない」 **Bさん** 「病院じゃ，落ち着かないしこんな目にあってかわいそう．早く連れて帰りたいです」「自分で面倒をみたいんです．今までだってそうやってきたし，それに知らない者に家に入ってこられるのも困るし」「子どもたちも今大変で心配をかけたくないから知らせたくないんです」 **O情報** 　Aさんは82歳で脳梗塞を発症し，入院治療の後，軽度の左片麻痺と構音障害が残った．1か月間リハビリテーションのために通院したが，リハビリテーションも意欲がなくなりやめてしまった．それ以降は杖歩行をしているが，自分1人では外出することもなく，自宅に閉じこもりがちである． 　妻のBさんは夫の暴言に対して自分なりに夫の機嫌がよくなるように振る舞い，夫の体調も1人で気づかっていたが，自分自身の不眠も続くようになり動悸がするなど体調もよくないような状況になった．Bさんの性格は明るく社交的であるが，最近は隣の家に回覧板を回しに行くことはあっても，町内会の活動も欠席することが多く，近所のひととも会話することがあまりなくなっていた．

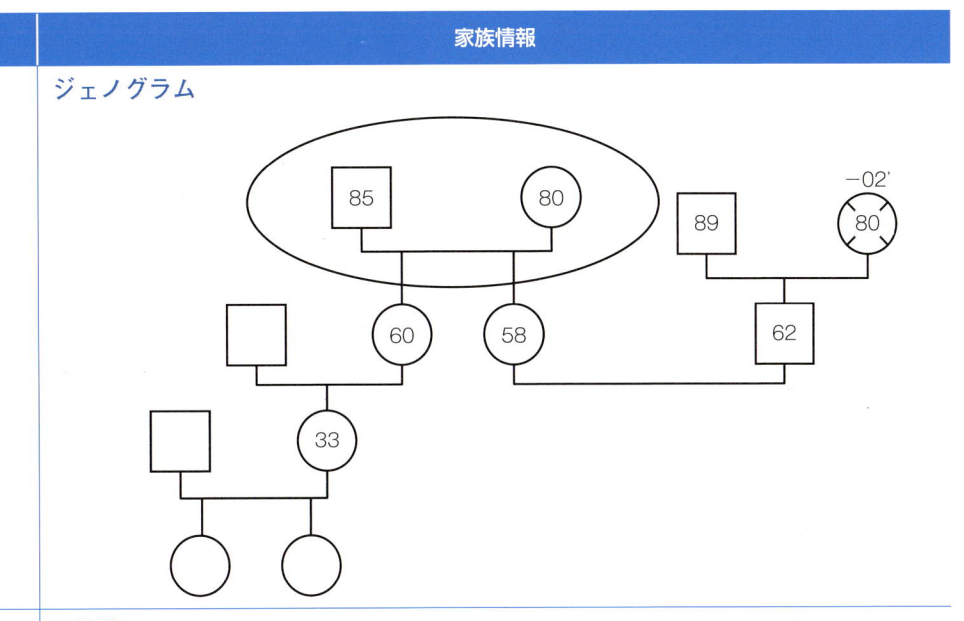

	家族情報
	ジェノグラム （85♂─80♀）夫婦の下に 60♀（長女C）と 58♀（次女D）、夫婦の右に 89♂─80●（−02'）、その子 62♂が 58♀と結婚。60♀は夫（♂）との間に 33♀をもち、33♀は夫（♂）との間に娘2人。
②家族システムユニット	**S 情報** 「娘たちもいなくなってしまったけど，2人で仲良く暮らしてきたし，これからもそうしていきたい」 **O 情報** 　完結期の夫婦2人の家族である．互いに通院をしながらも2人で在宅生活を続けてきた．自宅ではBさんが家事をほとんど行っており，AさんのADLの低下に伴い介護も行っている．Aさんは横になって過ごすことも多いため，Bさんが心配になって外出を促したりすると，AさんはBさんにいら立ちをぶつけることがある．BさんはAさんの転倒を心配してAさんに注意を促すこともあった．しかし，怒鳴られることがあったため，Bさんもあまり注意を促すことができなくなった．入院中はBさんがほとんど毎日面会に来ていた．
③家族外部環境システム	**O 情報** 　Aさんは，もともとは仕事の関係者との付き合いはあったが，最近は仲の良かった友人たちは他界したり，子どもとの同居を理由に引越してしまい，友人と話をすることもあまりなくなっていた．Bさんも，Aさんの介護のために，近所付き合いなども疎遠になっている． 　Aさん，Bさんは各々内服管理している疾患のため通院しているのみで介護サービスなどは利用していない．Aさん夫婦には長女Cさん（60歳）と次女Dさん（58歳）という2人の娘がいたが，2人とも結婚しており，それぞれの家庭をもち生活している．2人とも孫の世話や夫の父親の介護のため，Aさんたちの生活を気にしながらもなかなかAさんたちのもとを訪れることが難しい状況である．夫婦は，今回の入院のことも娘たちには詳しくは話していないという．

エコマップ（家族支援前）

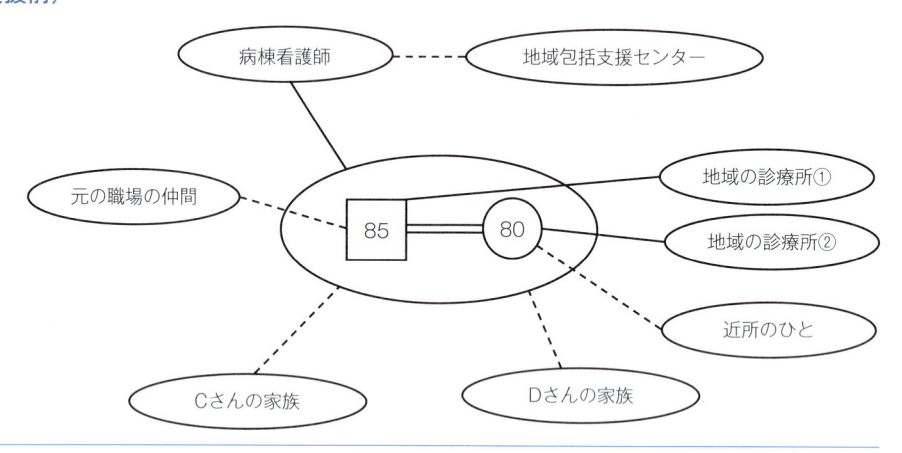

```
         病棟看護師 ------ 地域包括支援センター

元の職場の仲間                              地域の診療所①
              ┌─────────────┐
              │  [85] ═ (80) │──── 地域の診療所②
              └─────────────┘
                                             近所のひと
              Cさんの家族     Dさんの家族
```

C 家族アセスメント

1. 家族員のアセスメント

　Aさんは，脳梗塞後のためADLの低下や構音障害などがみられ，もともと自宅での生活には困難を生じていた．自宅での生活ではいら立つことが多く，そのいら立ちを妻であるBさんにぶつけることがあったようである．ADLの低下に伴う自己効力感の低下がいら立ちの要因の一つと考えられるため，リハビリテーションにより自分でできることの範囲を拡大することにより，いら立ちが軽減されるのではないかと考えられる．さらに，Aさんは"閉じこもり"に近い状態にあったと考えられる．閉じこもりの男性高齢者では，寝室と玄関が同一階にないことが多いことが先行研究で指摘されており[1]，住宅環境は高齢者の生活に大きく影響するといえる．介護保険による住宅改修を利用することにより，転倒や事故を予防できると同時に，通院などの外出も増加する可能性がある．元の職場の仲間たちが近所にいなくなってしまったことでコミュニケーションをとる相手がBさんだけとなっていることもBさんにいら立ちをぶつけてしまう原因となっている可能性がある．

　Bさんは，自分の疾患（狭心症と高血圧症）については，通院による内服の自己管理ができているが，閉じこもりがちになってしまった夫のAさんの介護が身体的にも心理的にも負担となっており，Bさん自身が健康状態を悪化させてしまう危険がある．自宅で夫のAさんと一緒に暮らしていきたいという意思は強いため，この意思を尊重しながら，Bさん自身のQOLにも配慮してサポートしていく必要がある．夫婦2人での生活を継続していきたいという思いが強く，家の中に他人が入ってくることに拒否感があり介護保険サービスを利用するという発想はない様子である．配偶者の介護継続の意思を妨げる要素として介護者・被介護者の健康への不安，将来の生

3 予防期家族看護の事例展開❹ 家族の社会的孤立の可能性

家族関連図（神戸式）

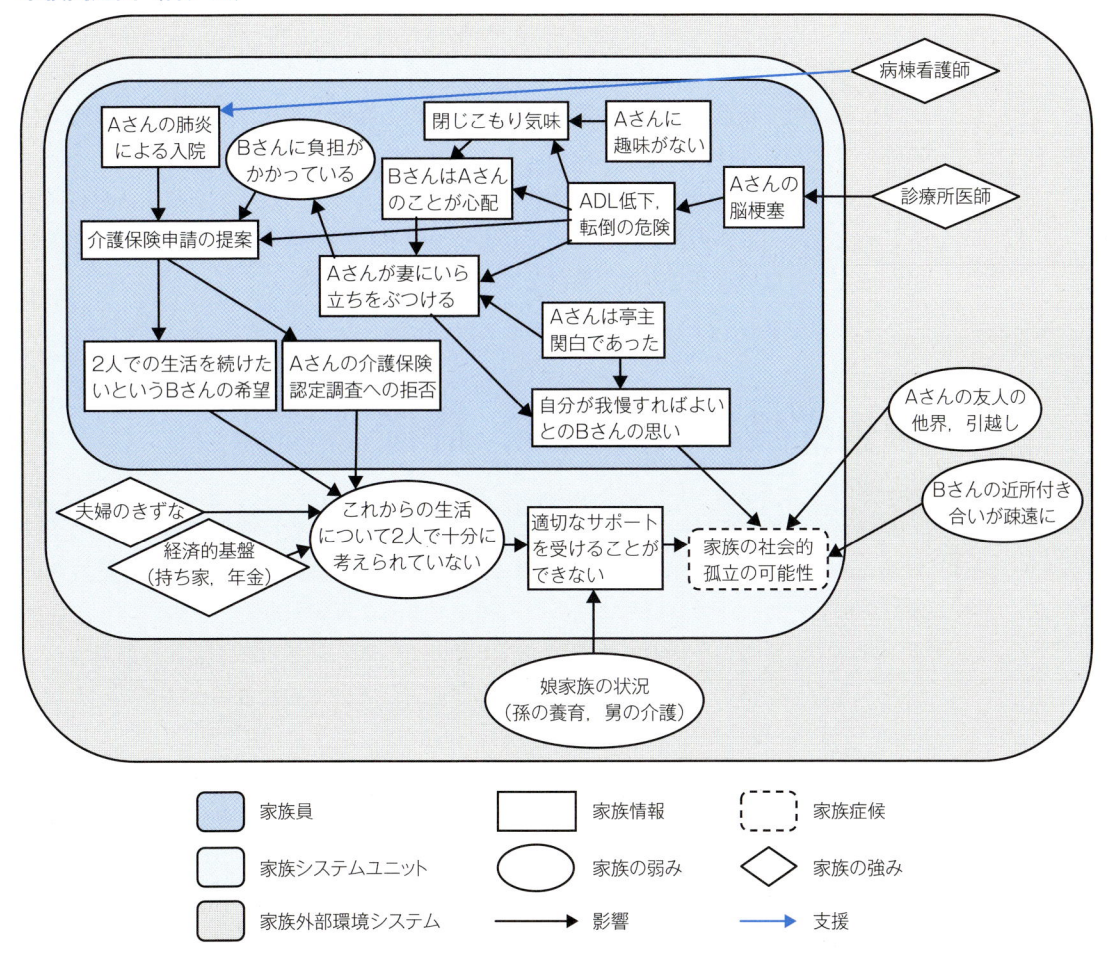

```
[病棟看護師]
  ↓ 支援
[Aさんの肺炎     [閉じこもり気味]  [Aさんに
 による入院]    [Bさんに負担が          趣味がない]
                 かかっている]
                       [BさんはAさん         [ADL低下,    [Aさんの
[介護保険申請の提案]    のことが心配]         転倒の危険]   脳梗塞]    ← [診療所医師]

                       [Aさんが妻にいら
                        立ちをぶつける]
                                     [Aさんは亭主
[2人での生活を続けた    [Aさんの介護保険   関白であった]
 いというBさんの希望]   認定調査への拒否]
                                     [自分が我慢すればよい                [Aさんの友人の
                                      とのBさんの思い]                    他界, 引越し]
[夫婦のきずな]
                       [これからの生活      [適切なサポート                [Bさんの近所付き
[経済的基盤              について2人で十分に  を受けることが   [家族の社会的  合いが疎遠に]
 (持ち家, 年金)]         考えられていない]   できない]       孤立の可能性]

                            [娘家族の状況
                             (孫の養育, 舅の介護)]
```

凡例:
- 家族員
- 家族システムユニット
- 家族外部環境システム
- 家族情報（長方形）
- 家族の弱み（楕円）
- 影響（黒矢印）
- 家族症候（破線長方形）
- 家族の強み（ひし形）
- 支援（青矢印）

活や介護そのものへの不安，孤独感などがあるとされており[2]，これらの不安や孤独感を予防するためにもサービス導入が望ましいと考えられる．

2. 家族システムユニットのアセスメント

　完結期の夫婦2人暮らしの家族である．家族としての歴史は長く夫婦のきずなの強さという強みはあるが，夫と妻双方の健康状態は加齢とともに低下しつつあり，健康問題が顕在化しようとしていると考えられる．家族の成長・発達区分としては，成熟期から完結期にある．Aさんのいら立ちをBさんが一方的に受け止めるという関係があり，在宅介護を行っている妻は負担を感じているといえる．高い介護負担は介護者のQOLや健康状態に影響するとされており[3]，Bさんの健康状態が悪化すると，Bさんにより支えられているともいえるこの家族は一気に危機的状況に陥る可能性がある．

3. 家族外部環境システムのアセスメント

　2人の子どもはAさん夫婦とは別居で，それぞれ家族の課題に取り組んでいると

219

ころであり，Aさん夫婦のことを気にかけつつもサポートが十分にできる態勢ではない．Aさんは脳梗塞後の麻痺と仕事仲間が近くにいなくなってしまったことから閉じこもりがちであり，BさんはAさんに怒鳴られたりするなど気分が落ち込み，近所付き合いも疎遠となりつつある．地域の保健・医療・福祉サービスは，診療所に通院している以外は活用していない．

以上より，この家族は社会的孤立の可能性があると考えられる．在宅生活を再開するにあたり，Aさんの活動性を高めて閉じこもり状態の改善を図り，Bさんの介護負担が高くならないような方策を検討しておく必要がある．

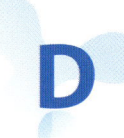

D 家族支援計画，実施，評価

ターゲットファミリーの家族症候は，家族の社会的孤立の可能性であり，その予防のための支援を行う．まず，特に負担のかかっていると思われるBさんの気持ちの表出を促した後，その気持ちに沿った支援ができるように家族システムユニットに働きかけ，これからの生活のあり方について考えてもらう．さらに，家族外部環境システムへの働きかけとして，地域社会，および別居している娘たちへもアプローチしていく．

家族看護問題（#1）：
家族が社会から孤立することで有効なサービスを活用できず，家族が望む生活の継続が困難になる可能性がある

家族支援目標：
家族が社会的孤立状態に陥ることなく生活できる

目標・計画	家族支援	評価
①家族員 目標： Bさんが今の生活を振り返り，セルフケアの充実につなげることができる 計画： OP 1. Bさんの様子，発言 2. 場の雰囲気 TP 1. Bさんが自宅での生活を振り返ることができる場を提供する 2. 振り返りの内容を傾聴する	＜Bさんの気持ちの表出を促すかかわり，振り返りを行う＞ Bさんが自宅での生活についてゆっくり振り返ることができるように別室を準備し，Bさんの話を聞くことができる場を整えた（TP-1）． Bさんは最初「2人で何とか暮らしてきたし，これからもそうやっていけると思います」と言っていた（TP-2）が，看護師が，「夫のお身体も少し調子が悪いこともあるようですし，Bさんも大変だったんじゃないですか？」と促す（TP-3）と，「近所の方とお話もできないし，夫の様子も少し（物忘れするなど）変だし，ずっと不安でした」と今までだれにも言えなかった不安を表出した（OP-1，2）．「夫に怒鳴られると悲しくなって落ち込んでしまいます．でもだれにも言えなくて……」とも述べた（TP-2，3）． 在宅で何らかの介護サービスを活用していくことについての考	Bさんの気持ちや考えを表出しやすいように個室を準備し，Aさんがいない場所で支援を行った． Aさんがいない場を設

目標・計画	家族支援	評価
3．Bさんの感情や考えの表出を促す 4．利用できる社会資源の情報提供をする	えを尋ねる（TP-3）と，「他人に世話をしてもらうのは気が引けるし，他人が家の中に入ってくるのは嫌ですね」ということと，「お金もあまり出せないので」と語った（OP-1，TP-2）．そこで看護師が介護サービスにはヘルパーなどの訪問だけではなく，デイサービスなどもあること，お金は介護保険の利用限度枠を活用してある程度の自己負担で利用できることを説明する（TP-4）と，「そうですか，そういえばご近所の方にも通っていらっしゃる方がいるみたいでした．うちでもお願いできるんですね」と述べた（TP-3）．	定し，振り返りを促すことで，Bさんの気持ちの表出につながるとともに，経済的なことが気になっていたことも把握することができた．
②家族システムユニット 目標： ターゲットファミリーがこれからの生活について互いの気持ちを尊重しつつ考えることができる 計画： OP 1．AさんとBさんの様子，雰囲気 2．AさんとBさんの会話 3．場の雰囲気 TP 1．Aさんに利用できるサービスを説明し，サービス利用について考えてもらう 2．BさんがAさんに自分の考えを伝えられるような場を設定する	＜これからの生活について夫婦での話し合いをもつ＞ 　BさんからAさんに介護保険の話などはしにくいとのことだったので，看護師からAさんとBさんが同席している場で説明をすることとした（OP-1，3）． 　看護師がAさんに，地域包括支援センターの職員に連絡をとり，介護保険の申請の手続きができるかどうか確かめたいことを説明する（TP-1）と，Aさんは「面倒くさいな．ややこしいことは嫌いだ」と述べた． 　看護師が，「そんなにお手間はかからないと思います．それに，今，ご自宅ではBさんが少しお疲れのようだから，少し体を楽にするために，サービスを使ってみてはいかがでしょうか．ご自宅に見ず知らずのひとが来るのがお嫌なら，デイサービスという形でAさんにお出かけいただくこともできるかもしれません」と話し，デイサービスについて詳しく説明する（TP-1）と，Aさんは最初は関心がなさそうだったが，利用者同士で将棋をしたりしていることもあることを聞き，「昔は将棋を会社の仲間としていたなあ」と少し関心をもった様子であった（OP-1～3）． 　そこで，「Aさんがデイサービスに行っていらっしゃる間，Bさんもご近所の方と落ち着いてお話などもできるかもしれませんし」と話すと，Bさんも「お父さん（Aさん）にそうしてもらえると助かるわ」と述べた（TP-2）．Aさんは「じゃあ，少し考えてみるかな」と前向きに考えている様子であった．	BさんとAさんの関係を考慮し，2人の間で意見の交換ができる場をつくった． Aさんの意向に反しないように気をつけつつサービスに関する知識を提供した． Aさんが関心をもったときを見計らって，サービスを受けることがBさんのためにもなることを話し，Bさんが自分の気持ちを述べることにつなげた．
③家族外部環境システム 目標： ターゲットファミリーが在宅で生活していくための資源を確保することができる 計画： OP 1．場の雰囲気 2．AさんとBさんの反応，言動 3．娘たちの反応，言動 TP 1．MSWに依頼し，地	＜在宅で生活するためのサポート（社会資源）を得る＞ 　看護師は，Aさん夫婦の反応を見て，「では，地域包括支援センターというところの方に来ていただいて，介護保険やご自宅の周りのサービスの説明をしていただきましょう」と提案した．Aさんは「じゃあ，せっかくだからお願いするか」と照れくさそうに答え，それを聞いているBさんはうれしそうな様子だった（OP-1，2）． 　それから，看護師は病院の医療ソーシャルワーカー（medical social worker：MSW）を通じて地域の地域包括支援センターの職員に連絡をとり，訪問を設定した（TP-1）． 　当日は看護師，MSWも立ち会い，Aさん夫婦の状況を説明した（TP-2）．地域包括支援センター職員からは，介護保険制度の簡単な説明や地域で利用できるデイサービスの施設の紹介などが行われた． 　訪問終了後，Bさんは「感じのよい方でお会いできてよかった	地域包括支援センターの職員と連携することで，地域の資源を活用することができるようになり，社会的孤立状態の予防につながった．

目標・計画	家族支援	評価
域包括支援センター職員との面談を設定する 2. 地域包括支援センター職員に必要な情報を提供する 3. 娘たちに現在の状況を説明し，Aさん夫婦を気にかけてもらえるように依頼する	わ」と述べた．Aさんも「おれみたいな年寄りがたくさん来ているなら行ってみるかな」と語った． 　面談後，看護師はAさん夫婦に，今のAさん夫婦の生活の様子を2人の娘たちに電話でお話しさせてもらえないかと頼んだ．Bさんは「娘たちも大変だし，心配させるんじゃないかしら」と不安そうに話した (OP-1, 2)．看護師は「今回の入院で肺炎はちゃんとよくなったことと，自宅での生活で少しお疲れになることがあるようなので，たまにはAさんたちに電話でもして気にかけてもらうようにお願いさせてください．娘さんたちが不安になったり重荷に感じるようなことは言いませんから．あと，地域包括支援センターの職員さんとも連絡がとれるようにしておいたほうがいいでしょうし」と説明した (TP-3)．Bさんは少し不安そうにしていながらも，「わかりました．それならお願いします」と答えた． 　娘たちそれぞれに電話する (TP-3) と，Cさんは「そんなにお父さんが弱ってお母さんが疲れているとは知りませんでした．私は県外にいますが，電話をかけて孫の声を聞かせたり，たまには遊びに行ったり，できるだけのことはしたいと思います．妹（Dさん）にばかり押しつけてもいけないし」と語った． 　Dさんは「私も介護をしているからお母さんが大変なのはうすうすわかってはいたんですが，つい自分の家のことでお父さんたちは後回しになっていました．姉もできる限りのことはすると言ってくれていますし，お父さんたちにももっと電話したりして何かあったときにはすぐに何とかできるようにしておきます」と述べた (OP-3)． 　Bさんは電話で娘たちと話し，「娘たちには申し訳ない気持ちも少しあるけど，気持ちが楽になりました」と語った (OP-2)． 　退院後，地域包括支援センターの職員に連絡すると，Aさんは「要支援2」との判定を受け，デイケアに通い始めているとのことだった．通い始めの頃はトラブルがあったものの，今では友人もでき，リハビリテーションにも積極的に取り組んでいる．また，住宅改修も活用する予定であるとのことだった．Bさんは，Aさんがデイケアに行っている間，町内会に行ったり近所のひととおしゃべりをしたりなど笑顔で過ごしているようであった．	娘たちに過重な負担にならないように，内容に配慮しつつ，現状を説明することで，Aさん夫婦にとってのサポートが増した．そのことでBさんの気持ちが楽になった．

全体評価

　Aさんの肺炎による入院をきっかけとして，看護師が肺炎の治療に関するケアを行うだけではなく，家族が社会的孤立の可能性を抱えていることに気づき，その予防のための支援を行った事例である．AさんとBさん各々のアセスメントから，Bさんへの支援を行い，家族システムユニット，家族外部環境システムへの支援と展開していった．

　まず，Bさんの思いを尊重し支援を進め，結果としてAさんの意思にも沿いつつ支援を展開することができた．Bさんが自らの思いや考えを表出することで，Aさんへの適切なサービス提供につなげることができた．

　さらに地域包括支援センターとの連携により地域のネットワークを活用できるようになり，娘たち2人に対する支援により別居している娘たちとの関係性も強化されたことから，この家族は将来的に生じる危機に対処するための強みを得ることができたと評価できる．

エコマップ（家族支援後）

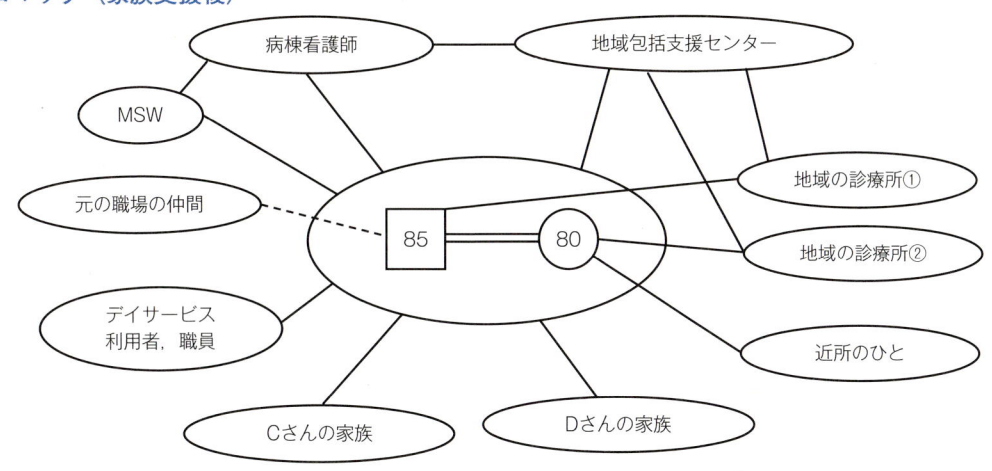

（図：中央に85（□）と80（○）の夫婦を囲み，病棟看護師，地域包括支援センター，MSW，元の職場の仲間，デイサービス利用者・職員，Cさんの家族，Dさんの家族，近所のひと，地域の診療所①，地域の診療所②とのつながりを示す）

E 家族看護過程の評価と検証

1. 家族経過図

　家族機能レベルの変動を明らかにするために，ターゲットファミリーの家族機能レベルを低下させたイベント（下向き矢印），家族機能レベルの維持・向上のために実施した家族支援（上向き矢印）を家族経過図として示した．家族支援の評価指標である家族機能レベルの経時的変動をみることで，家族看護過程の展開に対する評価を実施した．

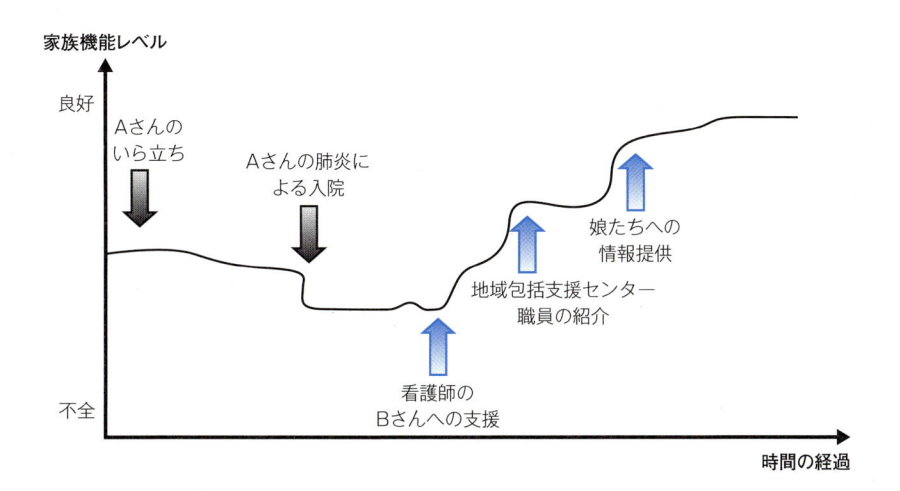

（図：家族機能レベルの経時的変化を示すグラフ．縦軸：家族機能レベル（良好～不全），横軸：時間の経過．下向き矢印：Aさんのいら立ち，Aさんの肺炎による入院．上向き矢印：看護師のBさんへの支援，地域包括支援センター職員の紹介，娘たちへの情報提供）

2. リフレクション

　本事例では，家族が社会的孤立の可能性があったことが入院をきっかけとして明ら

かとなったが，地域のネットワークなどを活用することで，より早期に発見できることが望ましかっただろう．

退院前の支援については，病棟の看護師が在宅での生活の様子について十分に情報収集，アセスメントを行い，地域包括支援センターと連携することにより，Aさん個人の疾患に関する問題にとどまらず，Bさんおよび家族システムユニットへの支援が可能になったと考える．

今後，AさんやBさんの健康状態の悪化に伴い，家族の危機を迎える可能性が高いため，家族が対処できるように，包括的，継続的支援を行う地域包括支援センター[4]を中心にデイケアの事業者，民生委員，近隣の住民などをつなぎ，地域のネットワークを構築して，これらを活用できるように準備しておく必要がある．

引用文献

1) 山崎幸子・橋本美芽・他：都市部在住高齢者における閉じこもりの出現率および住環境を主とした関連要因，老年社会科学，30(1)：58-68, 2008.
2) 高橋甲枝・井上範江・他：高齢者夫婦二人暮らしの介護継続の意思を支える要素を妨げる要素—介護する配偶者の内的心情を中心に，日本看護科学会誌，26(3)：58-66, 2006.
3) Ho, SC, Chan, A, et al：Impact of caregiving on health and quality of life：A comparative population-based study of caregivers for elderly persons and noncargivers, The Journals of Gerontology. Series A, Biological sciences and medical sciences, 64(8)：873-879, 2009.
4) 高橋紘士編：地域包括支援センター実務必携，オーム社，2008.

4 急性期家族看護の事例展開❶
家族システムストレスへの不適応（急性期）
―がんを宣告された家族員がいる危機的家族のケース―

A 家族ケースの紹介

　夫Aさん（41歳），妻Bさん（40歳），2人の子ども（8歳女児，4歳男児）の4人家族である．3年間の交際の後，Bさんが30歳のときに結婚した．Bさんの両親（父親65歳，母親63歳）は，自宅から車で20分の所に2人で暮らしている．Aさんの両親については，父親が4年前64歳のときに胃がんで他界，母親は66歳で，自宅から車で2時間の所に兄夫婦とその子どもの4人で暮らしている．Aさんのきょうだいは兄（44歳）が1人，Bさんにはきょうだいがいない．Aさんの職業は自動車販売店の営業であり，帰宅は夜9時頃，休みは平日の2日間である．Bさんは専業主婦である．夫婦関係は良好で，何でもよく話し合っている．Aさんは休みの日に家事を手伝い，子どもの世話もする．経済状況については，Aさんの収入で日常生活に支障はない．

　Bさんは，乳がん検診を受けた結果，乳がんが疑われたため近くの公立病院を受診した．医師より「エコーとマンモグラフィの所見から乳がんとは思われないが，はっきりしたことは組織診をしないとわからない」と説明を受けた．Bさんは医師に対し「子どもの行事などがあるので，見通しが立たないのは困ります．早く結果を知りたいので急いでください」と申し出たが，検査の予約状況の都合により，確定診断に必要な組織診は1か月後に予定された．組織診の2週間後，Bさんは外来看護師よりAさんと一緒に来院するよう連絡を受け，Aさんの仕事が休みの日に2人で来院した．医師より「胸のしこりは乳がんです．手術が必要なので入院の予約をしてください」と言われたが，予約が多く1か月後に手術を受けることになった．Bさんは「手術を待つ間に大きくなるのではないかと怖くて，早くとってほしい」と述べた．Aさんは「突然のことで頭の中が真っ白で……病気のこともよくわからないのですが，命は大丈夫でしょうか？」と不安げな表情で看護師に尋ねた．

　乳がんの診断後，CT検査にて，腋窩リンパ節への転移の疑いがあることがわかった．Bさんは腋窩リンパ節の穿刺吸引細胞診を受けるため病院を訪れた．Aさんは仕事で付き添うことができなかった．Bさんは，夫婦間のかかわりについて「夫は忙しい仕事のなか，毎日できるだけ早く帰るよう頑張ってくれています．普段から何かあると夫婦でよく話し合ってきました」と述べた．しかし，Bさんは「検査や手術が延ばされ，乳がんは進行が遅いといわれているけど精神衛生上すごく悪い．検査のたび

に想定以上の悪い結果が出るので精神的に追いつめられます．家族も不安になっていくのが肌でわかるので，もう言えなくなってしまうというか……夫が『手術をすれば大丈夫，頑張ろう』と言うから大丈夫じゃない自分を出すところがなくなって，すごく落ち込みます」とも話した．2人の子どもについてBさんは，「上の子には私が病気のため入院して手術を受けることを伝えましたが，がんとは言っていません．下の子にはまだ何も伝えていません」と述べた．

さらにBさんは，「インターネットのサイトを見たけど，抗がん剤の治療を受けているひとの経験しかない．これから手術を受けるひとには余裕がないから全然情報がなくて，この不安をだれと分かち合ったらいいのと思います．ひとりぼっちという感じですよね」と話した．Bさんが受診のため外出する際には，Bさんの代わりにBさんの母親が家事や子どもの幼稚園への送迎などを行っていた．

B 家族情報の収集

	家族情報
①家族員	**S情報** **Bさん** 　診断前：「子どもの行事などがあるので，見通しが立たないのは困ります．早く結果を知りたいので急いでください」 　診断後：「手術を待つ間に大きくなるのではないかと怖くて．早くとってほしい」 **Aさん** 　診断後：「突然のことで頭の中が真っ白で……病気のこともよくわからないのですが，命は大丈夫でしょうか？」 **O情報** 　Aさんは会社員（自動車販売の営業），Bさんは専業主婦である．Bさんは，Aさんと共に医師より「胸のしこりは乳がんです．手術が必要なので入院の予約をしてください」と言われた．その後のCT検査で腋窩リンパ節への転移が疑われた．Aさんは不安げな表情である． **ジェノグラム（診断後家族支援前）** 　-05' 　64（×） 　 　66 　65 　63 　　├────┐　　└──┬──┘ 　44 　38 　　　41 　40 　　└─┬─┘　　　└─┬─┘ 　　　7 　　　　 8 　4

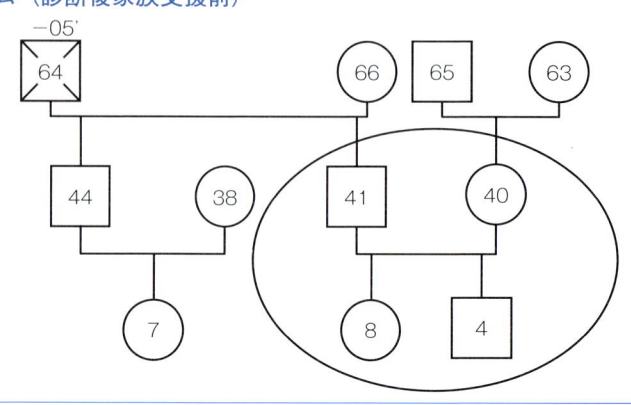

226

	家族情報
②家族システム ユニット	**S情報** Bさん 「夫は忙しい仕事のなか，毎日できるだけ早く帰るよう頑張ってくれています．普段から何かあると夫婦でよく話し合ってきました」「家族も不安になっていくのが肌でわかるので，もう言えなくなってしまうというか……夫が『手術をすれば大丈夫，頑張ろう』と言うから大丈夫じゃない自分を出すところがなくなって，すごく落ち込みます」「上の子には私が病気のため入院して手術を受けることを伝えましたが，がんとは言っていません．下の子にはまだ何も伝えていません」 **O情報** 8歳と4歳の子をもつ教育期にある家族である．Bさんが家事を担っているが，仕事が休みの日にはAさんが家事を手伝い，子どもの世話もする．Aさんの収入で日常生活に支障はない．
③家族外部環境 システム	**S情報** Bさん 「インターネットのサイトを見たけど，抗がん剤の治療を受けているひとの経験しかない．これから手術を受けるひとには余裕がないから全然情報がなくて．この不安をだれと分かち合ったらいいのと思います．ひとりぼっちという感じですよね」 **O情報** 受診のためBさんが家事や子どもの世話をできないときは，Bさんの母親が代わりに行っていた．Bさんの母親は自宅から車で20分の所にBさんの父親と2人で暮らしている． **エコマップ（診断後家族支援前）** *[エコマップ図：Aさんの母親，Bさんの両親，インターネットの情報，Aさんの職場，41（A），40（B），8，4，医師，乳腺科外来の看護師，病院]*

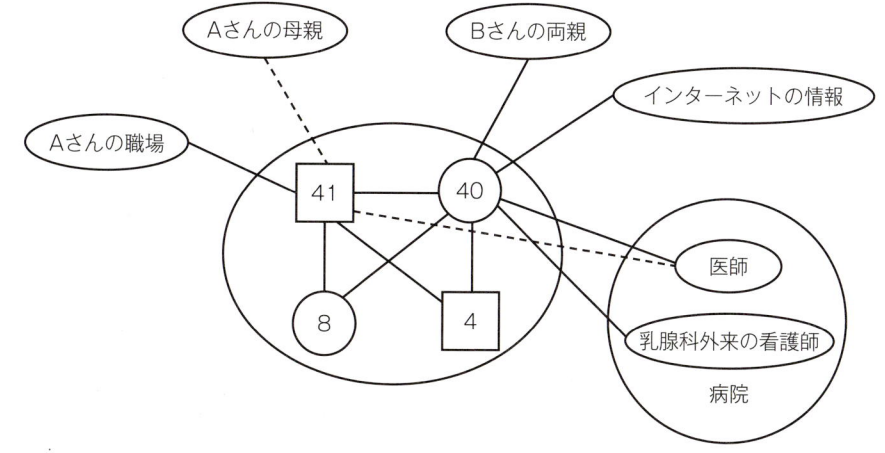

C 家族アセスメント

1. 家族員のアセスメント

　Bさんは，子どもの行事などがあり早急に乳がんというストレスに対処し見通しを立てたいと思っていたが，思うように検査や手術が進行しないことにいら立ちや不安

を感じていた．さらに，検査のたびに想定以上の悪い結果が出たことから，精神的に追いつめられていた．Bさんは，家族も同様に不安になることを感じ取り，家族へ不安な自分を表出することができず気分の落ち込みを体験していた．また，診断後でも医療職者との十分なかかわりがなく，手術に関する情報も得られなかったため孤独感を感じていた．これらの精神的苦痛の軽減のために，Bさんの情緒面を支える支援と病気や治療に関する情報提供が必要である．

Aさんは，Bさんの乳がんの診断にショックを受け，さらに腋窩リンパ節転移が疑われたことから不安や恐怖心などの精神的苦痛を増大させたと推察される．病気に関する知識は十分とはいえない．

2. 家族システムユニットのアセスメント

2人の子どもを有する教育期にある家族であり，Bさんが専業主婦として家庭生活を支え，会社員として働くAさんから生活に支障のない収入があり，安定した家族システムを有していた．Aさんは休みの日には，家事の手伝い，子どもの世話をしていた．普段から夫婦間のコミュニケーションはとれており夫婦関係は良好であった．Bさんの乳がんの診断というストレス源により，家族員間の関係が変化し，家族システムユニット内での情緒的ニーズを満たすことができなくなっており，そのことから家族システムストレスへの不適応が生じている．2人の子どもには，まだ病気について十分な説明を行っていないため，今後いつ，どのように伝えるか，どのようにフォローするかについての話し合いとアドバイスの提供が必要である．

3. 家族外部環境システムのアセスメント

Bさんの両親は，Bさんの自宅近くに住んでいる．Bさんの受診の際には，Bさんの母親がBさんに代わり家事などを行っており，親族からのサポートを得ることができていた．医療職者とのかかわりや専門職者の活用がみられないため，支援源と活用法に関する情報提供が必要である．

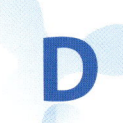

D 家族支援計画，実施，評価

ターゲットファミリーの家族症候は，家族員に対する乳がんの宣告というストレス源によりもたらされた家族員の精神的苦痛の増大，病気と治療に関する知識不足とそれに関連した不安の増大からくる家族システムストレスへの不適応（急性期）である．家族の情緒機能と家族コーピング機能が低下し，家族システムが不安定な状態にあるので，家族員の精神的苦痛を軽減し，家族の情緒機能と家族コーピング機能を回復させ，家族機能の向上を図ることを目的とした支援を行う．

4 急性期家族看護の事例展開❶ 家族システムストレスへの不適応（急性期）

家族関連図（神戸式）

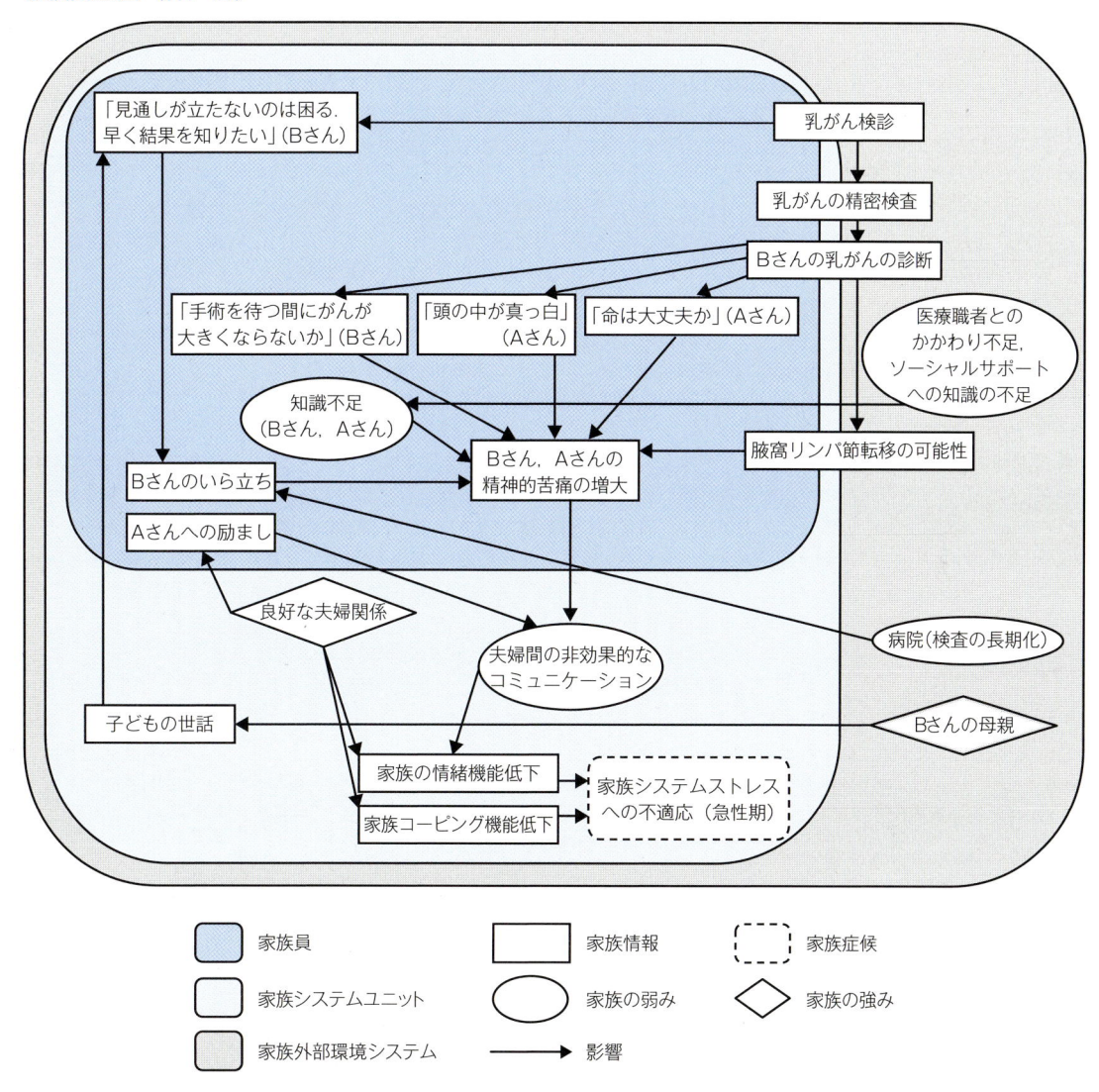

[家族関連図：乳がん検診 → 乳がんの精密検査 → Bさんの乳がんの診断

家族情報：
- 「見通しが立たないのは困る．早く結果を知りたい」（Bさん）
- 「手術を待つ間にがんが大きくならないか」（Bさん）
- 「頭の中が真っ白」（Aさん）
- 「命は大丈夫か」（Aさん）
- Bさんのいら立ち
- Aさんへの励まし
- 子どもの世話

家族の弱み：
- 知識不足（Bさん，Aさん）
- Bさん，Aさんの精神的苦痛の増大
- 夫婦間の非効果的なコミュニケーション

家族の強み：
- 良好な夫婦関係
- Bさんの母親

家族外部環境システム：
- 医療職者とのかかわり不足，ソーシャルサポートへの知識の不足
- 腋窩リンパ節転移の可能性
- 病院（検査の長期化）

家族症候：
- 家族の情緒機能低下
- 家族コーピング機能低下
- 家族システムストレスへの不適応（急性期）

凡例：
- 家族員
- 家族システムユニット
- 家族外部環境システム
- 家族情報（長方形）
- 家族の弱み（楕円）
- →影響
- 家族症候（破線長方形）
- 家族の強み（ひし形）]

家族看護問題（#1）：
家族の情緒機能と家族コーピング機能が低下し，ストレスへの対処が不十分なために家族システムが不安定な状況にある

家族支援目標：
家族の情緒機能と家族コーピング機能が回復し，家族システムが安定する

目標・計画	家族支援	評価
①家族員 **目標：** Bさんが気持ちを表出し，病気や治療に関する情報を得ることができる	＜Bさんの気持ちの表出を促し，適切な情報を提供する＞ 　家族支援専門看護師は，乳腺科外来の看護師に対し「Bさんの病気や治療，検査に対する気持ちや希望の傾聴と病気や治療に関する情報提供」という支援を依頼した（TP-1）． 　看護師は，外来の静かな個室でBさんと面談した（TP-2）．	まず，精神的苦痛を軽減する支援が必要である． 診断時から外来でかか

229

目標・計画	家族支援	評価
計画： **OP** 1．Bさんの言動，表情 **TP** 1．乳腺科外来の看護師に支援を依頼する 2．プライバシーを保つことができ，落ち着いて話ができる場を提供する 3．積極的な傾聴 4．不安の表出を促し，Bさんの不安を受け止める 5．病気や治療法に関するパンフレットを提供する 6．いつでも相談にのれる窓口を提供する	Bさんは「検査の結果が悪いし，時間もかかっているので精神的に追いつめられます．夫は仕事で忙しいし，私のことをとても心配してくれていますが，夫もどんどん不安になっているのがわかるので，自分の不安な気持ちを話すことはできません」と語った（OP-1）． 看護師は「BさんもAさんもおつらいですね……．具体的にお困りのことはございますか？」と尋ねた（TP-3，4）．Bさんは「検査にすごく時間がかかりますし，そのたびに悪い結果が出るので，この先どうなるのかと思います」と不安げな表情で話した（OP-1）．看護師は「そうですね．検査や手術をお待たせしてしまっていて本当に申し訳ないです．気持ちがあせりますよね．治るかどうか，不安なお気持ち，とてもよくわかります」と共感を示した（TP-4）． Bさんは「インターネットで検索したけど，手術前のことは見つからなくて．どうしたらよいかわかりません」と困惑した表情で話した（OP-1）．看護師は「病気と治療について簡単に説明しているパンフレットがあります．お持ち帰りになりますか？」とパンフレットを差し出した（TP-5）．Bさんは「はい，ありがとうございます」と答えた． 看護師は「わからないことやお困りのことなど何でも構いませんので，こちらの電話番号（乳腺科外来受付）へご連絡ください」と伝えた（TP-6）．	わりがある乳腺科外来の看護師と協働して支援を行う． 看護師がBさんの気持ちを理解し苦痛について尋ねたことで，Bさんは気持ちを表出することができた． 情報不足もBさんの精神的苦痛を増大させる要因と考えられるため，病気や治療に関する情報を提供することが必要である．
目標： Aさんが気持ちを表出することができる **計画：** **OP** 1．Aさんの口調，声のトーン **TP** 1．気持ちを表出する機会を提供する 2．気持ちの表出を促す 3．積極的な傾聴 4．Aさんの気持ちを受け止める 5．相談の機会を提供する	**＜Aさんの気持ちの表出を促すようにかかわる＞** 家族支援専門看護師は，Aさんが気持ちを表出することができるよう，Aさんの仕事が休みの日に電話連絡した（TP-1）． 家族支援専門看護師は「Bさんの手術が近づいてきましたが，ご心配なことなどございませんか？」と尋ねた（TP-2）． Aさんは「妻が乳がんと診断され，先生（医師）から病気や治療について説明を受けましたが，頭が真っ白でよく覚えておりません．今は不安でいっぱいですが，妻を励まさないといけませんし，仕事も，子どものこともあるので落ち込んでもいられません……」と力なく語った（OP-1，TP-3）． 家族支援専門看護師は「そうですね．がんと診断されたらどなたも不安でいっぱいになります．それに，患者さんを含めたご家族の方を支えないといけませんので，本当に大変だと思います（TP-4）．もし，よろしければ今度Bさんと一緒においでになりませんか？　病気や治療など，わからないことや心配なことをお伺いし，何かお役に立てればと思います」と伝えた（TP-2，5）．Aさんは「はい，少し考えさせてください．仕事や家のこと，妻の意向も聞いてお返事します」と語り，電話を切った．	家族支援専門看護師がAさんの気持ちを尋ねたことにより，Aさんは病気や治療に関する知識の不足と不安な気持ち，家族を支えなければならない状況を表出することができた．今後，Aさんへ知識を提供し，さらにBさんとの相互理解を促す支援が必要である．また，BさんはAさんの励ましを負担に思っているため，AさんのBさんへのかかわり方についても調整する必要がある．さらに子どもへBさんの病気についてどのように伝えるかを夫婦で考えることも必要である．

目標・計画	家族支援	評価
②家族システムユニット 目標： 1. 夫婦が相互に理解できる 2. 夫婦が医療職者より病気や治療に関する情報を得て，理解できる 3. 夫婦の支援的なかかわりが促進される 4. 夫婦が子どもへの病気の伝え方について思いを表出し，一緒に考えることができる 計画： OP 1. 夫婦の様子，発言 TP 1. 家族支援専門看護師，乳腺科外来の看護師が同席し，夫婦に対する面談の機会を提供する 2. 必要時，医師から情報を得られる機会をつくる 3. 夫婦が気持ちを表出しやすい環境を提供する 4. 夫婦のそれぞれの気持ちが相手に伝わるよう発言を促進する 5. 同じ病気の経験者の情報を提供する 6. AさんとBさんの気持ちを認め，共感する 7. 夫婦の情報ニーズを確認するための問いかけを行う 8. 子どもに対しBさんの病気をどのように伝えるかについて，AさんとBさんの思いの表出を促す 9. 子どもに対しBさんの病気をどのように伝えるかについて，夫婦で考えるように促す	＜夫婦の相互理解を促し，病気や治療に関する知識を提供し，さらに子どもへの病気の伝え方について夫婦の思いが表出できる機会をもつ＞ 　後日，家族支援専門看護師は，次回受診日にBさんとAさんが一緒に来院するという連絡をAさんより受けた．家族支援専門看護師は，夫婦の相互理解を促すこと，さらに病気や治療についての情報提供も必要であると考え，乳腺科外来の看護師に同席してもらうよう依頼した（TP-1）．また，医師からも情報が得られるようあらかじめ協力を依頼した（TP-2）． 　家族支援専門看護師は，夫婦に対し「突然の病気でわからないことやご心配も多いと思いますが，いかがですか？」と尋ねた（TP-3，4）．Bさんは「周りに同じ病気を経験したひとはおりませんし，病気についての情報もなく，ひとりぼっちという感じがします．先の見通しが立たないのも不安ですね」と語った（OP-1）．Aさんはうなずきながら「そうですね……私も病気についてよくわからないので不安はあります．私は妻を元気づけようと思い励ましていたのですが……」と語った（OP-1）． 　家族支援専門看護師は「みなさん同じことをおっしゃられます．Aさんのお気持ちはBさんに十分伝わっていると思いますよ．Bさん，いかがですか？」と述べた（TP-4，5）．Bさんは「はい，夫の気持ちはよくわかります．仕事からも早く帰るようにしてくれるので，本当にありがたいと思います．ただ……気持ちが沈んでいるときは頑張る力がないので，励まされるとちょっとしんどいところはありますけど……」と語った（OP-1）．Aさんはまたうなずきながら「ああ……それはそうだよね……．私も精神的にまいっているときはそばにいて話を聴いてもらいたいと思うだろうなぁ」と述べた（OP-1）．家族支援専門看護師は「そうですね，Aさん，Bさんのおっしゃるとおりです．私もそう思います」と共感を示した（TP-6）． 　次に，家族支援専門看護師は「先日，Bさんに病気と治療に関するパンフレットを差し上げましたが，いかがでしたか？」と尋ねた（TP-7）．Bさんは「一般的なことはだいたい理解できましたが，自分の今後についての見通しが立たず，何となく不安です」と述べた（OP-1）．Aさんは「2人で『うちの場合はどうかということがよくわからないね』と話していました．実際のところどうなんでしょうかね？」と尋ねた． 　乳腺科外来の看護師より入院から退院までの流れと術後のセルフケアについて説明した（EP-1）．また，医師よりBさんの病気と治療について説明した（EP-2）． 　Bさんは「わかりました．少し先が見えてほっとしました．また何かあったらお尋ねします」と述べ，Aさんも「妻の状況がわかりました」と理解を示した． 　さらに，家族支援専門看護師は「以前，お子さんにはまだBさんの病気について詳しいことをお話しされていないと伺いましたが，その後いかがですか？」と尋ねた（TP-8，10）．Aさんは「そうですね……上の子には病気で手術を受けることは言いましたが，病名は伝えておりません．下の子にはまだ何も言ってま	夫婦の気持ちを引き出す問いかけをしたことにより，夫婦の気持ちが表出された． Aさんの気持ちがBさんへ伝わっていることを認識できるような問いかけをしたことにより，BさんはAさんへの感謝の気持ちを述べるとともに，自分のつらさを表出することで，AさんがBさんの立場になり，どのようなかかわりが支援的であるか気づくことができた． 前回の面談時に提供した情報の評価を尋ねたことにより，さらにどのような情報が必要かを把握することができた． 乳腺科外来の看護師と医師から病気や治療に関する説明を行ったことにより，現在と少し先の将来について夫婦が共通理解することができた． Bさんの病気を子どもへ伝えることについて，現状を尋ねたことで，夫婦が一緒に考え，

目標・計画	家族支援	評価
10. 家での子どもの様子を尋ねる EP 1. 乳腺科外来の看護師より，Bさんの入院から退院までの流れと術後のセルフケアについてAさんとBさんへ説明する 2. 医師より，病気と治療についてAさんとBさんへ説明する	せん……そうだよね？」とBさんへ問いかけた．Bさんは「ええ，そうね……でも，下の子も私が受診でいないときには『お母さん，今日はどうしたの？』と私の母に聞いてくるそうなので，何か少し気にかかっているようです」と答えた． 　家族支援専門看護師は「そうなんですね．今後，2人のお子さんへBさんの病気について伝えることについて，ご夫婦で話し合われたことはありますか？」と夫婦に尋ねた（TP-9）．Bさんは「そういうことはなかったわね……どうかしら？」とAさんへ尋ねた．Aさんは「そうだなぁ……自分たちのことで精いっぱいだったから，子どもにどう伝えるかまでは話し合ったことがなかったな．これから考えていかないといけないね」と述べ，それに対しBさんは「ええ，そうね．でも，どうしたらよいかわからないこともあるので，看護師さんや先生からアドバイスをもらえますか？」と家族支援専門看護師へ尋ねた．家族支援専門看護師は「そうですね．難しいことなので，一緒に考えていきましょう」と述べ，面談を終えた．	取り組むことの必要性に気づくことができた．
③家族外部環境システム 目標： 1. 適切な支援源としてソーシャルサポートと専門職者の存在を理解できる 2. ソーシャルサポートと専門職者の活用法を理解できる 計画： TP 1. ソーシャルサポートと専門職者の存在およびその活用法について情報を提供する	＜支援源としてのソーシャルサポートおよび専門職者の存在とその活用法について情報を提供する＞ 　家族支援専門看護師は，AさんとBさんとの面談3日後に，様子を知るためBさんへ電話した．Bさんは「あの後，夫は励ますことがなくなり，以前にも増して私の言うことに耳を傾けてくれるようになりました．病気や治療についても，パンフレットを一緒に見て勉強しています」と語った． 　家族専門支援看護師は，友人や他の患者などのソーシャルサポート，医師や看護師などの専門職者をあげ，支援源について情報を提供した（TP-1）．また，インターネットや書籍の情報も，正確でBさんの状況に当てはまる場合に有用であることを付け加えた（TP-1）．さらに，医療費に関する相談は病院のソーシャルワーカーが受けるので，その際は看護師へ申し出てもらうよう伝えた（TP-1）． 　Bさんは「そうですね．この際，家族だけで頑張らず，周囲のひとからの助けやインターネットなどの情報をうまく活用して乗り越えようと思います」と語った．	家族のコーピングを促進させるために支援源とその活用法について情報を提供する必要がある． 支援源であるソーシャルサポートおよび専門職者の存在とその活用法について情報を提供したことで，支援源とその活用に対する前向きな姿勢として家族コーピング機能の回復が示された．

全体評価

　家族員への個別的な支援，家族システムユニットとして夫婦に対する支援，家族外部環境システムを含む支援を行った．まず，家族員の精神的苦痛を軽減させるため個別に気持ちを表出してもらったが，知識不足が要因となっている不安については軽減できなかったと考えられる．また，夫婦の相互理解や相互支援が不十分であったため，Bさんの精神的負担が増大していたと思われる．そこで，夫婦に対し病気や治療に関する知識を提供し，相互理解を促進する支援を行い，夫婦が相互理解と病気と治療に対する理解，安心感が得られ，夫婦の情緒機能が回復したと考えられる．さらに，家族外部環境システムからの支援の活用についての説明を加えたことにより，家族コーピング機能の回復が促進されたと思われる．

エコマップ（家族支援後）

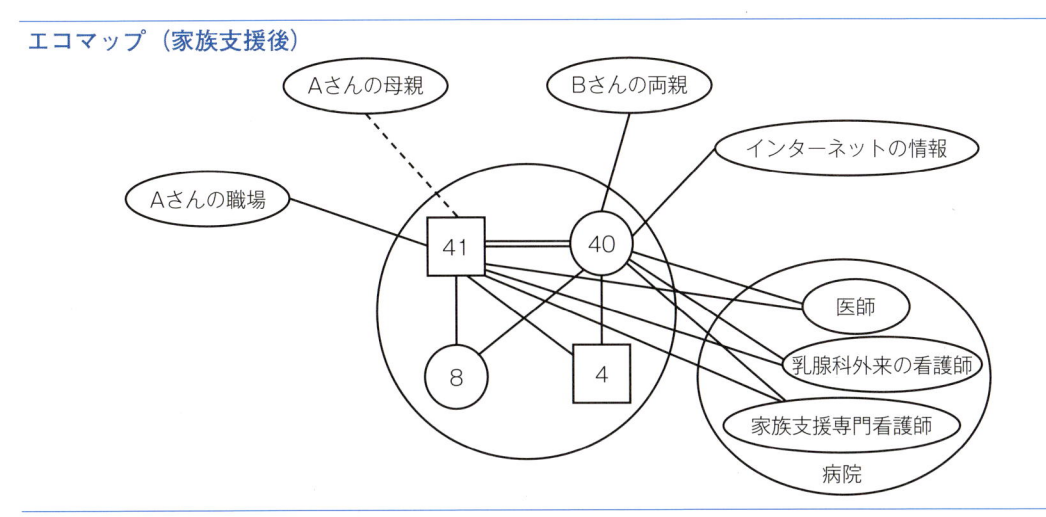

E 家族看護過程の評価と検証

1. 家族経過図

　家族機能レベルの変動を明らかにするために，ターゲットファミリーの家族機能レベルを低下させたイベント（下向き矢印），家族機能レベルの維持・向上のために実施した家族支援（上向き矢印）を家族経過図として示した．家族支援の評価指標である家族機能レベルの経時的変動をみることで，家族看護過程の展開に対する評価を実施した．

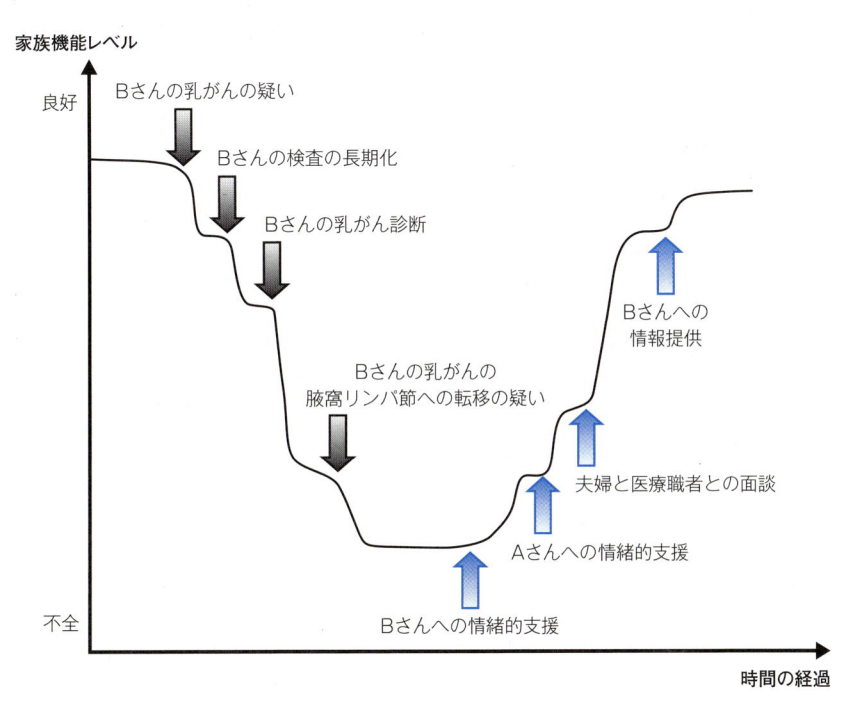

2. リフレクション

　本事例では，乳がんを宣告された家族員のいる危機的家族への支援を展開した．支援は，乳がんの診断を受けたBさんが入院する前の外来通院中に行われたが，Bさんは乳がんの診断を受ける前から検査経過に不満と不安をもっていたことから，乳がんの診断前から支援の必要性があったと考える．また，医師より乳がんの診断を告げられた際，BさんとAさんより不安の表出がみられたこと，病気や治療に関する知識が不足していたことより，診断を受けた時点で不安の軽減を図る精神的支援と，さらに病気や治療に関する知識を提供することが必要であったと思われる．

　家族システムユニットに対する支援として，夫婦の相互理解と相互支援を促進することを目的に面談を行った．がんは患者本人だけでなく家族で経験する急性ストレスであり，家族のメンタルケアにおいては家族の感情表出を促すこと，傾聴しながら支持的に接するようにして批判的な言動を控えることが重要である[1]．したがって，Bさんへ精神的負担を与える言動にAさんが気づき，夫婦の相互支援が促進されるよう，AさんのBさんを思う気持ちを尊重し，批判や否定をしない支援が有効であったと思われる．

　今後は，家族システムユニットとして，夫婦のみならず子どもへケアを提供することが重要である．親ががんにかかることは子どもにとって脅威であり，心理社会的な問題を生じさせる[2]ため，子どもが問題へ対処できるよう精神的な支援と情報の提供が必要である．また，親が子どもへ病気について話をすることは，病気に関する知識不足と子どもの前で情緒的コントロールを失うことを恐れるため非常にストレスフルな課題である[3]．したがって，子どもの成長・発達段階に応じた適切なコミュニケーションを促進させる支援を提供することが必要である．就学前の子どもには病名は伝えず病気の単純な情報を与え，小学生の場合は状況について知らせることが示されている[4]が，子どもの理解度や情緒状態を考慮し，慎重にアプローチすることが重要である．

　本支援により，家族の情緒機能と家族コーピング機能の回復を促進し，家族システムの安定化がもたらされたと思われるが，転移や再発に対するがん治療を受ける家族員をもつ家族にゆらぎが生じることが認められている[5]ことから，転移，再発の可能性や治療過程における新たなストレスにより家族にゆらぎが生じると予測される．今後も家族システムの安定化に向けて，家族が力動的に均衡を回復できる力がもてるよう支援を提供することが必要である．

引用文献

1）千島隆司：乳がん患者と家族のメンタルケア，予防医学，49：93-97，2007．
2）Visser, A, Huizinga, GA, et al：The impact of parental cancer on children and the family: a review of the literature, Cancer Treatment Reviews, 30(8)：683-694, 2004.
3）Hymovich, DP：Child-rearing concerns of parents with cancer, Oncology Nursing Forum, 20(9)：1355-1360, 1993.
4）Hilton, BA, Elfert, H：Children's experiences with mothers' early breast cancer, Cancer Practice, 4(2)：96-104, 1996.
5）野村美香・藤田佳子・他：がん治療過程における家族集団のゆらぎに関する研究，死の臨床，27(1)：69-75，2004．

4 急性期家族看護の事例展開❷
家族レジリエンスの発達困難
―救急医療を受ける家族員がいる危機的家族のケース―

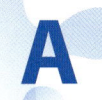

A 家族ケースの紹介

　夫Aさん（38歳），妻Bさん（33歳），長女Cちゃん（5歳）の3人家族である．Aさんの仕事で転勤も多く，現在の住まいにもまだ数か月しか住んでいない．Aさんは平日朝8時から夜9時頃まで仕事をしており，休日も時々仕事に出ていた．そのため，Bさんが家事と育児を中心に担っていた．Aさんは仕事で家のことを手伝えなかったが，任せっきりであることを申し訳なく思い，また感謝していた．Bさんも一生懸命仕事をしている夫に感謝し，家事と育児を自分の役目として誇りに感じていた．家族は，自分たちにとって大切な存在であるというきずなの認識をもっていたが，Aさんと他の家族員の生活リズムの違いから，夫婦間，AさんとCちゃんの親子間でコミュニケーションはうまくとれず，互いの思いを交わし合うことはあまりできていなかった．Aさんの両親は健在で，すでに退職しているため，少しでもAさんの家族のために手伝えることがあればと考え，月に2, 3回はCちゃんの面倒をみに来ている．Bさんの両親はすでに他界している．

　ある日，Bさんが目を離した隙に，Cちゃんがベランダから転落した．Bさんはすぐに救急車を呼び，Cちゃんは救急病院に搬送された．

　来院時の検査の結果，Cちゃんの右前腕の骨折とともに，硬膜下血腫が見つかった．当初ははっきりしていた意識も徐々に低下し，再度CTを撮影すると，硬膜下血腫が増大していることが判明した．このため非常に危険な状態で，死に至る可能性もあることが説明され，緊急手術を行うかどうかを短時間で決定するよう求められた．Aさんは来院には数時間かかる状況であったため，Bさんはだれにも相談できず，結局医療職者に頼って，同意せざるをえなかった．

　手術中からBさんは，しきりに自分を責めていた．数時間後，Cちゃんの手術は成功し，救命救急センターに戻ってきた．面会時には，すでにAさんやAさんの両親も駆けつけてきており，家族員全員にこれまでの経過と手術の成功が伝えられた．一方で今後，意識の回復や障害が残る可能性については不確定であることも伝えられた．家族はこのような大きな健康問題などを経験するのは初めてであり，どうしていいのか戸惑いがみられた．面会時にAさんやAさんの両親は子どもの今後について医療職者に質問を繰り返していた．その後のAさんは言葉少なく，自分を責めるBさんに寄り添っていた．面会終了時，他の家族は一時帰宅したが，Bさんは面会者の

控室にずっと残っていた.

　翌日Aさんは1人で面会し，無言でCちゃんに寄り添い，涙ぐんでいたため，看護師が声をかけたところ，今回の事故でBさんに対して感じた思いや，子どものことを思うととてもつらいのに仕事に行かなければならないという思いを自嘲気味に話した．昼の面会時には，BさんとAさんの両親が面会した．すでに麻酔からは覚醒し，時折うっすら眼を開けるCちゃんの様子を家族は見ることができた．術後のCTでは出血は止まっているが，脳浮腫があるため，急変の危険性はまだあることが説明され，Aさんの両親は，安心するようにとBさんを鼓舞していた．しかし，その後，Bさんは1人になると事故以来，夫との関係がぎくしゃくしており，家族が崩壊してしまうのではないかという思いを話し，激しく泣いていた．

B 家族情報の収集

	家族情報
①家族員	**S情報** **Aさん** 　手術直後の面会時：「よくなりますよね．死んだり，障害が残ったりなんかしませんよね！」 　手術翌日の面会時：「よくなってくれるでしょうか．昨日までのような日々が返ってきてほしい．夢であってほしい……」「それにこんなにつらくても，仕事に行かなければならないなんて父親失格ですね」 **Bさん** 　手術中待機時：「私がちゃんとみていればよかった！　それなのに目を離して……．私が悪いのです．どうしよう……よくなって！」 　手術直後の面会時：「私がちゃんとみていれば，こんなことにならなかったのに……」 　手術翌日の面会時：「眼を開けてくれてよかったです．でもやっぱり私が悪いですよね」 **O情報** 　Aさんは会社員で平日は朝8時から夜9時，休日も時々仕事のために家を空けていた．Bさんは家事と育児を主に引き受けていたため，Cちゃんの受傷により，回復を願いながらも，自分を責める言動を繰り返していた．またAさんもCちゃんの回復を願っていたが，仕事に行かなければならない状況にあり，自嘲している様子がみられた． **ジェノグラム（術後2日目）** 70 ─ 65　　62（−02'）─ 59（−04'） 　　　38 ─ 33 　　　　5

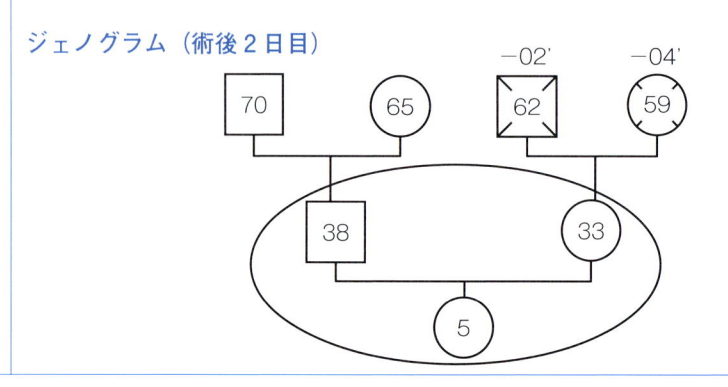

	家族情報
②家族システム 　ユニット	**S 情報** **Aさん** 　手術翌日の面会時：「妻があんなに頑張って，この子に付き添ってくれているのには感謝しています．でも，頭では妻が悪いわけではないとわかっていても，本当は心のどこかで，『ちゃんとみてくれよ！』と思っているのでしょうか」 **Bさん** 　手術翌日の面会時：「今は夫の両親が家事をしてくれているので，家のことは何とかなっています．でも夫もあまり話をしてくれないのです．やっぱり私のことを怒っているのでしょうね．今日も仕事に行ってしまうし，本当はこの子や私のことが大切じゃないのかなぁ……．家族がバラバラになりそう！」 **O 情報** 　事故以前から互いを思いやり，仕事により生活にすれ違いがあっても協力し合おうとする姿勢をもっていたが，十分なコミュニケーションがとれていなかった．また家族内では自然と役割分担が行われていた．家族はこのような大きな健康問題を経験するのは初めてであり，戸惑いを示していた．
③家族外部環境 　システム	**S 情報** **Aさんの両親** 　手術直後の面会時：「よくなりますよね．死んだり，障害が残ったりなんかしませんよね！」 　手術翌日の面会時：「眼を開けることができるようになったのはよかった．家のことは私たちがちゃんとやっておくから頑張って！」 **O 情報** 　Aさんは会社をとおして社会とのつながりをもつが，Bさんは専業主婦であり，AさんとCちゃんとの関係に人間関係が限られている．転居して間もなくで，地域とのつながりも少ない．Aさんの両親は月に2，3回はCちゃんの面倒をみに来ており，Aさん家族と良好な関係である． **エコマップ（術後2日目）**

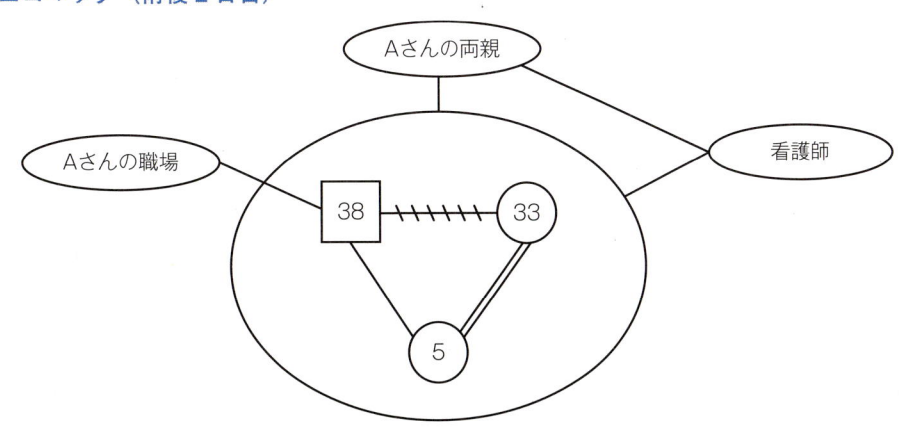

C 家族アセスメント

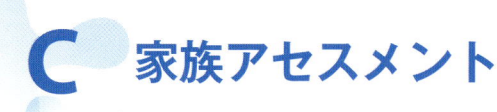

1. 家族員のアセスメント

　Aさんは，Cちゃんの生命危機という現実を認める一方で否認し，ゆらぎながら現実と向き合う準備をしている．また，会社での役割を果たすことも求められるため，役割葛藤を抱え，自尊感情，自己評価の低下が生じている．

　Bさんは，Cちゃんが生命危機状態にある事実に直面し，悲しみの感情が表面化している．また，家事や育児を自分の役割と考え，誇りにしていたこともあり，目を離した隙にCちゃんが転落したことで，強い罪悪感を表出している．

　両親共にストレスフルな出来事への適応過程にあり，この適応過程の歩みを支えることが必要である．また，役割葛藤を解消するための支援が必要である．

2. 家族システムユニットのアセスメント

　事故以前は互いを思いやり家族の凝集性は高かった．しかし，事故以降は，家族外部環境システムとの関連もあるが，Aさんは職場での役割もあり，自分で考える父親の役割を十分に発揮できないという葛藤状況に置かれている．このため，役割調整を検討する必要がある．また，これまで大きな健康問題などもなく，初めての家族に生じた危機的出来事であり対処経験が少ないため，自分たちのもつ力を発揮できず，AさんのBさんへの怒りが内心にみられるように，事実の受け止めがたさをBさんに向けているため，情緒的関係性が悪化している．コミュニケーションにおいても，軋轢が表面化している．これらのずれがBさんの発言にある「家族がバラバラ」という感覚として体験されるものになった可能性がある．

　これらより，適応過程を支援するなかで情緒的軋轢を緩和し，コミュニケーション障害を改善し，家族がもつ力を引き出す支援が必要になる．

3. 家族外部環境システムのアセスメント

　家族は地域とのつながりが少ないため，家族外部環境システムのサポート源はAさんの両親だけである．現状では，Aさんの両親が実際に家事などの役割を担うなどサポート力が発揮されている．しかし，サポート源であるAさんの両親は，孫が突然危機的状況になったことで精神的にショックを受けている可能性がある．また，Aさん家族の家事などの役割を担うことで疲労が蓄積する可能性があるため，Aさんの両親の心身の疲労状況を確認する必要があると考えられる．この状況が長期間続けば，Aさんの両親が危機的状況に陥ることも考えられるため，他の資源開発・調整も必要になる可能性がある．

家族関連図（神戸式）

```
Cちゃんの事故と生命危機
  ↓                    ↓
Bさんの対処困難      Aさんの対処困難 → Aさんの役割葛藤・自己評価の低下 ← Aさんの職場（仕事）
  ↓                    ↓                ↑
Bさんの強い罪悪感   事故の原因についての  「こんなにつらくても，仕事に行かな
                    Bさんへの怒り        ければならないなんて父親失格ですね」
                                        （Aさん）

「夫もあまり話をしてく
れないのです」（Bさん）

「本当はこの子や私のことは大切    情緒的関係性
じゃないのかなぁ…」（Bさん）  →  の悪化

コミュニケーションの        家族レジリエンスの    ← Aさんの両親
疎通性の低下       →      発達困難                の存在
```

凡例：
- 家族員
- 家族システムユニット
- 家族外部環境システム
- 家族情報
- 家族の弱み
- → 影響
- 家族症候
- 家族の強み

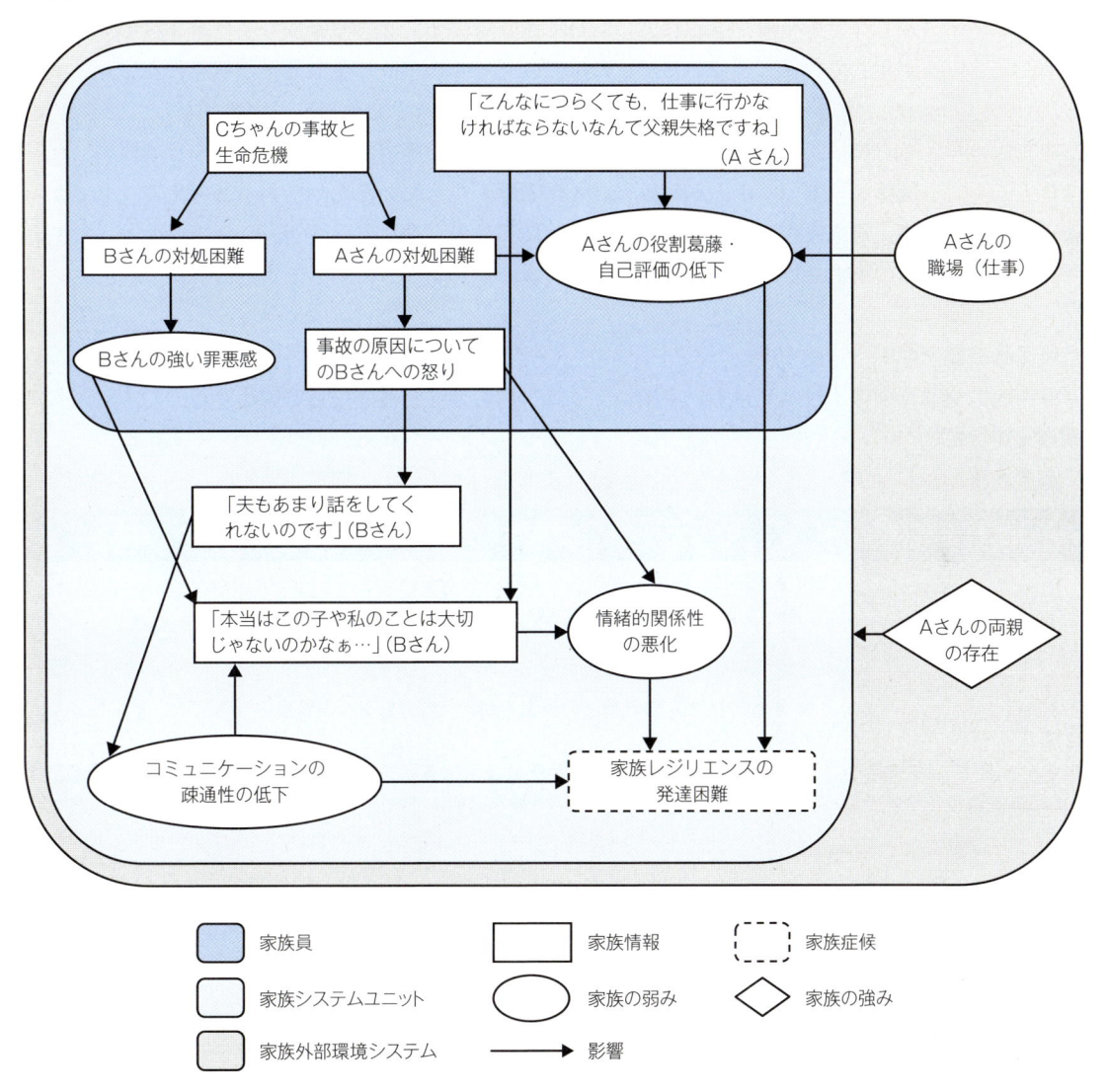

D 家族支援計画，実施，評価

　レジリエンスとは，困難やストレスから回復するために発達させる特性，およびその発達プロセスと考えられており，家族レジリエンスは「危機的状況をとおして家族が家族として回復する可能性」[1)2)]であると定義されている．また，家族レジリエンスには，"逆境に対する意味づけ""柔軟性""家族の結びつき"などの要素があることが示されている[3)]．本項では，"危機的状況のなかで家族が発達させる回復力"として家族レジリエンスをとらえ，以下に家族支援を計画した．

第Ⅱ章　家族看護学の実践

　ターゲットファミリーの家族症候は，危機的出来事に圧倒されて対処できず，家族がもつ力を発揮できる状態に回復できないこと，つまり家族レジリエンスの発達困難が生じていることである．これは，Cちゃんが事故で生命危機の状態になった体験に対し，家族員それぞれ，また家族システムユニットでの適応が困難になっていること，さらには，ここから派生して，情緒的関係性の障害，コミュニケーション障害，代替困難な役割でサポートが得られずに葛藤が生じているためであると考える．したがって，適応過程の支援と調整，情緒的関係性およびコミュニケーションの改善，役割葛藤の解消を目的とした家族支援を行う．

家族看護問題（＃1）：
家族が危機的出来事に対処できず，家族レジリエンスの発達困難が生じている
家族支援目標：
家族が家族レジリエンスの発達困難から回復し，本来もっている力を取り戻す

目標・計画	家族支援	評価
①家族員 目標： AさんとBさんが情緒的な安定を得ることができる 計画： OP 1. AさんとBさんの情緒の状態 2. AさんとBさんの発言内容 TP 1. 積極的傾聴，共感を行い，感情表出を支援する 2. 自分の感情と感情を生み出したものへの洞察を支援する 3. 体験の一般化（外在化），視点の転換を支援する 4. Cちゃんの状態についての情報を提供する EP 1. 適応過程に関する教育を行う	術後1日目に家族とかかわった看護師から，家族が危機的状況に陥っているため支援をしてほしいと家族支援専門看護師に依頼がなされ，支援を開始した． ＜AさんとBさんの気持ちの表出を助け，自分自身への洞察を深める＞ 　術後2日目，Aさんと今抱えている気持ちについて話す機会をもった．第1にはCちゃんの状態を適切に把握し，回復を知ってもらうためにも医師との連絡調整を行い，説明の機会を確保した（TP-4）． 　そのうえで今の気持ちを聞いたところ，Aさんは「今は落ち着いていると思いますが，早くよくなってほしいです．なんでこんなことになったのか．妻は悪くないのでしょうが，どうしても妻に怒りを感じてしまう．それに自分は父親なのに何もできなくて……．本当にだめな父親です」と話しており，情緒的には安定していた（OP-1，2）． 　積極的傾聴，共感的態度は常に維持しつつ（TP-1），情緒の安定をみながら（OP-1，2），Aさんの感情（特にBさんへの怒り）に焦点を当て，「どうしてBさんに怒りを感じるのだと思いますか」と洞察を深めるための質問を行った（TP-2）．これに対しAさんは「娘は生命も危ない状況になったのです！　一番近くにいた母親がちゃんとみていればこんな……，こんなことは起こらなかったのじゃないかって……」と興奮して話した． 　再び情緒の安定をみながら（OP-1，2，TP-1），「具体的にはBさんがどうすればよかったと思いますか」とさらなる洞察を促したところ（TP-2），Aさんは「どうすれば……．ずっと目を離さずにみておけばよかったのか……」と迷っていた（OP-1，2）． 　最後の質問として「ずっと目を離さないということは現実的に可能だと思いますか？」と質問する（TP-2）と，Aさんは「そうですね．無理だと思います．どうして，そんなことを求めていたのか自分でもわかりません」と穏やかな表情で話した（OP-1，2）．	情報提供の機会を設定したことでCちゃんの状態の安定は理解することができ，情緒の安定にもつながった． 核心に迫るには情緒の安定を確保することが必要であるため，積極的傾聴と共感を常に維持した．この結果，情緒的にゆらぎはあったが，洞察を深めていくことができた． 怒りが非現実的な要求に基づくことへの洞察を得られた．

4 急性期家族看護の事例展開❷ 家族レジリエンスの発達困難

目標・計画	家族支援	評価
	Aさんが，Bさんに感じていた怒りが非現実的な要求であったことに気づくことができたことから，「Aさんが，娘さんを非常に大切にしていることは，お話からもよくわかります．ひとはだれでも大切な存在が生命危機の状態になると，その事実を受け止めることが困難になります．その過程では深い悲しみとともに，原因や出来事の不条理さへの怒りが出てくることも往々にしてあり，それはひととして当然のことです」と危機への適応過程における反応を教育として伝え，体験を一般化する（TP-3，EP-1）ことで，Aさんが怒りを感じたことに罪悪感をもつことを防いだ．	適応過程の教育をすることで，個人の問題としてでなく，人間一般の反応であるという視点への転換を図ることができた．
	この結果，Aさんは「娘がこんなことになって本当につらかった．自分では認められなくて，妻にぶつけていたのかもしれません」と振り返れるようになった．	自己への洞察が深まり，認識が転換した．
	同日の昼の面会時に，Bさんにも状況を知ってもらうように取り計らい（TP-4），そのうえで今の気持ちを聞いたところ，Bさんは「状態は落ち着いてきているようでよかった！ でも私が目を離さなければ，こんなことは起こらなかったのです．夫や娘に本当に申し訳なくて……」と涙ぐんでいた（OP-1，2）． 　面談時は積極的傾聴，共感的態度を常に維持しつつ（TP-1），情緒の安定をみながら（OP-1，2），Bさんの自己拘束的な信念（目を離さなければ事故は起こらず，自分が悪いとする信念）に焦点を当て，「私（家族支援専門看護師）は，Aさんから，Bさんが一生懸命家事や育児をされていることを伺っています．私が心配しているのは，Bさんが過度に自分を責めているのではないかということなのです」と話した（TP-2）．これに対してBさんは「でも自分が目を離さなければ…… 自分が悪いのです！」と悲しそうに話した（OP-1，2）．	核心に迫るには情緒の安定を確保することが必要であるため，積極的傾聴と共感を常に維持した．
	このため，さらなる洞察を促す目的で「ずっと目を離さないということは現実的に可能だと思いますか」と問いかけたところ，Bさんは「まったく目を離さないことは無理……かもしれませんが，そうすべきだったのです」と答えた． 　Bさんは強い責任感をもっており，非現実的な要求をしていることを認めてはいても，すぐに受け入れることは困難であると判断したため，「Bさんは本当に娘さんのことを大切にされ，強い責任感をおもちなのですね．あまりにも自分を責めすぎてつらい思いをされないかが心配です．Aさんは目を離すべきではなかったと思っていらっしゃらないかもしれません．今度一緒に話してみましょう」と話し，Bさんの過度の自己要求への洞察を強化するにとどめた（TP-2）．	自分への非現実的な要求であることは認識できたが，罪悪感は強い．罪悪感が事実の受け入れがたさからくる防衛の可能性もある．洞察の強化とさらなる視点の転換の機会を提示したことにとどめたことは，防衛のうえでも重要であったと考える．
目標： Aさんの自尊感情，自己評価が高まる **計画：** **OP** 1．Aさんの自尊感情，自己評価の状況	**＜父親としてできること，できていることの評価を高める＞** 　術後2日目，Aさんは「自分は父親なのに何もできなくて……．本当にだめな父親です」と話し，低い自己評価を行っていた（OP-1，2）． 　このため，「Aさんは職場で役割を果たし，今も多忙ななかでも面会に来てくださっています．それはCちゃんの安心にもつながり，Aさんにしかできない大切なことだと思います」と努力へフィードバックを行った（TP-1）．そのうえで，「Aさんはだ	同じ事実に対して，別の解釈のフィードバックが提供されても，自分に過度に要求する傾向に変化はなかった．

241

目標・計画	家族支援	評価
2．Aさんの発言内容 **TP** 1．Aさんが父親として努力していることへのフィードバックを行う 2．Aさんが父親として，これまでにとってきた行動への洞察・意味と，これから行えることを支援する **EP** 1．ケアとしてのタッチングの意味と方法を指導する	めな父親だと自分で思われるのですか？　少なくとも私（家族支援専門看護師）には，朝に面会に来られるなど，Aさんはできる努力をされているように思えるのですが」と現実のエピソードを用いてフィードバックを行いながら（TP-1），父親としての自己像への洞察を促す質問を行った（TP-2）． 　これに対してAさんは「朝に面会に来るのは当然のことだと思っています．娘が心配ですから．父親としてもっとそばにいなくちゃならないのに，仕事に行っている自分が嫌なのです」と話した． 　直接的に娘とかかわることが父親としての自己像にかなう一方で，他に果たしている役割などが父親としての自己像に結びつかないことが示唆されたため，視点の転換として「たとえば仕事に行くことは，どのように娘さんの役に立っているか考えてみませんか？」と視点の提供を行ったところ（TP-2），Aさんはしばらく考えていたが，「私が働くことで治療費がまかなえる……ことぐらいじゃないでしょうか」と答えた． 　Aさんが間接的な役割に気づいたため，「大切なことに気づかれたのですね……．Aさんが仕事をされることも，Cちゃんにとって大切な治療を受ける費用を含めた環境をつくることにつながっていると思います．他にも安定した生活の基盤があるからこそ，Bさんが健康で毎日Cちゃんに面会に来られるのでしょう．これもAさんのお力が大きいのだと思います．Aさんが治療費のことに気づかれたように，Cちゃんを支えるうえで，直接的な役割もあれば，間接的な役割もあるのでしょうね．私はどちらも欠くことのできないものだと思いますが，Aさんはどう思われますか？」と，気づきへの強化を行った（TP-2）． 　この結果，Aさんは「自分はあせっていたのでしょうか．何かをしなければ，だめだと思っていました．全部つながっているのですね．今まで頑張ってきたことが娘の役に立っていたのはうれしいですね」と気づきを表現できるまでになった．このため，現在のペースを守りつつ，父親だからできることとして，タッチングの意味を伝え，指導を行った（EP-1）．	直接的なかかわりだけを重視していたが，間接的なかかわりがCちゃんのためにどのように役に立っているのかを考えることで，今のAさんのかかわりとCちゃんのつながりを意識しはじめた． 今までの自分のかかわり方の意味を見出せたことで，Aさんの自己像が拡大し，自己への否定的評価の表現がなくなった．
②家族システムユニット **目標**： 1．互いが抱えていた思いを知り，共有できる 2．家族のコミュニケーションの疎通性が高まる **計画**： **OP** 1．AさんとBさんの情緒の状態 2．AさんとBさんの発言内容 3．AさんとBさんのコ	＜夫婦が互いの本当の思いを知り，思い込みによるずれを解消する＞ 　術後3日目，Aさんの仕事が休みであり，昼の面会時に両者そろって面談を実施した．Cちゃんは眼を開ける反応も増え，呼びかけに応じることができるようになっていた．面談は，積極的傾聴，共感的態度は常に維持しつつ（TP-1），情緒の安定をみながら行った（OP-1，2）． 　Aさんからは「仕事も忙しく，十分に話し合えていない状況です．いい機会なので，ゆっくり話し合えたらと思っています」と前向きな発言があった．Bさんは依然として表情は暗く（OP-1，2），「よくなっているのは本当にうれしいです．でも『自分がもっとちゃんとみていれば』と思ってしまって……．夫もきっと怒っているのだと思います．あのとき以来ほとんど話をしてくれないですし」と話していた．両者の思いに依然としてずれがあると判断し，「Bさんはそのように思われているのですね．でもAさん	術後2日目までの援助により，Aさんの洞察と情緒的安定が得られていた．仲介を行うことで自発性の発揮が期待されたため，仲介のみを行ったところ，自発的な力の発揮がみられた．

目標・計画	家族支援	評価
ミュニケーションパターン TP 1. 積極的傾聴，共感を行い，感情表出を支援する 2. AさんとBさんの間の思いとコミュニケーションの仲介を行う 3. 回復し，獲得した家族の力を強化する	は違う考えをおもちかもしれません．せっかくの機会ですので，Aさんのお気持ちやお考えをBさんに話されてみてはいかがでしょう」と仲介を行った（TP-2）． 　これを受けてAさんは「ずっと目を離さないということは現実的に不可能だと思う．事故はつらいけれど，その責任が妻にあるとは今は思っていない．これまでも本当に一生懸命頑張ってくれてきているのは知っている．毎日仕事で話もできず，誤解させたままでつらい思いをさせたことは本当に申し訳ないと思っている．こんなときでも仕事に行くなんて，父親として失格だと思っていたけど，仕事に行くことも今は家族みんなのためになると思っている．自分を責め続けて，さらに2人の関係も悪くなれば，娘が悲しい思いをするだろう．だから反省すべきところは反省するとしても，みんなで協力して，娘と家族のためにできることをやっていきたいと考えている」と思いを伝えることができた． 　BさんはAさんの発言を聞いて「現実的でないと頭ではわかっていても，夫や娘に申し訳なくて，自分を責めるしかなかったのです．そのためでしょうか，夫が大切に思ってくれているのにも気づくことができなくなっていました．まだこれからできることもありますよね．話し合えてよかった」と涙を流し，前向きな表現がみられるようになり，表情も明るくなった（OP-1～3）． 　両者から前向きな反応が得られたことから，面談のなかで得られた互いを大切に思う気持ちと良好なコミュニケーションのとり方に対してフィードバックを行い強化した（TP-3）．これにより，家族の凝集性が高まり，コミュニケーションの障害も改善した．	AさんのBさんやCちゃんへの肯定的な思いを知ることで，Bさんの思い込みが相対化された．情緒的にも安定が得られ，凝集性の向上と良好なコミュニケーションを取り戻すことができた．
③家族外部環境システム 目標： 適切なサポートを得ることができる 計画： OP 1. Aさんの両親の情緒の状態 2. Aさんの両親の疲労の程度 3. サポートシステムの状況 TP 1. Aさんの両親の協力に対するフィードバックを行う 2. 必要なサポートを査定する EP 1. Aさんの両親の疲労を防ぐための役割調整を指導する	＜適切なサポートを確保する＞ 　術後4日目の面会時，面会に訪れたAさんの両親に今の気持ちと疲労の状況を聞く機会をもった． 　Aさんの両親は「本当に痛ましいことだと思っています．仲の良い家族で，Cちゃんのことは私たちも大切にしていました．だから少しでもできることがあればと思っています．体は疲れていません．ゆっくりさせてもらっていますし，大丈夫です」と話していた．Aさんの両親はCちゃんの事故を悲しく思っているが，情緒は穏やかで，疲労が蓄積している様子はなかった（OP-1, 2）． 　そのため，Aさんの両親に対して，Aさん家族をサポートをしてくれることで，家族の日常生活が維持されていることをフィードバックした（TP-1）．現状ではAさんの両親の疲労は目立たないが，入院が長期化することで疲労が蓄積する可能性があることを説明し，あまり負担を背負い込むことをしないで，家事などの分担を減らすための見直しの実施を提案し，指導した（EP-1）． 　Cちゃんは徐々に回復し，障害が残る可能性は少ないと診断された．このため，新たなサポート開発の必要性はないと考えられ，家族も負担の減少を感じていることから，フォローのみ行うことになった（OP-3, TP-2）．	Aさんの両親は，今回の出来事にうまく適応している．新たな役割を担うことでの負担も現状では著明でなく，長期的視点から調整の指導を行い，予防的支援ができた． 状況が改善に向かっており，現状では新たなサポート開発は行わなくても，さらなる重篤な危機は回避できた．

全体評価

　家族員への支援をベースとし，家族システムユニット，家族外部環境システムに支援を拡大した．夫婦それぞれに適応の仕方が異なるために，個別の対応を優先した．情緒的安定を図りながら，洞察を深める支援を行うことで，家族員がもつ否定的な認識が相対的なものであることに気づくことができた．家族員の安定が得られたことで，情緒的関係性，コミュニケーションを改善する基盤となる力を家族が得たことになり，初めて家族のずれを調整することが可能になった．これにより，家族の凝集性の向上が見込めたことから仲介のみを行った．

　この結果，家族は思いのずれを修正し，情緒的関係性を改善して，良好なコミュニケーションをとる力を取り戻すことができた．さらに，前向きに取り組もうとする姿勢も得ることができた．長期化することでサポートの減少が新たな危機を生じる可能性もあったが，Cちゃんの回復も見込まれたため，新たな資源の導入は行わず，家族として力を発揮する条件を整えていくことで対応できると考えられた．

エコマップ（家族支援後）

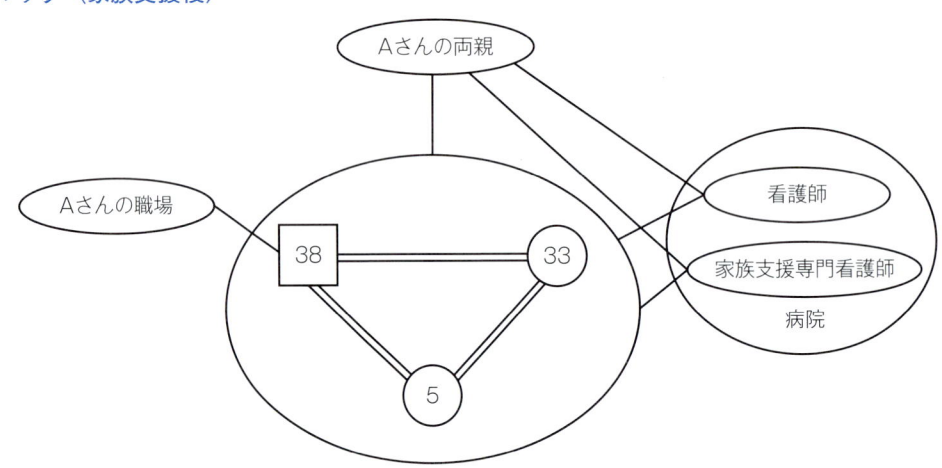

E　家族看護過程の評価と検証

1. 家族経過図

　家族機能レベルの変動を明らかにするために，ターゲットファミリーの家族機能レベルを低下させたイベント（下向き矢印），家族機能レベルの維持・向上のために実施した家族支援（上向き矢印）を家族経過図として示した．家族支援の評価指標である家族機能レベルの経時的変動をみることで，家族看護過程の展開に対する評価を実施した．

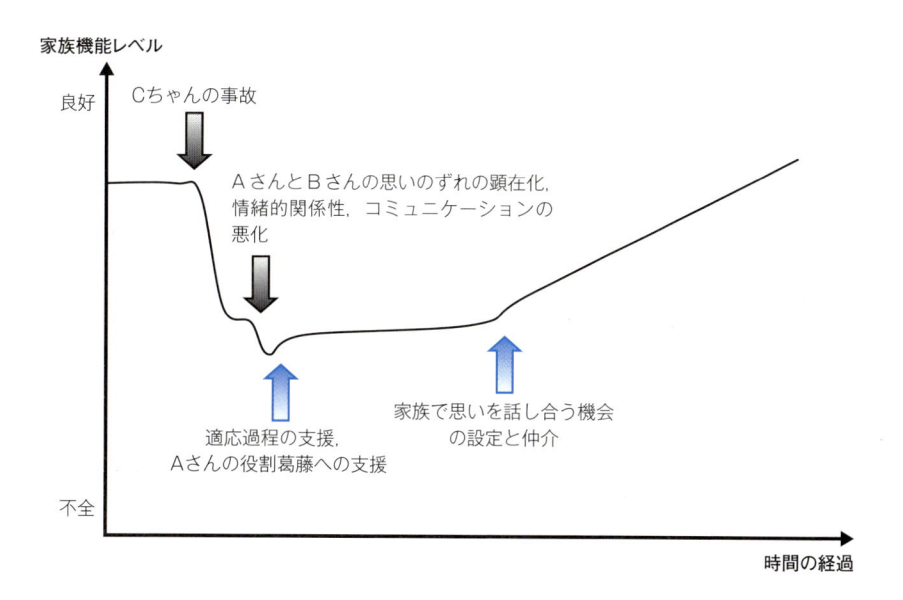

家族機能レベル

良好

Cちゃんの事故

AさんとBさんの思いのずれの顕在化，
情緒的関係性，コミュニケーションの
悪化

適応過程の支援，
Aさんの役割葛藤への支援

家族で思いを話し合う機会
の設定と仲介

不全

時間の経過

2. リフレクション

　本事例では，事故前の家族の凝集性はある程度高かったが，生活リズムの違いなどもあり，コミュニケーションは十分にとれておらず，凝集性の基盤も弱かった可能性がある．このため事故を契機として，ストレスフルな体験に容易に適応できない状態に陥ると，前述のような家族の基盤の弱さが表出し，危機的状況に陥ったと考えられる．今回の支援では，AさんとBさんの気持ちの表出を支援し，特にAさんの洞察を促すなかで，怒りの源泉がCちゃんの生命危機の受け止めがたさによるものであったことにAさんが気づけたことにより，Bさんへの怒りを伴わずにコミュニケーションをとることが可能になった．この結果として夫婦のコミュニケーションが円滑になり，情緒的関係性の基盤も安定する力を得たのである．コミュニケーションの改善，情緒的関係性の改善は家族レジリエンスを促すための要素に該当しており，家族レジリエンスを発達させることができたことで危機を乗り越えることができたと考えられる[4)5)]．

　Cちゃんは一時生命危機状態になったが，回復傾向にあり，家族に影響するストレス源そのものが一時的なものであることが，家族レジリエンスの獲得を促進した可能性もある．しかし，回復が困難な場合など容易にそのストレス源の改善が見込めないような事例の場合には，家族レジリエンスを獲得する過程で，受け入れがたい現実に向き合うことが求められることもありうる．これによりかえって強い感情反応を生じる危険性もあり，慎重に時期や家族の状態を見極めて支援を行う必要がある．また，容易に回復の見込めない事例の場合には，長期化することも予測され，本事例では行わなかった家族外部環境システムからのサポートの確保など資源の強化を早い時期から検討し，実施していくことも，柔軟性などの家族レジリエンスの発達を促進することにつながるため，検討しておく必要がある[6)-9)]．

第II章 家族看護学の実践

引用文献

1) Walsh, F：The concept of family resilience：Crisis and challenge, Family Process, 35(3)：261-281, 1996.
2) Walsh, F：Family resilience：A framework for clinical practice, Family Process, 42(1)：1-18, 2003.
3) 得津慎子：家族レジリエンス尺度作成に向けて，関西福祉大学紀要，7：119-132, 2003.
4) 前掲書1).
5) 前掲書2).
6) 得津慎子：家族レジリエンスの家族支援の臨床応用に向けて，関西福祉大学紀要，6：39-50, 2002.
7) 得津慎子：家族支援にあたって家族レジリエンスに注目することの有用性，関西福祉大学紀要,11：55-67, 2007.
8) 石井京子：レジリエンスの定義と研究動向，看護研究，42(1)：3-14, 2009.
9) 川上智香・西村明子・他：レジリエンス概念と今後の研究動向，大阪大学看護学雑誌，11(1)：5-10, 2005.

4 急性期家族看護の事例展開❸
家族の形成困難
―超低出生体重児が加わった危機的家族のケース―

A 家族ケースの紹介

　夫Aさん（26歳），妻Bさん（26歳）の2人家族であった．3年間の交際を経て，25歳で結婚した．Bさんの両親（父親54歳，母親53歳）は，自宅から徒歩10分の所で暮らしている．Aさんの両親の住まいは，自宅から電車で2時間ほどである．Bさんの弟は結婚し，他県に在住している．Aさんにはきょうだいはいない．Aさんは会社員で，Bさんは結婚を機に退職して専業主婦をしている．家事はBさんがほとんど行い，仕事が休みの日はAさんも手伝う．Aさんの残業が日常化しているが，夫婦の会話は多く，互いを大切に思っていて夫婦関係は良好である．結婚して1年後に妊娠し，2人はこの妊娠を非常に喜んでいた．日常生活を営むうえで経済的問題はないが，妊娠や出産後の生活への出費を心配していた．

　在胎期間24週，切迫早産と前期破水のために緊急入院し，絶対安静になった．医師から早産の可能性があるという説明を夫婦そろって受け，2人は早産児について雑誌やインターネットで調べていた．Bさんは助産師に対して，早産で子どもが産まれるかもしれないことに自責の念を感じていることを吐露していた．

　Bさんの入院中，Bさんの母親が家事を代行し，Bさんの衣服や日用品の差し入れをしていた．Aさんは仕事が忙しく，Bさんとは週末以外に会えなかった．夫婦の結びつきが強いため，Bさんは入院生活中に夫婦の時間をもてないことがつらく，普段は弱音を吐かない性格にもかかわらず，AさんやBさんの母親が面会に来ると入院のつらさを話しており，助産師には自分のふがいなさを語っていた．AさんはBさんを心配しており，毎日面会したいと思っていたが，仕事を休むことで解雇される不安があり，仕事に専念せざるをえなかった．しかし，そのことはBさんに伝えていなかった．Bさんは母親に対して，Aさんは仕事が忙しいので，出産後の育児や家事を手伝ってくれないかもしれないという不安を訴えていた．

　在胎期間27週になって，胎児仮死の徴候が認められたので緊急帝王切開になり，出生体重790gの女児を出産した．アプガースコアは1分後6点，5分後7点であった．母子共に生命に危険はなかったが，子どもは新生児特定集中治療室（neonatal intensive care unit：NICU）に入院した．このとき，助産師に対して，Bさんは子どもに対する申し訳なさや子育てに自信がないことを語り，Aさんは子どもの将来や子育てに対して不安を語った．

出産翌日，Bさんと助産師が一緒にNICUにいる子どもに会いに行った．NICUという特殊な環境のなかで，子どもは呼吸器による管理と点滴による治療を受けていた．Bさんは保育器のそばに行き，医師と看護師から子どもの状態や治療に関する説明を聞いて理解したが，創部痛が強まったので病室に戻った．その夜，プライマリ助産師が病室を訪れると，Bさんは面会に来たAさんと一緒に話をしていた．Bさんはプライマリ助産師に対して，子どものことをAさんと相談していて，Aさんは子どもを育てられないという結論になったと語った．

B 家族情報の収集

	家族情報
①家族員	**S情報** **Bさん** 　出産前：「早産になるかもしれないのですよね……．私がもっとしっかりしていたら，こんなことにはならないのでしょうけど……．早産の子どもは，障害が残ることがあるそうですね．私のせいで……この子は……」「弱音を吐いてしまう自分がふがいない」 　出産直後：「無事に産まれてよかったです．でも，こんなに早く産んでしまって，あの子に対して本当に申し訳ない気持ちです……．入院してからつらくて，弱音ばかり言うようになって．こんな私は，きっとあの子を育てることはできない……」 　NICUを初めて訪れた日の夜：「2人でこれからのことを相談していました．思っていた以上に子どもの状態は大変なのですね．あの子は将来どうなっていくのか……．障害が残ると子どもがかわいそうだし，育児にも手がかかるだろうし……．今の私たちでは育てられない気がして」 **Aさん** 　出産直後：「出産前，2人で早産児について調べていたら，亡くなってしまうことや障害が残ることが書いてあり，子どものこれからを考えると不安です．僕たちにあの子を育てていくことができるだろうか……」 　BさんがNICUを初めて訪れた日の夜：「僕も，今の僕たちに子育ては無理だと思っていて，妻に僕の考えを伝えたら，2人とも同じように悩んでいました．妻は，今日，NICUや子どもの様子から，育てられないという思いが強くなったようです」 **O情報** 　Aさんは会社員，Bさんは専業主婦である．Bさんが緊急入院し，絶対安静の入院生活を送ることになり，超低出生体重で子どもを出産した．Bさんは普段は弱音を言うことはないが，入院生活がつらく，弱音をこぼしていた．Aさんは会社を解雇されるかもしれないという不安から，仕事に専念していた．

4 急性期家族看護の事例展開❸ 家族の形成困難

	家族情報
	ジェノグラム（産後1日目） 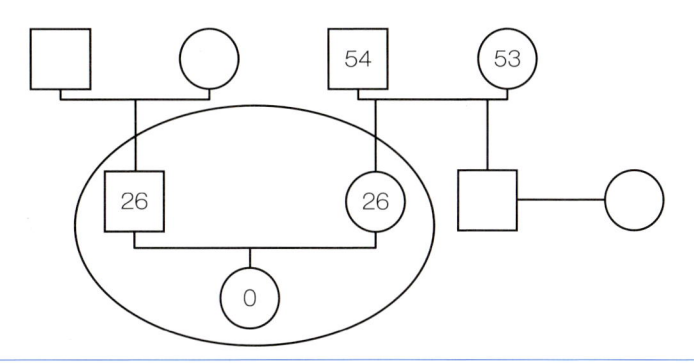
②家族システムユニット	**S情報** 「子どもを家族として受け入れられない，育てていけないという結論になりました．治療を止めてほしいとか，死んでほしいとかではなく，今の僕たちには育てられないということなのです」 **O情報** 　結婚後1年が経過し，形成期から養育期に移行した家族である．夫婦は今回の妊娠を非常に喜んでいた．Bさんが家事のほとんどを行っていたが，休みの日はAさんも手伝っていた．日常生活を営むうえで経済的な問題はないが，妊娠，出産後の生活にかかる出費を心配していた．夫婦関係は良好で，互いが支えになっている．入院中，Aさんは仕事が忙しく，夫婦は週末以外ほとんど会えなかった．
③家族外部環境システム	**O情報** 　Bさんは専業主婦で，自宅から徒歩10分の所に住むBさんの両親以外に，家族外部との関係はほとんどない．Bさんの入院中は，Bさんの母親が家事を手伝い，Bさんの衣服や日用品などを届けていた．Aさんの両親は電車で2時間ほど離れた所に，Bさんの弟は結婚して他県に在住しており，いずれも交流はほとんどない．夫婦共に病院の担当助産師を信頼している．雑誌やインターネットから，早産の子どもに関する情報を得ていた． **エコマップ（産後1日目）** 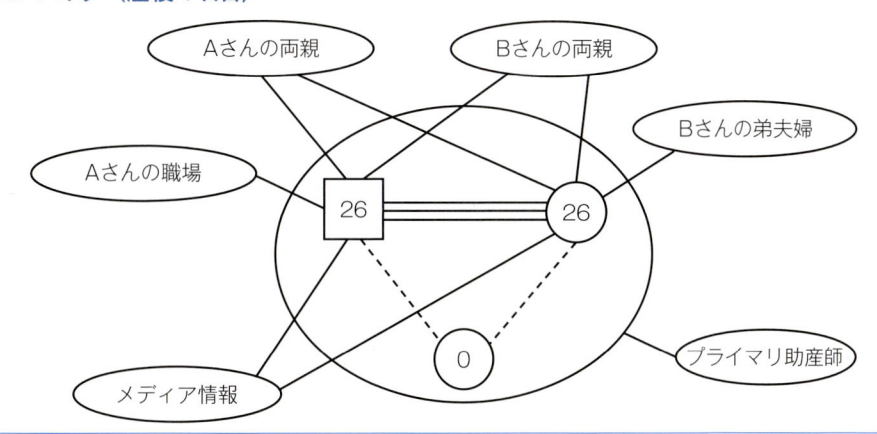

C 家族アセスメント

1. 家族員のアセスメント

　Bさんは入院後，頼りにしているAさんと会う機会の減少や，絶対安静や帝王切開での出産などから心身の疲労が蓄積していると考えられる．日頃は前向きな性格であるが，超低出生体重児を出産したことに自責の念があるうえ，入院中のつらさをAさんや母親に吐露したことにふがいなさを感じており，自己効力感が低下していると考えられる．また，子どもの今後について否定的な情報を多く得ているため，子どもに障害が出現することや死亡するリスクに対して不安を感じている．さらに，子どもが生存した場合に手がかかると思われる育児に対して，仕事が忙しいAさんから協力が得られないことに不安を感じていると考えられる．しかし，Bさんは妊娠を喜んでいたことや，無事に出産できたことに安堵しているので，心身の疲労が回復し，低下した自己効力感を高め，子どもの今後に関する正確な情報を得ることで，子どもと向き合い，家族員として受け入れることが可能になると考えられる．

　Aさんも子どもに障害が出現することや死亡するリスクに対して不安があるため，子どもを受け入れられるように調整する必要があると考えられる．また，Bさんを支えたいという気持ちはあるが，仕事を休むことで解雇されるのではないかという思いから仕事に専念し，週末にしかBさんに会えない状況にある．Aさんが子どもを育てられないと考えるに至った信念を明らかにし，家族形成をサポートする必要がある．

2. 家族システムユニットのアセスメント

　結婚後1年の若い夫婦であるこの家族は，今回，子どもに生命の危機や障害が残るおそれがある超低出生体重児を出産した．出産に先立ち，メディアから超低出生体重児に関する否定的な情報を得ていたが，これがわが子の子育てや生命に対する不安を生み，子どもを家族として受け入れることができない，育てていくことができないという思いが出現し，危機的状況になったと考えられる．さらに，形成期の家族であるため，家族としての対処経験が乏しいことから，対処能力が不足していると考えられ，それが危機的状況をさらに強める結果となっていると考えられる．したがって，この家族は，超低出生体重児が加わることで危機的状況になり，その結果，家族の形成困難という家族症候が出現していると考えられる．

3. 家族外部環境システムのアセスメント

　Bさんの両親は近所に住んでおり，Bさんの入院中に家事を代行したり，Bさんの衣類や日用品を病院に届けていたことから，退院後もこの親族がサポート源になると考えられる．また，夫婦共にプライマリ助産師には様々な思いを打ち明けているので，プライマリ助産師による情報収集や支援を行うことは有効であると考えられる．

4　急性期家族看護の事例展開❸　家族の形成困難

家族関連図（神戸式）

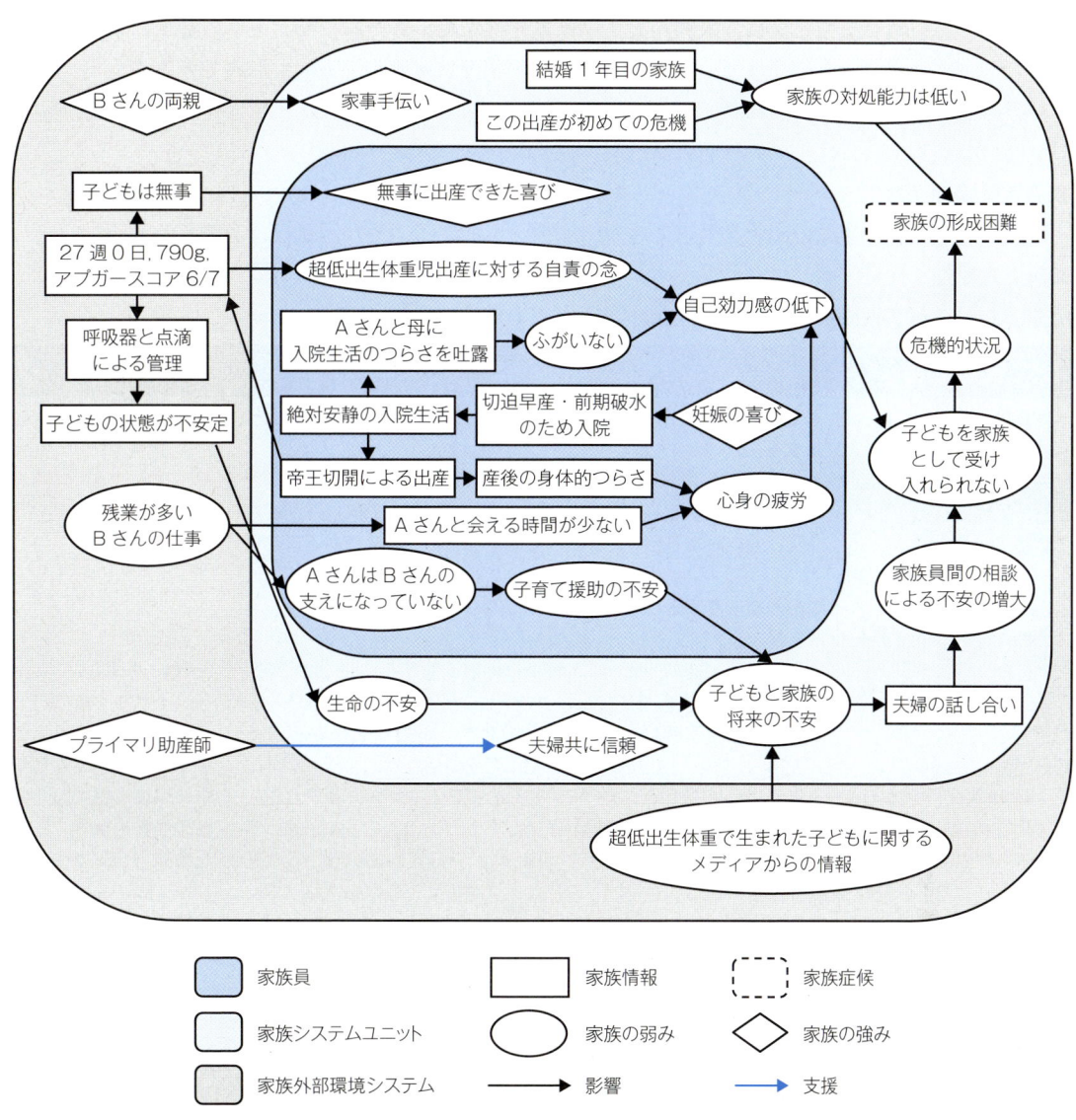

家族関連図の要素：
- 結婚1年目の家族
- この出産が初めての危機
- 家族の対処能力は低い
- Bさんの両親
- 家事手伝い
- 子どもは無事
- 無事に出産できた喜び
- 27週0日，790g，アプガースコア6/7
- 呼吸器と点滴による管理
- 子どもの状態が不安定
- 超低出生体重児出産に対する自責の念
- Aさんと母に入院生活のつらさを吐露
- ふがいない
- 自己効力感の低下
- 家族の形成困難
- 絶対安静の入院生活
- 切迫早産・前期破水のため入院
- 妊娠の喜び
- 危機的状況
- 帝王切開による出産
- 産後の身体的つらさ
- 心身の疲労
- 子どもを家族として受け入れられない
- 残業が多いBさんの仕事
- Aさんと会える時間が少ない
- AさんはBさんの支えになっていない
- 子育て援助の不安
- 家族員間の相談による不安の増大
- プライマリ助産師
- 生命の不安
- 子どもと家族の将来の不安
- 夫婦の話し合い
- 夫婦共に信頼
- 超低出生体重で生まれた子どもに関するメディアからの情報

凡例：
- 家族員
- 家族情報
- 家族症候
- 家族システムユニット
- 家族の弱み
- 家族の強み
- 家族外部環境システム
- → 影響
- → 支援

D 家族支援計画，実施，評価

　ターゲットファミリーの家族症候は，超低出生体重児の出産によって生じた危機的状況によって，家族が家族の形成困難になったことである．これは，初めての妊娠，出産に加えて，Bさんの長期間の絶対安静，Aさんとのかかわりの減少，超低出生体重児の出産によってBさんの自己効力感が低下したこと，メディアからの不適切な情報によって生じた将来の子どもや家族に対する，家族の対処経験の乏しさによって生じた家族症候であると考えられた．したがって，Bさんの心身の疲労の回復とA

さんからのサポートを利用してBさんが自己効力感を取り戻すこと，家族に対する適切な情報提供，家族内および家族外部環境システムのサポートの活用による対処能力の向上によって，家族がこの危機的状況に対処し，家族が形成できるよう支援することにした．

家族看護問題（＃1）：
家族は超低出生体重児の出生を受容できず，家族を形成することが困難な状況である

家族支援目標：
家族が子どもを家族員として受け入れ，家族形成できる

目標・計画	家族支援	評価
①家族員 目標： Bさんが子どもを家族員として受け入れることができる 1. Bさんが妊娠，出産を振り返ることで，子どもに対する気持ちを話すことができる 計画： OP 1. 面接の場の雰囲気 2. 面接中の様子 3. 面接中の発言，話し方 TP 1. 助産師に支援を依頼する 2. 助産師にBさんへの支援が必要な理由と意図を伝える 3. Bさんが妊娠，出産を振り返るための場を提供する 4. 振り返りの内容を傾聴し，思いを受け止める 5. 子どもに対する思いを確認する 6. 情報提供の機会を設けることを約束する 7. 身体的疲労を軽減できるように休息を促す	＜Bさんの気持ちの表出を促すようかかわり，出産の振り返りをする＞ 　産後2日目に，家族支援専門看護師は，助産師に対してBさんの妊娠中の生活と出産の振り返りを依頼した（TP-1）．Bさんが子どもに対する思いを表出し確認することが目的である旨を伝え（TP-2），助産師はそれを了承した．助産師は，Bさんと2人で静かな個室で振り返りを行った（OP-1，TP-3）． 　Bさんは泣きながら，「入院中は絶対安静で不自由な生活で，夫は仕事で，会えなくてつらかった」とつらそうに語った（OP-2，3）ため，助産師はBさんのこれまでの頑張りをねぎらった（TP-4）．また，「妊娠中は食べ物に気をつけたり，なるべく外出しないように努めていたのに，どうしてこんなに早く産まれたのかわからなかった．私の何かが至らなかったのだろうなと思っています」と語った（OP-3）．助産師は，「妊娠中にいろいろな配慮をして，とっても子どものことを大事にしてきたのだね．早く産まれたのは，パパとママに早く会いたかったのかもしれないね．早産はBさんのせいでは決してないよ」と伝えた（TP-4）． 　Bさんは，「ありがとうございます．でも，今回の妊娠，出産を通じて自分に自信がなくなっちゃった．こんな私に子育てなんて，きっとできないですよね．雑誌やインターネットで調べたんですけど，超低出生体重で生まれた子どもって障害が残ることが多いみたいですね．障害が残る子どもを世話するなんて自信がないです．だれか他のもっと子どもを上手に育ててくれるひとがいると思います」と話した（OP-3）．「だけど，妊娠はとても嬉しかったんです．子どもを大事に育てようって2人で話していました．でもこの先，子どもがどうなるかわからないし，今は自信がないんです」と語った（OP-3）． 　助産師は「そうですか……．いろいろつらい思いを抱えていらっしゃるのですね．私たちはその思いが少しでも和らぐように，お手伝いさせていただきます．ところで，雑誌やインターネットからいろいろな情報を得られていたようですが，そういった情報のなかには正しくないものも含まれているといわれています．ですので，医師に相談して情報提供する場を後日つくりたいと思いますが，いかがでしょうか」と語ると，Bさんは快く了承した（TP-5，6）．	Bさんが思いを表出し，子どもを家族員として受け入れられるよう支援した．話がしやすい環境を提供し，傾聴の姿勢を保ち，Bさんの発言を支持したことが，Bさんが助産師に様々な思いを語るうえで有効であった． 助産師がBさんに支持的にかかわることによって，雑誌やインターネットから不適切な情報を得ていたこと，それが子どもを育てられないと考える原因であることがわかっ

目標・計画	家族支援	評価
	最後に，助産師は「出産して間もなく，体調も万全ではないこの時期に，つらい思いを語ってくださってありがとうございました．どうぞゆっくり休んでください」（TP-7）と伝え，面接を終えた．	た．また，Bさんは本当は子どもを大切に思っている気持ちがあることが確認された．
目標： 2．Bさんが育児への自己効力感を獲得できる（取り戻す） **計画：** OP 1．子どもとのかかわり方 2．面会中，面会後のBさんの様子 3．面会中，面会後のBさんの子どもに対する発言，話し方 TP 1．他部門と調整を行う 2．医師，看護師に母乳を与えるための説明を依頼する 3．Bさんが母乳を与えられるようにNICUの医師，看護師と調整する 4．母乳を子どもに与える 5．Bさんの思いを傾聴し，受け止める 6．支援後は，身体的疲労を軽減できるよう休息を促す 7．医師，看護師が授乳に対する説明を行う	＜Bさんと子どもとのかかわりをつくる＞ 　助産師から面接内容について確認した家族支援専門看護師は，次はBさんの子育てに対する自己効力感を高める支援が必要であると考えた．Bさんの子どもを大切に思う気持ちが確認されたことから，Bさんが子どもに母乳を与える計画を立案した． 　家族支援専門看護師は，Bさんの助産師やNICUの医師，看護師にその支援の意義について説明し，子どもに母乳を与えることが可能かどうかを確認した．了解が得られたため，Bさんの体調がよいときに子どもに母乳を与える支援を行うように調整した（TP-1～3）． 　助産師は，Bさんに授乳する意義を説明し，Bさんは「皆さんがいいとおっしゃってくださるなら……」と言い，授乳することにした．助産師が付き添い，BさんはNICUへ来棟した．ここで，医師，看護師からBさんに授乳のメリットを説明した（TP-7）． 　Bさんは「今のこの子に母乳をあげても大丈夫ですか？」と話したので（OP-3），医師が問題ないことを説明した（TP-7）．Bさんの納得のうえ，実施することになった（TP-4）．Bさんは，搾乳した母乳を浸した綿棒を子どもが吸うのを見て，「吸ってくれている……．とってもうれしいです．今の私でも，この子にできることがあるのですね……」と話した（OP-1，3）． 　家族支援専門看護師が，「これはお母さんにしかできないことですね．きっとお母さんからの母乳をもらって，この子はとっても喜んでいますよ．よかったね」と話す（TP-5）と，Bさんは泣きながらうなずいた（OP-2）． 　支援後，Bさんは出産後であること，NICUの環境に慣れていないことから体調を崩すおそれもあるため，速やかに休息がとれるように入院病棟に戻るよう促した（TP-6）． 　病室に戻った後，Bさんは「今日はとてもうれしかったです．こんな私でも，あの子のためにできることがあるとわかりました．これからも母乳をあげたい．自分の子どもという実感があまりなかったのですが，今日は自分の子どもだと実感しました．こんなふうにしてみんな母親になっていくのかな……と思いました．やっぱり，この子のことを育てたいと思えました」と話した（OP-2，3）． 　助産師と家族支援専門看護師は傾聴し，「そうだよね……．少しずつこういう経験を積み重ねていって，きっとお母さんになっていくんだろうね．一緒にやっていきましょう」と話した（TP-5）．Bさんは嬉しそうだったが疲れた様子もあったので，休息を促した（TP-6）．	子育てに対する自己効力感を高める支援である．母親として子どもにできることをNICUの医師，看護師に相談，調整を図ることで，支援が可能になった． Bさんは，授乳によって子どもにできることがあると気づき，母親としての自己効力感を増す出来事になった． Bさんは，子どもを受け入れる気持ちがあることに気づくことができた．
目標： 1．AさんがBさんの出	＜Aさんの思いを表出するために話し合う＞ 　家族支援専門看護師は，AさんがBさんの妊娠や出産，子ど	

目標・計画	家族支援	評価
産に対する思いを表出することができる 2. AさんがBさんの自己効力感を高めるためのサポートを実行できる 計画： OP 1. 面接中のAさんの発言，態度 2. 面接の場の雰囲気 3. 面接中のAさんの様子 TP 1. Bさんと子どもに対する思いを確認する 2. AさんからBさんへサポートしてもらえるよう促す 3. 妊娠中の生活や出産について振り返ってもらう 4. Aさんの思いを傾聴し，思いを受け止める	もに対する不安だけでなく，Bさんや子どもに対する思いを振り返り表出できることが必要であると考えた．そのうえでAさんはBさんのキーパーソンであり，Bさんの自己効力感の回復のためにAさんがサポーターとなる必要があると考え，Aさんと静かな個室で話し合いをもった（OP-2）． 　家族支援専門看護師は「AさんはBさんの今回の妊娠や出産についてどのように思っていらっしゃいますか？」と話した．Aさんは「妻はとても大変だったと思います．そのうえ，早産児を産んでしまったので，いろいろな思いをもっているでしょう．でも，妻のせいで子どもが早産で産まれたわけではないと思っています．他には……．入院中にあまり会えなかったことがつらかっただろうなと思っていました」と語った（OP-1，TP-1）． 　「Aさんご自身はどうですか？」と聞くと，「妻を応援したかったが，何をしてあげればよいかわからず，悩んでいました．仕事も休めないし．仕事を休んでしまってリストラにあい，仕事がなくなったら妻も子どもも養うことができないから，家族のために仕事を頑張ろうと思っていました．妻になかなか会えないことは本当につらかったです．そのうえ，子どもは小さく産まれるかもしれないということで，子どもの将来が心配でした．自分が子どもと妻を支えることができるのかと不安になりました．でも，この不安を見せたら，妻がさらに苦しむと思って見せないようにしています」と語った（OP-1，TP-1，3）． 　家族支援専門看護師は，Aさんの気持ちを受け止め，入院中から家族を支え続けたことをねぎらった．「AさんはBさんのことを大変思っていらっしゃるのですね．Aさんもつらかったという気持ち，よくわかります．そういう思いももっていらっしゃっていても，妻に伝えられない男性の方をこれまで多くみてきました．でも，今のAさんの気持ち，早産はBさんのせいではないと思っていることを含めて伝えてはどうですか．その点は，Bさんも引っかかっているのではないでしょうか？　Aさんの思いを伝えることが，今，Bさんにしてあげられる一番のことかもしれないですね」と伝えた（TP-2，4）．Aさんは「そうしてみます」と語った（OP-1）． 　話し合いの最後に，Aさんは「ですが，子どものこれからのことは不安なままなんです．子どもを受け入れること，育てることができないという考えは変わりません．妻もそう思っているでしょうし」と厳しい口調で語った（OP-1，3）．	Aさんの思いを傾聴し，これまで打ち明けられなかったAさんの思いを引き出すことができた． AさんがBさんに何かしたいという思いと，Bさんの自己効力感向上への効果を考え，Aさんができることを伝えた．この面接から，子どもの障害を含めた将来への不安が明らかになり，この点に関して説明が必要であると考えられた．また，夫婦の意見に相違が生じてきているため，夫婦一緒の話し合いが必要であることが明らかになった．
②家族システムユニット 目標： 1. 家族が今後について再考することができる 2. 家族が医療職者から子どもに関する情報を得て，理解できる 計画： OP	＜夫婦間の調整を図るための話し合いをもつ＞ 　家族支援専門看護師は，Bさんは子どもを育てようと思い始めている一方，Aさんは消極的であるため，家族としての意見を再考するための機会を計画した（TP-1）．夫婦が発言しやすいように，助産師も参加した（TP-2）．今後の子どもの状態に関する説明も同時に行うことにし，医師も参加した（TP-3）．夫婦を支えるBさんの母親にも，理解と援助を得るために参加してもらった． 　話し合いの場は，意見が言いやすいよう静かな個室を設け，夫	夫婦の意見に相違が生じてきているため，家族の思いを再考し，家族形成のために夫婦で相談する場を設けた．

目標・計画	家族支援	評価
1. 夫婦の様子，発言 2. Bさんの母親の様子，発言 3. 面接の場の雰囲気 4. 夫婦のコミュニケーションパターン 5. Bさんの母親と夫婦のコミュニケーションパターン **TP** 1. Bさんの母親や家族支援専門看護師，助産師，医師を交えて，夫婦の子どもに対する思いを話し合う機会をつくる 2. 発言しやすい環境をつくる 3. 医師も含めた医療職者で説明を行う 4. 医師，助産師，看護師により説明を行う 5. 家族へのサポートを伝える	婦の子どもに対する今の思いを話してもらった（OP-3）．Aさんは「子どもを受け入れ育てることはできない」と語った（OP-1）．一方，Bさんは「入院してからつらく，子育てはできないと考えていたけれど，お産を振り返ったり，母乳をあげて，子どもを育てたいと思うようになった．大変でも私の子どもだから……」と話した（OP-1）．Aさんは驚き，「いつの間にそう思っていたんだ？これから子どもがどうなるかもわからないのに，無理だと思う」とBさんに話した（OP-4）． 　そこで，子どもの今後について医師が障害の内容や退院後の様子，サポートについて説明し，助産師と看護師が，退院後の家族を支える家族会の存在や子どものケアについて説明した（TP-4，5）．夫婦は，医師の説明と雑誌やインターネットの情報との違いを知り，驚いた表情をみせた． 　Aさんは「病院の方は，私たちの子どもに対して精いっぱいやってくれているのに，子どもを受け入れられないと言っている場合ではないのかもしれない」とBさんに言い，Bさんはうなずいていた． 　Bさんの母親は，「皆さんがこんなふうに言ってくださっているし，子どもを育てていきましょうよ．私にもできることがあれば協力するから」と言った（OP-2，5）．子どもを家族として受け入れる姿勢が生まれた．	信頼できる助産師，NICUの看護師，医師に参加してもらい，家族の子どもに対する思いが変化した．Bさんの母親にも参加してもらったことで，退院後の協力を得られることができた．
③家族外部環境システム **目標：** 1. 社会システムからの情報を適切に取り入れることができる 2. サポートがあることがわかる **計画：** **OP** 1. 説明時の夫婦の様子 2. Bさんの母親の様子，発言 3. 夫婦とBさんの母親とのコミュニケーションパターン **TP** 1. 医師や看護師による子どもの状況に合った情報提供を行う 2. 医療職者が家族に対して支持を表明する	**＜夫婦が適切な情報を得る機会とサポートを知る機会をつくる＞** 　メディア情報から超低出生体重児に関する情報を得ていたが，子どもの状況に合っていないものが多かった．そのため，家族支援専門看護師は，家族との話し合い時に，医師から退院後の子どもの様子や状態を説明してもらい（TP-1），子どもの正しい理解を深めてもらった（詳細は，家族システムユニットの家族支援を参照）． 　家族は，子どもの状況を知り，子どもの障害などについても家族として受け入れていく気持ちをもつことができた（OP-1，2）．話し合いにはBさんの母親も参加していた．Bさんの母親は子どもや家族が置かれている状況を理解し，「私にもできることがあれば協力するから」と発言した（OP-3）．医師・看護師は「一緒に協力していきましょう．いつでも何でも気軽に話してください」と話した（TP-2）．夫婦はうなずき，「ありがとうございます」と話した（OP-1）．	適切な情報を提供することで，子どもを受け入れるための支援につながった．医療職者やBさんの母親のサポートがあることに気づくことができた．

全体評価

　家族員であるAさんとBさんに対する支援を行い，それぞれの思いを表出できた．Aさんには，自分のつらさや家族を支える思いを表出してもらい，家族支援専門看護師はそれを受け止め，理解した．そして，Bさんに対する思いを伝えることが，Bさんの自己効力感を高めるための支援になると考えたため，思いを伝えるよう促した．Bさんが子育てのキーパーソンであるので，Bさんには子育てに自信がもてるよう，自己効力感を高めるために，疲労の回復や子どもに母乳を与えるという支援を行った．これによって，Bさんは子どもの受け入れに積極的な思いを抱くようになった．しかし，夫婦の子育てに対する思いは異なったものになった．

　そこで，夫婦の思いを統一し，子どもの成長・発達や育児に対する不安を軽減するために，医療職者との話し合いを行った．そして，Bさんが子どもを受け入れようと思えたこと，この家族が非常に良好な関係にあるという家族の強みを生かした支援を行った．医療職者から子どもの状況に合った情報を得ることで，子どもに対する不安が軽減され，不安によって生じた危機的状況の解消につながった．さらに，この家族は医療職者やBさんの母親からのサポートの存在にも気づいたため，対処能力が向上した．その結果，家族形成の困難という家族症候は消失し，子どもを家族員として受け入れることができた．

エコマップ（家族支援後）

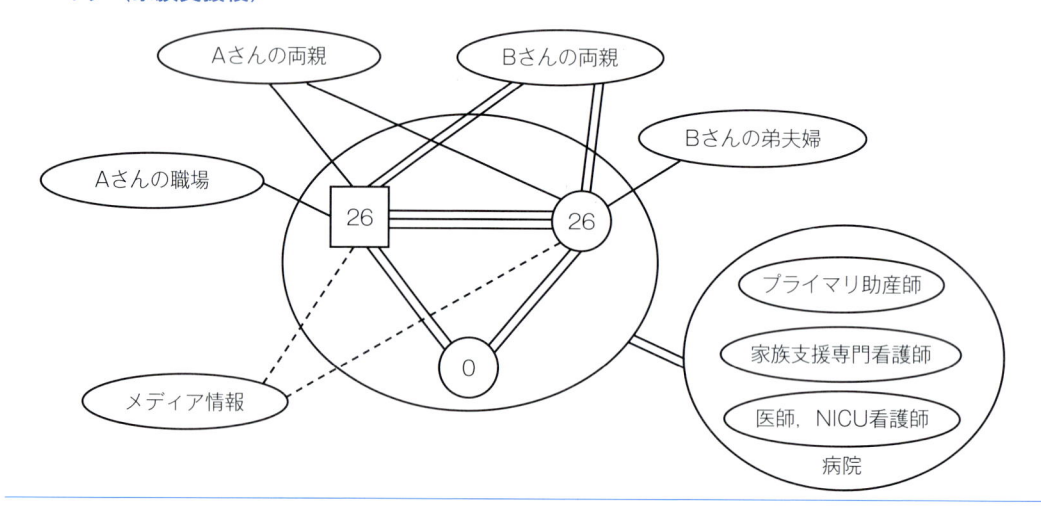

E　家族看護過程の評価と検証

1. 家族経過図

　　家族機能レベルの変動を明らかにするために，ターゲットファミリーの家族機能レベルを低下させたイベント（下向き矢印），家族機能レベルの維持・向上のために実施した家族支援（上向き矢印）を家族経過図として示した．家族支援の評価指標である家族機能レベルの経時的変動をみることで，家族看護過程の展開に対する評価を実施した．

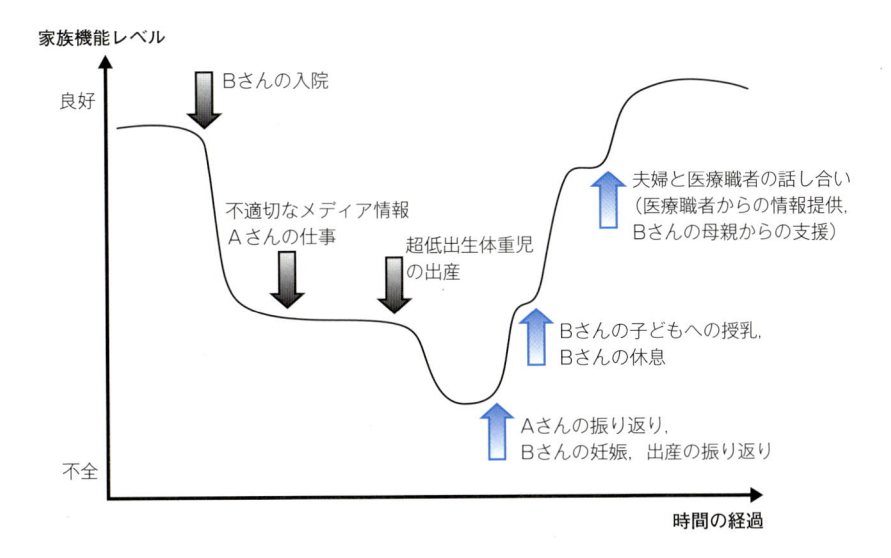

2. リフレクション

1）産前からの家族支援

家族支援は出産後に始めたが，出産前からBさんは不安を医療職者に打ち明けていたことから，より早期からの家族支援が必要であったと考える．また，本事例では，出産前に医師が行った子どもに関する説明の詳細は不明であるが，この情報提供が不十分であったため夫婦はメディアからの情報に頼ることになった可能性があり，医療職者が行った情報提供の内容と家族の理解に差が生じていないか確認する必要がある．

2）産後の家族支援

アタッチメント形成によいとされていることをケアに取り入れ，子どもとBさんへの支援が行われることが多い．しかし，NICUの看護師には看護師自身が考えるよい親の枠組みがあり，それを親に当てはめたうえで，アタッチメント形成によいとされているケアが行われている可能性があるという指摘がある[1,2]．子どもを受け入れることができない親や子どもに触れることを恐怖と感じているような親に対しては，今回行ったケア（授乳）は母親の考えや意向を無視した形になってしまうため，看護師の価値観を母親に押し付けることになりかねない．したがって，本事例のように，Bさんの子どもに対する思いやBさんの意向を確認し，アタッチメント形成のための支援が今のBさんにとって適切な方法であるという根拠を十分得てから支援を行う必要がある．

3）今後の家族支援

Bさんは帝王切開による出産であったため，1週間程度で退院すると予想される．そして，Bさんが退院後，家族は自宅からNICUに面会に訪れるようになると考えられるため，家族とかかわりが深かったプライマリ助産師との関係性が継続できなくなる可能性がある．したがって，家族支援専門看護師は，Bさんの退院前に，家族と

NICUスタッフとの信頼関係を早期に構築するために，家族に対して子どもの担当スタッフの紹介や，NICUスタッフへの家族情報の提供などの支援を行う必要がある．さらに，情報を受けたNICUのスタッフは子どもの退院に向けて，家族の状況やソーシャルサポートとのかかわりの程度をアセスメントしながら，NICUにおけるファミリーセンタードケアの基本的な4つの概念である"家族の尊重""情報の共有""家族のケア参加""ケア計画の家族との協働"を念頭に置いて家族とかかわり，家族関係を強化し，家族形成をより強固にしていく必要があるだろう[3)4)]．

引用文献

1) 井上みゆき：生命の危機状態にある新生児の家族への看護．家族看護，3(2)：55-59, 2005.
2) Bachman, DH, Lind, RF : Perinatal social work and the family of the newborn intensive care infant. Social Work in Health Care, 24(3-4)：21-37, 1997.
3) Malusky, SK : A concept analysis of family-centered care in the NICU. Neonatal Network, 24(6)：25-32, 2005.
4) Griffin, T : Family-centered care in the NICU. Journal of Perinatal and Neonatal Nursing, 20(1)：98-102, 2006.

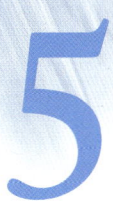

5 慢性期家族看護の事例展開❶
家族システムストレスへの不適応（慢性期）
―障害のある子どもと共に生きる家族のケース―

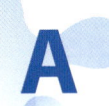

A 家族ケースの紹介

　妻Aさん（32歳），夫Bさん（33歳），長女Cちゃん（8歳），長男D君（6歳），次女Eちゃん（4歳）の5人家族である．Cちゃんは，ウェスト症候群で，精神発達年齢は1歳2か月である．Cちゃんは，小学校養護学級の3年生のとき，PLAI（Program for Life Activation & Improvement：生活力の活性と改善のためのプログラム）[1)2)]に参加してきた．PLAIとは，家族員全員を対象にしたレクリエーション活動と保護者面談をとおし，家族の課題解決と自律および自立を図る看護支援プログラムである．Cちゃんはある程度の言語理解は可能であるが，言語の表出はなく，転動性（ある刺激から次の刺激へと注意を移す）も激しく，徘徊様の不安定な歩行を続ける状態であった．

　Aさんの話では，それまで問題なく育っていたCちゃんが，5か月のとき，妙な動きをするようになり，「何かおかしい」と思い，6か月児健診のとき，看護師に尋ねたが，「しゃっくりをしているだけじゃないの？」と言われ，医師から指摘を受けることもなかった．しかし，9か月児健診で専門医の診察を受けた際には，「即入院してください」と言われる状態であった．ACTH治療（副腎皮質刺激ホルモン治療）により，発作は消失しているが，重度の知的障害が残った．

　「『何かおかしい』と思っても，親ではよくわからないじゃないですか．熱があるとか，そういうのはないですし，わざわざ病院には行きにくい……．発作があるときだけ，少し調子が悪くて，普段は普通と言えば普通．周りのお友達と比較して全体に発達が遅いかなと思うくらいで……．最初はどこか悪いという発想はなく，健診で何かあれば引っかかるだろうぐらいに……．病気とは思わなかったのです」と，的確な診断のできる医療職者になかなか出会えず，Cちゃんの病気の発見が遅れた経緯をAさんは憂うつそうな表情を浮かべ，怒りと失意を感じさせる口調で途切れ途切れに話した．

　現在，Aさんは働いており，近所に住むBさんの両親が子育ての支援をしている．同じ職場で働いていたBさんの母親に「息子の嫁に」と求められて結婚し，AさんとBさんの両親との仲も良好である．BさんはCちゃんが生まれたときは，大変喜んでかわいがっていたが，病気による発達の遅れが明らかになるにつれ，Cちゃんにかかわることが少なくなっていた．続いてD君とEちゃんが生まれたが，病や障害

がない2人にも自分からかかわることはなく，Bさんの父親は「お前はそれでも父親か！」とことあるごとに言い，Bさんの父親とBさんは険悪な状態になっていた．

PLAIへの紹介者であるEちゃんが通園する保育園（保育所）の園長（保育士）が，これまでAさんの相談役になってきた．Bさんは現実吟味をする力や対人関係を築く力が乏しく，仕事も同僚とトラブルを起こし，居心地が悪くなり退職した．園長は「夢見る夢男」「4人目の子ども」とBさんを評価していた．「お母さん1人が稼いで，子どもをみて，Aちゃんの学校からもいろいろ言われて，そのたびにカーッとするお父さんをいさめて，それでも何にも言わないで頑張っている．お母さんも疲れているし，仕方がないといったら仕方がないのだけれど，下の子2人にも影響があって精神的に不安定になっている．Eちゃんが卒園すれば私のフォローも難しくなるしね」と園長は心配していた．

B 家族情報の収集

	家族情報
①家族員	**S情報** **Aさん** 「まさか6か月健診でみつけてくれないとは思っていなくて，必要な治療が遅れてしまったというのは確かですね．どの先生でも，たいていのことは何となく気づかれるだろうと……．早期治療が本当によいのであれば，それは大きく悔やむ部分です」 **Bさん** 「ACTHが終わって，療育手帳の話が出てきた頃からだったと思います．夫（Bさん）は前みたいにCにかかわることがなくなって……．後で生まれたDやEには最初から関心を示さなかったというか，どの子どもとも距離を置くようになったというか」（Aさんからの情報） **Cちゃん** 「ACTHは効いて，その後は，発作はなくなって．今も薬はずっと飲んでいますけど，発作はありません．でも，ご覧のような（重度障害の）状態です」（Aさんからの情報） **D君，Eちゃん** 「心配しましたけど，今までのところ，DもEも障害とか特別な病気はなくて来ています」（Aさんからの情報） **O情報（PLAI参加当初の様子）** **Aさん** 　32歳．Bさんの両親の協力を得て，就労と子育ての両立をしている．Bさんからは経済面だけでなく，療育・育児への協力も得られず，疲れた様子で，表情も乏しい． 　PLAIの参加時には，自分からだれかに話しかけたり，打明け話をすることはないが，こちらから一つひとつていねいに話を聞いていくと，その疲労困憊した状態になっている原因が家族の状況によるものと判断できるいろいろな思いを表出することはできる． **Bさん** 　33歳．失業中である．BさんがPLAIに参加することはほとんどなく，Aさんがどうしても都合がつかないときに送迎だけ来ている．声をかけると頭を下げる程度で，保護者としての挨拶もなく，発語も少ないため，会話にはならず，PLAIの看護師が一方的に話す状態になる．看護師に対し

	家族情報
	ては拒否も肯定もない様子である. 　保育園の園長からの情報では，Aさんへの療育や育児への協力はせず，失業しているので家族に対する経済的な貢献もない．このような状態をしかる実父に対して反抗的である．対外的には，社会性に乏しく，人間関係の調整が苦手で，トラブルへの対処能力だけでなく，忍耐力も乏しい. **Cちゃん** 　生活年齢8歳6か月，精神発達年齢1歳2か月，ウエスト症候群の女児である．ACTH療法後，発作は消失したが，抗てんかん薬の内服を続けている．参加時間中は徘徊のような歩行を続けている．歩行途中，触れたものや見えたものに少し興味を示すように一瞬立ち止まることもあるが，転動性のためか長くは続かず，すぐにまた歩行する．理解言語はある程度あるようで，名前を呼んだときや，「それは駄目！」などの声かけに対する反応はある．しかし，表出言語はまったくなく，まれに奇声を発するのみである． **D君** 　6歳，男児，病気の既往はない. **Eちゃん** 　4歳，女児，病気の既往はない．家ではよく話すが，保育園では話すことがほとんどない. **ジェノグラム（PLAI参加開始時）**
②家族システム ユニット	**S情報** **Bさん** 「夫（Bさん）はどの子とも距離を置くようになった」（Aさんからの情報） **O情報** 　Aさんは生活費を稼ぐのも子育ても1人で担っている． 　Bさんは無職で経済力がない．自分の子どもへの愛着を示さない.
③家族外部環境 システム	**S情報** **Aさん** 「保育園の園長先生は，いろいろ気にかけてくれて，相談にものってもらったりしています．Cや夫（Bさん）のことだけでなく，『来年はEちゃんも小学校だから，大変だね』とEの卒園後の心配もしてくれて，PLAIを紹介してくれました」 「おじいちゃん（Bさんの父親）は（子どもに愛着のないBさんの）そういうのが許せないみたいで，『お前はそれでも父親か！』って（批判的で）．そういうので，（BさんとBさんの父親と）どっちもいつ手が出るかわからないような状態が続いていて……」 **O情報** 　Bさんは同僚とうまく関係性が保てず，トラブルにより会社を退職し，失業中である．そんなBさんに父親役割を担わそうと意見するBさんの父親とは険悪な状態になっている.

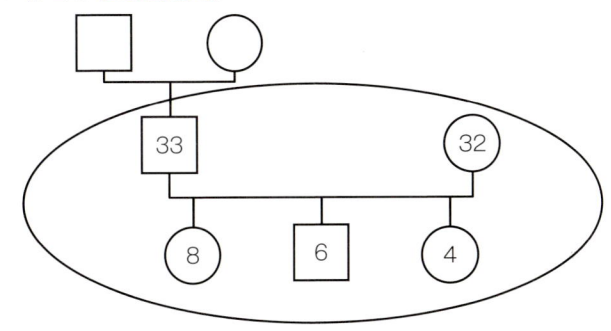

家族情報

　Aさんは会社勤めをして，一家の生計を立てている．近所に住むBさんの両親はAさんに好意をもち，Bさんの嫁にと望んだ経緯もあり，現在もAさんに対しては協力的で，Aさんが勤務する間の子どもの世話を引き受けている．保育園の園長も子育てやAさんの心の支援を行っている．
　CちゃんとD君は地域の小学校に通学している．
　Eちゃんは地域の保育園に通園しているが，保育園生活に馴染めず，場面緘黙を起こしている．

エコマップ（PLAI参加開始時）

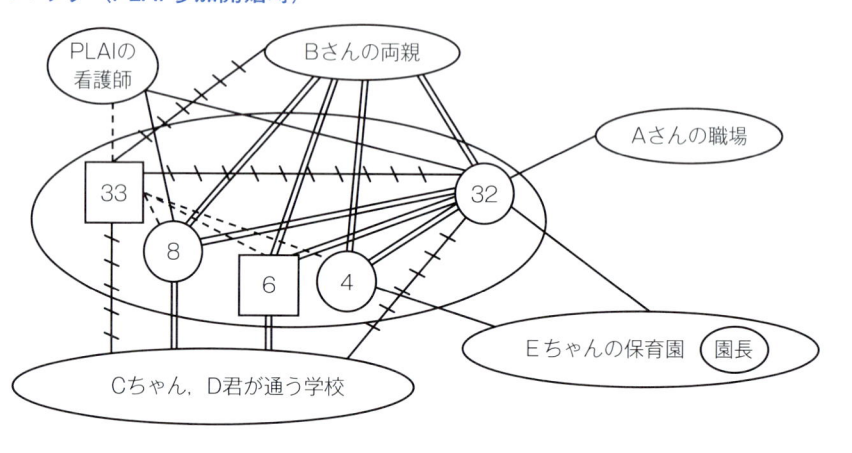

C　家族アセスメント

1. 家族員のアセスメント

　Cちゃんはウエスト症候群で，ACTH療法は有効であったものの，重度の知的障害をもっている．

　BさんはCちゃんの病気による発達の遅れが明らかになるにつれ，Cちゃんへの愛着を示さなくなり，その後出生したD君やEちゃんにも愛着を示さない．また，同僚とのトラブルにより会社を退職している．父性，対人能力，生活力が乏しい．

　AさんはCちゃんの状態が"何かおかしい"と思っていたが，適切な診断のできる医療職者に出会えず，Cちゃんが重度障がい児になったことやBさんから子育ての支援が得られず虚無的な状態になっている．

　D君は，障害をもつ姉（Cちゃん）や父親役割を担えないことで祖父（Bさんの父親）といさかう父親（Bさん）の存在による家族システムストレスの影響は受けていると考えられるが，今のところ影響は顕在化していない．

　Eちゃんは，家族システムストレスの影響を受け，保育園での場面緘黙が生じていると考えられる．

2. 家族システムユニットのアセスメント

　ターゲットファミリーは，家族機能の低下により，様々な家族内外の問題を発生している．また，発生した問題によるストレスから，さらなる家族機能の低下を招き，その負の連鎖から家族システムストレスへの不適応（慢性期）に陥っている．

　主因はBさんの未熟さが考えられる．Bさんは父親としての役割の認識や受け入れができていないが，それ以前の課題として，大人として社会的自立ができていない状況が認められる．会社の同僚とのトラブルによる辞職や，「夢見る夢男」「4人目の子ども」という他者評価からも社会性や現実を吟味する能力の乏しさがうかがえる．こうした未熟さは家族を養う夫あるいは父親としての自覚のなさにもつながり，家族役割を放棄している．そのような行動が家族にどのような経済的・精神的ストレスを与えることになるかという想像力も同時に欠如している．

　Aさんは，Bさんに起因する家族のストレスを受け入れてしまっていると推察される．Aさんの受け入れ姿勢も，慢性的なストレスを抱える家族を形成する一因と考えられる．

　そのため，Aさんは日々の生活に追われ，障害をもつ子どもを出産したことや，治療の遅れから障害が重度化したことなどの心傷体験と十分に向き合うだけの精神的および時間的なゆとりがなく，家族役割やストレスを1人で抱え込んでいる．これに加えて，成長とともに発達遅滞が著明になるCちゃんの存在や療育にかかる負担，D君，Eちゃんの育児も日々のストレスを増す結果となる．

　Bさんが生計や育児について機能しない家庭において，家族機能の主たる遂行者とならざるをえないAさんにかかるストレスは計り知れないものがある．Aさんは健常な適応能力をもつD君やEちゃんへの無意識の協力要請や甘えをもち，一方，幼い2人もAさんへの愛着から無意識にAさんの協力要請や甘えを受け入れようとしてしまい，家族は慢性的なストレスを抱え込んでいくことになる．これは病や障害をもつ子どもの同胞が陥りがちな状況である．このような負の連鎖を繰り返しながら，状況改善の糸口が見つからないまま，家族はさらに強い慢性ストレス状態に陥っていくと考えられる．

3. 家族外部環境システムのアセスメント

　Bさんの両親はAさんとの関係もよく，子育て支援をしている．一方で，Bさんの両親は再々Bさんの態度を改めさせようとして，両者の関係が険悪になっている．

　Eちゃんの保育園の園長はAさんの相談相手になって，Aさんの精神面を支えている．しかし，Eちゃんの卒園後はこの支援は消失する可能性が高い．

家族関連図（神戸式）

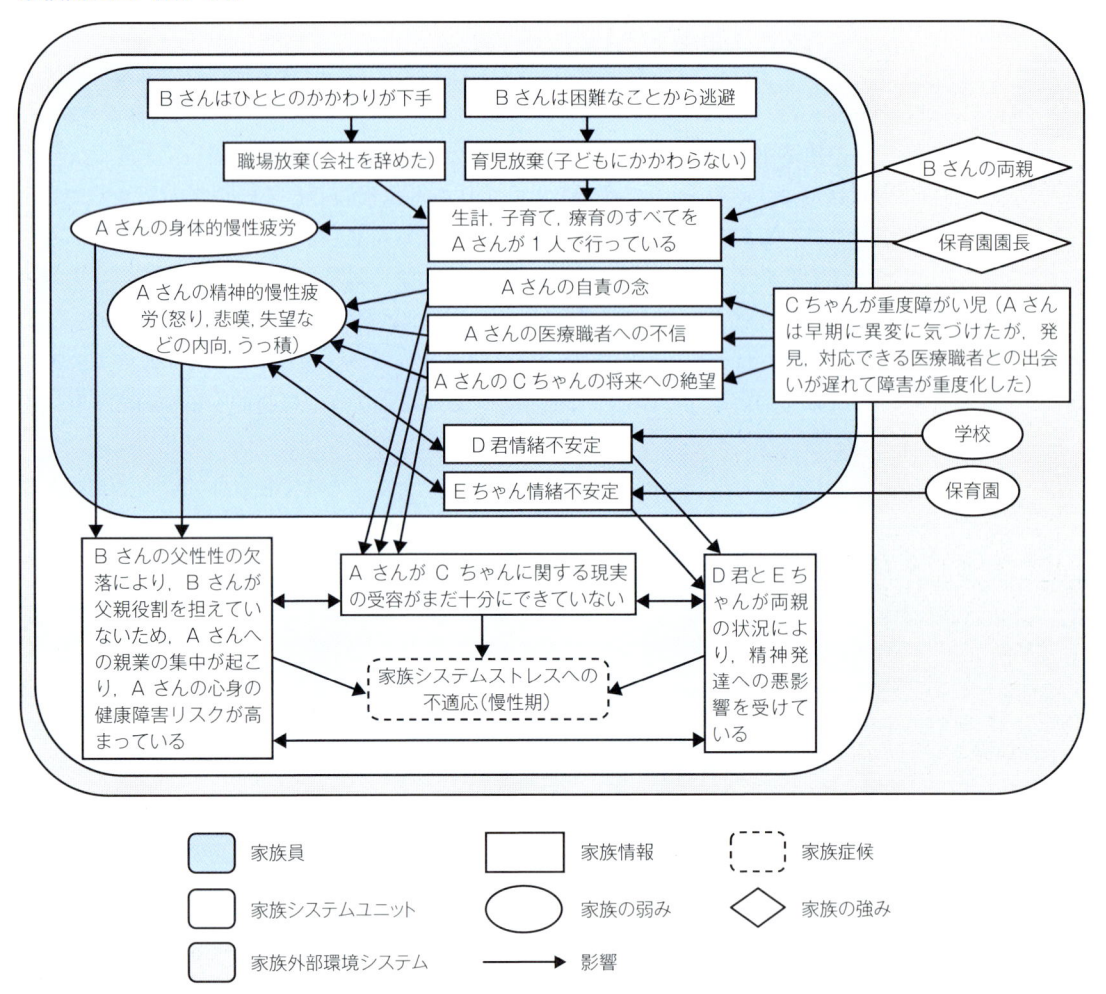

家族員 ― 家族システムユニット ― 家族外部環境システム ― 家族情報 ― 家族の弱み ― 家族症候 ― 家族の強み ― 影響

D 家族支援計画，実施，評価

　ターゲットファミリーの家族症候は，Bさんが父親役割を担えていないことと，子どもの障害受容のプロセスの途中でAさんが立ち止まっていることに起因する家族システムストレスへの不適応（慢性期）である．この状態を解消するためには，Bさんが父親役割を担うことができ家族機能が向上することが重要である．そうすれば，Aさんが子どもの障害に関する心傷体験と向き合うことができ，生活に追われて果たせなかった悲嘆と受容のプロセスを進むことができる．すなわち，経済的・時間的・精神的負担からの解放が不可欠である．これらが改善すると，健康なきょうだいのストレスも解消し，家族機能は向上すると考えられる．

家族看護問題（#1）：

夫の親役割の遂行困難に伴い，妻の子どもの障害受容プロセスの停滞，家族と家族外部環境との関係性悪化に関連した慢性的な家族システムストレスへの不適応を呈している

家族支援目標：

Aさんと子どもが日常生活のストレスから解放される（PLAI参加初期）

目標・計画	家族支援	評価
①家族員 目標： Aさんと子どもがそれぞれ安らぐ，もしくは楽しい時間を過ごすことができる 計画： OP 1．Aさんと子どもの発言，態度 2．場の雰囲気 TP 1．Aさんと子どもが憩える場づくり（会場設営，人員配置，接遇） 2．Aさんと子どもの思いの傾聴と受容 EP 1．Aさんと子どもにPLAIの活用方法の周知を徹底する	＜母子が憩える場を提供し，傾聴する＞ 　PLAIでは，知的障害をもつ子どもだけでなく，そのきょうだいにも，遊び相手のワーカーを1対1で配置している（TP-1）。初回，多動のCちゃんが担当ワーカーの手を振り払い，遊び会場から飛び出しそうになったとき，EちゃんはCちゃんの担当ワーカーより早く，Cちゃんを引き留めに行った（OP-1）。 　看護師が「Eちゃん，ご苦労様．だけどね，ここでは自由に遊んでいいのよ」と声をかける（TP-2，EP-1）と，不思議そうな顔をして，看護師を見た（OP-1，2）。 　看護師が「ほら，1人に1人ずつ，お姉さんかお兄さんがついているでしょう？ Cちゃんにも，Eちゃんにも，D君にも．おばちゃん（看護師）たちがちゃんとCちゃんのことは見てあげるから，ここでは安心して遊んでいいのよ」（TP-1，EP-1）と言うと，あたりを見回し，確認し，にっこりしてうなずき，担当ワーカーの手を取り，遊びに戻って行った（OP-1，2）。 　当初，Cちゃんは会場中を落ち着きなく歩き回り，D君とEちゃんも緊張している様子だったが，参加回数を重ね，Cちゃんは担当者の膝に座り，鼻歌のような快を示す発声や笑い声を出すようになり，D君，Eちゃんは笑顔で活発に遊ぶようになった（OP-1）。 　Aさんには応接室と遊び会場にベンチを準備して，自由に過ごしてよいと伝えた（TP-1，EP-1）が，Aさんは毎回，遊び会場のベンチに座り，3人の子どもの遊ぶ様子を見ていた（OP-1）。最初はただボーッと見ているだけだったが，回数が進むにつれ，子どものしぐさににっこりしたり，声を出して笑うことも出てきた（OP-1，2）。また，緊張がとれ，かかわりやすい雰囲気になってきたのか，他児の母親から声をかけられ，会話する場面もみられるようになり，話す声も徐々に大きく，明瞭になっていった（OP-1，2）。 　看護師が「どうですか？」（TP-2）と問うと，Aさんが「ありがとうございます．参加させてもらってよかったです．家にいるときとは全然違います．私やおじいちゃん，おばあちゃんでは，こんなふうには遊んでやれなくて……．Eは保育園でも気分にムラがあり，他の子の中に入りにくいみたいで．でも，ここでは，自分だけのお姉さんがついてくれるから，楽しいみたいで，DもEも帰りの車の中で『次はいつ？』って楽しみにしています」（OP-1） 　看護師が「Cちゃんはどうですか？」（TP-2）と問うと，Aさんは「あの子も楽しみにしていると思います．他の療育などに連れて行こうとすると，嫌がることも多いんですが，『おばちゃんのところに行くよ』と言うとわかるみたいで，自分から玄関へ行きます」（OP-1）	3人の子どもは，最初は緊張があったものの，看護師の対応や声かけなどにより，場を理解し，なじみ，PLAIを楽しみにするようになった．Eちゃんにおいては，日常生活で担っているであろう介護者役割からも解放されている． Aさんは，そうした子どもの状況を見学し，参加したことを肯定的にとらえていると考えられる発言をしていることから，Aさんも日常生活のストレスから解放される場になっていると判断する．

第Ⅱ章　家族看護学の実践

目標・計画	家族支援	評価
②**家族システムユニット** **目標：** PLAIによってAさんの負担を軽減し，Aさんと子どもが関係を整えることができる **計画：** **OP** 1．Aさんと子どもの発言，態度 **TP** 1．子どもの自己表出，自己解放を促す対応（人員配置，人選，接遇）	**＜日常生活のなかでPLAIを楽しみにして過ごす＞** 「Cの担任の先生が『昨日はPLAIでしたか？』と参加した翌日にいつも尋ねてきます．PLAIの翌日は学校で機嫌もよく，落ち着いているようです．確かに家でも参加後1週間くらいは機嫌がいいですね．PLAIからの帰りには鼻歌みたいな声を出して，にこにこしています」 「DもEも『次はいつ？』と尋ね，ずっと楽しみにしています．家にいるときとここにいるときとでは元気さはまったく違います」（OP-1） PLAIでは，知的障害をもつ子どもだけでなく，そのきょうだいにも，遊び相手のワーカーを1対1で配置し，危険行動などの安全管理に関すること以外は，子どものやりたいことをやりたいようにさせて遊ばせる非指示的な遊びを提供している．具体的には以下のような遊びである（TP-1）． 　Cちゃんの遊び：Cちゃんは徘徊様の歩行をして過ごすので，ワーカーは手をつないで話しかけながら一緒に歩き，立ち止まったときには，興味をもった遊具にかかわらせ，嫌がったり，飽きて歩き始めたら，また，一緒に歩く．立ち止まるものはフーゲルバーンなどの音の出る遊具が多い．電子ピアノの自動演奏曲「ビーナス」を聞くと，その周囲で，リズムに乗っているかのような歩き方をする． 　D君の遊び：D君が提案した遊びやそのルールをワーカーが受け入れて一緒に遊ぶ．内容的には競争したり，抗戦したりする激しく活動的な遊びが多い． 　Eちゃんの遊び：Eちゃんは特定のワーカー以外とは話ができない（場面緘黙）ので，何人かのワーカーとEちゃんの応対から，一緒にいやすいとアセスメントしたワーカーを固定的に配置している．そのワーカーと会話ができるようになってきている．Eちゃんが緊張が強くなり自分のしたいことを表出できないときには，Eちゃんができそうで興味のありそうなことをアセスメントしてワーカーが提案し，Eちゃんの気持ちを表情などで確認して（意思表示をした）遊びを一緒にする．内容的には，柵のように使用できるスポンジマットをワーカーと自分の周囲に立て，そのなかに他者は入れず，ワーカーと2人だけでままごとをすることが多い．	Cちゃんは，PLAI参加後，情緒の安定が認められ，家庭でも学校でも機嫌よく過ごせている． D君，Eちゃんは，家庭では以前の状態と変わらないが，PLAIへの参加が待ち遠しく楽しみにはなっている．
③**家族外部環境システム** **目標：** PLAI参加後，地域社会でも明るく過ごせる **計画：** **OP** 1．Aさんと子どもの発言，態度に関する第三者の情報	**＜地域社会で明るく過ごす＞** 参加半年後，Eちゃんの保育園の園長が「参加させてもらってよかったみたいですね．Aさんも喜んでいるし，この頃，Eちゃんが元気になってきました．前は登園のとき保育士が声をかけても上目づかいに保育士を見るだけで何も言えず，またクラスに入っても自由保育のときは部屋の隅っこで，膝を抱えて，うずくまっているだけでしたけど，この頃は『おはようございます』も言えるようになりましたし，特定のお友達とは遊べるようになりました」（OP-1）	Eちゃんの場面緘黙が改善し，家庭外では参加の効果が認められた．

全体評価

　PLAI の参加によって，子どもは 1 対 1 の対応で，自分だけとかかわってくれるワーカーに，理解や場の共有をして，あるがままの自分を受け入れてもらえる体験をしている．知的障害のある C ちゃんの場合は，単純にその場の心地よさが学校だけでなく家庭生活にも反映されている．一方，健常で年齢相応の認知能力がある D 君，E ちゃんの場合は，B さんから自分たちがあまり受容されていないことや B さんの両親と B さんの険悪な状況も理解できるため，ある種の心傷体験をしており，それによる自尊心や自信の低下，慢性的なストレスが生じていると考えられる．特に E ちゃんは感受性の強い子どもであり，家庭環境の影響を著明に受け場面緘黙が生じていると考えられる．子どもは，本能的に PLAI が心傷を癒せる場と認識でき，参加を楽しみにしている．そして，参加を重ねることによって，自尊心や自信の回復が認められ，保育園のような受容的な場では，コミュニケーション能力の回復も認められるようになった．しかし，家庭の慢性ストレス状態が変わらないことを認識できる健常児の 2 人には，PLAI が一時的な避難場所にはなっても，根本的な解決につながる支援ではないため，家庭で元気に過ごすまでには至っていないと考えられる．

　以上より，PLAI での支援はこの家族に一定の効果があったと判断できるが，その効果から，よりいっそう家族の慢性ストレス状態の重症度が明らかになったと考えられた．

家族支援目標：
家族が日常生活に有効な知識と技術を獲得して，前向きになれる（PLAI 参加中期）

目標・計画	家族支援	評価
①家族員 目標： B さんが父親らしく課題に向き合えるようになる 計画： OP 1. B さんの発言 TP 1. B さんの思いを受け止める 2. B さんが社会性のある解決行動をとれるように支援する	＜B さんが冷静に課題と向き合えるよう支援をする＞ **B さんから看護師への往信メール：** 　今日 C の担任から電話があり，「C ちゃんの進路について，特別支援学級にするのか，特別支援学校に行くのかどうするのですか．いい加減に考えてください」と言われたので「特別支援学級でお願いします」と答えました． 　しかし，「それは，聞き飽きました．本当にお子さんのことを考えているのですか．特別支援学級では無理です」と C の担任が言ってきました．そこで，「どうしてですか．じゃあ，どうすればいいのですか」と言いましたが，「どうすればいいのではなくて，お子さんのことを考えてください．学校での生活態度を見れば，明らかです」と言うのみで，はっきりと特別支援学校へ行けとも言いません．しかも，「あの子にとっては，1 対 1 でみてもらえる環境がいいのですよ．もう時間がありませんよ」と，無責任な言い方でした．そのうえ，「学校での状況も知らないくせに，なぜ特別支援学級でいいと言えるのですか」と非常に腹の立つ言い方をしてきました．もう黙って聞いていたら，言いたい放題でした．こんなひとが学校の先生をやっているのかと思うと情けないとしか言いようがありませんでした（OP-1）． **看護師から B さんへの返信メール：** 　大変そうですね．B さんのお気持ちは揺るがないとして，一つの戦略を述べさせていただきます（TP-1）． 　まず，先生が「特別支援学級では無理です」と言われる客観的根拠を書面もしくは口答でもらってはどうでしょうか．「お子さんのことを考えてください．学校での生活態度を見れば，明らかです」や「学校での状況も知らないくせに，なぜ特別支援学級でいいと言えるのですか」とはどのような状況からの判断か，何がどう明らかなのか，学校側に書面など客観的資料で明らかにしてもらい，それをもってしかるべき専門家の意見を聞きたいという	激情型の対処行動をとる傾向にある B さんへの対応として，B さんへの共感と受容を行い，解決策を提示しながら，B さんが改善すべき点を解決策の戦略のようにして，指示する．これを交互に繰り返しながら，指導することで，B さんは理解者が得られた満足感を得て，冷静に対応しようとする姿勢に変化したと考える．

目標・計画	家族支援	評価
	のも一つの方法かと思います．もっと言うなら，学校側のどのような人材および教育能力が不足し，特別支援学級では受け入れられないとしているか，また，どのような根拠をもって，それらが特別支援学校で得られるとしているかも客観的に明確にすべきでしょう． 　「あの子にとっては，1対1でみてもらえる環境がいいのですよ」については，「そのような場は他の療育機会でもっており，落ち着いて課題に取り組めています．そこでは素人のボランティアさんまでもがこの子の特性を理解し，愛情をもって接してくださっているのが，親にも伝わります．やはり，愛情が一番で，受容されれば，この子もこんなに落ち着けるのだと思いました．ビデオ，観察記録の提出も必要であれば，提供してもらえます．私どもとしては，その状況に満足し，委ねて，成果も得ています．しかし，そこでは子どもの集団の経験は得られません．この子の生活のなかで，必要なのは健常な子ども社会とのふれあいであり，それを学校以外で得られる場や方法があるなら，教えてください．先生方の協力が必要です．そうするための努力は惜しまない」とBさんの思いを伝えられてはどうでしょうか (EP-1)． 　「非常に腹の立つ言い方をしてきました．もう黙って聞いていたら，言いたい放題でした．こんなひとが学校の先生をやっているのかと思うと情けないとしか言いようがありませんでした」とのこと，おつらいでしょうね (TP-2)． 　でも，感情的になっては負けです．あくまで客観的事実に基づく対策をしましょう．そして，親として自分たちが納得できないことには賛同しないことです (TP-2)． 　私自身，全体的な状況が把握できていないなかでの判断であり，あくまでBさんの側に立った意見です．したがって正しい意見という保証はありません．しかし，Cちゃんと一生つきあうのは私でも，学校の先生でもなく，Cちゃんの両親です．ですから，お2人が十分に考えて決められた道が，結果が良くても悪くても最善の道だと思います．自分たちの意見を曲げた場合，良かったときはいいでしょう．しかし，悪かったときの後悔は計り知れません．私はお2人が決められた道を少しでも楽に歩けるよう，お手伝いするのみです． 　長くなりましたが，ご参考になれば幸いです．冷静に，事実に基づき行動され，投げやりな結論をくれぐれも出されませんように．Cちゃんを本当に思い，守れるのは，お2人だけなのですから (TP-1)． **Bさんから看護師への返信**： 　いろいろとアドバイスをいただき，ありがとうございます． 　今後もご迷惑をおかけするかもしれませんが，よろしくお願いいたします．	
②家族システムユニット **目標**： Bさんが子育てに参加できるようになる **計画**：	<Bさんが PLAI に子どもの保護者として参加できる支援をする> 　看護師「Bさん，お疲れ様です．今日はAさんが，休日出勤だったのですね．お子様を3人連れて大変ですね．（決して子どもに対して受容的ではないが，逆らわないEちゃんが一番父親には受	メールでのやり取りにより，Bさんは看護師を味方と認識して，受

目標・計画	家族支援	評価
OP 1. Bさんが子どもとかかわろうとする意欲を促す言葉かけをするため，Bさんの言動を観察する TP 1. BさんがAさんの代理でPLAIに参加したとき，Bさんがいやすい対応をする 2. PLAIのなかで，子どもとかかわらせ，子どもへの愛着を高める支援をする	け入れやすいとの情報を得ていたので，Eちゃんに向かって）Eちゃん，今日はお父さんと一緒でいいね．（お父さんに向かって）お父さん，Eちゃん，うれしそうですよ」(TP-1) Bさん「そうですか」(OP-1) 看護師「はい．Eちゃん，Bさんと来ることができて，うれしそうですよ」(TP-1) Bさん「そうですか．家で，父や母が私を責めると『お父さんも頑張っているから，言わないであげて』ってかばってくれるんです」(OP-1) 看護師「Bさんのこと，Eちゃんは大事に思っているのですね」(TP-1) Bさん「はい，そうみたいです（気分がよくなっている様子）」(OP-1) 看護師「（Eちゃんに向かって）今日は，お姉さんとお父さんといっぱい遊べそうだね．よかったね．（Bさんに向かって）Bさん，ここは危険なこと以外は，何をして遊んでも大丈夫です．せっかくの機会なので，Eちゃんのことよろしくお願いしますね」(TP-2) Bさん「はい（うれしそう）」 その後，ワーカーの支援も得ながら，最後まで気分よく，Eちゃんの遊び相手をしていた．Eちゃんもうれしそうな様子であった(OP-1)．	容している． Bさんは幼さがあり，自分を受け入れてくれていると認識したひとに対しては受け入れがよいと考えられる．別の見方をすれば，Bさんは日々，家族から否定的な評価を受けることに慢性的なストレスを抱えており，承認されることや受容されることについて，非常に強い充足願望がある状態と考えられる．そのため，看護師がBさんの期待するような内容，Bさんが受け入れやすい承認・受容を示す言葉を会話に盛り込むことで，Bさんは子どもとかかわる意欲をもったと考えられる．また，EちゃんもBさんとのかかわりをもつことができたと考えられる．
③家族外部環境システム 目標： Cちゃんが社会適応できるための支援がAさんにできる 計画： OP 1. Aさんが学校が問題視していること TP 1. Aさんが自分で問題点と解決策を見出せる EP 1. 解決策のための情報（アイデア），ツールを提示する	＜Aさん本人が対策を考えられるよう支援する＞ Aさんが「学校の先生が，Cの服（Tシャツなどの裾）かみがひどくて，たくし上げてかむので，胸が出ちゃうんです．それを『何とかしてください』っておっしゃるんです……．最近，少し胸も大きくなってきたし……．（Cちゃんはうろうろしながら，Tシャツの裾をかみ始めた）ほら，あれです」(OP-1,TP-1) 看護師は「たくし上げてかめないようなお洋服を着せたら，どうなりますか．まあ，今（8月）は暑いんで，無理でしょうけど，つなぎの服などはいかがでしょうか？」(EP-1) Aさん「多分，今度は手をかみますね」(TP-1) 看護師「けがするくらいかみますか？」(EP-1) Aさん「そんなことはないですけど，かみたこ（胼胝）はできていますね」(TP-1) 看護師「多分，服かみを止めたら，別のことが出てくるんですよ．何かで悩むことになるとは思います．本人の体にあまり影響がなく，社会的に容認されることで妥協するしかないと思います．何で妥協するかなのですが……」(EP-1) Aさん「どれも困るけど，手をかむのが一番ましかな」(TP-1) 看護師「じゃあ，服かみを防止するために，Tシャツの裾を結わえてしまうのはどうでしょうか？（実際にCちゃんを引き寄せ，Tシャツの裾を丸結びにして，たくし上げられないようにする．	習癖対策について，根本的なところから，母親に考えてもらうよう促し，母親の自己決定に添いながら提案をし，服かみ抑制策をおしゃれに変え，質の高い打開策に至った．

目標・計画	家族支援	評価
	Cちゃんはたくし上げようとするが，無理とわかると，あっさり，手をかむことに変更する）これ大丈夫そうでしょう？」（EP-1） 　Aさん「（笑いで納得を示す）」（TP-1） 　看護師「丸結びだと見栄えもよくないので，かわいい髪飾りのついた輪ゴムで結わえてはどうでしょう？　そうしたら，おしゃれになるし」（EP-1） 　Aさん「そうですね．やってみます」（TP-1） 　その後，「うまくゆき，学校の先生も満足されています」とメールがあった（TP-1）．	

全体評価
　この家族は，それぞれが肉親や社会からの受容・承認に関して非常に強い充足願望がある状態にあり，これが家族の慢性的なストレスの一因となっている．看護師は非常に強い充足願望がある状態にも配慮し，それぞれの受容・承認の欲求を受け入れやすい言動により充足し，必要な知識と技術の獲得に至るような支援を試みた．課題解決への知識と技術の提供も大切な支援であるが，そのプロセスに盛り込まれる受容的な指導と支援の方法も，家族を前向きにさせる大きな要素となっている．一見，家族看護とは無関係にもみえる課題を一緒になって考えていくプロセスと課題解決という成果の両方が，家族の苦痛の解消と看護師への親近感や信頼の深まりにつながり，家族がより深い家族の問題を看護師に相談してみようと思うきっかけとなる．また，そのプロセスでは，解決策を看護師が提示・指導するだけではなく，家族に現状のアセスメントや選択的に意思決定を促した．このように，この計画では，解決プロセスをとおし，家族が抱える生活上の問題解決能力（自立・自律の能力）を高める支援もできたと考えられる．

家族支援目標：
Aさんと子どもが自分の希望をかなえる言動がとれる（PLAI参加後期）

目標・計画	家族支援	評価
①家族員 目標： Aさんと子どもがそれぞれ安らげる，もしくは楽しい時間を過ごすことができる 計画： OP 1．Aさんと子どもの発言，態度 TP 1．Aさんと子どもの依頼に応じた支援をする	＜Aさんと子どもが主体的・定期的にリラクゼーションを得られる支援をする＞ 　Aさんと子どもが共にその日にしたいことを決めてPLAIに参加している（OP-1）． 　看護師もワーカーもAさんと子どもに依頼された支援を行う（TP-1）．	PLAIのデイケアプログラムに関しては，支援リソースとしてAさんと子どものなかに定着し，リラクゼーションの場として上手に活用している．
②家族システムユニット 目標： Aさんと子どもがPLAIの行事に参加できる 計画： OP 1．Aさんの発言，態度	＜Aさんと子どもが自分の希望をかなえられるよう支援する＞ 　毎年，AさんはPLAIの宿泊合宿の日程が実家（遠方）に出向く日と重なるという理由で欠席していたが，前年，AさんがPLAIの宿泊合宿と同じ日に別の組織が開催しているデイケアに参加していたことを他の両親たちが知り，Aさんには何も知らせていなかった．この年の宿泊合宿の申し込み時期が近づいた際に，機会をみて，尋ねた（OP-1）． 　看護師が「Aさん，宿泊合宿への参加が駄目なのは泊まりがだ	Aさん家族は，自ら，対処行動を検討することは困難だが，モデルや案を提示すれば，対処行動がとれる段階になった．

目標・計画	家族支援	評価
TP 1. Aさんと子どもが自分で問題点と解決策を見出せる EP 1. 解決策のための情報（アイデア），ツールを提示する	めだからですか」と尋ねると，Aさんは「夫が，やっと定職についたんですけど，相変わらずで……．夫の両親と折り合いが悪くて．（宿泊のとき）夫を1人家において出たら，夫の両親とどんなことになるかわからなくて，怖くて，家が空けられないのです」とAさんと子どもの宿泊外出の間，Bさんの両親とBさんとのトラブル発生の可能性を訴えた（OP-1）． 　看護師は「できないという発想でなく，どうすればできるかという発想で考えましょう」と日帰りの提案から，徐々に進め，Aさんとの検討の時間をもった（EP-1）． 　Bさんの両親とBさんを接触させなければ問題はないので，どの時間帯なら接触の可能性が低いかを検討した．Bさんの帰宅が遅いという情報を得たため，Bさんが帰宅するまでにAさんが帰宅すればよいと提案をし，その条件に適う2つの参加方法の提案をして，Aさんの意思決定を見守った．Aさんはこの案の1つに賛同し，部分参加の意向を示したが，具体的に検討するうち，参加意欲のほうがトラブルが生じるかもしれないという不安より強くなったのか，Aさんは自らの判断でBさんの両親に「1泊の間のことだから，絶対にあのひとにかかわらないでください」と留守中にもめない協力を強く求め，「思い切って全部参加させてもらいます」と全行程の参加の意思を示してきた．D君もEちゃんもAさんの意思決定に大喜びであった．帰宅後，「思い切って参加してよかった」とメールが届いた（OP-1）． 　その年のクリスマス会で，今度はBさんが「自分がいるときは家族は皆，家にいるように」と強行に言い張るため，Aさんは参加を断ってきたが，今度は小学校3年生になったEちゃんが「絶対行く！」と頑張り，Aさんを動かした（TP-1）．部分参加の予定だったが，参加中にEちゃんは看護師にアドバイスを求め，意見を聞きながら（EP-1）Aさんを説得し，最後まで参加した（TP-1）．	Aさんと子どもは，自分の希望を阻害する因子を理解し，要求をあきらめて問題発生を予防しようとする消極的な対処行動パターンに陥らず，要求を遂行しつつ問題発生を予防しようとする建設的で積極的な対処行動がとれ，看護師の提案がなくとも，自らの考えで行動できるようになった．
③家族外部環境システム 目標： Aさんが他児の母親とスムーズに交流できる 計画： OP 1. Aさんの発言，態度 TP 1. 場を設定し，他児の母親との交流を促す	＜Aさんが他児の母親ともスムーズに交流できるよう支援する＞ 　Aさんに他児の母親がかかわりをもとうとしても，無愛想な応対しかできず，他児の母親になじめない．また，Aさんはかかわりをもてないことに苦痛は感じていない様子であった．むしろ，かかわりは看護師やワーカーともつことしか望んでいないように見受けられた（OP-1）． 　看護師は茶話会で，他の母親と交流がもてるように支援をしたり，宿泊合宿では調理の食材担当などを分担してもらい，母親同士の協働作業の場をつくる働きかけをした（TP-1）． 　Aさんは，看護師が材料の購入先など，詳細な情報を伝え，渡された経費をもって購入に行けばよいだけの段取りにしておいても，役割が担えなかった．また，謝罪をしないため，他児の母親から敬遠された（OP-1）．	子どもの交流の場を広げるためにも，他児の母親との交流が大切であるが，その必要性を感じておらずAさんには適応の努力がみられない． 看護師やワーカーとの1対1のかかわりだけを望む．

全体評価
　場面緘黙だったEちゃんが自分の希望をかなえるため，看護師の支援を得ながら，頑張り通せたのは，宿泊合宿で頑張ったAさんがモデルになったからだと考える．そして，今度は，Aさんをモデルにして動いたEちゃんにAさんが

動かされている．このことは，看護師の多少の支援は必要であるが，家族間の相互作用によって課題克服ができる家族に成長したことを示すものと考えられた．

しかし，この行動力は家族内にとどまっている．社会参加においては，Ａさんは看護師やワーカーなど自分に合わせてくれる存在に対しては行動ができるが，同等の立場で，互いの行動をすり合わせ，行動しなければならない母親同士の交流の場には適応できず，また，適応する意欲もみられない．今後，子どもの社会参加も考慮し，Ａさんの依存的な部分を改善していくことがこの家族の１つの課題である．

エコマップ（PLAI 参加後期）

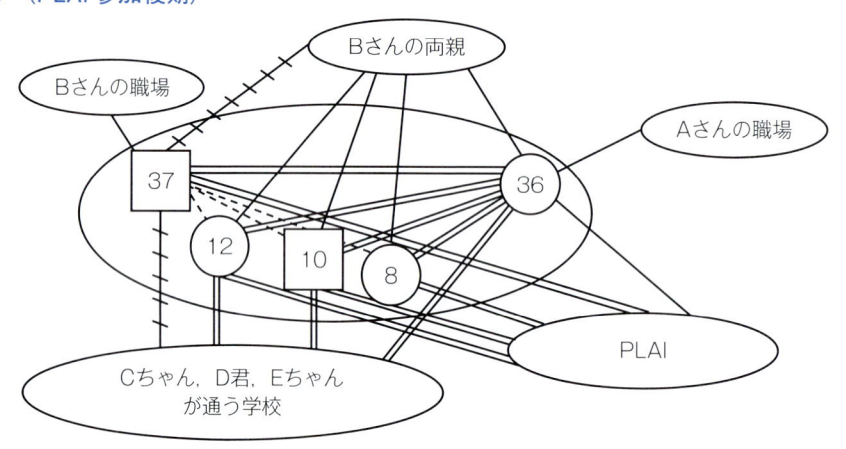

E 家族看護過程の評価と検証

　ターゲットファミリーは，Ｃちゃんという障害のある子どもが家族員であることで，それぞれの家族員が影響を受け，家族病理に陥っていた．Ａさんは障害の発見の遅れへの怒りや後悔からの無気力に，Ｄ君やＥちゃんは生まれたときから障がい児のきょうだいとして，親に甘える時期に，時には介護者として貢献し，同年代の子どもではない体験をしていた．

1. 家族経過図

　家族機能レベルの変動を明らかにするために，ターゲットファミリーの家族機能レベルを低下させたイベント（下向き矢印），家族機能レベルの維持・向上のために実施した家族支援（上向き矢印）を家族経過図として示した．家族支援の評価指標である家族機能レベルの経時的変動をみることで，家族看護過程の展開に対する評価を実施した．

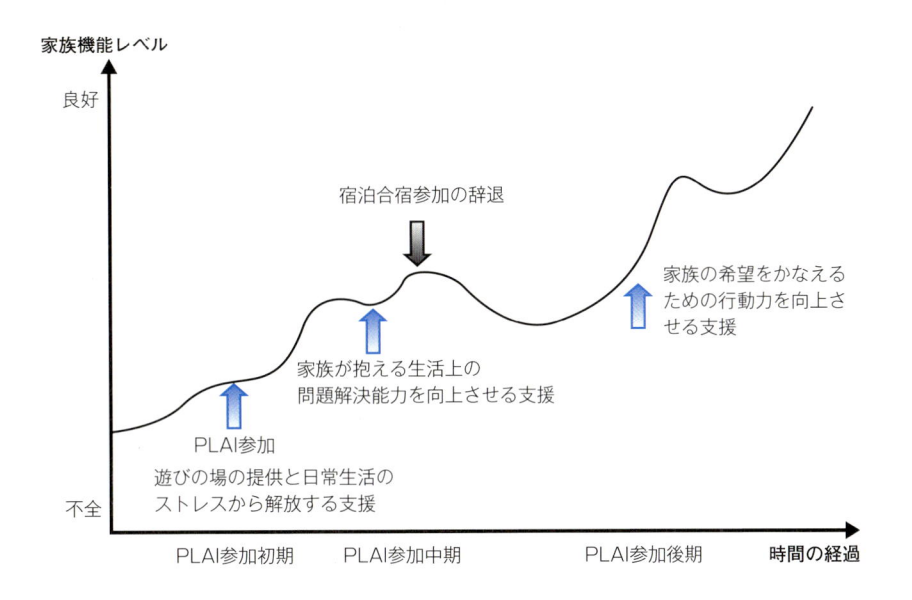

家族機能レベル

良好

宿泊合宿参加の辞退

家族の希望をかなえるための行動力を向上させる支援

家族が抱える生活上の問題解決能力を向上させる支援

PLAI参加
遊びの場の提供と日常生活のストレスから解放する支援

不全

PLAI参加初期　　PLAI参加中期　　PLAI参加後期　　時間の経過

2. リフレクション

1）PLAI 参加時からの家族支援

　PLAIは対象者の意思で支援を得る参加型のプログラムであり，直接デイケアに参加をするか，メールなどでのやり取りから支援を始めることができる．

　AさんとBさんは，ひととかかわることが苦手で，PLAIに参加している他児の保護者にあまりなじめず，看護師との交流だけを望む傾向があった．また，Aさんは子どもを連れて毎回参加していたが，BさんがAさんの代行で参加する回数は限られており，Bさんへの直接的な支援場面は十分とはいえない．しかし，毎回の参加が得られ，Bさんとも子どもの就学というかなり重要な課題についてメールでの相談があったことから，支援時期は適切であったと考えられる．

2）PLAI 参加中の家族支援

　参加後期のAさんとEちゃんの行動をみると，看護師が直接支援しなくても，2人がそれまでの看護師と共に重ねてきた経験や培った能力を発揮し，Bさんにも働きかけ，家族関係の回復を図ることが十分に期待できる状態になったと考えられた．すなわち，家族員に積極的に働きかけ，収集した情報から家族の問題を抽出して支援を図る段階から家族員が問題視して表出したことに対する支援を提供する段階へ変化したと考えられた．

　具体的には，BさんとBさんの父親が留守中にもめないかという不安から宿泊合宿への参加をあきらめていたことを表出してきたAさんに対し，看護師が「できるできない」でなく「どうすればできるか」の発想を具体的な解決方法の提案とともに提供して支援したことで，Aさんはその支援に刺激され，提案以上の解決策を自ら発想し，問題解決をすることができた．

　また，クリスマス会で，自分がどうしたいかを伝えてきたEちゃんに対しては，看護師はその年齢の発達段階では自ら解決策を考え対応することは困難と考え，Eちゃ

んが望む結果を得るための具体的な解決策を提供して支援した．それによってとったEちゃんの解決行動がAさんを刺激し，BさんとBさんの父親が留守中にもめないかという不安の乗り越え，あるいはもめるという結果があってもそれに事後対処する覚悟をAさんに促したと考えられた．

3）今後の家族支援

社会性についてはまだまだ課題の多い家族であり，今後も積極的な支援は必要と考えるが，家族内における慢性ストレス状態は，少しずつではあるが，家族で対処できるようになりつつある．

今回のように様々な人間関係が複雑にもつれ，また，その状況から慢性ストレス状態に陥り，解決行動をとろうとする意欲すら消失しているような家族にあっては，看護師も支援のきっかけを見つけられず，支援意欲が薄れてしまいがちになる．しかし，あきらめず，丹念に家族の状況を観察し，働きかけをするなかでターゲットファミリーに対する看護師の理解も深まり，その家族にも看護師の働きかけの影響が現れ，何らかの支援の糸口が見つかると考える．まずは，考えうる支援を試み，着手できるところから取りかかることによって，家族システムストレスへの不適応（慢性期）の改善が可能になった事例であったと考えられた．

引用文献

1) 大脇万起子：小児看護における遊戯を用いたアプローチの意義．Quality Nursing，4(2)：99-105，1998．
2) 大脇万起子・杉下知子：障害を持って生まれた子どもと家族への看護介入．家族看護，2(1)：118-121，2004．

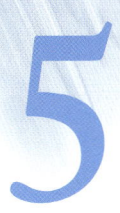

5 慢性期家族看護の事例展開❷
家族内外の対人関係障害
―育児不安を抱える家族のケース―

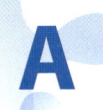

A 家族ケースの紹介

　夫Aさん（31歳），妻Bさん（30歳），長男Cちゃん（1歳6か月）の3人家族である．Aさんは会社勤務を経て実家のある県内に店舗をもち自営業を営んでおり，Bさんは結婚を機に仕事を辞め専業主婦をしている．結婚2年目に第1子であるCちゃんを出産した．在胎週数38週，出生体重2900ｇの正常分娩であり，その後も健やかに成長している．Aさん，Bさん共に健康上の問題はない．結婚後はAさんの実家の両親と兄夫婦の住む敷地内の離れに住んでいたが，2か月前に市内の新築2階建ての住居に独立した．Bさんの実家は県外にあり，出産時は3か月ほど里帰りしていた．Aさんの実家との同居時は，気がねがあり遠方であることから頼れなかった．Aさんの仕事は順調で経済的には安定している．

　1歳6か月児健診で保健センターに来所した際，Cちゃんの発達上の問題は認められなかったが，Bさんから思いつめた様子で「ほとんど子どもと2人だけの毎日です．子どもの要求が出てくるようになって，言うことを聞かないとどうしていいかわからなくなる．いらいらしてだんだん怒鳴ってしまうようになって……」と育児上の不安や困難感の訴えがあった．これまでの健診や相談時には，同居中の気づかいやストレスが語られていたが，転居により地域との関係性の希薄さによる孤立感が高まっていることがうかがえた．また，目が離せない子どもと1日中1人で向き合う生活のなかで疲労が蓄積し，夫であるAさんからの協力が得られていないことから不安や困難感が出現していた．その様子から支援が必要と思われ，保健師がBさんに声をかけたところ本人の希望もあり後日保健師が訪問することとなった．

　訪問時の室内は整然としていた．Bさんは時々涙を浮かべ言葉を選びながら「子どもが生まれた瞬間から常にお母さんであることを求められた．自分の心がついていっていない」「子どもから目が離せず，ずっと一緒に過ごして毎日くたくたに疲れる」「思うようにならない毎日，いらいらする気持ちを抑えているけれど，どうしようもなく子どもを1日中怒鳴り続けてしまうことがある」「育児に自信がもてない」と育児の大変さや現在の思いを語った．Aさんは仕事が忙しく休日がほとんどない．深夜に帰宅する日も多い．「忙しいから相談できず，あまり愚痴は言いたくない」とBさん．近隣に友人はなく，地域で開放している遊び広場に行ったことはあるが，母親同士で輪になっていてなじめなかった．

第Ⅱ章　家族看護学の実践

B　家族情報の収集

	家族情報
①家族員	**S情報** **Bさん** 　「子どもの要求が出てくるようになって，言うことを聞かないとどうしていいかわからなくなる．いらいらして，子どもだからわからないと思っても言わずにはいられない．だんだん怒鳴ってしまうようになって1日中怒鳴りまくっていることもあった．自分が精神的に不安定なのかと心配で……」「子どもがよく動くようになって目が離せない」「こんな育て方でいいのか毎日不安」「夫は忙しいから相談できず，あまり愚痴は言いたくない」 **O情報** 　Aさんは自営業，Bさんは専業主婦で家事育児を担っている．Cちゃんに成長・発達上の問題はないが，Bさんは片時も目を離せず，思うようにならない育児の現実に拘束感を感じ，心身が疲労している．初めての育児で自信がもてず不安が強い．Aさんの仕事は順調で，経済的には安定しているが多忙である． **ジェノグラム** 　　　　62　　　　　　60　　　　　　□　　　　○ 　　　　└──┬──┘　　　　　　└──┬──┘ 　　┌────┼────┐　　┌─────┼─────┐ 　　34　○　　（31　　30）　　26 　　　　　　　　└─┬─┘ 　　　　　　　　　　1
②家族システム 　ユニット	**S情報** **Bさん** 　「子どもが生まれた瞬間から，お母さんでしょと言われるようになって常にお母さんであることを求められた．自分の心がついていっていない」「私が少しでも見えないと泣き出す」「夫に最初の頃は何でも話をしていたのに，だんだんどうせ話をしてもいい返事が返ってこないから話しても仕方がないと思うようになって……」「自営で忙しく，仕事仕事と言っているから，子どもより仕事なんだなって」「男のひとは手伝ったりしないじゃないですか．結婚しても男のひとは全然成長しない．結婚しても独身のときと同じ気分でいたいんでしょうね」 **O情報** 　養育期の家族．2か月前に新居を構え独立したばかりの核家族世帯である．Aさんは仕事で家にいないことが多く，毎日の帰りも深夜になることが多い．家事育児はBさん1人で行っており，Aさんの協力は得られていない．夫婦の会話は少ない．BさんとCちゃんは2人きりで過ごすことが多い．
③家族外部環境 　システム	**S情報** **Bさん** 　「本当は同居は嫌だったが，夫の親の意見で無理やり住まわされてしまった」「食事は両親，

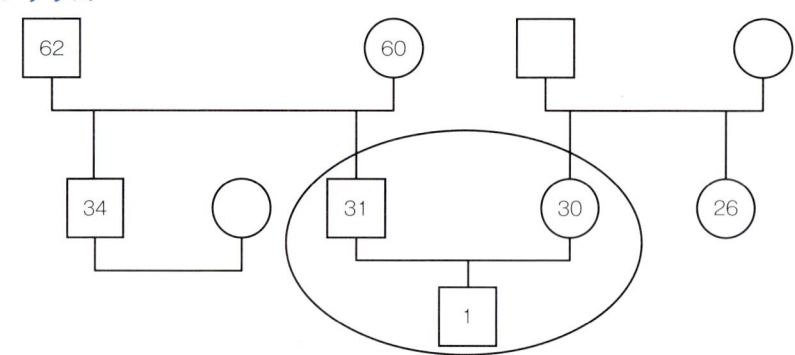

	家族情報

義兄夫婦と一緒だったので，家事はほとんど私1人で全部やっていた」「近所づきあいは気をつかっている．距離をおきたいと思っているけれど……」「遊び広場はもう近所同士で輪になって話しているから1人だと声をかけるのにすごく勇気がいる．なじめなくて行っていない」

O 情報

　Bさんはさんの両親と同居時は，Aさんの父親と考えが合わないことが多かった．独立して新居に引越しをして2か月しかたっておらず近所づきあいに気をつかっている．近隣に気を許せる友人はいない．新居に移ってからはBさんの両親と気がねなく連絡がとれるようになったが，遠方のため日々の協力は得にくい．義理の姉には時々話を聞いてもらっていた．

エコマップ（家族支援前）

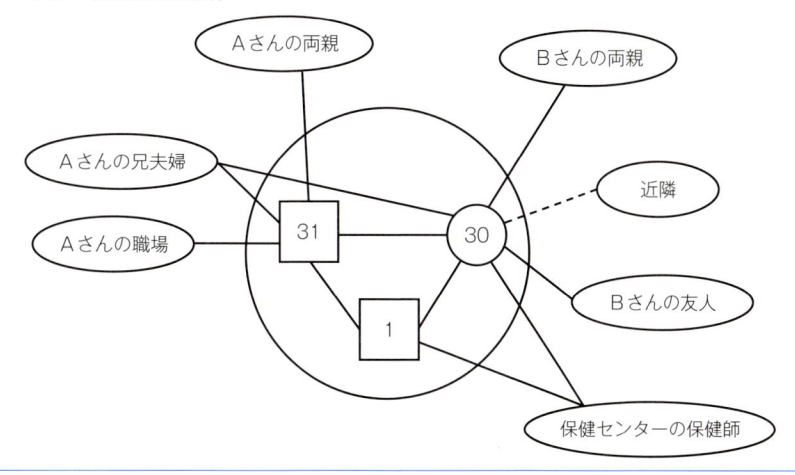

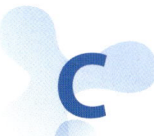

（Aさんの両親／Bさんの両親／Aさんの兄夫婦／Aさんの職場／31／30／近隣／Bさんの友人／1／保健センターの保健師）

C 家族アセスメント

1. 家族員のアセスメント

　Bさんは初めての育児で，求められる母親イメージや現実の育児に負担感がある．引越しをして間がなく，心身共に疲労感が強い．Cちゃんは順調に成長・発達しており，動きが活発になりやりたいことも増えている．片時も目が離せないことからBさんは育児による拘束感や思うようにならないことへのストレスを感じており，育児不安が強い．Aさんの家族や育児に関する思いは明らかではないが，仕事に専念することで家計を支えている．

　BさんがCちゃんの成長・発達を認め，育児による自分自身の成長に気づき充実感を得ることや，Aさんと育児の思いを共有し精神的サポートを得ること，社会的サポートに気づき取り入れることができれば1人で育てている圧迫感が取り除かれ，育児不安が軽減されると考えられる．

家族関連図（神戸式）

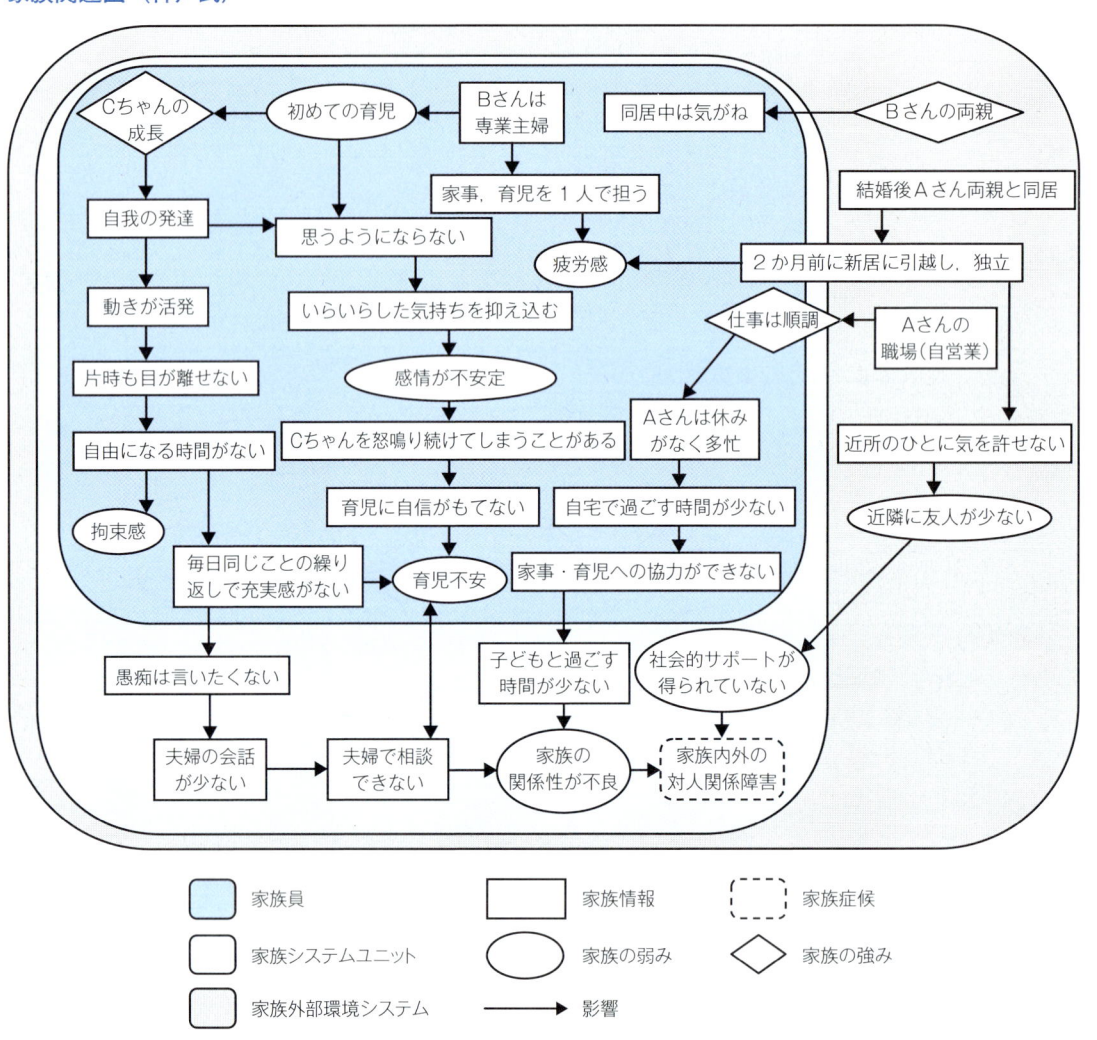

```
Cちゃんの成長 ← 初めての育児 ← Bさんは専業主婦        同居中は気がね ← Bさんの両親
    ↓                                   ↓                              ↓
自我の発達 → 思うようにならない ← 家事，育児を1人で担う    結婚後Aさん両親と同居
    ↓            ↓                      ↓                              ↓
動きが活発    いらいらした気持ちを抑え込む   疲労感 ← 2か月前に新居に引越し，独立
    ↓            ↓                                 ↓
片時も目が離せない  感情が不安定            仕事は順調 ← Aさんの職場（自営業）
    ↓            ↓                      ↓
自由になる時間がない  Cちゃんを怒鳴り続けてしまうことがある  Aさんは休みがなく多忙
    ↓            ↓                      ↓                 ↓
拘束感       育児に自信がもてない   自宅で過ごす時間が少ない   近所のひとに気を許せない
             ↓                     ↓                       ↓
  毎日同じことの繰り返しで充実感がない → 育児不安   家事・育児への協力ができない   近隣に友人が少ない
    ↓                                   ↓                 ↓
愚痴は言いたくない    子どもと過ごす時間が少ない    社会的サポートが得られていない
    ↓            ↓                      ↓
夫婦の会話が少ない  夫婦で相談できない  家族の関係性が不良   家族内外の対人関係障害
```

凡例：
- 家族員
- 家族システムユニット
- 家族外部環境システム
- 家族情報（□）
- 家族の弱み（○）
- →影響
- 家族症候（点線□）
- 家族の強み（◇）

2. 家族システムユニットのアセスメント

　夫婦は結婚4年目で，Aさんの親の意向で同居を選択するなど家族としての形成期の課題を達成しきれないまま養育期を迎えている．Aさんは自営業のため多忙で，家事育児はBさん1人で行っている．AさんとBさんのコミュニケーションがとれていないため，Bさんの孤独感が高まり夫婦関係は悪化している．Bさんは親役割に負担感をもち，Aさんは親役割を十分に担えていない．

　新居への引越しを機会ととらえ夫婦の関係性を再構築し，親役割を獲得して，Cちゃんを含めた三者関係を新たに構築していくことが必要である．

3. 家族外部環境システムのアセスメント

　Bさんにとって，同居時のAさんの父親との不和や家事の負担感がAさんの実家

との距離をおかせている．Bさんの両親から日々の具体的なサポートは得にくく，近隣に友人もいない．社会的サポートが得られていない状況であるが，保健師には本音で相談できており信頼を寄せている．

保健師を媒介にして調整を図り，Aさんの両親などの親族からのサポートが得られることに気づくこと，さらに地域子育て支援センターの存在を知り活用できるよう支援していくことが必要である．子どもの成長・発達を他児との関係のなかでみていくことや，思いを共有できる仲間づくりをすることで，社会的孤立を防ぎ，育児の拘束感や育児不安を軽減することが求められる．

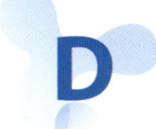

D 家族支援計画，実施，評価

ターゲットファミリーの家族症候は，Bさんが育児を一身に抱え込み育児不安が強いこと，Bさん夫婦が良好な関係がもてないことから家族内外の対人関係障害が生じていることである．初めての育児で子どもの成長とともに家族システムを変化させていく対処力がなく，家族関係の再構築や関係調整が十分になされていない．また，Aさんの両親などの親族からの支援や社会的サポートが得られていない状況から社会的孤立の可能性があり，Bさんの育児不安がさらに高まるという悪循環に陥ることも考えられる．

したがって，Bさんの育児負担の軽減，心身の疲労の回復，家族関係調整とコミュニケーションの促進，Aさんの父親役割の獲得への支援，家庭内および家族外部環境システムによるサポートの調整を目的にした支援を行う．

家族看護問題（＃1）:
家族の関係調整が不十分で，家族員の育児不安を共有できないために家族内の対人関係障害を生じ，家族員の育児不安のさらなる増大という悪循環に陥っている

家族支援目標:
家族の関係性を良好に保ち，育児を協同して行うことができる

目標・計画	家族支援	評価
①家族員 目標： AさんとBさんが子育ての思いを表出することができる 計画： OP 1．場の雰囲気 2．Aさんの様子，発言	＜AさんとBさんが思いを表出できる機会をもつ＞ 　初回訪問時，家族相談士の資格をもつ保健師は，Bさんの思いを傾聴し十分に受け止めた後，Aさんを含めて話し合う機会をもつことを提案した（TP-1，2）．後日Aさんの在宅時に訪問し，夫婦が互いの思いを伝え合うことができる場をつくった（TP-1，2）． 　Bさんは「1日中子どもと2人きり」「大変な思いをわかってもらえない」と語った（OP-3）． 　Aさんは「早く独立しようと一生懸命仕事をしてきた．家を建	まずBさんの思いを受け止め，安心して語れる関係をつくった．夫婦双方への肩入れを

第Ⅱ章　家族看護学の実践

目標・計画	家族支援	評価
3．Bさんの様子，発言 **TP** 1．Aさん，Bさんが思いを伝え合うことができる場をつくる 2．それぞれの話を傾聴し思いを受け止める	てたし，家族のためにもっと仕事を頑張ろうと思っていた」「仕事は忙しい．でも子どもは大事だし，本当はもっと一緒に過ごしたい」と語った（OP-2）． 　AさんとBさんに，「自分だけが大変」という思いから「互いに大変ななかで頑張ってきた」ことへの気づきが生じた（TP-1）．	行い，それぞれの発言を促した． それぞれの思いを引き出すことで子どもを大切にする思いは一致していることに気づき，夫婦が向き合うきっかけをつくることができた．
②**家族システムユニット** **目標：** 夫婦関係を良好に保ち，役割分担の調整ができる **計画：** **OP** 1．夫婦の様子，発言 **TP** 1．BさんがAさんに，AさんがBさんに期待する役割を話し合う機会をつくる 2．円環的質問で互いの思いを引き出す	＜夫婦の関係調整と役割分担のための話し合いをもつ＞ 　保健師は夫婦のこれまでの努力をねぎらい，互いに期待することや具体的な役割分担について話し合えるよう促した（TP-1）． 　Bさんは「仕事は大変だと思う」「手伝ってくれなくても話をしっかり聞いて親としての思いや不安を共有してほしい」「子どもが泣いていても新聞を読んでいたりする．もっと子どものことをみてほしい」と語った（OP-1）． 　Aさんは「妻は家事，育児をよくやってくれている」「子どもは一緒に育てていかなければと思うが，正直何をしたらいいかわからなかった．できれば言ってほしい」と語った（OP-1）． 　保健師は，「Bさんはそのような思いをおもちのようですが，Aさんはどうですか」「Aさんの考えをお聞きして，今，Bさんはどう感じられていますか」などと尋ね，相互に受け止め方を確認し合えるように促した（TP-2）．	配偶者に期待することを伝え合うことで，現状を認めつつ互いに役割を考えるきっかけをつくることができた．今後，夫婦で具体的に実現可能な役割分担を調整しながら関係をつくり上げることが期待される．
③**家族外部環境システム** **目標：** Aさんの両親，兄夫婦との関係を肯定的に振り返ることができ，支援を求めることができる **計画：** **OP** 1．場の雰囲気 2．夫婦の様子，発言 **TP** 1．Aさんの両親，兄夫婦との関係についての思いを表出できる場をもつ 2．思いを傾聴する	＜Bさんが，Aさんの両親，兄夫婦との関係を振り返る機会をもつ＞ 　Bさんの日々の負担を軽減するには，Aさんの両親，兄夫婦からの支援を活用することが有効だが，現在は距離をおいている．保健師はAさんの両親，兄夫婦との関係を振り返る機会をもち，十分に思いを傾聴することで肯定的にリフレーミングできるように促した（TP-1，2）． 　Bさんは同居時の苦労を語ったが，「よい面もあったかな」「同居していなかったら，お義母さんに気がねなく頼める関係にはなっていなかったから」と語った（OP-1，2）．	同居時の困難感を語りながら，同時に同居していたからこそ関係形成ができた良さにも気づき，肯定的な振り返りができた．気がねなく頼れる両親などの親族の存在に気づくことができた．

全体評価
　家族員個々への支援，家族関係の調整への支援を行った．Bさんにはこれまでの困難感や負担感，現在の不安を傾聴するとともにAさんに気持ちを伝えられるよう促した．Aさんにも育児に対する思いを伝えてもらい，互いの思いを伝え合うことで子どもを大切に思い成長を願う気持ちは共有していることを認め合うことができた．
　また，同居時のつらさだけの否定的な振り返りから，同居していたからこそ今では気がねなく協力してもらえる関係になったことに気づき，Aさんの両親，兄夫婦との関係について肯定的な振り返りをすることができた．夫婦の関係性

は好転し，Ａさんの両親，兄夫婦との関係調整は図られたが，Ｂさんが育児による満足感や充実感を得て，家族としての成長を促すためには社会的サポートの活用が必要であると考えられる．

家族支援目標：
家族が社会支援を取り入れ安定した気持ちで育児ができる

目標・計画	家族支援	評価
①家族員 目標： Ｂさんが社会的サポートについて知り，参加意欲をもつことができる 計画： OP 1．Ｂさんの様子，発言 2．参加への思い，不安 TP 1．心配や不安を表出できる場をもつ EP 1．地域の社会資源について説明する	＜Ｂさんが社会的サポートを知る機会をもつ＞ 　保健師は地域子育て支援センターの活動について説明したパンフレットを用いて，週4日部屋を開放していること，自由に過ごすだけでなく，保育士が常にいて遊びや相談に応じているので安心して参加できること，月1回はおはなし広場などの催しがあり，親子教室では年齢別に分かれてスキンシップ遊びを中心に親子で楽しむ時間がもてることなどを具体的に説明した（EP-1）． 　参加にあたってＢさんの具体的な不安を表出する機会をもった（TP-1）．以前の体験から「行ってもなじめないのではないかと不安」と語った（OP-1，2）．そのため，初回は保育士が遊びを提供している親子教室への参加を促し，保健師も同行することを提案した．Ｂさんは「行ってみようか」との気持ちになった（OP-2）．	以前の体験から気後れしていたが，親子教室の具体的な内容を知り，保健師が初回に同行することを提案するとＢさんは参加に前向きな気持ちになった．
②家族システムユニット 目標： ＢさんとＣちゃんが親子ふれあい教室に参加することができる 計画： OP 1．ＢさんとＣちゃんの様子，発言 TP 1．親子教室に一緒に行く 2．親子教室での様子を見守る 3．親子教室に参加しての思いを確認する	＜親子ふれあい教室にＢさんとＣちゃんが参加する機会をつくる＞ 　1〜2歳児の教室に参加することを提案し，当日は保健師が同行した（TP-1，2）． 　ＢさんはＣちゃんと共に保育士の誘導に従って輪に入り，歌遊びに楽しそうに参加していた（OP-1）． 　終了後に保健師が感想を尋ねると（TP-3），Ｂさんは「子どもの表情がいつもと違っていてうれしくなった．ごほうびかなと思った」と話した（OP-1）．	保育士が親子遊びを教える機会でもあり，Ｂさんにとってとｃちゃんとのかかわり方を学ぶ場になったと考えられる．同年齢の子どもをもつ集団のなかで楽しく過ごせたことがＢさんの自信につながった．
③家族外部環境システム 目標： 参加している親子と遊びを共有することができる 計画： OP 1．場の雰囲気	＜Ｂさんが保育士や参加している親子と会話できる機会をつくり次回につなげる＞ 　自由な遊び時間になるとＢさんは少し戸惑う様子がみられた（OP-1，2）．保健師はＣちゃんと遊びながらＢさんと話し，Ｃちゃんができていることを積極的に伝え支持した（TP-1）．保育士やそばで遊んでいる親子に話しかけ，Ｂさんとの会話を取りもちつつ遊びを共有した（TP-1）．Ｂさんは少しずつ自分から他の親子に話しかけている様子がみられた（OP-2）．	初めは戸惑いがあったものの，Ｃちゃんの遊びを介して他の親子と交流をもつことができた．参加後の振り返りを行いながら次回の参

目標・計画	家族支援	評価
2. BさんとCちゃんの様子，発言 TP 1. BさんとCちゃんの遊びの様子を見守り必要時支援する 2. 体験の振り返りを行う	保健師が感想を尋ねると（TP-2），「育児で悩んでいるのは私だけではないんですね」「次回も来たい」と語った（OP-2）．	加につなげ，継続して家族の成長を支えることが必要である．

全体評価

社会的孤立を防ぐために家族外部環境システムとの交互作用を促す支援を行った．地域の子育て支援について説明し，参加に際し具体的な不安を表出してもらい，Bさんの気持ちに添った社会資源の導入を提案した．

Bさんは親子教室での遊びをとおしてCちゃんの成長を客観的にみることができ，さらに他の親子と交流することで子育てへの満足感を高めることができた．親子教室で知り合った母親と育児に対する思いを共有することで育児不安が軽減し，継続して参加する意欲をもつことができた．

エコマップ（家族支援後）

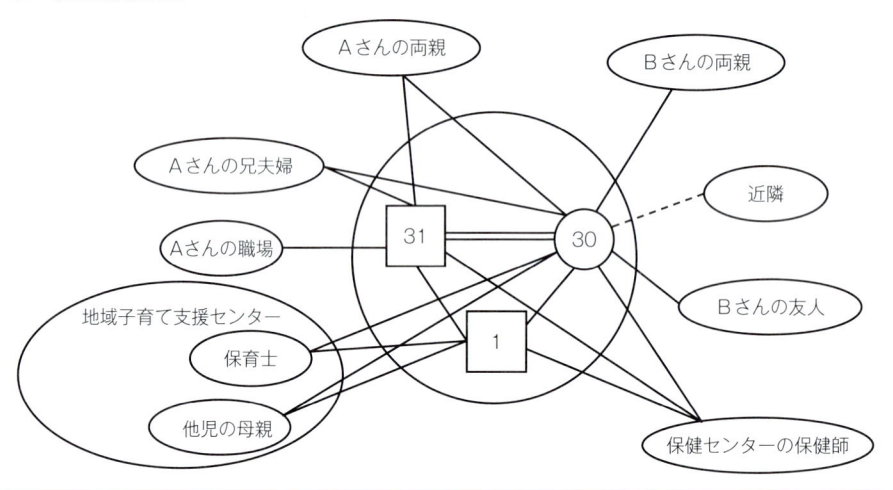

E 家族看護過程の評価と検証

1. 家族経過図

家族機能レベルの変動を明らかにするために，ターゲットファミリーの家族機能レベルを低下させたイベント（下向き矢印），家族機能レベルの維持・向上のために実施した家族支援（上向き矢印）を家族経過図として示した．家族支援の評価指標である家族機能レベルの経時的変動をみることで，家族看護過程の展開に対する評価を実施した．

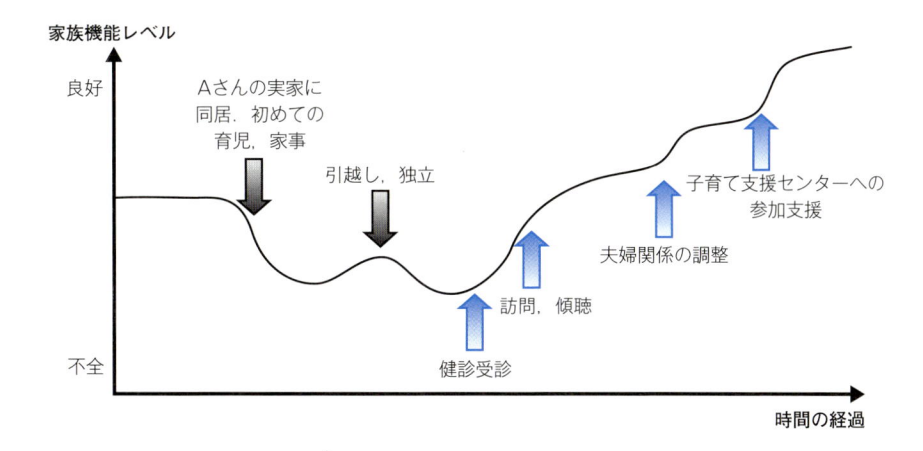

家族機能レベル

良好

Aさんの実家に
同居，初めての
育児，家事

引越し，独立

健診受診

訪問，傾聴

夫婦関係の調整

子育て支援センターへの
参加支援

不全

時間の経過

2. リフレクション

　本事例では，家族の関係性の調整への支援を行い，地域の社会資源へつなげた支援をすることで家族の育児機能を高めることができた．今後も継続して相談の場をもつことでBさんが自ら家族や社会からのサポートを得られるように支援していく．また，子育て支援センターの関係者と連携し，経過を見守ることとする．

　健診時のBさんの訴えから支援が始まったが，Bさんの育児不安への予防的な支援についての検討が必要であるといえる．多忙なAさんに対して支援する際には，支援者がBさんに肩入れした立場にならないことが重要であり，Aさんの立場を尊重して，家族の意向や希望に応じて行う配慮が必要であると考えられる．子どもの成長・発達に応じて家族の役割にも変化が求められるため，今後も子どもの成長・発達とともに家族としての成長・発達を見守り，継続的な支援をすることが重要である．

参考文献

1) 日本家族心理学会編：子育て臨床の理論と実際〈家族心理学年報20〉，金子書房，2002．
2) 亀口憲治：家族臨床心理学―子どもの問題を家族で解決する，東京大学出版会，2000．
3) 平木典子・袰岩秀章：カウンセリングの技法―臨床の知を身につける，北樹出版，2001．
4) 平木典子・中釜洋子：家族の心理―家族の理解を深めるために，サイエンス社，2006．

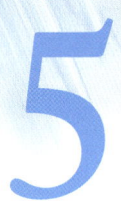

5 慢性期家族看護の事例展開❸
家族の逸脱現象の派生
―在宅高齢者を介護する家族のケース―

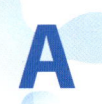

A 家族ケースの紹介

　Aさん（75歳，女性，中等度の認知症）は，娘のBさん（48歳，高血圧症にて内服治療中），娘の夫Cさん（55歳，脂質異常症を指摘されている），孫娘のDさん（17歳）の4人家族である．Aさんは，半年前にアルツハイマー型認知症と診断され，要介護4の認定を受けている．主介護者は娘のBさんで，自営業で内装業をしている夫の仕事の経理業務を担いながら，Aさんの介護にあたっている．Bさんは，人当たりがよくまじめな性格で，Aさんにできる限りの介護をしたいと考えている．

　Aさんの夫は，10年前に大腸がんで他界している．以来，Aさんは1人暮らしをしてきたが，3年前に大腿骨頸部を骨折して入院，手術したことをきっかけに，Bさん家族と同居を始めた．経済的には，Aさんには年金収入があるが，不況の影響でCさんの仕事が減少しているうえに，Dさんは大学受験を控えているため，ゆとりがあるとはいえない状況である．Bさんの弟Eさん（45歳）は独身で高校教師をしており，Bさん宅から車で1時間ほど離れた隣県で暮らしている．

　Aさんは退院後，Bさんと同居を始めた頃から次第に物忘れがひどくなり，Bさんに「取ったものを返せ」と執拗に迫ったり，食後すぐに，「まだ，食べていない．ご飯はまだか」と騒ぐなどの行動がみられ始めた．また，昼夜逆転もみられており，日中はうとうとしていることが多いが，夜になると「家に帰りたい」と騒ぎ出すこともある．Bさんはそのたびに起きてAさんをなだめるため，慢性的な睡眠不足の状態にあり，頭痛がひどく朝起きられない日もある．Bさんは，Aさんに認知症の症状がみられ始めてからは，好きだった山登りや友人と通っていた生け花教室にも行くことがなくなり，介護中心の生活を送っている．

　AさんのADLについては，食事はお粥などの軟らかいものをBさんが用意して，自力摂取している．入浴時には見守りと一部介助が必要だが，最近，入浴を拒否することがある．移動は，室内は伝い歩きが何とか可能であり，外出時は杖を使用している．衣服の着脱がスムーズに行えないために，時々トイレに間に合わないことがあり，リハビリパンツを使用している．排泄を介助しようとすると拒否し，便にまみれたリハビリパンツがたんすに入れられていることもある．精神心理状況は，集中力が落ちており，注意力散漫で，だれかがそばにいないと焦燥感が強くなる傾向にある．

　Aさんは入浴介助の目的で2か月前から週1回の訪問看護を利用している．ケア

マネジャーは，デイケアやショートステイの利用も勧めているが，Bさんは「娘ですから，私が一番母のことをわかっています．私がいるのに施設に預けるなんて，かわいそう」と主張し，サービスを増やすことを拒否している．そして，「お母さんにはしっかりしていてもらわないと困るんです」と話し，毎日，夏の炎天下でも「これ以上足腰が弱くなられては困る」と歩行訓練として帽子をかぶせ，Aさんが嫌がっていても無理やり外に連れ出し，近所を一緒に散歩している．訪問看護師が，「介護について何か困っていることはありませんか」と時折尋ねても，Bさんは，「お風呂に入れてくださって助かっています．あとは何とかやれています」と答える．

　Cさんは介護や子どもの教育についてはBさんに一任している．仕事がうまくいっていないストレスと，家に帰ってもBさんがAさんに厳しい言葉を浴びせながら介護をしているために気が休まらないことから，仕事の後は飲みに行き，夕食（脂っぽいものが多い食事）を外で済ませてくることがほとんどである．Bさんは仕事で疲れたCさんや受験生のDさんを介護に巻き込みたくないと考えている．Dさんは食事の際にAさんに話しかけてくれるが，Bさんが「食事の後片づけくらいしなさい」など，顔を合わせるたびに小言を言うためBさんに不満を抱いており，Bさんと会話することを避けるようになっている．Bさん自身もぶつけようのないいらだちから，ついDさんに当たってしまうことを自覚しており，小言を言ってしまった後に落ち込むことがしばしばある．弟Eさんは土日のどちらかにはBさん宅に来て，Aさんの話し相手になってくれている．BさんはEさんが週1回顔を出してくれるだけでもありがたいと考えており，これ以上Eさんには負担をかけたくないと考えている．

　訪問時，訪問看護師が入浴介助の際にAさんの殿部，右肘に大きな青あざができているのを発見した．Aさんにどうしたのか尋ねると，「娘が怖い」と答え，ややおびえた表情をしている．訪問看護ステーションに帰ってケアマネジャーに連絡すると，最近Aさんの表情は暗く，娘のBさんはいらいらしていることがあるという．

B 家族情報の収集

		家族情報
①家族員		**S情報** **Aさん** 　訪問看護師が，入浴介助の際にAさんの殿部，右肘に大きな青あざができているのを発見し，どうしたのか尋ねると，「娘が怖い」と答える． **Bさん** 　Aさんの介護について，「娘ですから，私が一番母のことをわかっています．私がいるのに施設に預けるなんて，かわいそう」「お母さんにはしっかりしていてもらわないと困るんです」「これ以上足腰が弱くなられては困る」と話している． 　訪問看護師が，介護について何か困っていることはないか尋ねても，「お風呂に入れてくださって助かっています．あとは何とかやれています」と答える．

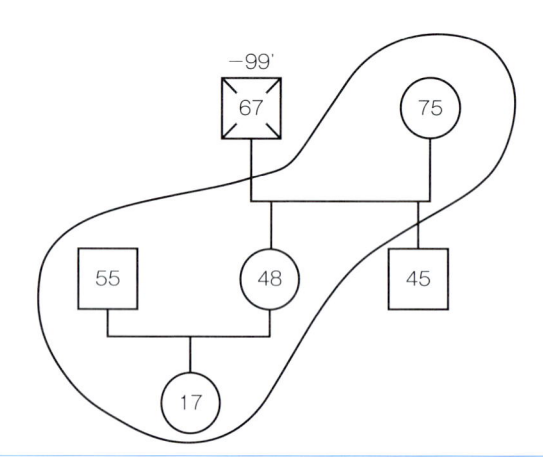

家族情報
| **O 情報**<br>**Aさん**<br>　要介護4の認定を受けている．認知症の症状として，失見当識，不安・焦燥感，攻撃的言動（暴言），介護への抵抗（入浴，排泄）がみられる．<br>　生活歴：60歳まで保育士として働いていた．退職後は民生委員も務め，近所のひとから頼られる存在であった．<br>　3年前に大腿骨頸部を骨折して入院．Bさんとの同居を開始，この頃から認知症の症状がみられ始めた．訪問看護師が入浴介助の際にAさんに大きな青あざができているのを発見し，どうしたのか尋ねた際，おびえた表情をしていた．<br>**Bさん**<br>　夫の自営業の経理業務を担いながら，Aさんの介護にあたっている．人当たりがよくまじめな性格で，Aさんにできる限りの介護をしたいと考えている．昼夜を問わず，Aさんの生活行動の介助，暴言などに対応している．高血圧症にて内服治療中であり，慢性的な睡眠不足による頭痛に悩まされている．夏の炎天下でも毎日Aさんを外に連れ出し，歩行訓練のために近所を一緒に散歩している．仕事で疲れた夫や受験生のDさんを介護に巻き込みたくないと考えている．介護へのストレスから，ついDさんに当たってしまう．<br>**Cさん**<br>　自営業（内装業）で，脂質異常症を指摘されている．仕事がうまくいっていないストレスと，家に帰ってもBさんがAさんに厳しい言葉を浴びせながら介護をしているために気が休まらないことから，仕事の後は飲みに行き，夕食（脂っぽいものが多い食事）を外で済ませてくることがほとんどである．<br>**Dさん**<br>　高校3年生（受験生）．食事の際にAさんに話しかけてくれるが，「食事の後片づけくらいしなさい」など，顔を合わせるたびにBさんに小言を言われるため不満を抱いており，Bさんと会話することを避けるようになっている．<br><br>**ジェノグラム**<br><br>```
         -99'
      ┌──┐        ○
      │67│×──── 75
      └──┘        │
          ┌───────┼───────┐
       ┌──┐    ┌──┐    ┌──┐
       │55│────│48│    │45│
       └──┘    └──┘    └──┘
          │
         ┌──┐
         │17│
         └──┘
``` |
| ②家族システムユニット | **O 情報**
　Aさんは1人暮らしをしてきたが，大腿骨頸部を骨折したことをきっかけに，娘のBさん家族と同居を始めた．Bさんは介護を1人で担っており，仕事で疲れたCさんや受験生のDさんを介護に巻き込みたくないと考えている．Cさんは，介護や子どもの教育についてはBさんに一任している．仕事のストレスと，家で気が休まらないことから，仕事の後は飲みに行き，夕食を外で済ませてくることがほとんどである．孫娘のDさんは，食事の際にAさんに話しかけてくれるが，「食事 |
```

	家族情報
	の後片づけくらいしなさい」など，顔を合わせるたびにBさんに小言を言われるため不満を抱いており，Bさんと会話することを避けるようになっている． 経済的には，Aさんには年金収入があるが，不況の影響でCさんの仕事は減少しているうえに，Dさんは大学受験を控えているため，ゆとりがあるとはいえない状況である．
③家族外部環境システム	**O情報** BさんはAさんの介護にあたりながら，自宅でCさんの自営業の経理業務を担っている．Aさんに認知症の症状がみられ始めてからは，介護中心の生活となり，好きだった山登りや友人と通っていた生け花教室にも行くことはなくなった． Eさんは独身で高校教師をしており，Bさん宅から車で1時間ほど離れた隣県で暮らしている．土日のどちらかにはBさん宅に来て，Aさんの話し相手になってくれている．BさんはEさんが週1回顔を出してくれるだけでもありがたいと考えており，これ以上Eさんには負担をかけたくないと考えている． 週1回訪問看護師が来て入浴介助をしてくれることを助けに感じているが，娘である自分がAさんのことを一番よくわかっているので適切に介護できると考えており，施設サービスなどその他のサービスは増やしたくないと考えている． **エコマップ（家族支援前）** 注：○〜〜〜▶○ 身体的虐待

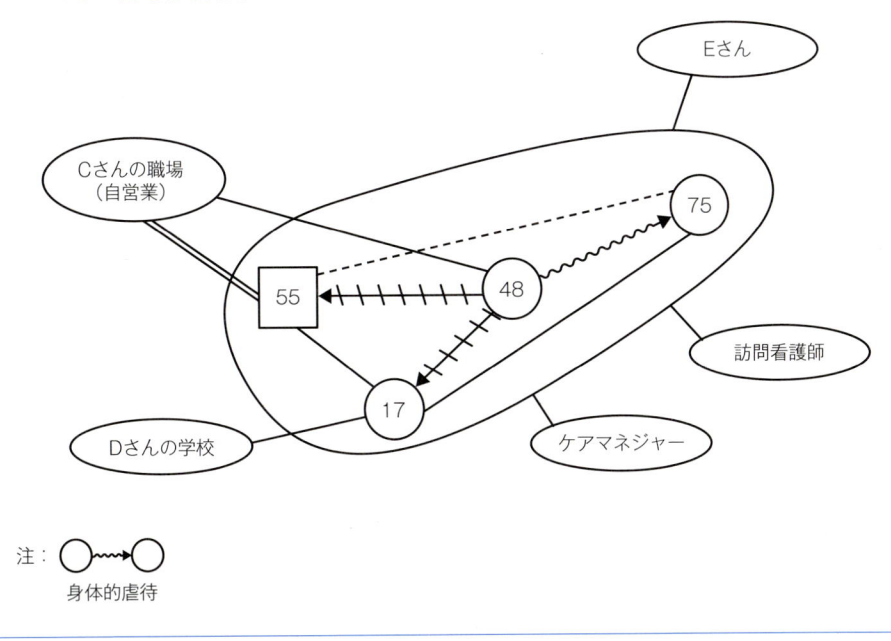

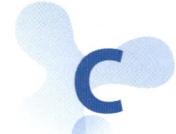

C 家族アセスメント

1. 家族員のアセスメント

Aさんは中等度の認知症で，要介護4の認定を受けている．日常生活能力の低下がみられ，排泄・入浴・衣服の着脱など生活全般に介助を必要とする状態である．

Aさんの身体にみられる青あざやおびえた様子，「娘が怖い」という発言から，AさんはBさんから虐待を受けている可能性が強く疑われる．
 Bさんは，責任感が強く，娘としてAさんの介護をしなければならないという信念を強くもっている．「施設に預けるのはかわいそう」「できるだけの介護をしたい」と考えており，Aさんへの愛情も強くもっている．「お母さんにはしっかりしていてもらわないと困る」「これ以上足腰が弱くなられては困る」というあせりから，歩行訓練のために嫌がるAさんを毎日外に連れ出して散歩をしている．Bさんは介護熱心で，Aさんの身体機能を低下させたくないという思いからそのような行動をとっていると考えられる．
 一方で，BさんはAさんの生活行動の介助に加え，暴言，介護への抵抗などの認知症からくる症状への対応により，心身の疲労が蓄積し，慢性的な睡眠不足による頭痛にも悩まされている．自分の健康に気を配る余裕がなく，介護に没頭している様子がうかがわれる．また，認知症介護の知識不足から，Aさんの認知症からくる症状への対応がうまくできていない可能性がある．Aさんの介護に対する思いや感情について知り，必要な支援をしていく必要がある．

2. 家族システムユニットのアセスメント

 ターゲットファミリーは，10代の子どもをもつ教育期家族である．家族は，家族の統合性を維持しながら子どもが巣立つための準備をするという課題をもち，教育費など経済的負担の大きい時期である．家族の役割関係をみると，Bさんは，家族のなかで，Aさんの介護者としての役割，夫の仕事を妻として支える役割，受験期のDさんの母親としての役割という，複数の役割を1人で担っている．Cさんも，Bさんがそれらの役割を果たすことを当然視している可能性がある．Cさんは，家族の経済的安定のために仕事に励んでいるが，夕食は外食が多く，Bさんとの接触を意図的に避けている．DさんはAさんとコミュニケーションを図ろうとしており，Aさんのことを気にかけている様子である．しかし，BさんはDさんを介護に巻き込みたくないと考えており，Dさん自身の考えを確かめてはいない．Bさんが顔を合わせるたびにDさんに小言を言うため，BさんとDさんの関係は悪化している．
 家族間で介護についての話し合いが行われておらず，Bさんが1人で身体的にも精神的にも介護を抱え込んでいる状況である．この状況からBさんの介護ストレスが重積し，いらいらした態度でAさんの介護を行い，CさんやDさんとのコミュニケーションに悪影響を及ぼしている．コミュニケーションの希薄さはBさんの身体的・心理的・社会的負担の蓄積，孤立感の増強を引き起こし，虐待行為の発生に至ったと考えられる．

3. 家族外部環境システムのアセスメント

 Bさんは，Aさんに認知症の症状がみられ始めてからは介護中心の生活となり，趣味の登山や生け花をやめ，友人や社会との交流も少なくなっている．身内にも話せない，頼れない孤立した介護状況は，Bさんを心理的にも追いつめていると考えられる．

家族関連図（神戸式）

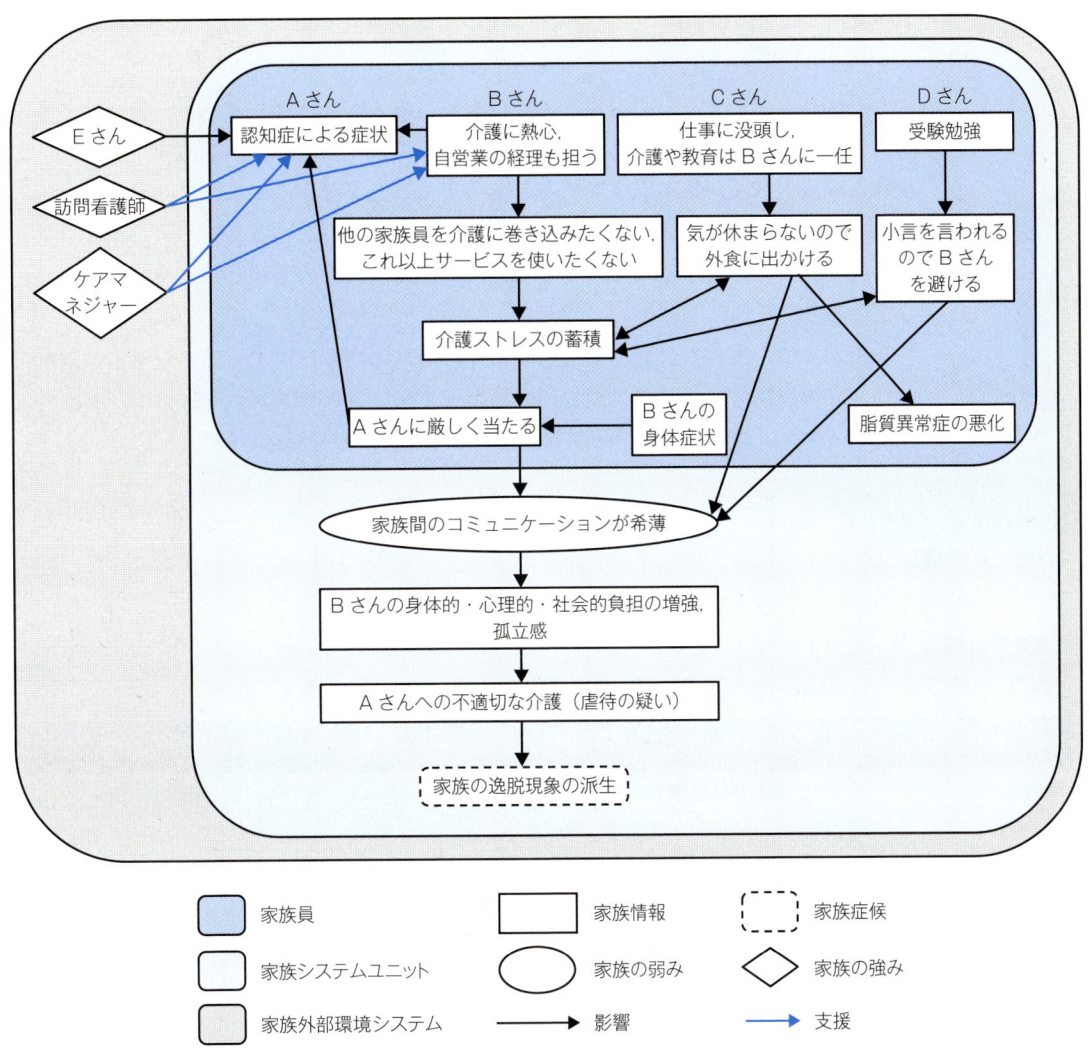

凡例	
■ 家族員	□ 家族情報
□ 家族システムユニット	○ 家族の弱み
□ 家族外部環境システム	◇ 家族の強み
→ 影響	→ 支援	家族症候

図中の要素：

- Aさん：認知症による症状
- Bさん：介護に熱心、自営業の経理も担う
- Cさん：仕事に没頭し、介護や教育はBさんに一任
- Dさん：受験勉強
- Eさん、訪問看護師、ケアマネジャー（家族外部環境）
- 他の家族員を介護に巻き込みたくない、これ以上サービスを使いたくない
- 気が休まらないので外食に出かける
- 小言を言われるのでBさんを避ける
- 介護ストレスの蓄積
- Aさんに厳しく当たる
- Bさんの身体症状
- 脂質異常症の悪化
- 家族間のコミュニケーションが希薄
- Bさんの身体的・心理的・社会的負担の増強、孤立感
- Aさんへの不適切な介護（虐待の疑い）
- 家族の逸脱現象の派生

Bさんに対する心理的支援が重要であり，気分転換を図る必要がある．

Eさんは土日のどちらかにはBさん宅に来て，Aさんの話し相手になってくれている．Bさんはこれ以上Eさんには負担をかけたくないと考えており，その意向を尊重した形で支援することが望ましい．

Aさんは，在宅サービスは週1回の訪問看護のみ利用している．Bさんは，訪問看護師による入浴介助を助けに感じているが，Aさんにとって娘である自分が介護することが最善であると考えており，施設サービスなどの利用は拒否している．Bさんの介護負担を軽減し，ゆとりをもって介護が行えるよう，さらなるサービス利用も検討する必要がある．Bさんは訪問看護師に信頼を寄せており，ケアマネジャーよりも接触する機会が多いことから，訪問看護師が家族の情報収集や支援を行うことが効果的であると考えられる．

第Ⅱ章　家族看護学の実践

D　家族支援計画，実施，評価

　ターゲットファミリーの家族症候は，家族員1人が介護を抱え込み，身体的，心理的，社会的な負担および重圧がのしかかることにより家族が緊張状態を生じ，虐待が現れた家族の逸脱現象の派生であるととらえることができる．これは，認知症介護の知識不足，サービス利用への抵抗感，家族間のコミュニケーション不足，家族員1人が介護を抱え込んでいることによる主介護者の介護負担の蓄積と孤立感などにより起きていると考えられる．

　したがって，家族員に対しては家族員それぞれの介護に対する思いや感情の理解と認知症介護に関する情報提供および介護指導，家族システムユニットおよび家族外部環境システムに対してはサポート調整による介護負担の軽減を目的とした支援を行う．

家族看護問題（#1）：
　介護に対する家族の拘束的ビリーフにより介護役割調整ができず，家族員間で介護ストレスと回避行動という悪循環が生じ，高齢者虐待という家族の逸脱現象の派生を呈している

家族支援目標：
　家族内外のサポートを取り入れることで，家族の緊張状態が緩和される

目標・計画	家族支援	評価
①家族員 **目標：** Bさんが介護に対する率直な思いや感情を表出することができる **計画：** OP 1．Bさんの言動，表情 TP 1．訪問時に意識的にBさんに言葉をかけ，思いや感情を表出しやすい雰囲気をつくる 2．BさんのAさんや介護に対するとらえ方，思い，感情の表出を促進する 3．表出されたBさんの発言を否定・非難せず，共感的態度で傾聴し，受け止める	＜Bさんが語りやすい雰囲気をつくる＞ 　AさんがBさんから虐待行為を受けている可能性が高いと考えた訪問看護師は，Bさんの介護に対する思いや感情を知るために，訪問時に意識的にBさんに言葉をかけるようにした（TP-1）．しかし，Bさんは訪問看護師の質問に答えるのみで，多くを語ろうとはしなかった． 　3週間後のある日，Bさんは疲れ切った表情をしており，家の中もひどく散らかっていた．訪問看護師がBさんの疲労の蓄積を感じ取り，「Bさんは，お家のお仕事もあるのによくやっていますね．最近，お疲れのようですが，夜は眠れていらっしゃいますか」と尋ねたところ（TP-1，2），Bさんは涙ぐみながら語り始めた（OP-1）． 　Bさんは，「母のことが気になって，あまり眠れないのです．昔はずっと保育園で働いていて，退職後も地域のために尽くして，しっかりした自慢の母でした．今も母に感謝しています．……でも，最近母のおかしな行動が多くなり，私の言うことを聞かなくなりました．ご飯を食べたのを忘れるし，平気でおもらしする．昨日は買ったばかりのじゅうたんにうんちを漏らして，大騒ぎでした．つい手が出てしまって，ほっぺたを叩いてしまいました．みるみるうちにこぶが出て，あわてて水で冷やしました．こんなことがここ2，3か月に何回かありました．いつも叩いてしまったことを後悔します．我慢しなくてはと頭では思うんですけど，歯がゆくて情けなくて．このままだとかえって認知症も進んで，母は寝たきりになってしまうんじゃないかと，心配しています」と語った（OP-1）．	Bさんが感情を表出しやすい雰囲気でかかわった．そのことにより，Bさんのつらい気持ちが吐露され，Bさんがもともと抱いていた母親像の変容に衝撃を受けていることや，虐待に対し自責の念をもっていることがわかった．

目標・計画	家族支援	評価
	訪問看護師は，「Bさんはそんなに大変なのに，1人で頑張ってきたんですね」とBさんの虐待行為を責めることはせず，介護の労をねぎらった（TP-3）．訪問看護師は続けて，「家族のなかでだれか介護について話せるひとはいますか」（TP-2）と尋ねた． 　Bさんは，「夫は仕事で忙しいし，家に帰るとすぐに寝てしまう．Dも受験なので，心配をかけたくない」としっかりした口調で話した（OP-1）． 　以上から，Bさんは自身の虐待行為について認識しており，Aさんが失敗したときに衝動的に手が出てしまっている状況が確認できた．Bさんの夫や娘に介護参加を依頼することはBさん自身が望んでいないため，まずはBさんに対して働きかけていくこととした．	Bさんの発言を共感的態度で傾聴し，介護の努力を認めたところ，介護にまつわる他の家族員への思いを引き出すことができた．
目標： Bさんが認知症介護の知識やコツを獲得し，余裕をもって介護できるようにする **計画：** **OP** 1. Bさんの言動，表情 2. Aさんの症状の経過 3. Bさんの介護状況 **TP** 1. Bさんが現在困っていることを確認する 2. Bさんの介護状況を確認し，優れた点や努力している点を取り上げて認め，評価する **EP** 1. Bさんの介護能力，意欲をアセスメントし，適した方法で介護指導をする	**＜Bさんが現在困っていることから解決を図っていく＞** 　訪問看護師は，Bさんの介護能力を高めるための支援として，まず，Bさんが現在最も困っていることから解決を図っていこうと考えた．そこで，「Aさんのお世話で今一番大変なことは何ですか」とBさんに尋ねた（TP-1）． 　Bさんは興奮した様子で，「うんちを漏らされるのが一番つらいです．においはきついし，掃除が大変です．仕事のお客さんも家に来るので，気をつかいます．母は便秘症なので，カレンダーに印をつけて，3日間出ないと下剤を飲ませるんですが，出るときは泥のようになって大失禁になるときも多くて」と話した（OP-1，3）． 　訪問看護師は，「カレンダーに排便日をつけているなんて，すごいですね．私たちもお勧めしている方法なんですよ」と，Bさんの介護の工夫をほめた（TP-2）．そして，Aさんのフィジカルアセスメントを行いながら，食事指導，朝食後のトイレ誘導，下剤の管理方法についてBさんに助言した（EP-1）．訪問看護のたびにAさんの排便状況とBさんの介護状況を確認し，Bさんの介護の労をねぎらいつつ，支援していった（OP-2，3）． 　1か月後，Bさんより，「朝食後にウォッシュレットで刺激すると，2日に1回はうんちが出るようになりました．最近はリハビリパンツが汚れることはあっても，パンツから漏れることはなくなりました」と笑顔で報告があった（OP-1）． 　このことをきっかけに，Bさんは訪問看護師に，たびたび介護の相談をもちかけてくるようになった．訪問看護師はコミュニケーションのとり方や昼夜逆転になっている生活リズムを整える方法について助言を行い，Bさんの認知症に関する理解を促していった．その結果，Aさんのおびえた様子や身体へのあざなどもみられなくなっていった．	排便の世話が，Bさんの介護負担を増強させている一因であることがわかった． Bさんは自分なりに工夫して排便の世話に取り組んでいるため，専門的なケアを提供しながらBさんの力を伸ばしていく． Bさんが一番困っていた排便の問題が解決したことで，訪問看護師との信頼関係が深まった．また，不適切な介護（虐待行為）の徴候もみられなくなった．
目標： CさんがBさんや現在の介護状況に対する率直な思いや感情を表出することができる	**＜Cさんの思いを表出するための機会をもつ＞** 　Bさんは夫や娘を介護に巻き込みたくないという気持ちが強いため，訪問看護師はそれを尊重していた．時々，Cさんが家にいたため，挨拶はするようにしていた（TP-1）．Bさんから「夫はコレステロールが高いと言われているのに，外食が多くて心配」	

第Ⅱ章　家族看護学の実践

目標・計画	家族支援	評価
計画： OP 1．Cさんの言動，表情 TP 1．Cさんの思いや感情を表出しやすい雰囲気をつくる 2．表出されたCさんの思いや感情を傾聴し，受け止める 3．実現可能な形でのBさんへのサポートを促す	と聞いていた訪問看護師は，Cさんにも話を聞きたいと思っていた．そんなある日，家の前でCさんに呼び止められた． 　Cさんは，「妻（Bさん）は本当に働き者で，安心して家のことを任せている．でも，母（Aさん）に夜何度も起こされて次の日頭が痛いと言って横になっていることがよくある．親子のことなので口を出さないようにしているが，どうしたものか」と話した（OP-1）． 　訪問看護師は，「CさんはBさんのことを心配されているのですね」「本当に，Bさんは頑張っていらっしゃいますね．ご自分がみなくてはという思いが強いようです．BさんにCさんの心配されているお気持ちを話してみてはどうですか」と促した（TP-2，3）．	Cさんから，Bさんや現在の介護状況に対する思いを引き出すことができた．CさんのBさんへのかかわりについて，引き続き情報収集していく．
②家族システムユニット 目標： 家族員間のサポート態勢がとれる 計画： OP 1．家族員の言動，表情 2．家族員間のサポート状況 TP 1．介護について家族員が抱いている思いや考えについて相互に伝え合うことを支援する 2．家族員間で実現可能な役割分担について考えることを促す	＜家族員間でできるサポートについて考える機会をつくる＞ 　Bさんは認知症介護の知識やコツを徐々に習得していった．訪問看護師は，家族員間で助け合うことにより，Bさんの介護負担がさらに軽減する方法を考えていた． 　Cさんと話をした数週間後，Bさんから，「最近，夫が家で夕食を食べるようになりました．自然と会話も増えて……．夫のほうから母の介護のことを聞いてくるようになりました．休む時間をつくるようにも言われました」と笑顔で報告があった（OP-1，2）． 　帰りに訪問看護師はCさんに，「Bさんといろいろお話できてよかったですね．お家でのお食事のほうがおいしいし，身体にもいいですよね．Dさんもご一緒ですか」と問いかけた（OP-2）． 　Cさんは，「娘は受験でピリピリしていて，そのうえ妻にギャーギャー言われるから，参っているようだ」と話した（OP-1）． 　訪問看護師は，「最近Bさんもだいぶ介護のコツをつかんでいらっしゃるようですが，介護は24時間のことですし，大変ですよね．ちょっとした助けがあるとずいぶん心強いと思うのですが．Dさんはどう思っているのかな……」とCさんに話した（TP-1，2）． 　翌週Bさんから，「Dには，私がいらいらしているのが伝わって避けられていたみたい．夫が言ってくれたみたいで，Dが食後の皿洗いは全部やってくれるようになりました．食事の後は母のトイレがあるので，それだけでもだいぶ楽です」と笑顔で報告があった（OP-1，2）． 　訪問看護師は，「よかったですね．CさんもDさんも，ずっとAさんとBさんのことを気にかけてくれていたんでしょうね」と伝えた（TP-1）．	家族員間のコミュニケーションが図られ，相互が抱いていた思いを伝え合うことができた． 家族員それぞれができる形でBさんをサポートするようになった．
③家族外部環境システム 目標： 1．地域社会資源の情報を獲得し，効果的に活	＜地域社会資源の紹介と活用への支援を行う＞ 　Bさんは娘として自分がAさんをみなければならないという気持ちや自分の介護が最善であるという思いが強く，サービス利用への抵抗感が強かった．訪問看護師はケアマネジャーに相談しながら，折をみてデイケアやショートステイについての具体的な	

目標・計画	家族支援	評価
用することができる 2．Bさん自身も社会的交流を深めながら，心身の余裕をもって介護に取り組むことができる 計画： OP 1．Bさん家族の言動，表情 TP 1．Aさんと家族の状況，ニーズに見合った地域社会資源について，情報提供を行う 2．Bさんが罪悪感をあまり抱かずにサービス利用を意思決定していけるよう，サービスの提示の仕方を工夫する	説明をしていった（TP-1）．同時に，ケアマネジャーと共に主治医，地域包括支援センターと連携しながら，Bさん家族を見守る態勢づくりを行った． 　訪問看護師は，「Aさんの散歩をBさんがするのはAさんにとっても楽しい時間だと思いますが，デイケアを利用してみてはどうでしょう．認知症の方へのデイケアもあって，そこには認知症に詳しいスタッフがいます．リハビリやレクリエーションもしてくれるし，Aさんにとっていい刺激になると思いますよ」と話した（TP-1，2）． 　Bさんはその場では即答はしなかった（OP-1）が，後日Cさんと相談し，週2回のデイケアを利用することを決定した．デイケアを利用してしばらくした後Bさんから，「デイケアに行った日は，母が夜寝てくれるようになりました．少し穏やかになってきたような気もします……．母が寝たきりになったら困ると思い，厳しくしていたけど，母にとっても楽しいものでなければならなかったのですね」という言葉が聞かれるようになった（OP-1）． 　また，「お母さんが慣れてきたから，私もデイケアの日は生け花教室に行こうかしら」とも話した（OP-1）．	Bさんはデイケアについての具体的な説明を受けることでイメージがわき，Cさんと相談して利用することを決定することができた．デイケアの利用によりBさん家族の介護負担の軽減につながった．Bさんは自己の介護状況を客観視できるようになった． さらにBさんは，自分自身の社会生活について目を向けることができるようになった．

全体評価

　特定の家族員（Bさん）を中心とした支援から，家族システムユニット，家族外部環境システムを含む支援を行った．まず，Bさんへの支援として，介護に対する思いや感情の表出を図り，最も困っていた排便の世話の問題を解決した．このことにより，Bさんと訪問看護師との信頼関係の深まりがみられ，認知症介護の知識獲得にもつながった．

　次に，Cさんの介護への思いの表出をきっかけとして，介護についてBさん家族が抱いている思いや考えについて相互に伝え合うことへの支援を行い，家族員間での役割分担について考えることを促した．このことにより，Bさんは，CさんとDさんから，心理的支援，手段的支援を得られるようになった．家族員間のコミュニケーションが促進されたことから，Bさんの介護の抱え込みが緩和され，Bさんは夫と相談しながら介護の意思決定をしていくようになった．これらは，家族の緊張状態の緩和にもつながった．

　また，地域社会資源を活用することによってBさん家族の介護負担が軽減され，適切に介護が行われるようになった．

エコマップ（家族支援後）

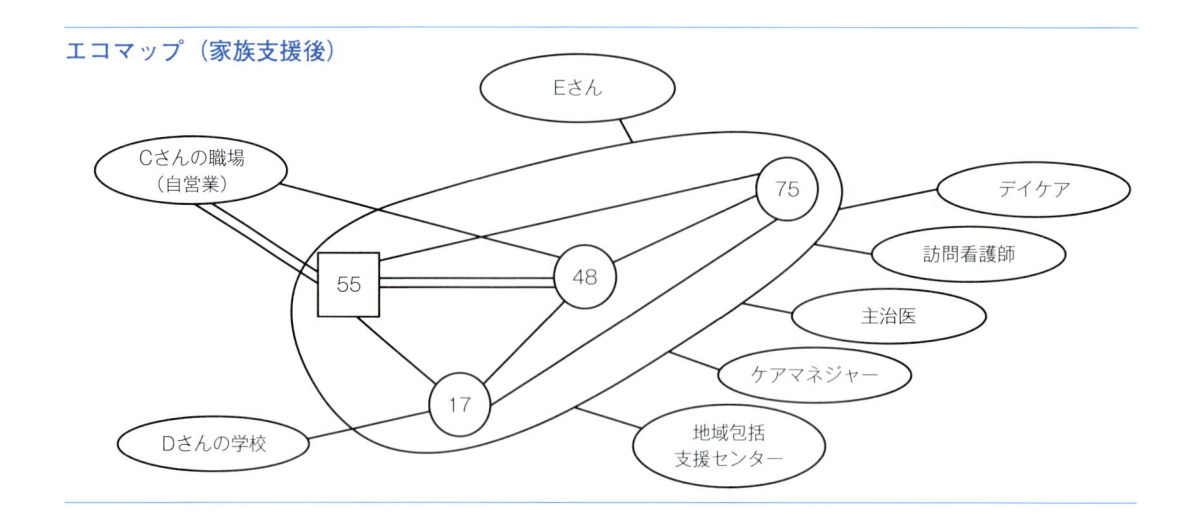

E 家族看護過程の評価と検証

1. 家族経過図

　家族機能レベルの変動を明らかにするために，ターゲットファミリーの家族機能レベルを低下させたイベント（下向き矢印），家族機能レベルの維持・向上のために実施した家族支援（上向き矢印）を家族経過図として示した．家族支援の評価指標である家族機能レベルの経時的変動をみることで，家族看護過程の展開に対する評価を実施した．

2. リフレクション

1）訪問看護開始時からの家族支援

　本事例では，訪問看護師が入浴介助の際にAさんに青あざができているのを発見

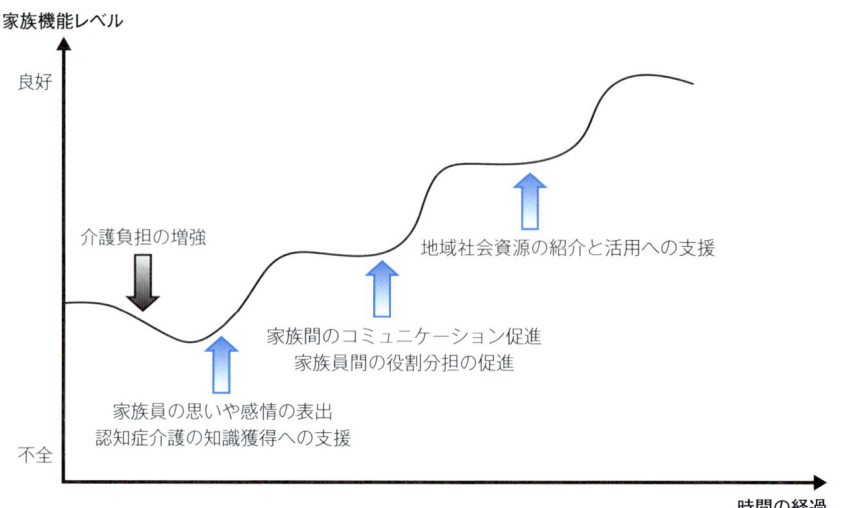

したことをきっかけに支援が始まったが，Bさんは2,3か月前から手が出てしまうことがあったと話している．認知症高齢者の場合，認知症の正しい理解がされていないこと，介護の負担感が多いこと，周囲の理解が得られにくいこと，人間関係が取りにくいことなどから，虐待の対象になりやすいといわれている[1]．また，介護状況をみても，責任感の強いBさん1人が介護を担っていた．これらの状況から，虐待リスクの高い事例であったことが予測され，早期からの支援が必要であったと考えられる．より早期からの支援により，予防的な支援ができた可能性がある．

2) 虐待発見後の家族支援

本事例は，介護者に介護意欲や要介護者への愛情があり，虐待の要因は介護負担の増強によるものであった．そのため，認知症介護の知識獲得への支援，家族員間の役割分担の促進，介護負担を軽減するためのサービス導入などによって家族機能の向上を図ることができた．しかし，要介護者と介護者の関係がもともと悪い場合や，家族がアルコール依存症などの精神的問題をもっている場合などは，家族機能の向上を目指した支援は困難を極める．虐待が続く場合や深刻な場合には，保健所，保健センター，地域包括支援センターなど，行政で働く看護職やケアマネジャーとより緊密に連携しながら家族支援を行うことが必要である．

3) 今後の家族支援

Bさんは地域社会資源を活用し，各専門職者との関係も形成しつつある．今後も，Bさんが趣味や友人との交流などの社会生活も充実させていくことができるように助言したり，ピアサポートとしての認知症患者の家族会を紹介したりするなど，必要に応じた支援をしていく必要がある．

引用文献

1) 小野ミツ：高齢者虐待防止法で何が変わるのか　認知症高齢者と虐待防止，総合ケア，16(7)：47-51, 2006.

参考文献

1) 松戸市高齢者虐待防止ネットワーク編：松戸市高齢者虐待防止対応マニュアル〔家庭用〕みんなで防ごう高齢者虐待!!, 第2版, 2008.
2) 高齢者虐待防止研究会編, 津村智恵子・大谷　昭編集代表：高齢者虐待に挑む一発見，介入，予防の視点, 中央法規出版, 2004, p.192-210.
3) 池添志乃：認知症の高齢者と共に生きる家族への看護ケア, 野嶋佐由美監, 中野綾美編, 家族エンパワーメントをもたらす看護実践, へるす出版, 2005, p.8-14.
4) 山本則子：家族支援, 石垣和子・金川克子監, 山本則子編, 高齢者訪問看護の質指標—ベストプラクティスを目指して, 日本看護協会出版会, 2008, p.111-120.
5) 川越博美・川崎摩耶・他総編集, 天津栄子責任編集：〈最新 訪問看護研修テキスト ステップ2〉3 認知症の看護, 日本看護協会出版会, 2005, p.49-57.
6) 津村智恵子：高齢者虐待における訪問看護の役割, 総合ケア, 17(7)：44-49, 2007.
7) 小野ミツ：高齢者虐待防止の取り組みと課題　認知症高齢者と虐待との関連と家族支援, 保健の科学, 49(1)：35-39, 2007.
8) 西出　薫：虐待を行っている家族に対する訪問看護の役割—虐待者に対する訪問看護のあり方とネットワークの持ち方, 日本精神科看護学会誌, 50(2)：543-547, 2007.
9) 髙﨑絹子・吉岡幸子・他：病弱者・高齢者のアドボカシーと高齢者虐待, 訪問看護と介護, 9(11)：847-855, 2004.
10) 渕田英津子：認知症患者の家族へのケア　多様な援助方法からみる家族ケア　認知症高齢者の行動・心理症状（BPSD）に対する家族支援のあり方, 家族看護, 7(1)：50-54, 2009.
11) 大澤　誠：あたたかな認知症ケア　在宅認知症患者を支えるためのBPSDの知識　ケアのゴールはどこにあるのか？, 訪問看護と介護, 14(3)：196-200, 2009.
12) 宮本有紀：これからの認知症ケアをどう考える　地域で支えていくために　認知症の人の安心につながる家族介護者への支援, コミュニティケア, 11(2)：30-31, 2009.

5 慢性期家族看護の事例展開❹
家族のセルフケア力の低下
―慢性疾患患者と共に生きる家族のケース―

A 家族ケースの紹介

　夫Aさん（33歳），妻Bさん（32歳），長女Cちゃん（3歳），長男Dちゃん（1歳1か月）の4人家族である．Dちゃんは，脳性麻痺（痙直性四肢麻痺），難治性てんかん，発達遅滞がある．抗けいれん薬を多剤併用しているが，1日に5〜10回のてんかん発作が起こり，コントロールは難しい状態である．全身の筋緊張は強く，定頸，寝返りはまだみられず，四肢の動きは少しある．音や声かけへの反応や追視ははっきりしない．夜間も頻繁に覚醒し，睡眠のリズムが整いにくい．経口摂取は可能であるが，必要な栄養量の摂取は困難なため，経管栄養も併用している．また，適宜吸引が必要である．呼吸器感染の罹患などにより体調を崩し，入院することも多い．小児専門病院と療育機関に，月にそれぞれ2回通院している．受診の際，Aさんが同席したことはない．

　Aさんは会社員で，仕事が忙しく，平日は朝7時頃出勤，夜22時頃帰宅する．週末の土曜日と日曜日は休みで，自宅で過ごすことが多い．

　Bさんは専業主婦で，家事と育児のほぼすべてを行っている．Dちゃんが夜間覚醒するためそれに合わせて起きており，夜間はほとんど休息を取れず，日中はCちゃんとのかかわりもあり，慢性的な睡眠不足と疲労感が強い．Dちゃんの筋緊張の強さや健康状態の不安定さから，離乳食が進まず，「どうしてあげればよいのかわからない．本当に難しい」と話している．また，Dちゃんの世話について，「今はいいけど，これから大きくなって，お風呂に入れるのも私1人でできるのかな」と，今後のDちゃんの世話に不安を感じている様子がある．

　Cちゃんは，日中Bさん，Dちゃんと一緒に自宅で過ごしている．Bさんは，「来年，幼稚園に入れようと思っているんですけど，私（母親）から全然離れられない子なんで，心配です」と話している．

　BさんはDちゃんの世話を，「自分でやらないと，私ができないといけないと思う」と言い，Bさんの両親，Bさんの姉（介護職）が近所に住んでいるが，「こういう子なので，ちょっとみてもらうというのも難しいし」「姉は仕事をしているので，（Dちゃんについて）話はしますけど，何か頼むというのはないですね」と，手伝いを頼むことはしていない．Aさんに対しては，「仕事で疲れているので，いろいろ頼むのも悪いかなと，遠慮しますね．休みの日もできれば遊んであげてほしいけど，あんまりそ

うも言えないし」と，Aさんを気づかって，世話を頼むことはしていなかった．一方で，「時々『ちょっとみてて』と頼むと，本当に見てるだけなんで．（Dちゃんが）起きていたらちょっと身体にさわるとか，何か遊んであげるとか，そういうふうにしてあげてほしいんですけど，本当に見てるだけなんで」と，AさんにもっとDちゃんとかかわってほしいという気持ちもあり，「基本的にあんまり接していないから，どうやって相手をしたらいいのか，よくわからないんでしょうね」と話していた．また，「（Aさんとは）リハビリで今何しているかとか，あまり話さないですね．今日病院に行くとか，リハビリに行くとは言いますけど，何をやったかや何を言われたかなど，あまり聞かれないですね」「何にしても，自分でやったほうが早いじゃないですか．（Aさんにも）やってもらえるようにならなきゃと思うんですけど，まだ自分に余裕があるんで．きつくなってきたら頼もうかなと思っています」と話していた．

　Bさんはあまり近所とのつきあいはなく，「もともとあまり社交的なほうじゃないんで……．他のお母さんと世間話もしないんです．外に出る時間もあまりないし」と言う．外来などでも，「よく会うお母さんはいますけど，挨拶くらいですね」と話している．

B 家族情報の収集

	家族情報
①家族員	**S情報** **Bさん** 　（Dちゃんの離乳食が進まないことについて）「どうしてあげればいいかわからない．難しい」 　（Dちゃんの世話について）「今はいいけど，これから大きくなって，お風呂に入れるのも私1人でできるのかな」 　（Cちゃんについて）「来年は幼稚園に入れたいけど，人見知りが強くて，私から離れられないから心配」 **O情報** 　Dちゃんは脳性麻痺（痙直性四肢麻痺），難治性てんかん，発達遅滞があり，てんかん発作のコントロールの難しさ，全身の筋緊張の強さから，経管栄養，吸引を日常的に必要としている．刺激への反応が未熟で，BさんはDちゃんの合図を読み取りにくく，やりとりがうまくできないと感じており，呼吸器感染などによる身体状態の不安定さ，健康を維持する困難さがある． 　Aさんは会社員で，平日は仕事が忙しい．Bさんは専業主婦で，夜間は，Dちゃんに合わせて起きるため，慢性的な睡眠不足があり疲労している． 　Cちゃんは日中自宅で過ごしている．Cちゃんは，3歳児としてほぼ正常な発達をしている．

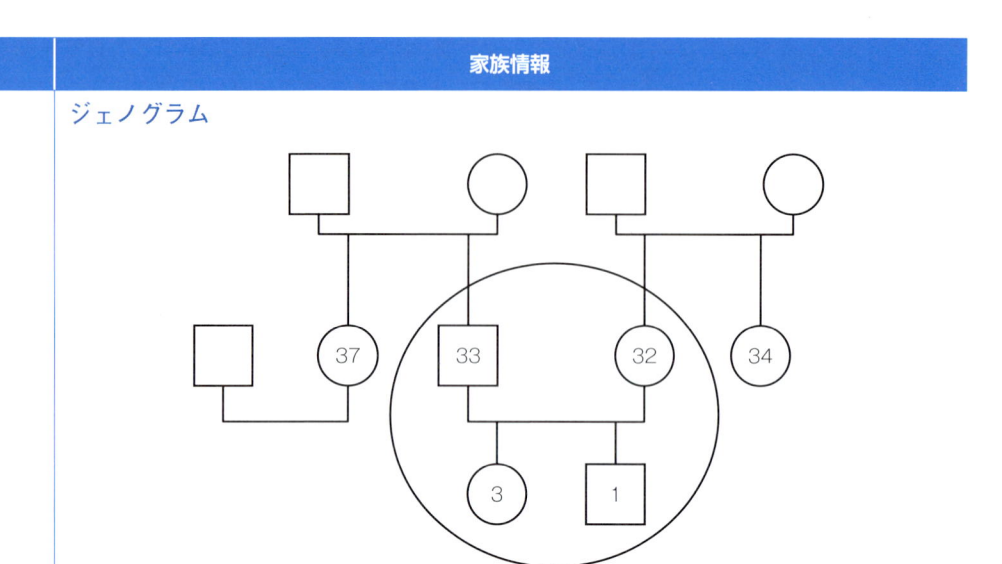

	家族情報
	ジェノグラム （父方祖父□—祖母○　母方祖父□—祖母○ 　姉○37　—　夫□33　妻○32　姉○34 　（義兄□）　　　　　　　　　　　 　　　　　　　　子○3　子□1）
②家族システム ユニット	**S情報** **Bさん** 　「（Aさんに）時々『ちょっとみてて』と頼むと，本当に見てるだけなんで．（Dちゃんが）起きていたらちょっと身体にさわるとか，何か遊んであげるとか，そういうふうにしてあげてほしいんですけど，本当に見てるだけなんで」 　「（Aさんは）基本的にあんまり接していないから，どうやって相手をしたらいいのか，よくわからないんでしょうね」 　「（Aさんとは）リハビリで今何しているかとか，あまり話さないですね．今日病院に行くとか，リハビリに行くとは言いますけど，何をやったかや何を言われたかなど，あまり聞かれないですね」 　「何にしても，（Bさんが）自分でやったほうが早いじゃないですか．（Aさんにも）やってもらえるようにならなきゃと思うんですけど，まだ自分に余裕があるんで，きつくなってきたら頼もうかなと思っています」 　「（Cちゃんについて）来年，幼稚園に入れようと思っているんですけど，私から全然離れられない子なんで，心配です」 **O情報** **Bさん** 　専業主婦で，家事と育児のほとんどを1人で担っている．夜間眠れず慢性的な睡眠不足と疲労があり，日中はCちゃんがつきまとっている． **Aさん** 　仕事が忙しく，家事，育児への協力はあまり行っていない．BさんはAさんに「あまり頼んではいけない」と感じているが，一方で，今後Dちゃんの世話が自分1人では難しくなると予測し，AさんにもDちゃんの世話をしてほしいと思っている．また，AさんのDちゃんに対するかかわりに不満を感じてもいる． 　Cちゃんは，日中はBさんから離れられず，Bさんは幼稚園などの集団に入れることを不安に思っている．Dちゃんの健康状態が不安なため，日中もあまり外出することができず，3人で家の中で過ごすことが多い．
③家族外部環境 システム	**S情報** **Bさん** 　「こういう子なので，ちょっとみてもらうというのも難しいし」 　「（Bさんの）姉は仕事をしているので，（Dちゃんについて）話はしますけど，何か頼むというのはないですね」

家族情報
「もともとあまり社交的なほうじゃないんで……．他のお母さんと世間話もあまりしないんです．外に出る時間もあまりないし」 「（外来で）よく会うお母さんはいますけど，挨拶くらいですね」 「（Dちゃんの世話を）自分でやらないと．私ができないといけないと思う」 **O 情報** 小児専門病院と療育機関に，それぞれ月に2回通院している． Bさんはあまり社交的な性格ではなく，受診先で会う他児の母親ともあまり交流はない． Bさんの両親，姉が近所に在住している． Dちゃんは地域の療育に関する通園施設などには通っていないが，家族はDちゃんの状態が安定し，Cちゃんが幼稚園に通うようになったら，いずれは通いたいと思っているが，まだ具体的には考えていない． **エコマップ（家族支援前）**

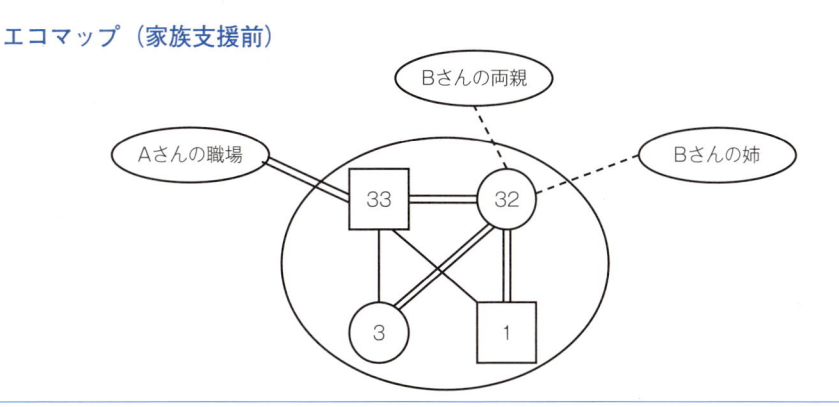

C 家族アセスメント

1. 家族員のアセスメント

　Dちゃんは障害に伴う兆候と症状のモニタリングや医療的ケアを日常的に必要とする状態である．さらに，発達面での未熟さによる相互作用のとりにくさ，生活リズムが一定しないこと，感染による身体状態の不安定さがあり，日常的な世話そのものが難しい状況にある．Bさんは，Dちゃんの日常的な世話の困難さや身体的な疲労を感じていることから，Dちゃんの特徴を理解したうえでの世話や対応の方法について，支援をする必要がある．

　Aさんは仕事が忙しく，平日はほとんど自宅にいない．週末は自宅で過ごすことが多いが，家事や育児にはほとんどかかわっていない．Dちゃんとかかわる時間の少なさから，Dちゃんとどのように接すればよいかがわからず，かかわることに難しさを感じていると考えられる．Aさんの家事，育児への思いや考えを把握し，支援を考えていく必要がある．

　Cちゃんは，来年幼稚園への入園を控えているがBさんから離れようとせず，幼稚園に通うことができるかどうか心配される．Bさんもこのことを不安に感じている．

家族関連図（神戸式）

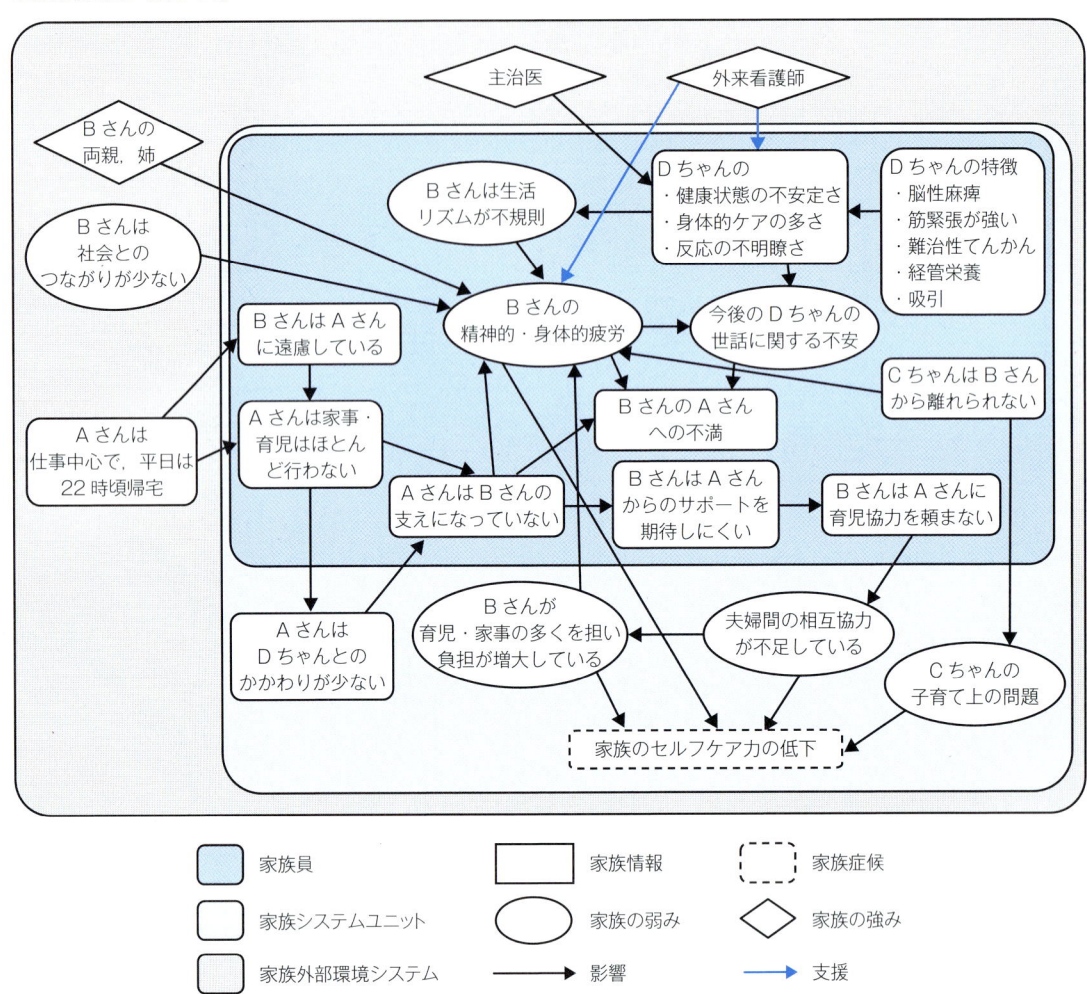

図の凡例：
- 家族員
- 家族システムユニット
- 家族外部環境システム
- 家族情報
- 家族の弱み
- 影響
- 家族症候
- 家族の強み
- 支援

家族関連図の内容：

外部環境システム：
- 主治医
- 外来看護師
- Bさんの両親，姉

家族情報・家族の弱み：
- Bさんは社会とのつながりが少ない
- Aさんは仕事中心で，平日は22時頃帰宅
- Bさんは生活リズムが不規則
- Dちゃんの・健康状態の不安定さ・身体的ケアの多さ・反応の不明瞭さ
- Dちゃんの特徴・脳性麻痺・筋緊張が強い・難治性てんかん・経管栄養・吸引
- BさんはAさんに遠慮している
- Bさんの精神的・身体的疲労
- 今後のDちゃんの世話に関する不安
- Aさんは家事・育児はほとんど行わない
- BさんのAさんへの不満
- CちゃんはBさんから離れられない
- AさんはBさんの支えになっていない
- BさんはAさんからのサポートを期待しにくい
- BさんはAさんに育児協力を頼まない
- AさんはDちゃんとのかかわりが少ない
- Bさんが育児・家事の多くを担い負担が増大している
- 夫婦間の相互協力が不足している
- Cちゃんの子育て上の問題

家族症候：
- 家族のセルフケア力の低下

BさんがCちゃんとのかかわりについて，負担，不安を表出し，客観的な視点からとらえることができるよう，支援する必要がある．Cちゃんは，集団生活への準備状態を整えるために，Bさん以外の大人や他の子どもとのかかわりを経験し，社会性を広げるきっかけを得る必要がある．

2. 家族システムユニットのアセスメント

Bさんは育児と家事のほぼすべてを担っており，家族内での役割配分の不均衡が生じている．それがBさんの身体的な疲労，精神的な負担感につながっている．加えて，今後Dちゃんが成長していくなかで，Bさんが1人で，今までと同じ方法で世話をすることは難しいのではないかと予期的な不安を感じている．

Bさんは，Aさんに配慮し，家事や育児についてはあまり頼んではいないが，一方で，AさんのDちゃんへのかかわりを期待する言動も聞かれている．Aさんの育児参加を促すことで，AさんとBさんの相互協力が促され，役割配分の不均衡が是正

されることが考えられる．これにより，家族の健康的なライフスタイルが維持され，家族のセルフケア力が向上することが期待される．そのために，夫婦間の関係調整を支援する必要がある．

3. 家族外部環境システムのアセスメント

Bさんは育児について，「自分でやらないといけない」「できないといけない」と考えているため，家族外部の資源を積極的に取り入れようとはしていない．近くにBさんの両親，姉が居住しており，これらはサポート源となりうる．現在，Bさんは積極的にサポートを受けることを考えてはいないが，今後，さらにセルフケア力が低下する可能性も考え，今からサポート態勢を整えることが必要で，Bさんの両親や姉への情報提供および結びつきを形成し，維持するような支援を行う必要がある．

さらに，地域の療育に関する通園施設や短期入所施設などを利用することで，育児負担を軽減し，また，様々な専門職者とかかわることで，より効果的な対処スキルを習得する機会や情報を得ることが可能である．

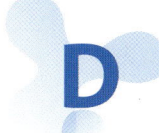

D 家族支援計画，実施，評価

ターゲットファミリーの家族症候は，子どもの障害による育児の大変さをBさんが抱え負担を感じており，夫婦間での育児の相互協力がうまくいかず，家族のセルフケア力が低下している状態である．これは，養育期の家族であり，家族のセルフケアやサポートネットワークが確立していないことに加えて，身体障害があり特別な育児を要する子どもの誕生，夫婦間のコミュニケーションの不足などにより生じていると考えられる．したがって，Bさんが障害のある子どもの特徴を理解し，適切な対応ができるよう，夫婦間での育児における相互協力が促進されるよう支援を行い，育児負担を軽減する必要がある．

家族看護問題（#1）：
子どもの障害により生じた育児負担に対して夫婦の相互協力が行えず，家族が家族内外に育児負担軽減のための方策を取ることができないという家族のセルフケア力の低下を生じ，子どものニーズに沿った育児の提供が困難である

家族支援目標：
家族が相互に協力し合い，子どものニーズに沿った育児が提供できることで，家族のセルフケア力が向上し，育児機能を発揮できる

目標・計画	家族支援	評価
①家族員 目標： BさんがCちゃん，D	<育児ストレス質問紙のフィードバックを用いて育児の大変さの表出を促す> 外来でBさんに「子育てについてお手伝いをさせていただき	質問紙を利用すること

目標・計画	家族支援	評価
ちゃんのニーズを理解し，適切な世話の仕方がわかることで，育児への対処能力が促進されるAさんが育児への協力の意思を示すCちゃんが，Bさん以外のひととかかわりをもつことができるDちゃんが感染症を起こすことなく過ごすことができる 計画： OP 1．Bさんの育児ストレス質問紙の実施とインタビューでの語り 2．外来におけるBさんとCちゃんのやり取りの様子 TP 1．Bさんへの質問紙の結果のフィードバックによる育児の大変さの表出を促す 2．Cちゃんとの遊びをとおした時間の共有 EP 1．Bさんへ，Dちゃんの特徴の理解を促し，Dちゃんの行動に対する適切な対応を考えることができるよう導く 2．Cちゃんが看護師とかかわることで，Bさん以外の大人とのかかわりができるようになり，BさんがCちゃんの社会性の広がりに気づく	たいので」と話しかけ，育児ストレス質問紙[1]の記入を依頼した．Bさんは待ち時間に記入し，支援を希望するかという問いに，「希望する」と回答した． 　Bさんの育児ストレスは，"子どもの反応性の低さ"に対するカテゴリーが95パーセンタイルと高く，全般に80パーセンタイルの高値を示した．その結果を伝え，子どもの反応や合図に関してどういうところが特に大変かを尋ねると，Dちゃんの生活リズムが一定せず，覚醒しているときも不機嫌で筋緊張が高いことが多く，BさんはDちゃんが反り返ったり，泣いて苦痛を表現している場合にどのように対応すればよいのか不安を語った（OP-1，TP-1）． ＜Dちゃんの特徴の理解を促し，Dちゃんの行動に対する適切な対応を考えることができるよう導く＞ 　Dちゃんの反り返りは疾患によるものであり，ある程度の苦痛は伴うものの，リラクゼーションやポジションを変えることで，苦痛が緩和されることをDちゃんが感じることが必要であることを伝えた．Bさんは理学療法士から，反り返りがあるときには股関節と下肢の屈曲位をとるなどのポジショニングがリラクゼーションを図るのに効果的であることを学んで知っていたので，日常生活や睡眠時のポジションを工夫してみることを勧めると，「やってみます」と明るい表情で答えた． 　また，反り返りや啼泣がいつもより続くときには，その後体調を崩すような気がするとBさんは気づいていた．よって，あまり長く続かない反り返りや啼泣には，リラクゼーションや気分転換で対応し，続くときには痰の色，量や発熱の有無などのいつもと違う状態に注意していくとよいことをBさんと確認した（EP-1）． ＜育児ストレス質問紙の自由記載欄の記述，外来におけるBさんとCちゃんの行動を観察する＞ 　Bさんは，育児ストレス質問紙の自由記載欄に「上の子が自分から離れられないので大変」と記述していた．また，外来で看護師が声をかけてもCちゃんはBさんの後ろに隠れてしまう．Dちゃんがバギーの上で反り返っていても，CちゃんがBさんに常にまとわりついており，Dちゃんに対応できない様子であった（OP-1，2）． ＜DちゃんとCちゃんの育児の負担について表出し，育児全般の問題についてBさんが気づくことができる＞ 　Bさんに質問紙の結果をフィードバックするとき，自由記載欄でCちゃんのことに触れていることを伝えると，Dちゃんについては今後もっと大変になることを考えると，Cちゃんには幼稚園などに通えるようになってほしいということが話された（TP-1）． 　Bさんと話しながらCちゃんを少しずつ巻き込むように話し	でBさんの認識による育児の大変さが表出された．また，Bさん自身の知識や理解に基づいた支援を行うことでBさんの自信につながった． 次の受診時，Bさんは，この間Dちゃんが肺炎で入院したが，Dちゃんの様子がいつもと違うのがはっきりわかったと話すことができた．Dちゃんの不明瞭で弱い合図への気づきが促進され，自信をつけた様子であった． Bさんの全般的な育児ストレスの負担の要因であったCちゃんとの関係について表出することができた．また，Cちゃんとの関係調整のために必要な育児上の工夫を，看護師のかかわりをきっかけに自分で考え，行動化することができた． 次の受診時，BさんはCちゃんと一緒に買い物に行き，外食ができたことを話した．Cちゃんは看護師に元気

目標・計画	家族支援	評価
	かけ，絵本を見せ「一緒に読みますか」と問うと（TP-2），うなずき，しばらく看護師と遊ぶことができた．Bさんはその様子を見て，「この子がこんなに他のひとと一緒に遊べたのは初めてです．幼稚園のことも大丈夫そうな気がしてきました」と話した（EP-2）．また，Cちゃんはさびしい気持ちから母親を求めている可能性があるので，1日のうち寝る前の15分でもよいから絵本を読むなどして，Cちゃんとだけかかわる時間をつくってはどうかと勧めた．Bさんは，Cちゃんは本が好きなので，一緒に本を買いに行ってあげたいと話した．Aさんに協力してもらって，日曜日などにDちゃんをみてもらい，Cちゃんと一緒に買い物に行くこともよいのではないかと勧めると，Bさんは「夫に頼んでみます」と答えた．	よく挨拶ができ，絵本を自分で選んで看護師のところに持ってきて読んでほしいと言うことができた．Aさんは快く協力してくれたということであった．
②家族システムユニット 目標： BさんがAさんの育児へのかかわりを促すことができ，家族の相互協力が促進される 計画： OP 1．AさんとBさんの育児における協働感の評価結果（質問紙による） 2．Bさんからの，AさんのDちゃんへのかかわりの実際や，育児におけるAさんへの役割期待に関する言動 TP 1．Bさんが，AさんにDちゃんの育児にどのようにかかわってほしいと感じているのかを表現する機会を提供する 2．Bさんが，現在のDちゃんの身体状態，必要な世話と，今後予測されるそれらの変化について，客観的な視点から情報提供を受けることで，Dちゃんの育児におけるAさんへの役割期待を具体化できるように促す 3．Bさんが，現在と今後の家族の状況を併せて考え，Aさんの育児	<AさんとBさんの育児における協働感の評価を行い，相互協力の具体化と，BさんによるAさんの育児へのかかわりに関する表出を促す> 　育児ストレス質問紙の項目のうち，夫との関係についてのストレスが高かったことから，夫婦の育児における協働感に関する質問紙を追加して行った．質問紙はAさんにも依頼し，回答が得られた．その結果，育児における協働感は，Bさんは10パーセンタイル以下，Aさんは50パーセンタイルと差がみられた（OP-1）． 　Bさんが期待しているAさんの育児へのかかわりについて表出を促したところ，BさんはAさんに，Dちゃんの世話や遊びなど，直接的なかかわりを望んでいることを語った（TP-1，OP-2）． 　Bさんが現在感じているDちゃんの世話の複雑さと，症状コントロールの困難さ，および，今後Dちゃんの成長とともに世話が困難となっていくという予測について，客観的な視点からの同意を示した．また，Bさんが，Aさんに育児にかかわってほしいと期待していることを承認したうえで，「Aさんの育児へのかかわりを促していくことを意識し，BさんからAさんへの働きかけを考えてみましょう」と伝えた（TP-2，3）． <これまでの育児における夫婦の相互協力を振り返り，Bさんが能動的にAさんを育児に巻き込む方策を共に考える> 　Bさんに，Dちゃんの状態と世話の方法について，Aさんとどのように共有しているかを話し合ったところ，受診やリハビリの内容をAさんに伝えていないことや，Bさんが自分1人でできるのでAさんに依頼していないことから，結果としてAさんを育児に積極的にはかかわらせていないことに気づいていた．看護師が，Bさんの役割期待と比較して，それらがどのような行動かを考えることを促したところ，「やらせてないからできないですよね」と，自らの行動がAさんのDちゃんへのかかわりを停滞させていることに気がつき，「今までも，これじゃいけないのかなってぼんやり思っていたけど，やっぱりそうですよね」と話していた（EP-1）． 　Bさんの役割期待の内容を意識しつつ，AさんがDちゃんにかかわる機会をBさんが積極的につくっていくことを意識する	Bさんは，Aさんとの育児における協働感が低いことを客観的に知ったうえで，なぜそれを低く感じるのかについて考えることができた．育児においてAさんに期待する内容を具体的に表現することができ，それを実現するためには，Bさん自身がAさんへの働きかけを工夫する必要があるということを認識できた． Bさんは，育児に関するAさんとのコミュニケーションや，Aさんの育児への巻き込みについて，客観的に振り返り，Aさんに期待する内容と自身の行動が沿っていないことに気がつけていた．そのうえで，具体的な働きかけの方策を考えることができた．

目標・計画	家族支援	評価
へのかかわりを促す必要性について理解を確認する **EP** 1. BさんがAさんのDちゃんに対する世話やかかわりを促すための具体的な働きかけについて考えることができる 2. Bさんに，これまでのAさんへの働きかけを振り返る機会を提供する 3. AさんがDちゃんの育児にかかわりやすくなるためのBさんの具体的な行動（肯定的なフィードバック，モデリングなど）を提案する	ように促した． 　Aさんに対する具体的な働きかけ，コミュニケーションの方法について一緒に考えたところ，Bさんは，Dちゃんのリハビリテーションの内容やリハビリテーション中の様子を伝えたことや，AさんにDちゃんをみていてもらう際に，こうしてほしいと具体的に伝えたり，遊び方をモデリングしたりすることで，AさんがDちゃんにかかわりやすくなるのではないかと考えた（EP-2）．	Bさんがモデリングを取り入れることにより，Aさんは少しずつ，Dちゃんの四肢を動かしたり，身体を揺らしたりして，かかわることができるようになった．
③**家族外部環境システム** **目標：** インフォーマル・フォーマルなサポートや資源を利用して，育児負担を軽減し，セルフケア力の不足を補うことができる **計画：** **OP** 1. 家族外部のサポートや資源の利用状況 2. Bさんの疲労感や負担感などに関する言動 **TP** 1. Bさんが負担に感じていることや助けてほしいことを明確にする **EP** 1. 適切なサポートに関する情報提供	**＜育児の負担の原因となっていることを明らかにし，サポートの必要性を自覚する＞** 　育児の主体であるBさんは，自分が頑張ればよいと強く思っていたが，Aさんの協力を得ることでCちゃんとDちゃんにもよい影響があることに気づくと，よりよい状態への支援を求めることが可能となった． 　Bさんは，「Cちゃんが幼稚園に通うようになったら療育専門施設の母子入園をしたい，そのために，Cちゃんを両親にみてもらえるように頼もうと思う」と話すようになった（OP-1，2）． 　外来で，Bさんに育児に負担を感じていることはないか尋ねると（TP-1），「今はだれかに相談していいんだと思えるようになったし，1人で考えるより，そのほうが子どものためにいい」という発言があった． 　母子入園中は，医療ソーシャルワーカー（medical social worker：MSW）より短期入所や地域の通園施設についての情報を提供した．また，今後のサービス利用に必要な身体障害者手帳についても情報提供すると（EP-1），AさんとBさんは話し合い，手帳の取得を決め，母子入園中に申請した．	家族外部環境システムからのサポートや資源へのアクセス，および利用の可能性が増した． 家族外部の人的資源である外来看護師とのかかわりをとおして，育児の精神的負担が軽減し，資源活用がそれに寄与していることを自覚できるようになった．

全体評価

　まず，家族員への支援として，育児のほぼすべてを担っているBさんの育児ストレスなどからくる家族のセルフケア力の低下に対し，特にBさんが問題を感じている部分に焦点を当てた支援を実施した．Bさんは，もともと子どもと家にいることが嫌いではなく，根気強く子どもとかかわることができていたが，Dちゃんの障害のために，Cちゃんとの関係にも影響があり全般的な育児ストレスが高まっていた．これに対して，自分で考え行動したことで，育児ストレスを緩和することができ，自信を促進することができたと考える．

　次に，家族システムユニットへの支援として，育児における夫婦の相互協力に焦点を当てた．Bさんは，これまでの

育児におけるAさんとの関係性について客観的にとらえ，振り返ることにより，Aさんの育児へのかかわりを促すための具体的な行動を考え，それを日常生活に取り入れることができていた．

家族外部環境システムへの支援としては，Bさんの「自分が頑張って育児を行えばよい」と考えている気持ちに配慮しつつ，家族システムユニットへの支援の効果を足がかりとして，専門職や母子入園，通園施設などの社会資源の活用を促した．社会資源の利用による育児負担の軽減，家族員へのよい影響を経験することにより，徐々に家族外部資源の利用の可能性が進んでいった．家族のセルフケア力の低下に対するこれらの支援により，家族は相互協力が行え，意識して社会資源を取り入れて，家族のセルフケア力を保つようになった．

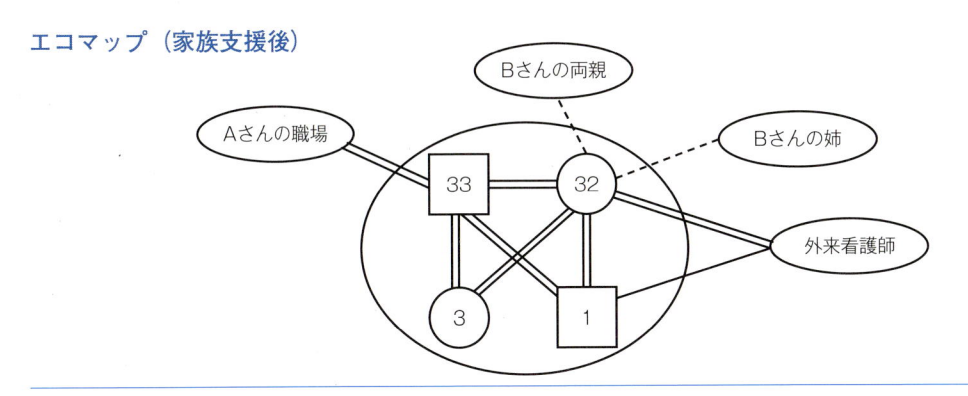

エコマップ（家族支援後）

E 家族看護過程の評価と検証

1. 家族経過図

家族機能レベルの変動を明らかにするために，ターゲットファミリーの家族機能レ

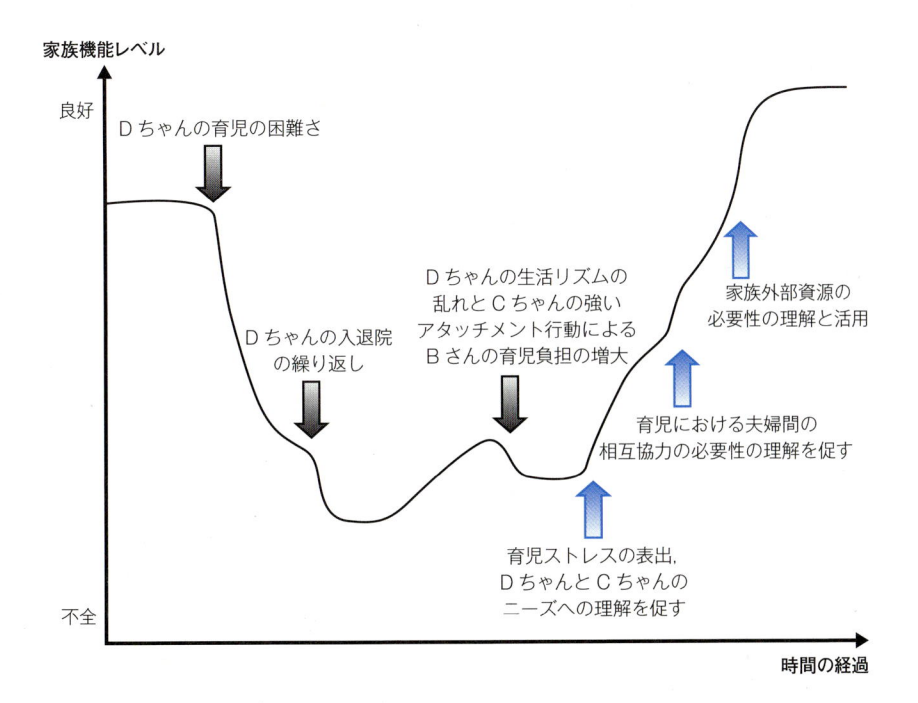

ベルを低下させたイベント（下向き矢印），家族機能レベルの維持・向上のために実施した家族支援（上向き矢印）を家族経過図として示した．家族支援の評価指標である家族機能レベルの経時的変動をみることで，家族看護過程の展開に対する評価を実施した．

2. リフレクション

1) 母親の育児ストレスの軽減に焦点を当てた支援

本事例では，Bさんの育児ストレスの高さが疑われた時点で支援を開始したが，より早期からの子どものニーズへの理解や適切な育児行動に関する支援の必要性があったと考える．外来における情報提供や，早期療育機関への通園などの勧めが必要な事例であった．

2) 夫婦間の相互協力の促進に焦点を当てた支援

本事例では，まず，Bさんが困っている関心事に対して支援し，Bさんとの信頼関係を築いたところに，夫婦間での相互協力の必要性を理解するための支援ができたことは，タイミングとしてはよかったと考える．また，Aさんが仕事などで来院に付き添えない，あるいはBさんに育児を任せている場合などは，Aさんに直接支援することが困難であり，Bさんを介した支援が中心となる．しかし，可能であれば，AさんとBさんが同席する場を設け，夫婦間の共通理解を促すことで，育児に関するより良好なコミュニケーションが促されたと思われる．

3) 今後の支援

子どもの障害が重度であることから，成長・発達に伴う身体・健康状態の変化や発達課題を見越して，家族のセルフケア機能や問題解決能力を開発・育成し，社会資源の積極的な利用やノーマライゼーションを目指した家族の行動を促す必要がある．そのため，入学などの機会に，情報提供したり，家族のセルフケア力を継続的にアセスメントし支援していくことが望まれる．

引用文献

1) Abidin, RR 著, 兼松百合子・荒木暁子・他訳：PSI 育児ストレスインデックス手引, 雇用問題研究会, 2005.

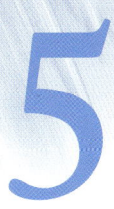

5 慢性期家族看護の事例展開❺
家族の拘束的ビリーフの存在
―重症仮死で出生した子どもの療養が左右された家族のケース―

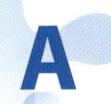

A 家族ケースの紹介

　夫Aさん（33歳），妻Bさん（28歳），長女Cちゃん（8か月），Bさんの実母のDさん（58歳）の4人家族である．Aさんは，Dさんの弟が経営する会社の役員で，他県に単身赴任中である．Bさんは5年前に交通事故に遭い，脊髄を損傷し，現在は車椅子を使用した生活を送っている．Bさんの日常生活動作（activities of daily living：ADL）は自立しているが，Dさんと同居し家事などの日常生活上の面倒をみてもらっている．Bさん，Dさん共に職業には就いていない．Aさんの両親（父親61歳，母親62歳）は，他県に在住している．Aさんの兄はすでに死亡しており，AさんとBさんにきょうだいはいない．

　Cちゃんは，在胎週数36週で，常位胎盤早期剝離で緊急帝王切開にて出生した．出生時は仮死状態で，15分間心肺蘇生を行った．その後，4か月間人工呼吸器管理を要する状態が続いたが，現在は酸素投与も不要な状態で小児科に転科している．しかし，遷延性意識障害で，覚醒時は2～3時間に1回程度の吸引を要し，経口摂取が不可能で経管栄養を行っている．また，刺激をすると呼吸が再開するが，無呼吸発作を起こすことがある．Dさんは1～2か月に1回Cちゃんの面会に訪れるが，おむつや洗濯物を置くとすぐに帰ってしまう．Bさんからは毎日病棟にCちゃんの様子はどうかという問い合わせの電話があるが，面会は2週間に1回程度である．Aさんの面会はほとんどないが，夫婦仲は良好であり，Bさんは毎日電話でCちゃんの報告をしている．Aさんの両親は，老舗の和菓子屋を営んでおり，「障がい者はいらない，老舗の和菓子屋に傷がつく」と思っているため，Aさん家族はCちゃんの出生を話せずにいた．Bさんとの結婚にも当初は反対していたが，Bさんとの結婚によりAさんがBさんの親族が経営する会社の役員に昇進したことから，現在は，Bさんを息子の妻として受け入れている．

　担当看護師は，Cちゃんの状態が安定しており，主治医から退院の許可が出たこと，病院の機能として地域の急性期医療を担当しており，在宅への移行もしくは回復期病院への転院や重症心身障がい児施設などへの入所を検討する必要のある時期にきていることから，今後の方針について家族と話し合いの場をもつことにした．担当看護師がBさんに今後の方針について話し合いたい旨を伝えると，Aさん，Bさん，Dさんが来院した．話し合いには主治医が同席し，Cちゃんの状態について説明が行われ

た．その後，「在宅での療養のための準備を進めていきますか，転院を考えますか」とAさん，Bさん，Dさんにその意向を確認すると，家族は「障がい児は育てられないので，自宅には連れて帰れない」という意見で一致した．

B 家族情報の収集

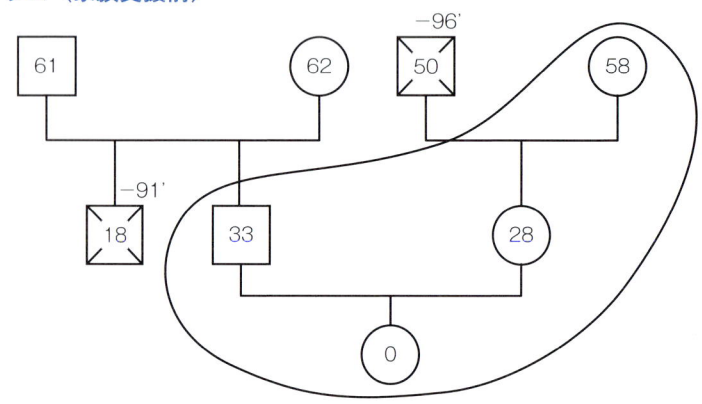

	家族情報
| ①家族員 | **S情報**<br>**Aさん**<br>「できれば子どもには家に帰ってきてほしいと思っています．妻も子どものことがかわいいようで，毎日電話で状態を報告してくれます．でも，こんな状態で家に帰ってきても仕方がないじゃないですか．両親にもこんなこと話せないし」<br>**Bさん**<br>「ごめんね，ごめんね．私がみてあげられないから……」<br>**Dさん**<br>「私にはどうするべきかわかりませんが，とにかく私はBが不憫でならないのです．私はBを守るだけで精いっぱいです．一番困るのは，Cちゃんのことを私に押しつけられることです」<br><br>**O情報**<br>　Aさんは会社の役員で，他県に単身赴任中である．週末は自宅に帰ってくるが，Cちゃんの面会に来ることはほとんどない．Cちゃんの出生をAさんの両親に隠している．<br>　Bさんは，5年前の事故により脊髄を損傷し，車椅子を使用した生活を送っている．ADLは自立しているが，実母であるDさんの強い希望でDさんと同居し，日常生活上の面倒をみてもらっている．Cちゃんの面会は2週間に1回程度であるが，面会時はCちゃんを抱いて，話しかける様子がみられる．<br>　Cちゃんは，一度も自宅に帰ったことがなく，出生時から病院に入院している．Cちゃんの病状が安定しており，退院許可が出たため，今後の方針について家族と話し合いをもつに至った．<br>　Dさんは，家事を一手に担い，Cちゃんの入院生活に最低限必要な物を届けるという役割を担っている．Cちゃんの面会に1〜2か月に1回訪れるが，面会時間は非常に短く，Cちゃんに触れたり，話しかける様子は見られない．<br><br>**ジェノグラム（家族支援前）**<br><br>```
        61      62      -96'50   58
         └──┬──┘        └───┬───┘
            │                │
    -91'18  33              28
         └──────┬───────────┘
                0
``` |
```

5　慢性期家族看護の事例展開❺　家族の拘束的ビリーフの存在

	家族情報
②家族システムユニット	**S 情報** 「障がい児は育てられないので，自宅には連れて帰れない」 **O 情報** 　養育期の拡大家族で，夫であるＡさんは単身赴任中である．Ａさんは他県に在住であるが，夫婦仲は良好で，毎日電話で連絡をとり，週末には自宅に戻ってくる．Ｃちゃんの誕生を家族は楽しみにしていたが，重症仮死で出生したＣちゃんに重度の障害が残ったため，「障がい者はいらない」というＡさんの両親に，Ｃちゃんの存在を告げられずにいた．Ｃちゃんの今後の方針はＡさんが決定し，ＢさんとＤさんはＡさんの決断に同意し，家族はＣちゃんを自宅には連れて帰れないという意見で一致した．
③家族外部環境システム	**S 情報** **Ａさん** 「(Ａさんの) 両親は，老舗の和菓子屋を営んでおり，障がい者はいらない，老舗の和菓子屋に傷がつくと常々言っています．ですので，両親には，子どもは死産したのでそっとしておいてほしいとうそをついています．自宅に帰ってきて何年も子どもが生き続けたときに，両親に子どもの出生を隠し通せないかもしれない．だからまあ，施設など入れる病院があればそちらにお世話になる方向でお願いします」 **O 情報** 　Ａさんの両親は他県在住で，老舗の和菓子屋を営んでいる．当初は，脊髄損傷で車椅子を使用した生活を送っているＢさんとの結婚に反対であったが，この結婚によりＡさんが昇進したため，Ｂさんを息子の妻として受け入れた．現在は，Ａさん一家との関係は良好である．しかし，障がい者はいらないというＡさんの両親に，家族はＣちゃんの出生の事実を話していない．Ａさんの会社の社長であるＤさんの弟は，経済的に余裕があり，Ｃちゃんの出生後，経済的な支援を申し出てくれた． 　Ｃちゃんの担当看護師と家族は比較的良好な信頼関係を構築していたが，Ｃちゃんの今後の方針についての話し合いの際に，Ｃちゃんの出生をＡさんの両親に隠していたことを知り愕然とした．さらに，家族がＣちゃんの出生を隠し通すために在宅療養を希望しないことに対して，不信感を募らせていた．また，この出来事以降，ＢさんからのＣちゃんの状態の問い合わせ回数が減少してきたため，担当看護師は家族支援専門看護師に家族支援を依頼した． **エコマップ（家族支援前）**

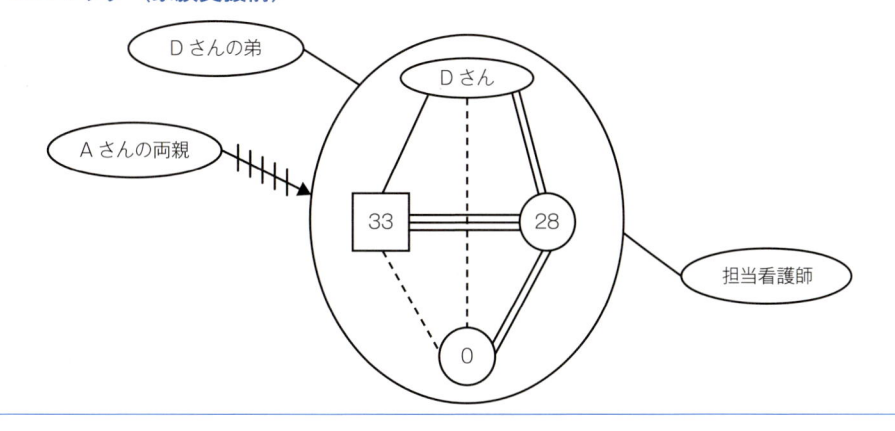

C 家族アセスメント

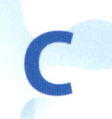

1. 家族員のアセスメント

　Aさんは，Cちゃんの出生を実の両親に話しておらず，Aさんの両親が「障がい者はいらない．老舗の和菓子屋に傷がつく」と思っていることをその理由として述べている．しかし，Cちゃんに対し，「こんな状態で帰ってきても仕方ない」との発言もみられることから，Aさんの真意や，障害があるひとに対して，そして障害があるCちゃんに対して，どのようなビリーフ[1]を抱いているのか，なぜそのようなビリーフを抱くようになったのかを確認する必要がある．また，毎週自宅に帰っているが，Cちゃんへの面会がほとんどないことから，愛着形成ができておらず，Cちゃんの出生から8か月経った今でも，自分の子どもであるという実感がもてない，もしくは障害があるCちゃんを受け入れられていない可能性が高い．

　Bさんは，Cちゃんをかわいいと思っている様子であるが，自分自身も障害があり，AさんとDさんの支援を得ながら生活している状況にある．家族に対する負い目もあり，Cちゃんの今後の方針の決定時に発言できなかった可能性も考えられる．したがって，自由な雰囲気のなかで，個別にBさんの気持ちや意見を聞く場を設け，Cちゃんの今後の方針に対する意向を確認する必要がある．また，Cちゃんに対し，「ごめんね，ごめんね．私がみてあげられないから……」と言っていたことから，Cちゃんに自責の念を抱き，心理的負担や不安を感じている可能性が考えられる．このことが，面会や電話での問い合わせの頻度に影響を及ぼしている可能性も考えられる．

　Dさんは，Bさんの親として，Bさんの結婚後も変わらずにBさんの日常生活上の世話を続けてきた．Cちゃんの出生後は，Cちゃんの入院生活に必要な物を病院に届けるという役割を併せて担ってきた．しかし，「私はBが不憫でならないのです．私はBを守るだけで精いっぱいです．一番困るのはCちゃんのことを私に押しつけられることです」という言葉のとおり，Dさんの年齢から判断してもこれ以上の介護負担には耐えられない状況にあると考えられる．したがって，Dさんのこれまでの苦労や努力をねぎらうと同時に，ADLが自立しているBさんにとって，Dさんが世話を続けることが本当によいことなのか熟考を促し，Cちゃんの退院により，Dさんだけに現状以上の負担がかかることはなく，皆で支えていくことを保証する必要がある．

2. 家族システムユニットのアセスメント

　ターゲットファミリーは，夫婦にとって初めての子どもであるCちゃんの出生を心待ちにしていたが，重症仮死で出生し，重度の障害が残ったCちゃんの存在をAさんの両親に8か月もの間話せないでいた．Cちゃんの今後の方針についての話し合いの際，家族はCちゃんを自宅に連れて帰れないという決断を下した．Aさんは単身赴任中であるが，週末には毎週帰宅しており，家族の勢力構造はAさんを中心として成り立っている．家族の意思決定はAさんが行い，BさんとDさんはそれに従ってきた．家族にはその家族独自のビリーフが存在し[2]，家族ビリーフは家族員個々の

5 慢性期家族看護の事例展開❺　家族の拘束的ビリーフの存在

家族関連図（神戸式）

```
Bさんの障害（脊髄損傷）
    ↓
Bさんは家族の支援を
受けながら生活している
    ↓
                              重症仮死で出生したCちゃんは,
子どもの面倒をみる      ←     遷延性意識障害で,
ことに不安がある              出生後より病院に入院している
    ↓
Dさんはを守る         Bさんはちゃんに      Aさんのちゃんに対する
だけで精いっぱいである    自責の念をもつ       愛着形成が不十分
    ↓                ↓
Dさんの身体的・        Bさんの精神的負担,
精神的負担            不安
    ↓                ↓                   ↓
Cちゃんが家に         Bさんは自分では      こんな
帰ってきたら,          Cちゃんを育てられない  （障害がある）状態で
Bさんを守れなくなる                        家に帰ってきても仕方ない
    ↓                ↓                   ↓
         障がい児は育てられない    ┄┄  家族の拘束的ビリーフの存在
                ↑
    「障がい者はいらない」という
    Aさんの両親にCちゃんの      ←    Aさんの両親
    出生を話せない
```

担当看護師
Dさんの弟

凡例：
- 家族員
- 家族情報
- 家族症候
- 家族システムユニット
- 家族の弱み
- 家族の強み
- 家族外部環境システム
- → 影響
- → 支援

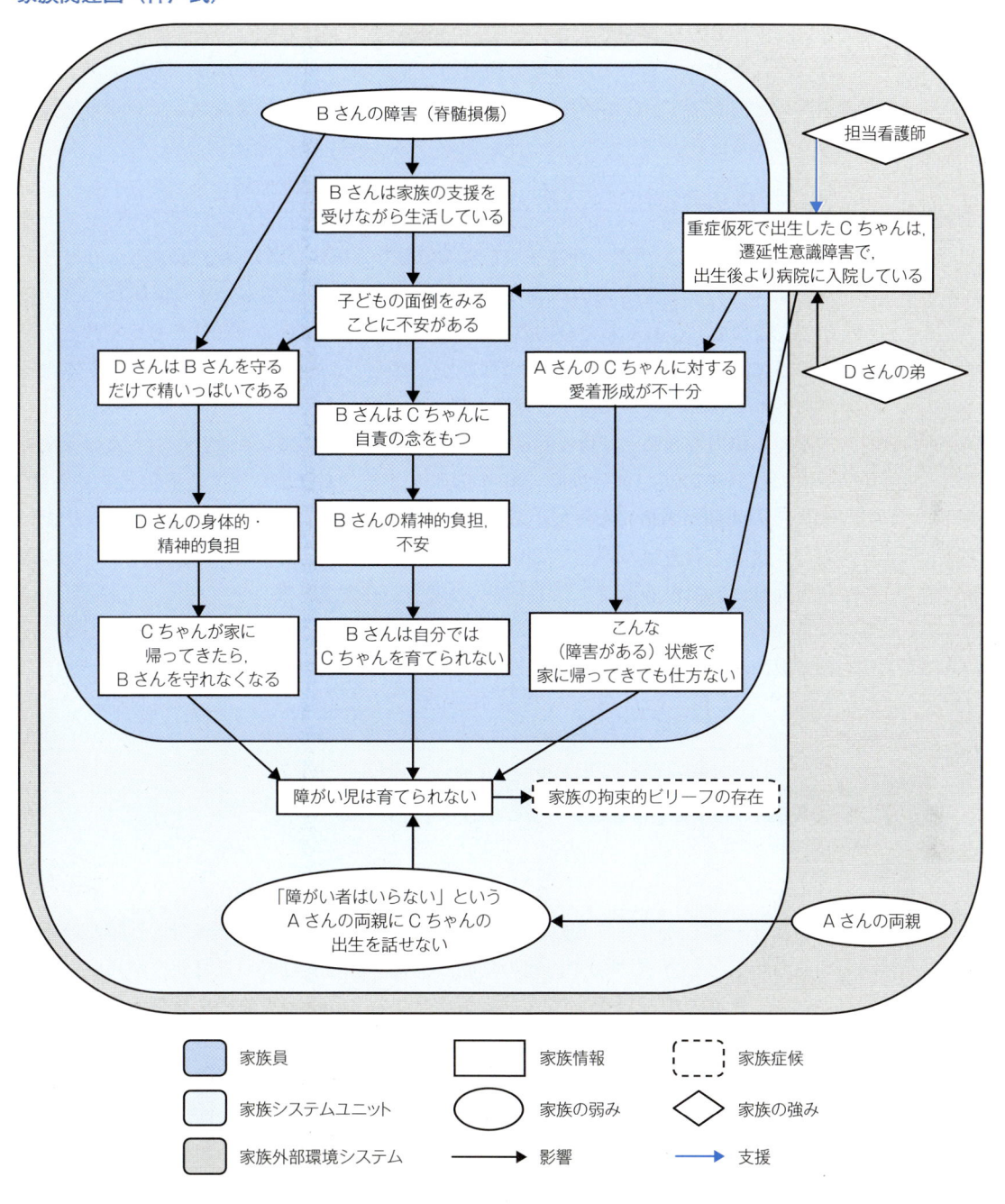

ビリーフが相互に影響し合い形成される．Aさん家族の家族ビリーフは，特にAさんの「こんな（障害がある）状態で家に帰ってきても仕方ない」という家族員ビリーフに影響を強く受けて形成されている．Aさんのビリーフは，Bさんの「自分ではCちゃんを育てられない」というビリーフと，Dさんの「Cちゃんが家に帰ってきたら，Bさんを守れなくなる」というビリーフを受けてさらに強まり，BさんとDさんは

311

Aさんのビリーフの影響を受けている．その結果として「障がい児は育てられない」という家族ビリーフが形成され，「Cちゃんを家に連れて帰れない」という家族の結論に至ったと考えられる．家族の拘束的ビリーフ[1]の存在により，家族は自宅への退院へと向かえず，Cちゃんの今後の療養の場の決定に影響を及ぼしている可能性が考えられる．

3. 家族外部環境システムのアセスメント

　Aさんの両親は，老舗の和菓子屋を営んでおり，「障がい者はいらない」というビリーフをもっている．Aさんの両親の拘束的ビリーフが，Aさん家族の家族ビリーフに影響を及ぼし，Cちゃんの今後の方針に影響を及ぼしている可能性が考えられる．したがって，Aさんの両親やAさん家族がなぜそのようなビリーフを抱くようになったのか，家族ビリーフに関する理解を深める必要がある．

　また，担当看護師とは比較的良好な信頼関係を構築していたが，Cちゃんの今後の方針についての話し合い以降，担当看護師はAさん家族に対する不信感を募らせ，家族との関係が希薄になっている．これは，家族のCちゃんを家に連れて帰れないという決断と看護師の考え方に相違が生じたためと考えられる．家族ビリーフへの理解と同時に，担当看護師のビリーフへの理解が必要である．

　そのうえで，Cちゃんの今後の方針に関するAさん家族の意思決定を支えることが重要である．

D 家族支援計画，実施，評価

　ターゲットファミリーの家族症候は，「障がい児は育てられない」という家族の拘束的ビリーフ[1]が存在することである．Aさん家族の家族ビリーフは，「障がい者はいらない」というAさんの両親のビリーフに影響を受けている可能性が高い．したがって，Aさんの両親やAさん家族がなぜこのような拘束的ビリーフ[1]を抱くようになったのか，家族ビリーフに対する理解を深め，助成的ビリーフ[1]へと変化を促進するような支援（円環的な質問[3]や治療的会話[4]など）を行う必要がある．

　また，Aさん家族のCちゃんを家に連れて帰れないという決断に対してジレンマを感じている担当看護師のビリーフを確認し，Aさん家族との関係性の調整を行う必要がある．そのうえで，看護職者としてCちゃんの権利[5]と，その次に家族の意向を最大限尊重する必要がある．

家族看護問題（#1）：

家族に「障がい児は育てられない」という拘束的ビリーフが存在することで，障がいがある子どもの権利が保障されていない

家族支援目標：

家族がCちゃんの権利を尊重した意思決定を行うために，家族の拘束的ビリーフが助成的ビリーフへと変化する

目標・計画	家族支援	評価
①家族員 **目標：** AさんがCちゃんに対する思いや考えを表出できる **計画：** OP 1．Aさんの発言 2．場の雰囲気 TP 1．Aさんと話し合いの場をもつ 2．Aさんに対して，共感的態度で接する 3．AさんのCちゃんに対する思いや考えを確認する 4．Aさんの考え方に影響を及ぼしている体験を確認する	＜Aさんの思いや考えの表出を促すかかわりをする＞ 　Cちゃんの状況報告も兼ねて，家族支援専門看護師は，Aさんに電話連絡をし（TP-1），Cちゃんの今後の方針について，Aさん家族と共にCちゃんの最善を模索したい旨を伝えた． 　Aさんは「私には，こんな状態でこの子を自宅に連れて帰ることがよいこととは思えません．それは，今も変わりません．これ以上，子どものことで負担を背負いたくはありません．妻やお母さん（Dさん）も同じ気持ちだと思います．でも，妻やお母さんに後悔や責任を負わせたくないので，私が発言しました」と語った（OP-1）．家族支援専門看護師は，Aさんの言葉の一つひとつを受け止めるようにうなずきながら，耳を傾けた（TP-2）．そして，「こんな状態で自宅に帰ることがよいことではないと思う理由をお聞かせいただけますか」と，Aさんがこのような考えに至った理由を確認した（TP-3，4）． 　Aさんは黙っていたが，しばらくして重い口を開いた．「実は，私には兄がいたのですが，兄は17歳のときに海で溺れて，今のCと同じ植物状態（遷延性意識障害）になりました．自分で話すことも，食べることも，動くこともできないのです．兄は，その1年後，亡くなりました．私の実家は和菓子屋で，縁起もののお饅頭の販売をしているのですが，兄のことが新聞にも載りましたし，悪いうわさが立って，売り上げが落ち込みましてね．一時はお店がつぶれるのではないかと思いました．そのような経験をしてきているので，私の両親は，障がい者はいらない，老舗の和菓子屋に傷がつくと常々言っております．私自身も，兄のことがあるので，Cと向き合うのがつらいのです．両親にもCのことを言えずに8か月が過ぎてしまいました」と，時折涙で声を詰まらせながら語った（OP-1，2）． 　家族支援専門看護師は，「AさんやAさんのご両親が体験された経験はつらいものだったと思います．今，そのご経験を語ってみて，どうでしたか」と問いかけた（TP-4）．Aさんは「ずっと，自分のなかで封印してきましたが，看護師さんに話すことで少し楽になりました．Cのことは兄のこととは無関係だと思っていましたが，つながっていたのですね．今こそ，過去の問題と決別すべきときなのかもしれないですね」と語った（OP-1）ため，家族支援専門看護師はAさん家族やAさんのご両親の力になりたい旨を伝えた（TP-2）．	単身赴任中であるAさんと話し合いをするために，Aさんの勤務時間後を見計らって，電話連絡をした． Aさんに対して共感的態度で接した． AさんはCちゃんに対する思いや，AさんやAさんの両親のビリーフに影響を与えた過去の体験について，これまで話せなかったことを話してくれた．話せないことを話すことで，Aさん自身を拘束していたビリーフの原因が明らかとなり，Aさんに変化が生じた．
目標： BさんがCちゃんの今後の治療方針に対する意	＜BさんのCちゃんの今後の方針に対する意見を確認すると同時に，気持ちの表出を促すかかわりをする＞ 　家族支援専門看護師は，BさんのCちゃんへの面会時に声か	

5　慢性期家族看護の事例展開❺　家族の拘束的ビリーフの存在

313

目標・計画	家族支援	評価
見や気持ちを表出できる 計画： OP 1. Ｂさんの言動，表情 2. 場の雰囲気 TP 1. Ｂさんと話し合いの場をもつ 2. Ｂさんに対して，共感的態度で接する 3. ＢさんのＣちゃんに対する気持ちや今後の方針に対する意見を確認する	けをした（TP-1）． 　ＢさんはＣちゃんを抱っこし，頭をなでながらＣちゃんに優しく話しかけていた（OP-1, 2）．家族支援専門看護師は「Ｃちゃんのことをとても大切に思っていらっしゃるのですね」と伝えた（TP-2）． 　Ｂさんは「Ｃのことが，やっぱりかわいいです．どんな状態であっても，自分の子どもですから」と語った（OP-1）ため，家族支援専門看護師は，「本当にそのとおりですね．これからのことについてＢさんがどのように考えていらっしゃるのか，今のお気持ちを聞かせていただけますか」と問いかけた（TP-3）． 　Ｂさんは「私は，この子に自宅に帰ってきてほしいと思っています．私も，今でも吸引くらいはできますし，練習すれば経管栄養もできるんじゃないかと思うのです．でも，私が家族に迷惑をかけている状況なので，何も言えなくて」と語った（OP-1）． 　家族支援専門看護師は，「Ｂさんのことを，ＡさんやＤさんは迷惑に感じていらっしゃるでしょうか．Ｂさんのお気持ちをご家族に伝えてみたら家族はどうなると思いますか」（TP-3）と伝えた． 　Ｂさんは「ちょっと勇気がいりますし，受け入れてもらえるかどうかわかりませんが，私の家族ならきっと話を聞いてくれると思います．今，自分の思いを告げなければ一生後悔をするかもしれません．この子のために，家族と話してみたいと思います」と語った（OP-1）．	Ｂさんに共感的態度で接し，Ｂさんがこれまで打ち明けられなかったＣちゃんへの気持ちや，今後の方針に対する意見を確認することができた． Ｂさんに円環的な質問を行うと，Ｂさんはこれまでの考え方とは違う新しい見方に気づき，自ら解決策を見出した．
目標： Ｄさんの身体的・精神的負担が軽減する 計画： OP 1. Ｄさんの言動，表情 2. Ａさん家族の役割構造 TP 1. Ｄさんと話し合いの場をもつ 2. Ｄさんのこれまでの苦労や努力をねぎらう 3. ＤさんのＣちゃんに対する気持ちや今後の方針に対する意見を確認する 4. Ｃちゃんの退院により，Ｄさんだけに負担がかかることはないことを保証する 5. Ｄさんに対して，共	＜Ａさん家族の役割構造を確認すると同時に，Ｄさんの気持ちの表出を促すかかわりをする＞ 　Ｃちゃんの洗濯物を取りに来院したＤさんに家族支援専門看護師が声かけをした（TP-1）．そして，家事に加えて，Ｃちゃんの入院生活に必要なものを届けるという役割を担ってきたＤさんをねぎらった（TP-2）． 　Ｄさんは「私は家族に必要とされて，自分の役割があることが嬉しいのです．でも，私も若いつもりが，もう年ですから，これ以上役割が増えることや，これから新しいことをすることは難しいと思うのです．私は，家の仕事をみんなやってきました．私は，Ｂを守るだけで精いっぱいなのです．一番困るのは，Ｃの世話が私に押し付けられることです」と語った（OP-1，2）． 　家族支援専門看護師は，「Ｃちゃんのことはみんなで支えていきます．ご家族の受け入れ態勢が整わないのに，無理に退院や転院を勧めたり，Ｄさんだけに負担がかかるようなことはしませんので安心してください．そのうえで，Ｃちゃんの今後の方針について，Ｄさんのお考えをお聞かせ願いたいのです．また，ＤさんがＢさんを見守ってくださることが，Ｂさんにとってどれほど心強かったかわからないと思います．しかし，Ｂさんの将来のためにも，Ｂさんにできることをしてもらうことも大切ではないかと思うのです．Ｄさんのお気持ちはいかがでしょうか」と伝えた（TP-3～5）． 　Ｄさんは「そうですね，私にばかり負担がかかると思っていま	Ｄさんに共感的態度で接し，Ｄさんの負担がこれ以上増えることがないことを保証したうえで，ＤさんのＣちゃんへの気持ちや，今後の方針に対する意見を確認することができた．

目標・計画	家族支援	評価
感的態度で接する	したが，役割を自分で抱え込んでいただけかもしれませんね．私には，Cが自宅に帰ることがよいのか施設に入るほうがよいのかわかりませんが，娘夫婦の決定を見守り，支えたいと思います」と語った（OP-1, 2）．	
②家族システムユニット 目標： ターゲットファミリーがCちゃんの今後の方針について再考できる 計画： OP 1. 家族の勢力構造，関係性 2. 親子（BさんとDさん）の関係性，言動，表情 3. 夫婦の関係性，言動，表情 4. 婿姑（AさんとDさん）の関係性，言動，表情 TP 1. Cちゃんの今後の方針について，家族支援専門看護師を交えて話し合う機会を設定する 2. 家族支援のスペシャリストとして，家族の相談に乗り，家族を支援する 3. 家族に適切なケアが提供できるように多職種（他職種）とのコーディネーション（調整）を行う	＜家族がCちゃんの今後の方針について話し合える場を設定する＞ 　家族支援専門看護師は，Aさんが帰宅する週末に，Cちゃんの今後の治療方針について家族で話し合いができる機会（家族会議）を計画した（TP-1）．家族支援専門看護師がAさんに計画を伝えたところ，家族員全員が参加した（OP-1）． 　家族支援専門看護師は「本日はお忙しいところを，お集まりいただきましてありがとうございました．今日は，Cちゃんの今後の方針について，ご家族と共に考えたいと思い，この場に同席させていただきました．Cちゃんの今後の方針について，Aさんご家族はCちゃんを家に連れて帰れないという決断をなさいました．しかし，一度，家に連れて帰れないと決めても，状況の変化とともに変わることもあります．落ち着いた状況のなかで，ご家族が一つの意見にまとまることができるように，家族看護の専門家として支援できればと思います」と伝えた（TP-2）． 　Aさんは「この間は，私が家族を代表して，Cを家に連れて帰れないと判断したが，私も今，Cにとって何が幸せなのかわからなくなってしまった．今日は，お母さん（Dさん）やBの意見を聞かせてほしい」と，最初に口を開いた（OP-1）． 　Dさんは「私は，自分の負担がこれ以上増えて，Bのことを守れなくなったらいけないとずっと思ってきました．自分のことしか考えていなかったのかもしれないね」と語った（OP-2）． 　Bさんは「お母さん（Dさん）にも，Aにも，いつも迷惑をかけてばかりで……．だから，何も言えなかったけれど，Cと一緒に暮らしたいの」と泣きながら語った（OP-2, 3）． 　Aさんは「迷惑なんて，一度も思ったことはないよ．今まで，Bの気持ちを聞いてあげられなくてごめんね」とBさんに寄り添った（OP-3）． 　Dさんは「Aさん，私にもCにとって何が幸せなのかわからないけれど，Cのことを隠したままでは先に進めないのではないかしら」と語った（OP-4）．Aさんは「そうですね．（Aさんの）両親にわかってもらえるかはわかりませんが，隠し続けるのも限界ですね．勇気を出して，（Aさんの）両親に話してみたいと思います」と語った（OP-4）． 　家族支援専門看護師は，Cちゃんの出生を話せなかった家族のつらさを共に分かち合い，Aさん家族を今後も支援することを約束した（TP-2）． 　家族支援専門看護師は，院内カンファレンスを開き，Aさんの両親にCちゃんの出生と今後の方針について話し合うべく，担当看護師，主治医と情報を共有し，協力態勢を整えた（TP-3）．	家族が話し合いの場をもてるようにきっかけをつくった．Aさんを中心として成り立つ家族の勢力構造を理解し，適切な家族員に声かけをした． 話し合いの目的を明確にして，有益な話し合いが行えるように導入した． Aさん家族のコミュニケーションパターンを観察し，家族の全体像をつかむよう努力した． きっかけ（話し合いの場の提供）を与えると，家族は自らの力でCちゃんの今後の方針について再考し始めた． 家族支援専門看護師は，家族に共感的態度で接し，Cちゃんの今後の方針を前向きに決定するために，Cちゃんの出生をAさんの両親に伝えるという家族の決定を支援した．

目標・計画	家族支援	評価
③家族外部環境システム 目標： Aさん家族が家族外部環境システムとの関係を調整し，Cちゃんの療養の場について合意形成できる 計画： OP 1．Aさん家族の言動，表情 2．Aさんの両親の言動，表情 3．Aさんの両親とAさん家族との関係性 4．場の雰囲気 5．担当看護師の言動，表情 6．担当看護師とAさん家族との関係性 TP 1．Aさん家族が，周辺の人間関係を調整する過程を見守る 2．Aさん家族とAさんの両親の思いや考えの表出を促し，受け止める 3．家族支援専門看護師によるAさん家族とAさんの両親への治療的会話を用いた支援 4．医師による医学的知識の提供 5．家族が決定に向かえるように支援する EP 1．医師の説明に対する理解度を確認し，不足があれば補う	＜Aさん家族を取り巻く人間関係を調整し，家族の合意形成を支援する＞ 　Aさん家族は，Cちゃんの出生を8か月もの間，「障がい者はいらない」というAさんの両親に話せずにいた．しかし，Cちゃんの今後の方針の決定に，家族内外のひとびととの情緒的な人間関係やビリーフが影響を及ぼしていることに気づき，調整を図ることを決意した．家族支援専門看護師は，家族が自らの力で問題を解決し，Cちゃんの権利を尊重した決定ができるように，多職種（他職種）と連携することで協力態勢を整え，Aさん家族がAさん宅で設定した親族会議に参加した．親族会議には，Aさん家族とAさんの両親，家族支援専門看護師，担当看護師，主治医が参加した． 　Aさんは「今まで言えなかったけれど，Cは死産ではなかった．重度の障害をもって生まれ，植物状態（遷延性意識障害）ではあるけれど，一生懸命に生きている．今，この子の今後について話し合いを進めている．お父さんとお母さんにも認めてもらいたい」とAさんの両親に伝えた（OP-1，TP-1）．Aさんの両親は「障がい者はいらない，認められない」と退席しようとした（OP-2，3，4）． 　家族支援専門看護師は，「障がい者はいらないと思われる理由をお聞かせいただけますか」と，このような考えに至った理由を確認した（TP-2）．Aさんの両親は，Aさんの兄の死に関連した出来事を語った（OP-2）．Aさんは，兄の死に関連した過去の体験がCちゃんの今後の方針に影響を及ぼしていたことに気がついたこと，他者に語ることで気持ちが楽になったことを語った（OP-1）． 　家族支援専門看護師は，「Aさんのお兄さんに関する出来事の後，お店がつぶれそうになったにもかかわらず，ここまでやってこられた理由は何だと思いますか」「Aさんからご両親に聞いてみたい質問はありませんか」と，Aさん家族やAさんの両親に熟考を促す質問や，質問するよう家族員に促す問いかけを行った（TP-3）．家族支援専門看護師は，家族が語るのに十分な時間を確保した（TP-1，2）． 　次に，医師からCちゃんの出生と現在に至るまでの経過，予後について説明した（TP-4）．家族支援専門看護師は，今後の方針の選択肢について補足説明した（EP-1）．担当看護師は，親族会議に参加するなかで，看護師自身が退院して自宅に帰ることがよいことであるというビリーフをもつために，ジレンマを感じていたことに気づいた．そして，Aさん家族がどのような決定をしても，家族を支え続けていきたい気持ちを語った（OP-5，6）． 　家族支援専門看護師は，中立的立場を保ち続けるよう注意しながらも，論点がずれることのないように話し合いを見守った（TP-5）．Aさん家族は，Cちゃんの退院後は在宅で療養する方向で検討していること，そして，決定にはAさんの両親の理解が必要であることを語った（OP-1，3）．Aさんの両親は，Aさん家族の決定とCちゃんの存在を認めた（OP-2，3，4）．	Aさん家族を取り巻く人間関係を調整し，家族の合意形成の過程を支援する必要がある． Aさん家族の力を信じ，見守った． Aさんの両親の思いの表出を促した． Aさん家族が，家族自らの力で人間関係を調整し，意思決定する過程を支えた．その際，拘束的なビリーフがCちゃんの今後の方針に影響を及ぼしていることに家族が気づき，助成的なビリーフへと変化できるよう治療的会話を用いて支援した．多職種（他職種）と連携し，家族を支援した．

全体評価

　まず，Aさん，Bさん，Dさんそれぞれの思いや考えを確認した．Aさん家族のビリーフは，Aさんの両親のビリーフや過去の体験に起因していた．家族は，家族支援専門看護師を交えて話し合い，Cちゃんの今後の方針の決定にAさんの両親の理解が必要であるとの結論を導いた．

　家族支援専門看護師は，多職種（他職種）と連携し，Aさん家族の協力態勢を整え，Aさん家族の意思決定の過程を支援した．その際，家族支援専門看護師は，Aさん家族とAさんの両親の苦悩の語りを引き出し，家族は語ることで拘束的ビリーフを検討，修正し，過去の悲しみが緩和した．

　医師は医学的知識と経験からCちゃんの状態の説明と今後の方針について選択肢を提示した．担当看護師は，家族の決断と自身のビリーフの相違からジレンマに陥っていたことに気づき，家族がどのような決定をしても家族を支えていくことを決意した．

　家族は，Cちゃんの今後の方針について，障がい者はいらないというAさんの両親にCちゃんを家族であると認めてもらえたことで，障がい児は育てられないという家族の拘束的ビリーフが，障がい児を育てることができるという助成的ビリーフに変化し，退院後はCちゃんを自宅に連れて帰るという決定をした．

エコマップ（家族支援後）

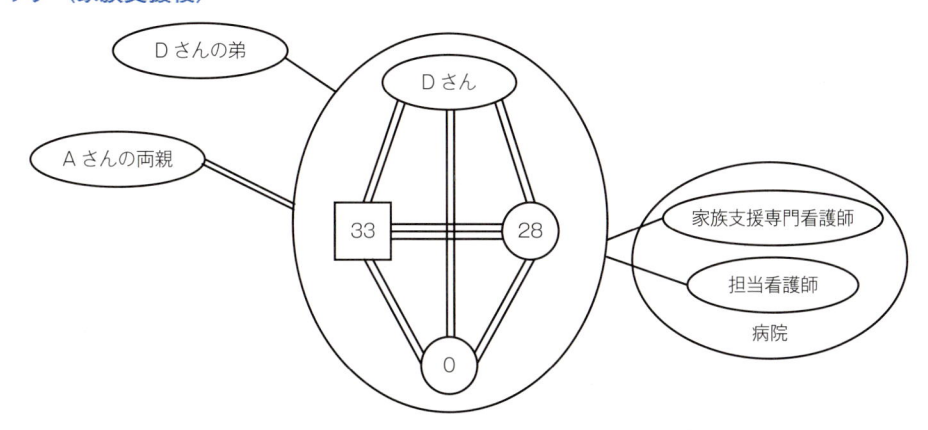

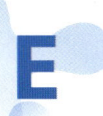

E　家族看護過程の評価と検証

1．家族経過図

　家族機能レベルの変動を明らかにするために，ターゲットファミリーの家族機能レベルを低下させたイベント（下向き矢印），家族機能レベルの維持・向上のために実施した家族支援（上向き矢印）を家族経過図として示した．家族支援の評価指標である家族機能レベルの経時的変動をみることで，家族看護過程の展開に対する評価を実施した．

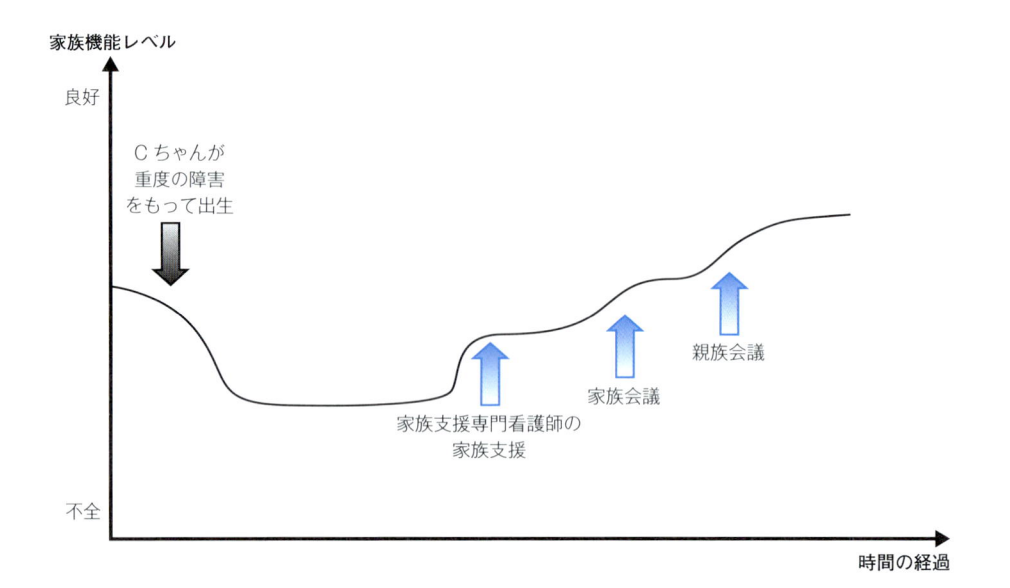

家族機能レベル

良好

Cちゃんが
重度の障害
をもって出生

家族支援専門看護師の
家族支援

家族会議

親族会議

不全

時間の経過

2. リフレクション

1) 入院時からの家族支援

　本事例では，Cちゃんの退院後の方針について，Cちゃんを自宅に連れて帰れないという家族の決断に対してジレンマを抱いた担当看護師が，家族支援専門看護師に相談し，支援が始まった．

　Cちゃんの退院後の方針については，入院時から視野に入れてAさん家族と話し合いを重ねておくべきであったが，主治医から退院許可が出たため家族と話し合いをした際に，Aさん家族の拘束的ビリーフや，Cちゃんの出生をAさんの両親に話していない事実が明らかとなった．担当看護師は，Cちゃんの病状にしか看護の焦点が当たっておらず，家族をシステムユニットとしてとらえ，アセスメントをする視点が欠けていたが，そのような視点をもって家族の情報を収集し，早期に多職種（他職種）と連携し，家族への支援態勢を十分に整えておく必要があった．

2) 退院許可後の家族支援

　家族の拘束的ビリーフが存在した家族であり，家族のビリーフへの理解と，拘束的ビリーフのなかに埋め込まれた家族の苦悩の語りを引き出すことで，ビリーフに修正と変化を起こす[6]ことが必要であった．同時に，看護師自身が自己のビリーフを見つめ[7]，家族員を尊重して，中立的な立場を保ち続けることがCちゃんの療養の場に対する家族の合意形成を支える基盤[8]として重要であった．また，医療職者ができることは，できる限り正確な情報を家族に伝えることであると考え，医師にその役割を依頼した．そのうえで，家族の力[9]を信じ，家族が自ら問題解決できるように支援するケアが重要であったと考える．

3) 今後の家族支援

　Aさん家族は，Cちゃんの今後の治療方針について，退院後は自宅に連れて帰るという決定をしたが，Aさんは単身赴任中であり，Bさんは車椅子を使用した生活を送っ

ているため，Bさんを不憫に思うDさんは家事などの役割を一手に担っている．そこで，Cちゃんが自宅での療養を開始・継続するために，家族の役割調整，Cちゃんの医療的ケアに関する知識や技術の提供，社会資源の導入など，検討すべき事項が多く残っている．したがって，今後も家族の支援を継続して行う必要がある．

引用文献

1) Wright, LM, Watson, WL・他著，杉下知子監訳：ビリーフ―家族看護実践の新たなパラダイム，日本看護協会出版会，2002．
2) 法橋尚宏編，法橋尚宏・本田順子・他著：家族機能のアセスメント法―FFFS日本語版Ⅰの手引き，EDITEX，2008，p.2．
3) 森山美知子編，森山美知子・鞠子英雄・他著：ファミリーナーシングプラクティス―家族看護の理論と実践，医学書院，2001．
4) 戸井間充子・藤本照代・他：退院に向けて合意がみられない家族の「病に関するビリーフ」とそれを引き出す治療的会話の意味と効果，家族看護，4(2)：116-126，2006．
5) 日本子どもを守る会編：子どもの権利条約―条約の具体化のために，草土文化，1995．
6) 戸井間充子・山内里恵・他：生命危機状態での治療決断に苦悩している家族のビリーフに変化を及ぼした治療的会話，家族看護学研究，14(2)：121，2008．
7) 斉藤 華・松邑恵美子：脳腫瘍患者の終末期看護における家族・看護師のビリーフに着目した一考察―家族に添うことに戸惑いを感じた一事例，家族看護学研究，10(2)：102，2004．
8) 野嶋佐由美：家族の意思決定を支える看護のあり方，家族看護，1(1)：28-35，2003．
9) 野嶋佐由美：家族の力を支える看護，家族看護，5(1)：6-12，2007．

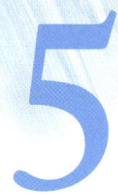

5 慢性期家族看護の事例展開❻
家族の意思決定上の葛藤
―難病患者と共に生きる家族のケース―

　一般に，筋萎縮性側索硬化症（amyotrophic lateral sclerosis：ALS）がある患者とその家族における意思決定というと，人工呼吸器を装着するかどうかについての報告がなされている．しかし，本項では，あえて，「人工呼吸器をまだ装着しない」という意思決定を行った患者とその家族のケースを取り上げた．患者とその家族におけるQOLの維持・向上を第一義に考えた事例展開をとおして，常に家族に寄り添う看護のあり方を考えたい．

A 家族ケースの紹介

　夫Aさん（65歳），妻Bさん（60歳）の2人家族である．2人には3人の娘（長女40歳，次女37歳，三女32歳）がおり，全員が結婚して他県で暮らしている．AさんとBさんの両親はすでに他界している．AさんとBさんは近所で"おしどり夫婦"とよばれるほど仲が良く，Bさんの発病までは休日には旅行やドライブに出かけ，楽しく充実した生活を送っていた．娘たちをはじめ，周囲のひとびとは，Aさんは勤勉実直なビジネスマン，Bさんは家族を大切にしている専業主婦というイメージをもっていた．Bさんと娘たちは，週1回は電話で互いに近況報告し，Bさんが娘たちの育児に関する悩みにこたえるなどして支え合っていた．また，毎年，盆，正月に娘や孫たちがやってくるのが，Bさん夫婦の一番の楽しみであった．

　Bさんは，54歳頃から，歩行中に足を引きずり，転倒するようになり，その後も次第に歩行障害が進行していった．56歳のとき，病院を受診し，ALSと診断された．30年以上勤めてきた会社を定年退職したばかりのAさんは，自宅でBさんの介護を始めた．Bさんは月1回，病院を受診して薬物療法を続けていたが，徐々に病状は進行していった．

　Bさんは，1か月ほど前，食事の際にご飯粒がのどに引っかかったような状態となり，1時間くらいむせ続けた．その後も同様の状態が続いたため，病院を受診し，今回の入院となった．入院時に，主治医から呼吸障害に関する説明がなされ，「気管切開と人工呼吸器の装着が必要な状態である」ことを聞かされた．AさんとBさんは，ただうなずくばかりであった．Bさんの気管切開と人工呼吸器装着についての検討は，全身状態が安定した時点で行うこととなった．

　入院後1か月が経過した現在，呼吸状態も安定し，退院できる状態と判断されたた

め，気管切開と人工呼吸器の装着について検討することとなった．現在のBさんの呼吸状態は，日中で動脈血酸素飽和度（SaO$_2$）が94〜96％，夜間は，酸素吸入1〜3L/分（ベンチュリーマスク）でSaO$_2$が75〜80％，夜間睡眠時に5〜6回/分の無呼吸が認められる．

　カンファレンスが開かれ，AさんとBさん，担当看護師，家族支援専門看護師，訪問看護師，主治医が参加した．退院に向けて，Bさん夫婦に，主治医は，Bさんの現在の呼吸障害の状況を説明し，「自宅で安心して生活するためには，気管切開と人工呼吸器を装着する必要があると思われます．しない場合は，退院が一時的なものとなり，再度呼吸管理のために入院することになります」と伝えた．ALSの診断がなされたときから2人は，この疾患について多くの時間をかけて調べていた．したがって，Bさんは，人工呼吸器を装着することの意味やメリットとデメリット，人工呼吸器装着後の療養環境整備の必要性についても主治医の説明や書籍，娘たちが集めたインターネット上の情報などから十分に理解していた．そのうえで，Bさんは「一番大切にしたいのは命．だけど，気管切開をすると今のように会話ができなくなる．だから今は気管切開も人工呼吸器装着もせずに，家に帰りたい．もしそれで何かあっても，それはそれで仕方がない」という考えであった．Aさんは，主治医の意見とBさんの思いの間で揺れ動いていた．これまでBさんは，夫のAさんの言うとおりにし，意思表示をすることがなかった．Aさんが物事について独断で決定し，Bさんが合わせるという関係であった．しかし，今回はBさんが「気管切開も人工呼吸器装着もしたくない」とはっきりと意思表示をしている．Aさんとしては「妻の思いを尊重してやれる最後のチャンスかもしれない」と悩んでいた．主治医は，人工呼吸器が必要なほど呼吸状態が悪化していることを再度伝えたが，Bさんの意思は変わらなかった．

B　家族情報の収集

	家族情報
①家族員	**S情報** 退院前カンファレンス時： **Aさん** 「2人で話をしました．私が妻の介護を自宅で行います．今は，入院前と変わらず会話ができているので，妻が気管切開を拒む気持ちはよくわかります．でも，主治医の先生が人工呼吸器をしたほうが安心とおっしゃるので，正直悩んでいます」 **Bさん** 「自宅で生活したいんです．夫とも娘とも孫とも話したいんです．覚悟はできています．夫とも話し合いました．万が一のことがあったら，それはそれでいいのです」 退院前カンファレンス後，家族支援専門看護師とAさん，Bさん夫婦との会話：

家族情報
Aさん 「病気が進行していくのは確か．妻の状態がいつどうなるかわからないというのは不安です」 「世の中には話せないひともいます．話せなくても何とかなるとは思います．わかっているんです．だけど……（とBさんを見る），今まで2人で話をしてきたわけでしょう．呼吸状態が悪いです，気管切開と人工呼吸器が必要です．はい，やりましょうって．そんなの，妻も受け止められないし自分も納得しきれません」 （BさんはAさんの言葉にうなずいている） 「今は今，と思えないと介護はやっていけないですよ」 （長時間，車椅子に乗っているBさんに）「大丈夫か？ つらくないか？ いつもより長く座ってるから，（SpO$_2$が）93になってるぞ」 **Bさん** 「（Aさんの話にうなずきながら）そうそう．今はこのままで帰りたい．ぎりぎりまではね，いいの」 「わがまま言ってごめんなさい」 「娘や孫たちとの電話が楽しみ．だからできる限り，話したいんです」 「電話で，娘たちの相談にのってあげられるでしょう．育児や仕事で大変な娘たちの支えになってあげたいの．少しでも長く……」 鼻マスク式人工呼吸器（biphasic positive airway pressure：BiPAP）の使用方法についてAさんが練習した後，Aさんと家族支援専門看護師との会話： 「何かわからないことはありましたか？」の問いに，「今はわかっていても時間をおいたら忘れるかもしれないので，この説明書を何回も読んで，不明なところは質問するようにします．娘たちにも一応伝えておかないといけないしね．自分だけじゃなく，家族みんながわかっていたほうがいいしね．介護もそうでしょ．自分はもちろん頑張るけれど，何とかみんなでやれるように工夫しようかなと」 退院前カンファレンス後：Bさんと家族支援専門看護師との会話： 「この先の自分の病気のことや命について考え出したら不安でたまらない．覚悟はできているんです……．でもね，できるかぎり話ができる時間を延ばしてほしい」 「いつかは気管切開も人工呼吸器も必要なんですよね．それまでも，それからも生活は不安です．なるべく家族と過ごしたいけどね」 **O 情報** 　Aさんは30年以上勤めた会社を定年退職した直後に，Bさんの介護を担うこととなった．Bさんは専業主婦であった．仲の良いこの夫婦はAさんの定年後，趣味の旅行に出かけるのを楽しみにしていた． 　入院時に，主治医から呼吸障害に関する説明がなされた際，AさんとBさんは，ただうなずくだけであった． 　入院中，AさんとBさんは，繰り返し，気管切開と人工呼吸器の装着について話し合っていた．娘にも電話で相談していた．

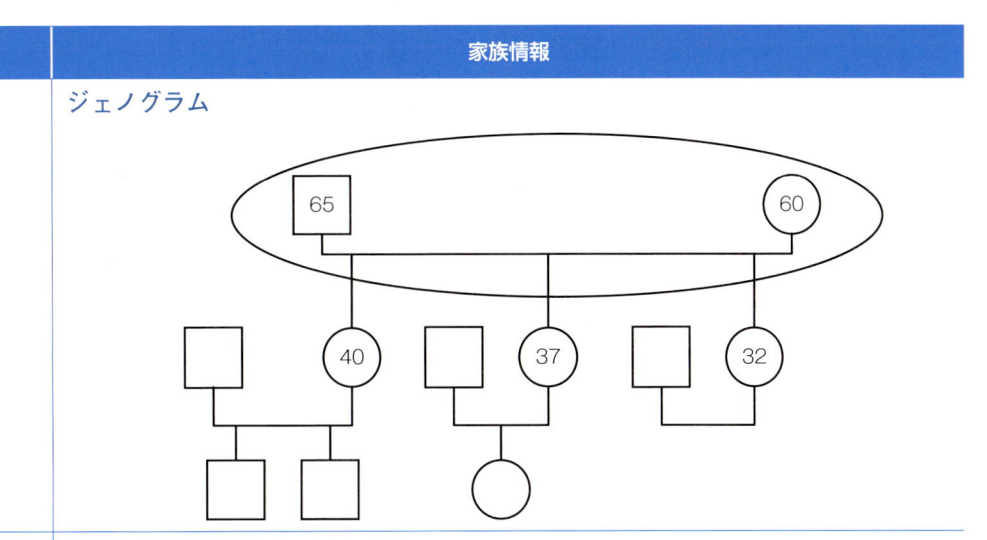

	家族情報
	ジェノグラム （65歳男性─60歳女性の夫婦。娘3人：40歳（子ども2人）、37歳（子ども1人）、32歳。それぞれ配偶者あり）
②家族システムユニット	**S情報** **Bさん** 「一番大切にしたいのは命．だけど，気管切開をすると今のように会話ができなくなります．だから今は気管切開も人工呼吸器装着もせずに家に帰りたいんです．もしそれで何かあったら，それはそれで仕方がないです」 **Aさん** 「妻の希望どおりにぎりぎりまでこのままでいたい．確かに不安はあります」 **O情報** 　3人の娘は全員結婚し別々に暮らしている．Bさん夫妻は，完結期の家族である．Aさんが定年退職を迎える頃，BさんはALSと診断された．Aさんは退職後，Bさんの介護を自宅で開始した．発病前はBさんが家事一切を行っていたが，発病後はAさんがBさんに聞きながら家事を行っている．Bさんの日常生活動作（ADL）は，移動（車椅子）や入浴は全面的介助を要し，食事や更衣，排泄は部分介助を要する状態である．現時点で経済的な問題はない．
③家族外部環境システム	**O情報** 　娘の家族は皆，他県に住んでおり，それぞれ仕事や育児に忙しくしているため，普段はBさん宅を訪れることはほとんどない．AさんとBさんは，娘たちの様子を理解し，介護の負担をかけたくないと考えている．子どもが中学生に成長した長女と，夫婦2人暮らしの三女は，いざというときには介護休暇を取りBさんの介護をする予定ということであった．娘たちは，Bさんの発病後は週1回電話をかけ，ALSに関する情報をインターネットで調べてAさんとBさんに伝えるなど支援している． 　AさんとBさんは入院前から在宅サービスを活用している．現在の主治医や家族支援専門看護師，訪問看護師を信頼している．

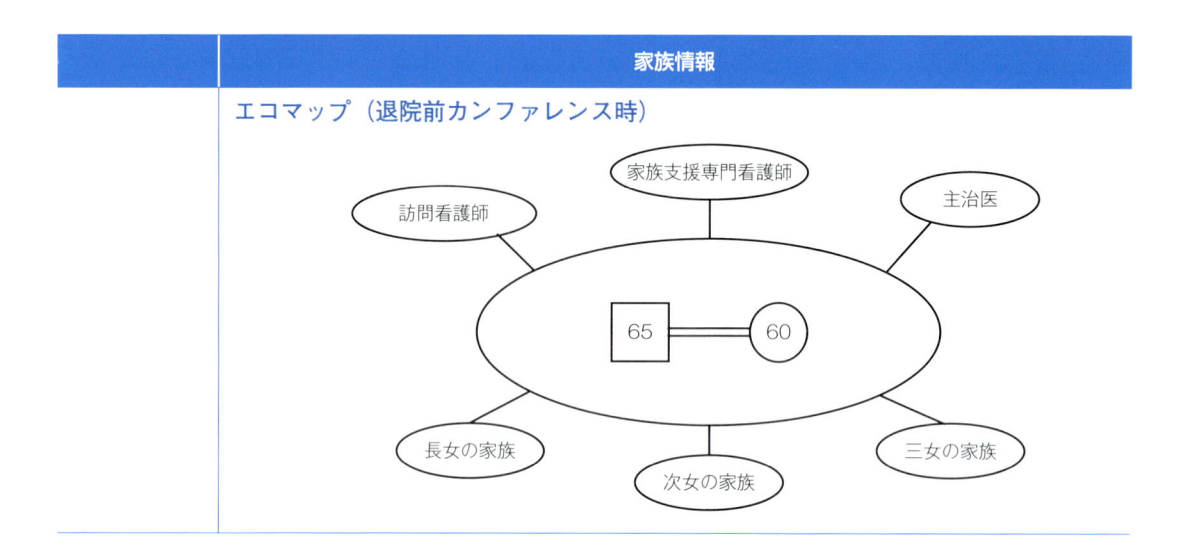

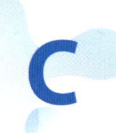

家族情報
エコマップ（退院前カンファレンス時）

C 家族アセスメント

1. 家族員のアセスメント

　Aさんは，定年退職前後から，ALSと診断されたBさんを献身的に自宅で介護してきた．Aさんとの会話から，Aさん自身，Bさんの病気の進行や病状の悪化，また，気管切開や人工呼吸器装着の必要性は十分に理解していると考えられる．Aさんからは，常にBさんの体調に配慮する言動が認められ，Bさんの病状について不安も感じている．Aさんは，これまで自分についてきてくれたBさんを支えなければと思う使命感と，どのように支えていけばよいのかわからない不安との間で葛藤があるのではないかと考えられる．今回の退院時，人工呼吸器装着について，「気管切開を行わない，人工呼吸器は装着しない」とBさんと共に決断した．病気の進行や万一の場合を覚悟しながらも，Bさんの意思を尊重し，夫婦2人で"今"の生活をできるかぎり大切にしたいという思いからであった．今後の見通しを楽観的にとらえている様子は認められないが，退院後の介護負担やBさんの病状悪化など，具体的にイメージできるには至っていない．隅田は，「人工呼吸器装着の自己決定は，"真"の自己決定にはほど遠く，家族介護力に頼った"自己決定"である」[1]と述べており，AさんはBさんの自己決定にできるだけ添えるよう家族介護力を高めたいと考えている．今回の意思決定が夫婦の意思決定となるよう支援していく必要がある．さらに，Aさんは主たる家族介護者であり，また精神的な支えでもある．Aさんが順調に家族介護者としての役割を担えるように支援する必要がある．同時に，AさんがBさんに与える影響力の大きさを認識する必要がある．

　専業主婦として家族を支え，家庭を切り盛りしてきたBさんは，子どもが巣立ち，夫と2人，これから楽しい老後を過ごそうと思っていた矢先の発病であった．その苦

しみやつらさはたとえようのないものであったに違いない．しかも，ALSの予後を知り，自分の病状が進行するにつれ，暗たんたる思いにかられていた．発病後から，夫の献身的な支えもあり，精神的には安定してきたようにみえるが，不安は減るどころか，増加するばかりではないかと推察される．

　ここでBさんには人工呼吸器をつけない意思決定に伴い，生命への不安と娘・孫，Aさんとよりよい時間を過ごせることという反する結果に対する葛藤があるのではないかと考えられる．

　今回の入院では，呼吸障害が悪化し，気管切開と人工呼吸器装着の意思決定を迫られた．Aさん同様，病気の進行や病状の悪化，気管切開や人工呼吸器装着の必要性は理解しているが，「今は気管切開を行わない」という決断をした．Bさんは，「不安でたまらないが，このまま（気管切開せずに）帰りたい，家族との会話を大切にしたい．覚悟はしている」と語っているが，生命の危険にさらされている恐怖，進行する病気への不安，夫であるAさんへの気づかい，今までと同じ生活をしたいという希望，身体は動かなくても娘たちの相談相手や支えになりたいなどの多様な思いが存在していると考えられる．長戸は「個々の家族員が十分に自分の考えを表明できるように，話し合いの場を設けたり，家族内に存在しているパワーを調整したり，感情の表出を助ける」ことが重要と述べている[2]．Bさんの感情を十分に表出できるようなかかわりが必要である．さらに，できる限り，2人の意思決定の成果，すなわち，"今"の生活を続けたいという希望を長く継続できるよう，在宅においてもBさんへの身体的なケアが十分になされるように支援する必要がある．

2. 家族システムユニットのアセスメント

　AさんとBさんは，急変時には延命処置を希望しながらも，気管切開や人工呼吸器装着について今回は拒否した．命と同様に"今"の生活を大切にし，今までと同様，家族で会話をして生きることの大切さを確認した．Bさんは，延命のための処置を希望する一方で，気管切開を行うことで自分の言葉で会話する生活を送れなくなることに抵抗があり，ALSの悪化による万一の事態を覚悟しながら日々の生活も大切にしていきたいと考えていた．AさんはこのようなBさんの気持ちにこたえたいと思うと同時に，Bさんの急変や介護負担への不安を抱いており，家族の意思決定における葛藤となっている．

　野嶋は，「家族の意思決定を支える技術として，決定や合意を強化すること，また，家族の力を保持し続けるために，ありのままの家族を受け入れ，家族に添いながら，家族のもてる力を守り大切にしていく」ことが重要であると述べている[3]．人工呼吸器装着が必要となっても，そのタイミングは家族によって多様であり，家族システムユニットの価値観や関係性など様々な背景をもとに設定すべきである．家族の在宅療養継続の力を見極めながら，今回の意思決定後にも生じるであろう葛藤に対して，生活への支援を含めた家族への情報提供を行っていく必要がある．また，家族員それぞれの葛藤や希望など思いを聴き，夫婦の互いを思いやる姿勢を尊重しながら，それぞれの不安にも対応することが重要である．

家族関連図（神戸式）

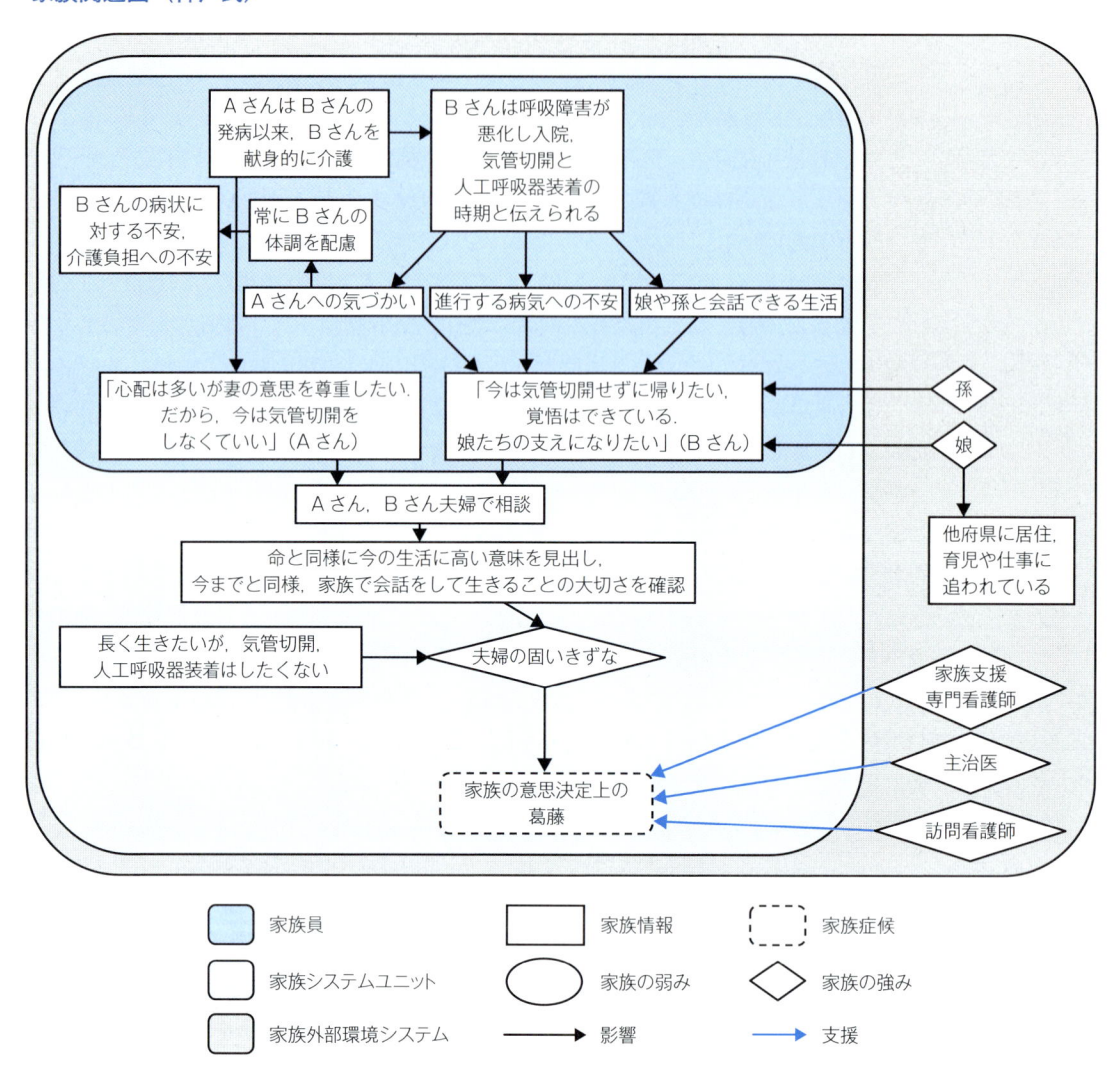

家族員（水色網掛け部分）：
- A さんは B さんの発病以来，B さんを献身的に介護
- B さんは呼吸障害が悪化し入院，気管切開と人工呼吸器装着の時期と伝えられる
- B さんの病状に対する不安，介護負担への不安
- 常に B さんの体調を配慮
- A さんへの気づかい
- 進行する病気への不安
- 娘や孫と会話できる生活
- 「心配は多いが妻の意思を尊重したい．だから，今は気管切開をしなくていい」（A さん）
- 「今は気管切開せずに帰りたい．覚悟はできている．娘たちの支えになりたい」（B さん）
- A さん，B さん夫婦で相談
- 命と同様に今の生活に高い意味を見出し，今までと同様，家族で会話をして生きることの大切さを確認

家族情報：
- 長く生きたいが，気管切開，人工呼吸器装着はしたくない

家族の強み： 夫婦の固いきずな

家族症候： 家族の意思決定上の葛藤

家族外部環境システム：
- 孫
- 娘：他府県に居住，育児や仕事に追われている
- 家族支援専門看護師
- 主治医
- 訪問看護師

凡例：
■ 家族員	□ 家族情報	⬚ 家族症候
□ 家族システムユニット	○ 家族の弱み	◇ 家族の強み
▨ 家族外部環境システム	→ 影響	→ 支援

　また，近い将来，A さんと B さんは，再度，気管切開と人工呼吸器装着の選択を迫られることになる．ALS 患者が在宅での人工呼吸器装着を選択するためには，家族の協力が不可欠となる．日本神経学会の「ALS 治療ガイドライン 2002」[4]にもあるように，人工呼吸療法を開始・継続するためには，本人の強い意思と家庭的，医療的，経済的，社会的環境を整えることが不可欠である．一方，人工呼吸器装着の意思決定においては，家族員間，あるいは専門職者と家族の間に認識のずれがあることがあり，それらを理解して家族に情報提供を行い，家族の相互作用を促す必要がある[1]．すなわち介護する家族員が，病をもつ家族員の意思を尊重したいとする思いと自身の介護力との間で生じる葛藤や，病をもつ家族員が介護者との関係性と自身の希望との間で生じる葛藤，人工呼吸器装着により起こる家族内役割に伴う葛藤などを理解，アセスメントして支援する必要がある．したがって，A さんと B さん，そして娘たち

5 慢性期家族看護の事例展開❻　家族の意思決定上の葛藤

との相互関係を把握し，Ａさん家族で起こりうる課題の共有化を図れるようなかかわりが必要である．

3. 家族外部環境システムのアセスメント

　娘たちは他府県で生活しており，それぞれ仕事や育児に追われている．普段は娘たちがＢさんを介護する機会はないが，Ｂさんは娘たちと電話で会話するだけでも感謝の気持ちを抱いている．頻回に会うことはできなくても，ＡさんとＢさんにとって，娘や孫の存在は精神的な支えとなっていると考えられる．また，長女と三女はいざというときのサポート資源としても重要な存在である．

　入院前同様，退院後のＢさんの主介護者はＡさんである．現時点では，気管切開と人工呼吸器装着は行わず在宅療養を継続する．退院後の療養生活が，家族員間の相互作用や家族の役割に影響を与え続ける[5]ことを理解し，家族のきずなを保ち続けるための継続的なかかわりと在宅療養生活における適切な社会資源の活用と介護支援サービスの提供が必要となる．

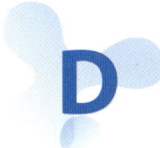

D 家族支援計画，実施，評価

　ターゲットファミリーの家族症候は，家族の意思決定上の葛藤である．Ｂさんの呼吸障害の悪化により，退院時に気管切開と人工呼吸器装着の意思決定を迫られた．呼吸状態が悪くなり，入院した時点では人工呼吸器装着をやむを得ないと家族は考えていたが，入院中にゆっくりと時間をかけて退院後の話し合いを行った結果，今はまだ，気管切開と人工呼吸器装着は行わないという決断をした．この意思決定に関して家族支援専門看護師は，現時点で家族は問題の共有と対処はできていると考え，家族内での意思決定を尊重し，家族のもてる力を守り，大切にしていく支援を実施した．

　今回の意思決定後も在宅療養は継続され，さらに，Ｂさんの病気が進行するため，今後も数多の意思決定をこの家族は迫られることとなる．そのため，できる限り，円滑に機能している現在の家族機能が維持できるように支援した．

家族看護問題（＃1）：
　家族が予後の延長を望む一方で，医療処置の導入拒否という相反する考えのために，明確な意思のもとで決定を下すことに葛藤を抱えている

家族支援目標：
　家族員の葛藤を受け止め，納得したうえで意思決定できる

目標・計画	家族支援	評価
①家族員 目標： Ａさんが退院後の介護に	＜Ａさんが退院後の介護について具体的にイメージできるよう話し合いの場を設ける＞ 　家族支援専門看護師は，ＢさんへのＡさんの献身的な介護内	Ａさんがｂさんを支

第Ⅱ章　家族看護学の実践

目標・計画	家族支援	評価
ついて具体的にイメージすることができる 計画： OP 1. Bさんの状態についてのAさんの言動 2. Aさんの退院後の介護についての考え TP 1. AさんのBさんへの介護内容や姿勢を支持する 2. Aさんの思いを傾聴する 3. BiPAPの使用方法習得をきっかけとして，退院後の介護について話し合う機会をつくる 4. 退院後の介護における不安や疑問点を話し合う 5. BiPAP指導を臨床工学技士に依頼する	容や姿勢が認められるたびにほめ，支持した（OP-1，TP-1）．また，随時，Aさんの悩みに注意しながら話を聴くなどの支援を実施した（OP-1，TP-2）．また，BiPAPの使用方法に関する指導を臨床工学技士に依頼し（TP-5），その様子を観察，さらに臨床工学技士の評価を踏まえ，今後の介護についてAさんと話し合いを行った（OP-2，TP-2 ～ 4）． 　Bさんの体調を常に気づかう様子に，家族支援専門看護師は「Bさんの体調を気づかって丁寧に対応しておられるAさんのお姿には感心させられます」と伝えた．Aさんは「私もちょうど定年だったので，昼夜妻の介護をやっていこうと心に決めたのです」と笑って話した．家族支援専門看護師は「Aさんの決断と覚悟には頭が下がります．Aさんを心から応援します．でも，何か困ったことや不安なことはいつでもおっしゃってください」と伝え，Aさんは笑顔で「ありがとう．頼りにしています」と答えた． 　BiPAPと酸素濃縮器の使用方法について，臨床工学技士から説明を受け，Aさんは一つひとつ臨床工学技士の動作を繰り返しながら覚えようとしていた．渡された資料も熱心に読んでいた．指導は2日間かけて行われた．Aさんは，疑問点を次々と臨床工学技士に質問し，その答えを資料に記録した．また，「退院後も疑問点が出た場合の連絡先を教えてほしい」と依頼をした． 　臨床工学技士は，指導終了後，「Aさんは本当に熱心に指導を受けてくださって，正直，すごいと思います．在宅での使用について真剣に取り組んでおられるのだなと感心しました．手技も大丈夫ですよ」とAさんと家族支援専門看護師に伝えた． 　家族支援専門看護師は，AさんにBiPAPと酸素濃縮器の使用方法について再度確認した．Aさんは，「今はわかっていても時間をおいたら忘れるかもしれないので，この説明書を何回も読んで，不明なところは質問するようにします．娘たちにも一応伝えておかないといけないしね．自分だけじゃなく，家族みんながわかっていたほうがいいしね．介護もそうでしょ．濃淡はあってもみんなでやれるように工夫しようかな」と答え，退院後の介護についても，自分1人で抱え込むのではなく，娘たちを含む家族で協力していきたいと話した． 　家族支援専門看護師は，Aさんが介護を1人で抱え込まないよう考えていることを支持し，訪問看護師をはじめ，専門職者や在宅サービスのサポート資源についての説明を加えた．	えなければと思う使命感と不安との葛藤を抱いているのではないかと考えて支援する． Aさんの過去から現在までの介護努力をねぎらい，支持することで，Aさんの思いを引き出すことができた． Aさんは，Bさんの主たる家族介護者であり，精神的な支えでもある．献身的な介護姿勢は素晴らしいが，ややもすると自分が頑張らなくてはという介護負担の増加にもつながってしまう可能性があると考えられる．家族員全員で協力しながら介護したいと語るAさんは，自身の介護負担をうまくコントロールしようとしており，Aさんを支持し，社会資源についても伝えたことで，家族の力を保つための支援となった．
目標： Bさんが意思を表出できる 計画： OP 1. Bさんの言動，表情 2. Bさんの全身状態 TP 1. Bさんの感情を表出	＜Bさんが意思を表出できるよう促す＞ 　家族支援専門看護師は，Bさんには，迫り来る死への恐怖，今後の病状に関する不安，夫であるAさんへの気づかい，今までと同じ生活をしたいという希望，身体は動かなくても娘たちの相談相手や支えになりたい，などの多様な思いが存在していると考え，できる限りBさんの感情や意思を表出できるような場を設けて支援した（OP-1，2，TP-1，2）．Bさんとの会話をとおして，今後の在宅療養において，できる限りBさんのストレスが蓄積しないよう訪問看護師と在宅サービスについて調整するよう話し合った（TP-3）．	

目標・計画	家族支援	評価
できる場をつくる 2. Bさんの思いを受け止め，傾聴する 3. 訪問看護師と連携し，Bさんのストレスができる限り蓄積しないような在宅療養の場をつくる	家族支援専門看護師は，退院前カンファレンス後にBさんと家族支援専門看護師の2人だけの時間を設けた．家族支援専門看護師は，「お2人で話し合って気管切開をしないことを決められたのですよね」と切り出した． 　Bさんは，穏やかな表情で，次々と語り出した．「この先の自分の病気のことや命について考え出したら不安でたまらない．でも，覚悟はできているんです……」「いつかは人工呼吸器も必要なのですよね．それまでも，それからも生活は不安です．なるべく家族と過ごしたいけどね」「電話で，娘たちの相談にのってあげられるでしょう．育児や仕事で大変な娘たちの支えになってあげたいの」「家に帰ったらできるだけ自分のことを知ってくれているひとがそばにいてほしい．自宅の居間でリクライニングの車椅子を倒して夫と過ごすことが多いから，これからもそうしたい」「あと，トイレもポータブルじゃなくてトイレでしたい．ヘルパーさん1人の介助で転んだことがあって，でもヘルパーさんを2人入れるのはお金もかかるから夫とよく私のことをわかっているヘルパーさん1人に頼みたいけど……．もうデイサービスでお風呂も入れないだろうから，自宅でのお風呂になるのよね．お風呂は好きなんだけど大丈夫かしら……」「食べることもだんだんできなくなっていきますよね」 　家族支援専門看護師は，Bさんが思いを表出しやすいように，傾聴した．そして，「Bさんは，ご自分の病気の進行に不安を感じていらっしゃる．そして同時に今の生活を大切にし，病気と共に生活することは日常なのだと受け入れていらっしゃる．ご自分の不安を少しでも減らしたい，Aさんや娘さんたち，そして私たちの心配を払拭するために，ご自身の体調を大丈夫だ，とおっしゃっているのですね」と伝えた． 　Bさんは，涙を流しながら笑顔でうなずいていた． 　その後，Bさんを担当する訪問看護師と連絡をとり，Bさんの意向を最大限に組み込み，かつ安全で安楽に生活できるような在宅サービスの方法について検討し，Bさん夫婦に提案することとした．	生命の危険にさらされながら，徐々に思うように身体が動かなくなるような進行性の難病を抱えるBさんの苦悩が表出された．夫であるAさんへの気づかいから，Bさんが1人のときでないと本音を語れないのではと考えられ，家族支援専門看護師と2人だけで会話をする機会を設けたことで，Bさんの感情表出につながった．さらに，今後の療養生活におけるケアサービスの方向性を検討することで，Bさんの思いや希望に添える対応ができた．
②家族システムユニット 目標： 1. AさんとBさんが家族のきずなを再確認できる 2. AさんとBさんが今後の生活について具体的に考えることができる 計画： OP 1. 夫婦の言動，表情 2. 夫婦の退院後の生活への考え	＜AさんとBさんが今後の生活について具体的に考えることができるようかかわる＞ 　家族支援専門看護師は，退院前カンファレンスとその後の会話の機会をとおして，気管切開と人工呼吸器装着に関するAさんとBさんの今回の意思決定とそれに至る背景について理解し，2人の意向を尊重する姿勢を示した（OP-1，TP-1）．また，娘たちを含めたBさん家族の気持ちに寄り添った（TP-2）．そのうえで，在宅で，安心して生活できるような方法について，家族自身が考えられる場を設け，家族の意向を把握し，社会資源やサポート源に関する情報提供や介護の計画に関してのアドバイスを行った（OP-2，TP-3）． 　退院前カンファレンス後から，家族支援専門看護師は随時，AさんとBさんの言動や表情を観察しながら，2人と会話する機会を設けた．今回の意思決定に関して，AさんとBさんに「今	

目標・計画	家族支援	評価
TP 1. 夫婦が，今回の意思決定に至った背景を理解し，尊重する 2. 家族の気持ちに寄り添う 3. ＡさんとＢさんが今後，安心して生活できるよう共に考える	後の生活について心配なことは何ですか」と再度確認した．ＡさんとＢさんは，「急変が心配．だけど，気管切開をすると今のように会話ができなくなります．だから今は気管切開はせずに家に帰りたいのです．もしそれで何かあったら，それはそれで仕方がないです．一番大切なものは命もだけれど，"今"です」「ぎりぎりまで自分たちで考えたことなんです」と答え，意思は固かった．家族支援専門看護師は，命と同様に今の生活に価値や意味を見出し，今までと同様，家族で会話をして生きることの大切さを大事にするＡさんとＢさんの意思を確認し，受け止め，尊重した． 　娘３人がそれぞれ面会に来たときに，Ｂさんの病状と退院後の介護状況を説明し，週末に交代でＡさんが行う介護を分担するよう調整を勧めた． 　家族の気持ちに寄り添い，Ｂさんが自身の希望を取り入れながら，Ａさんの介護負担が増加しないような在宅サービスの利用方法の検討を訪問看護師と実施し，ＡさんとＢさんに提案した． 　ゆっくりと時間をとって，ＡさんとＢさんが考え，話し合える場を提供し，疑問点や不安に感じていることを気兼ねなく表出できるようにした．表出された疑問点や不安に関しては，できる限りそれが解決できるように主治医や多職種（他職種）にも働きかけ，病院から在宅への移行が順調に行えるようにかかわった．このことは，家族内のバランスにおけるＡさんの影響力の強さがＢさんとの関係に逆効果にならないよう配慮したものでもあった．さらに，それは，近い将来，この家族に起こりうるであろう胃瘻造設や気管切開，人工呼吸器装着などの意思決定の時期に向けて，家族の許容能力を高めておくための方策でもあった． 　Ｂさんは，退院時に「これから，何度も苦しくてつらい決定をしなければならないと思うけど，"今"を精いっぱい生きるようにしたいと，また思えるようになりました．みんなが私たちのことを考えてくれているのだと思うと心強いです」と語った．Ａさんも「２人で"今"を精いっぱい生きられるようにしたい」と語った．	家族の意向を尊重すること，家族内のきずなを保つこと，これからも継続する療養生活をより安全で安楽なものにすることで，家族の許容能力を高めることができた．
③家族外部環境システム 目標： ＡさんとＢさんが家族外部環境システムからの情報やサービスを適切に取り入れられる 計画： OP 1. 説明時のＡさんとＢさんの言動，表情 TP 1. 家族支援専門看護師や訪問看護師などによる在宅療養に向けての情報提供	＜Ａさん，Ｂさんが家族外部環境システムからの情報やサービスを取り入れられるよう支援する＞ 　ＡさんとＢさんは，これまでも在宅サービスを活用していたが，今後はＢさんの病気が進行するとともに，適切な時期に適切なサービスを導入する必要がある．また，気管切開と人工呼吸器装着をせず退院するため，ＢさんだけでなくＡさんをはじめとする家族介護者の介護負担も大きい．したがって，家族支援専門看護師は，訪問看護師と連携し，退院後の在宅サービスの取り入れ方について，情報提供や提案を実施した（TP-1）． 　家族支援専門看護師は訪問看護師と共に，Ｂさんが今後，在宅で使用するサービスについて，情報提供を行った．また，在宅での日々の介護について，最大の呼吸機能を発揮できるようなケア内容，肺炎を起こさないための働きかけ，皮膚のトラブルを起こさないケア内容，ADLの維持と向上に向けての働きかけ，経管栄養に移行する可能性の説明とその内容，緊急時の対応などに関して，在宅で安心して安楽に生活できるような計画とそのための	①家族員と②家族システムユニットへの支援と関連させて，ＡさんとＢさんが，２人の生活に適切なサポートを導入，利用できる機会となった．

目標・計画	家族支援	評価
	在宅サービスの活用方法を，AさんとBさんと共に考えた． 　また，AさんとBさんから娘たちに在宅療養に向けての現在の状況や心配事を伝えてもらい，サポート態勢を整えてもらうこととした．AさんとBさんは，「不安が減ったといえば嘘になるけれども，楽しく家で生活できそうな気がしてきました」と語った(OP-1)．	

全体評価

　今回の支援は，家族内で生じている問題を解決するものではなく，家族のきずなを保ち，これから起こりうる課題に立ち向かえる許容能力を家族と共に獲得していくものであった．難病患者がいる家族においては，長期にわたる療養生活のなかで，多様な問題への意思決定を迫られる場面があり，家族関係や家族内での役割が変化し続ける．また，家族だけでなく，社会制度や経済的問題，専門職者など様々な要因が影響し合う．

　本事例において，家族支援専門看護師のかかわりは，家族の意思決定を支え，家族の力を保持する働きかけであった．家族員個々への支援，家族システムユニット，家族外部環境システムを含む支援を随所で実施したことで，AさんとBさんの意向を尊重し，"今"を大切に生活していくこと，今後の生活に関して2人が安心して暮らせること，家族のきずなを保持していけることの一助となったのではないかと考える．

エコマップ（退院時）

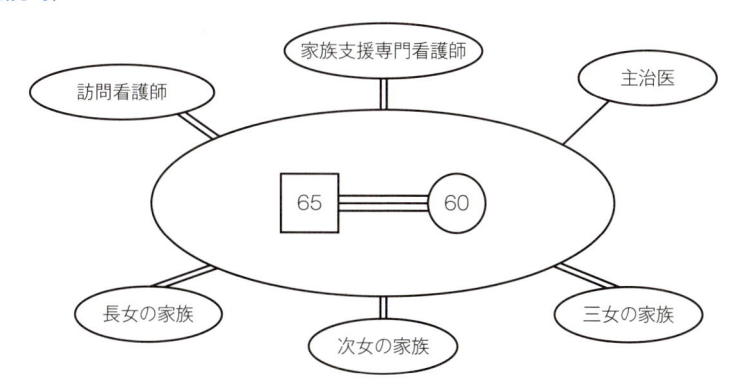

E 家族看護過程の評価と検証

1. 家族経過図

　家族機能レベルの変動を明らかにするために，ターゲットファミリーの家族機能レベルを低下させたイベント（下向き矢印），家族機能レベルの維持・向上のために実施した家族支援（上向き矢印）を家族経過図として示した．家族支援の評価指標である家族機能レベルの経時的変動をみることで，家族看護過程の展開に対する評価を実施した．

家族機能レベル：良好／不全

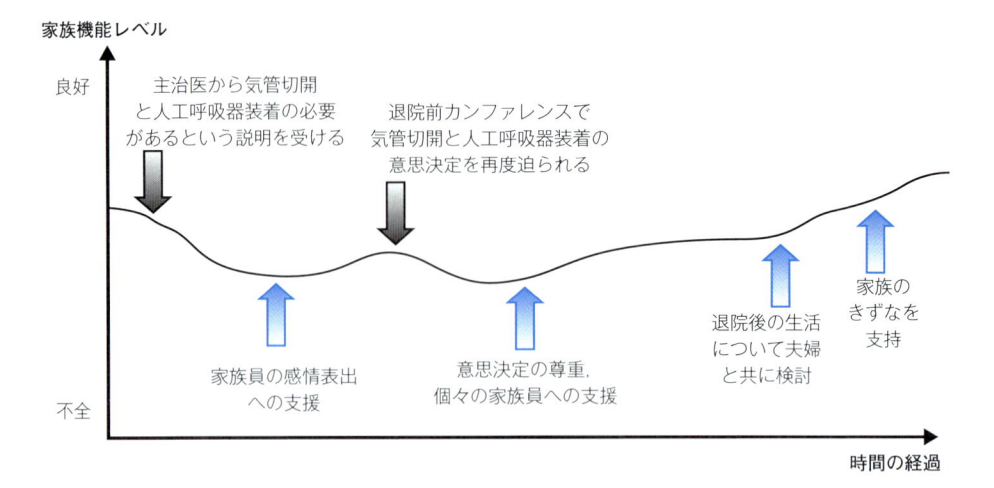

- 主治医から気管切開と人工呼吸器装着の必要があるという説明を受ける
- 退院前カンファレンスで気管切開と人工呼吸器装着の意思決定を再度迫られる
- 家族員の感情表出への支援
- 意思決定の尊重，個々の家族員への支援
- 退院後の生活について夫婦と共に検討
- 家族のきずなを支持

時間の経過

2. リフレクション

1）入院時からの支援

本事例では，入院時から退院前カンファレンスまで，個々の家族員の観察とBさんの急性期症状に対するケアにとどまったが，入院時から個々の家族員の感情表出を支援することで，退院前カンファレンスで，さらに深く夫婦の考えを聴くことができたと考えられる．

2）意思決定時の葛藤への支援

前述したように，家族の意思決定時には，家族員間あるいは家族と医療職者の間に認識のズレが生じる場合がある．本事例のように個々の家族員の思いや考えを尊重し，葛藤を理解したうえで，適切な情報提供を実施する必要があると思われた．

3）意思決定後の葛藤への支援

本事例のように，家族員が難病をもつ場合，1つの課題に対して家族が意思決定をした後も療養生活は継続し，次々と新たな意思決定を迫られる．したがって，家族の意向を尊重し，今後の療養生活を安心して安楽に過ごせるような態勢づくりが必要である．適切な時期に，家族のニーズに応じた支援が提供できるよう多職種（他職種）間での連携が重要である．

本事例は，退院後，在宅サービスを利用しながら，療養生活を続けた．徐々に進行する病状に伴い，訪問介護，訪問入浴，訪問看護，訪問リハビリテーション，福祉機器のレンタルとサービスも増えていった．訪問看護師は，主治医や家族支援専門看護師と連携をとりながら，Bさんの在宅療養生活を支えた．6か月が経過した後，食事の経口摂取が困難となったため，胃瘻を造設し，経管栄養が開始された．退院から1年が経過した頃，Bさんは肺炎を発症し，再入院となった．AさんとBさんは，今度も十分に話し合った結果，気管切開と人工呼吸器装着を決意した．

引用文献

1) 隅田好美：筋萎縮性側索硬化症（ALS）患者における人工呼吸器装着の自己決定過程―患者・家族・専門職のズレと相互作用による変化，社会福祉学，46(2)：52-64, 2005.
2) 長戸和子：難病患者とその家族の病気・障害受容と看護支援，家族看護，3(1)：26-32, 2005.
3) 野嶋佐由美：家族の意思決定を支える看護のあり方，家族看護，1(1)：28-35, 2003.
4) ALS治療ガイドライン作成小委員会：ALS治療ガイドライン，日本神経学会，2002.
5) 本田彰子：患者および家族の意思決定への支援―筋神経系難病患者の人工呼吸器装着決定に焦点を当てて，家族看護，3(1)：40-45, 2005.

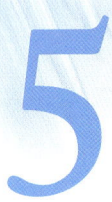

5 慢性期家族看護の事例展開❼
家族の合意形成困難
―終末期患者と共に生きる家族のケース―

A　家族ケースの紹介

　夫Aさん（59歳），妻Bさん（56歳），長男Cさん（22歳），長女Dさん（18歳）の4人家族である．AさんとBさんは，30年前に職場結婚し，Bさんは専業主婦となった．Bさんは，5年前から，同じ趣味をもつ友人の事業を手伝うため，週に2日程度のパートに出ていた．Bさんは，「パートに出ても，今までと同じように家事はすべて自分である．夫に負担をかけないようにしたい，子どもたちにはそれぞれの学生生活を楽しんでほしい，自分の生きがいもほしい」と口癖のように言っていた．
　近所に在住するBさんの両親は，今のところ日常生活に支障がなく自立した生活を送っているが，高齢であるためBさんが主に世話をしている．Aさんの実姉であるEさんは，2年前に胃がんで他界している．故Eさんは進行性の胃がんと診断され，そのときにはすでに終末期で積極的な治療ができなかった．Aさん家族は，故Eさん家族と良好な関係であり，一緒に旅行や買い物に出かけ，困ったときは互いに協力し合っていた．
　Eさんの死後，BさんはEさん家族の世話を積極的に行っていたが，倦怠感やかぜ症状などを訴え始めた．疲労から体調を崩したと思い，早めに受診した．検査の結果，肺がんと診断されたが，転移は認められなかったため，手術と化学療法を受けた．診断当初から，Aさん夫婦は，インターネットで肺がんについて多くの情報を得ており，治療方法についても2人で医師の病状説明を聞き相談してきた．Aさんは，故Eさんのときには積極的な治療を行えなかったことを後悔しており，「治るためなら，妻にはできる限りのことをしてやりたい」と言っていた．化学療法施行時，副作用症状が出現したが，Bさんの希望を受け入れ，入院は短期間になるように調整し自宅療養に移行した．つらい治療もあったが，Bさんはいつも明るく家族のムードメーカーのような存在であった．
　しかし，退院1か月後から腰痛と頭痛を訴え，検査にて腰椎転移と脳転移が確認された．外来通院にて放射線療法を受け，疼痛に対しては非ステロイド性抗炎症薬（non-steroidal anti-inflammatory drugs：NSAIDs）でコントロールしていた．
　今回，疼痛が増強し食欲低下もみられ，日常生活が思うように送れなくなったため緊急入院となった．Bさんは「病状が改善したら，いつものように短期間の入院で自宅に帰りたい」と看護師に話した．しかし，病状は改善せず疼痛も増強し，Bさんは

看護師に不満や怒りを表出し始めた．

　入院中，Aさんは，出勤前と夕方に必ず面会に来ていた．CさんとDさんは，週末に面会に訪れていた．Aさんは面会時に，「弱気になったら病気に負けるのだから，頑張らないと駄目だよ．治療だってまだ途中だし，お母さんが頑張らないでどうするのよ」とBさんを励ました．

　しかし，病状が改善することはなく，疼痛は増強しNSAIDsの内服量が増し，日常生活動作（activities of daily living：ADL）は低下していった．Bさんは，「急に入院することになったので家の中が気になる．家に帰ってゆっくりしたい」と外泊を希望した．Aさんは，「連れて帰りたいけれど，こんな状態では無理．もう少しよくなってからでないとだめ．病状がよくなったら，また治療ができるかもしれない」と拒否した．Bさんの自宅に外泊したいという希望が少しずつ強くなり始めた頃，Dさんの大学進学が決まり，看護師に家族の話をするBさんからは笑顔がみられていた．また，「もう頑張れない．今まで，義姉の分や家族のために治療を頑張ってきたけれど，この先治療を行っても効果はないだろうし，つらいだけ．もう治療を止めたい．この痛みと息苦しさをとって楽にしてほしい．家に帰りたい」と言うようになっていた．しかし，Aさんは「家族のために病院で治療を頑張らなくちゃ．子どもたちもまだまだ独立できないし」と繰り返し，AさんとBさんの思いが一致しないまま数か月が経過した．Bさんは，「頭のがんが大きくなったら，家族の顔も忘れてしまうかもしれない．家族の世話は私の仕事だったのに，これ以上はできない」「両親より先に逝くことも申し訳ない」と涙ながらに訴えることが多くなっていった．Bさんの訴えは，家族の面会時にもみられていたが，そのようなBさんの言葉を聞くとAさんは部屋から出て行くことが多かった．

　Dさんは，面会に来る回数が増え，「ずっと頑張ってきたのに，最近は苦しそうな顔を見ることが多い．受験勉強でなかなか病院に来ることができなかった間にこんなに悪くなったんだと思うと，お母さんがかわいそう．お母さんのために何かをしてあげたいけれど，どうしてあげたらいいのだろう．お母さんとは，今まで何でも話してきた．お母さんは家に帰りたいと言っていたので，連れて帰ってあげたいとも思う」と泣きながら話すことがあった．また，「うちは，お母さん中心の家族だったから，今，家の中はぽっかりと穴が開いたような感じになっている．何でもお母さんがやってきたので，お母さんがいないと困ることがたくさんあるし，これから先，お父さんとお兄ちゃんとどうしていったらいいのだろうかと思うことがある．今は，みんなお母さんの話をすることを避けているような気がする」と話すこともあった．

　Cさんは，BさんやDさんと一緒に面会に来ることが多く，Bさんの病室に行くと「大丈夫？」と声をかける姿が見られていたが，すぐに病室から出てロビーやラウンジで過ごしていた．担当看護師やDさんがCさんに病室に行くことを勧めると，「いや，ここでいいです．お母さんのそばにいても自分はどうしていいのか，何を話したらいいのかわからないから．また，苦しそうな姿を見ることがつらいから．今の状態について詳しいことは聞いていないけれど，お母さんを見ていたら，もう治ることはなく，がんが悪くなるだけなのかと思う」と話した．CさんとDさんには，Bさん

第Ⅱ章　家族看護学の実践

の病状について詳しい説明はされていなかった．また，Bさんの両親にも，Bさんの病状は詳しく知らされていなかった．

B　家族情報の収集

	家族情報
①家族員	**S情報** **Bさん** 「どうにかしてほしい．痛みをとって早く家に帰りたい」「急に入院することになったので家の中が気になる．家に帰ってゆっくりしたい」「もう頑張れない．今まで，義姉の分や家族のために治療を頑張ってきたけれど，この先治療を行っても効果はないだろうし，つらいだけ．もう治療を止めたい．この痛みと息苦しさをとって楽にしてほしい」 **Aさん** 「治るためなら，妻にはできる限りのことをしてやりたい」 「家族のために頑張らなくちゃ．子どもたちもまだまだ独立できないし」「連れて帰りたいけれど，こんな状態では無理．もう少しよくなってからでないとだめ．病状がよくなったら，また治療ができるかもしれない」「何とか治ってほしいと思うし，本人はもう頑張れないと言うけれど，自分はまだ治療について望みをもっている．今のような状態が続くと，病室に行っても，姿を見ていることがつらくて，何を話していいのかわからない」 **Cさん** 「いや，ここでいいです．お母さんのそばにいても自分はどうしていいのか，何を話したらいいのかわからないから．また，苦しそうな姿を見ることがつらいから．今の状態について詳しいことは聞いていないけれど，お母さんを見ていたら，もう治ることはなく，がんが悪くなるだけなのかと思う」 **Dさん** 「ずっと頑張ってきたのに，最近は苦しそうな顔を見ることが多い．受験勉強でなかなか病院に来ることができなかった間にこんなに悪くなっていたんだと思うと，お母さんがかわいそう．お母さんのために何かをしてあげたいけれど，どうしてあげたらいいのだろう．お母さんとは，今まで何でも話してきた．お母さんは家に帰りたいと言っていたので，連れて帰ってあげたいとも思う」 **ジェノグラム（入院時）** （ジェノグラム：60歳女性，59歳男性（A），56歳女性（B），22歳男性（C），18歳男性（D）を含む家系図）
②家族システム ユニット	**S情報** **Bさん** 「パートに出ても今までと同じように家事はすべてする」

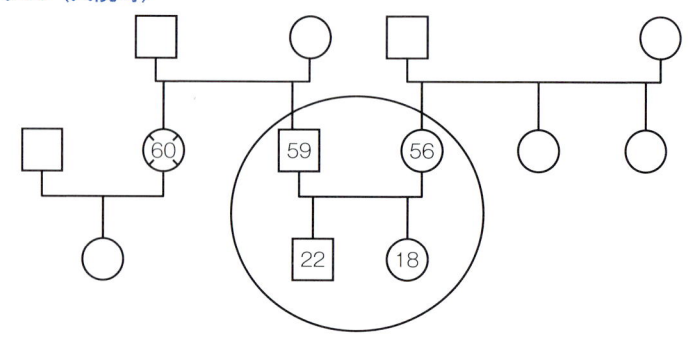

336

	家族情報
	「自分は長女だから両親の世話は当たり前のこと」 **Dさん** 「うちは，お母さん中心の家族だったから，今，家の中はぽっかりと穴が開いたような感じになってしまっている．何でもお母さんがやってきたので，お母さんがいないと困ることがたくさんある．これから先，お父さんとお兄ちゃんとどうしていったらいいのだろうかと思うことがある」 「今は，みんなお母さんの話をすることを避けているような気がする」 **O 情報** 　大学受験する長女と独立する長男がいる教育期あるいは縮小期の家族である．Bさんは専業主婦であったが，自由な自分の時間をもつようになり，今後の経済的な負担を考えてパートを始め，老後について考え始めた時期でもある．AさんとBさんは，Eさんの死より，夫婦の時間を大切にしてきた．何事にも夫婦で考え取り組んできたが，家の中のことはBさんが中心に行ってきており，Aさんは家事やCさんとDさんの教育についてはBさんに任せていた．決め事の多くは，後にBさんから報告を受けることが多かった．Aさんは，Bさんの病状や今後の方針について，CさんとDさんに詳しい話をしていない． 　CさんとDさんは，学生生活を楽しんでいるが，就職活動と受験勉強というそれぞれの課題に取り組んでおり，Bさんの入院中も家族内の役割を分担することは困難な状態である． 　Bさんの入院中は，家族内の役割分担ができていない． 　家族の過去の経験として，Aさんの実姉Eさんの死は，Aさん家族にとっては身近なひとが亡くなるという初めての出来事であった．
③家族外部環境 システム	**S 情報** **Bさん** 「どうにかしてほしい．言われたことはちゃんと守っているのにどうしてよくならないの」「最近は頭痛もひどくなってきて，自分の頭なのに何か違うものがついているみたい．お水を飲むことで精一杯なのに，食べたいものを食べていいと言われてもできない」「こんな若いひと（看護師）に看てもらっても何の効果もない」 **O 情報** 　Bさんは時々いら立っている様子で，看護師に怒りをぶつけていた． 　Bさんの両親は，Bさんの病状について詳しく知らされていない．Aさんは，Bさんの両親や故Eさん家族とはBさんをとおして関係性が良好に保たれていた． **エコマップ（家族支援前）**

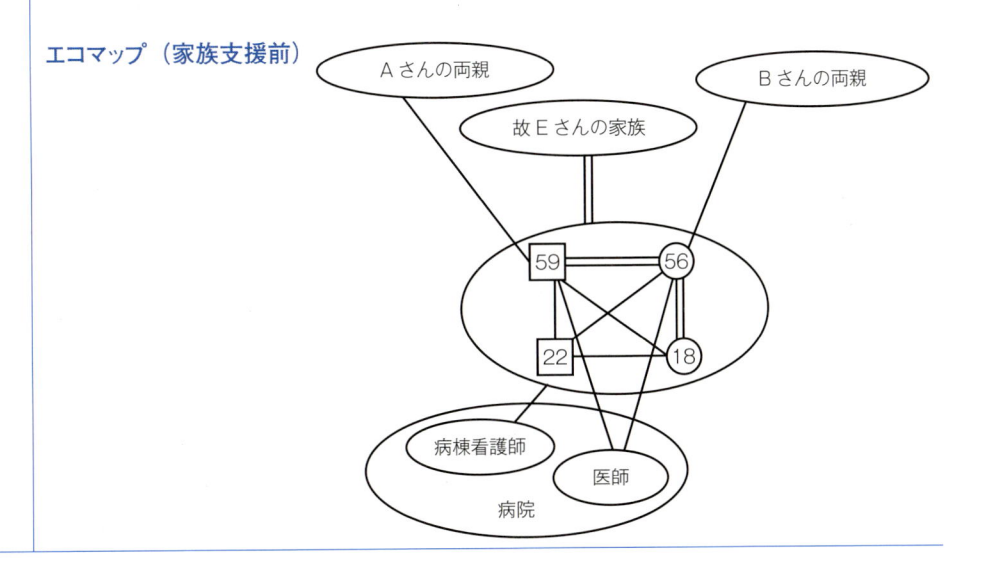

C 家族アセスメント

1. 家族員のアセスメント

　Bさんは，入院時から疼痛や食欲低下を訴えていたが，以前の入院時と同じように短期入院で病状をコントロールして家に帰りたいと希望しており，それには理由があると考えられる．壮年期のBさんは，家族のなかでの役割が多く，妻として夫の世話をすること，母親としてCさんの就職活動や受験生であるDさんのことなど気がかりも多く，さらに定位家族のなかでは長女であるBさんは両親の世話をする役割がある．Bさんは治療に対して前向きな姿勢で臨んできたが，病状が改善しないことで，今後は自分の役割を果たせないのではないかという思いを抱いている可能性がある．自宅に外泊することでBさん自身が身の回りの整理を行い，家族への負担を減らすための方法についてBさん自身に何らかの考えがあるのではないかと思われる．

　Aさんは，面会に毎日来ていたが，仕事や受験生であるDさんの世話で疲労が蓄積していったと考えられる．面会によりBさんの病状の悪化を目の当たりにしているが，現実を受容できないためBさんが希望している外泊や治療の断念を受け入れられない可能性がある．今後，Bさんの病状の進行が予測されるため，早期にBさんと今後の方針について話し合う必要があるが，Aさん自身がBさんの病状の悪化に戸惑いを感じていると考えられる．Aさんの過去の対処行動として，故Eさんの病状悪化や死を迎える準備時に回避行動をとって過ごしてきた可能性がある．したがって，Eさんを失った悲しみと同様のことが，Bさんの病状の悪化をとおして訪れることに対して恐怖心を抱く可能性があり，Bさんの病状悪化や終末期を迎える準備ができていないと考えられる．また，CさんとDさんにBさんの現在の状況を伝える方法を検討しなければならず，配偶者を失う悲しみと家族を守っていかなければならない課題が新たに加わり，これらへの支援が必要であると考える．

　CさんとDさんは，就職活動と受験勉強というそれぞれの人生の岐路においての課題があり，母親であるBさんの世話をすることは難しいが，精神的な支えになっていることが考えられる．CさんとDさんは，真実を伝えられていないことで，面会には来ているものの疎外感や不安を抱いている可能性があると考えられる．

2. 家族システムユニットのアセスメント

　ターゲットファミリーは教育期あるいは縮小期にある家族である．これまではBさんの治療方針について夫婦単位で意思決定を行ってきたが，今後はBさんの意思をくみ取ることは困難になると考えられ，Aさんは今後の方針についてBさんのニーズを尊重した判断を行っていかなければならない．Bさんは病状が改善せず，家事など家庭で担ってきた役割を果たせていないことが気になっているため，家に帰りたいと希望しているが，AさんはEさんの死を迎えた経験から，Bさんには病院で積極的に治療を続けてほしいと考えており，夫婦の意見が相違している．また，互いの思いを伝え合う機会がもてず，夫婦の合意形成が困難な状況が続いている．また，親族

5 慢性期家族看護の事例展開❼　家族の合意形成困難

家族関連図（神戸式）

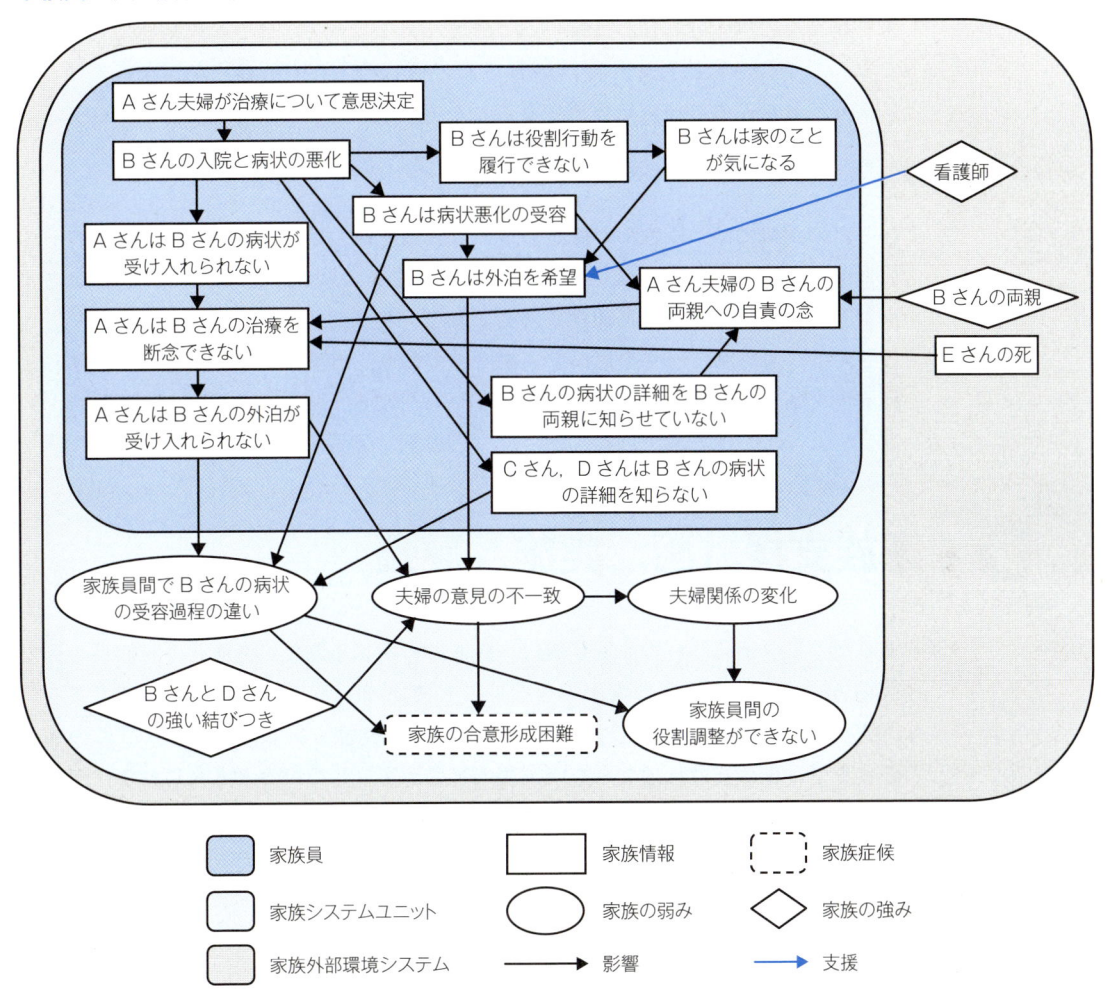

[家族関連図：Aさん夫婦が治療について意思決定、Bさんの入院と病状の悪化、Bさんは役割行動を履行できない、Bさんは家のことが気になる、AさんはBさんの病状が受け入れられない、Bさんは病状悪化の受容、AさんはBさんの治療を断念できない、Bさんは外泊を希望、Aさん夫婦のBさんの両親への自責の念、AさんはBさんの外泊が受け入れられない、Bさんの病状の詳細をBさんの両親に知らせていない、Cさん、DさんはBさんの病状の詳細を知らない、看護師、Bさんの両親、Eさんの死、家族員間でBさんの病状の受容過程の違い、夫婦の意見の不一致、夫婦関係の変化、BさんとDさんの強い結びつき、家族の合意形成困難、家族員間の役割調整ができない]

凡例：家族員／家族システムユニット／家族外部環境システム／家族情報／家族の弱み／家族症候／家族の強み／影響／支援

　であるEさんの死を経験して間もなく，Bさんの闘病生活が始まり，受験生や就職活動中の子どもを抱え，家族システムユニットとしては不安定な状況にある．CさんとDさんには病状の詳細が伝えられていない状況であるが，それぞれにBさんの現状に対する思いがあり，CさんとDさんを含めた家族の合意形成に向けて，それぞれの思いを傾聴する必要がある．

　Bさんが看護師のケアについて不満を漏らす行動は，看護行為に対する不満だけではなく，Aさんに思いを理解してもらえないといういら立ちによるものと考えられる．しかし，Bさんのいら立ちは，Dさんの面会によって軽減されている．以前より，BさんとDさんの母娘関係は強い結びつきであったため，Dさんの面会によりBさんは思いを表出することができていると考えられる．Dさんは，家族員のなかで最もBさんの現在の思いを尊重している存在であると考える．

　Cさんは，Bさんの病状悪化を理解しつつも，自分が何をしてよいのかわからずBさんとの時間を有効に過ごせていない可能性がある．しかし，CさんとDさんは，B

さんの病状を理解でき，Aさんを支えられる年齢であるため，家族全体で今後の課題を乗り越える力は十分に備わっていると考えられる．一方，Bさんの病状悪化を目の当たりにしつつも家族員それぞれがBさんの病状を受容する過程が異なっていることにより，Bさんのニーズを尊重することができない可能性がある．

3. 家族外部環境システムのアセスメント

Bさんの両親には，Bさんの病状について詳細を知らせておらず，Aさんは自責の念にかられていることも考えられる．今後，Bさんの病状が悪化したときにBさんの両親との関係性が崩れる可能性が考えられる．

Bさんは，看護師に怒りや思いを表出できており，看護師が家族全体へ支援することは有効であると考えられる．

D 家族支援計画，実施，評価

ターゲットファミリーの家族症候は，Bさんの病状の悪化に直面し，家族員の間で今後の方針について合意形成ができないことである．これは，身近な存在であったAさんの実姉Eさんの死の受容ができていない可能性もあるなかで，Bさんの病状の悪化を受け止めなければならない家族の苦悩が影響していると考えられる．そのため，家庭内の多くの役割を担ってきたBさんの入院後も，家族員間で役割調整がうまくできていないことなどが考えられる．したがって，Bさんのニーズを理解したうえでの家族の意思決定，家族員それぞれの思いを引き出すコミュニケーションを促進し，家族の凝集性を高める家族内システムのサポートを調整することを目的とした支援が必要である．

家族看護問題（#1）：
家族が家族員の病状の悪化を受け止めきれず，回避という防衛機制をとることで家族員間の話し合いが行えず，今後の方針について合意形成ができない

家族支援目標：
家族がBさんのニーズを理解でき，家族の合意形成ができる

目標・計画	家族支援	評価
①家族員 目標： 1. Bさんが自らの思いを表出できる 2. Bさんは自らの怒りの真意を理解し，解決することができる	＜Bさんの気持ちの表出を促すかかわりをする＞ 　病状が悪化する過程で，家族支援専門看護師はBさんの思いと看護師に対する怒りの真意を理解する振り返りを行った（TP-1）． 　看護師がケアを行った後に家族支援専門看護師が病室を訪れ，Bさんの体をマッサージしながら思いを表出するケアを行った（TP-2）．Bさんは，「今まで頑張ってきたけれど，最近は痛みも	タッチング効果を活用した傾聴により，直線的思考から円環的思考

目標・計画	家族支援	評価
計画： OP 1. 看護師のケアに対する姿勢，発言 2. Bさんの症状の認識 TP 1. Bさんの思いを表出できる環境をつくる 2. 第三者となる家族支援専門看護師による傾聴を行う 3. Bさんの怒りの真意が表出できるように促す 4. ニーズが満たされる方法を共に考える	強いし，食事を食べたくても思うようにできない．もう病気がよくなることはないような気がする」としぼり出すように話した（OP-2）． 　家族支援専門看護師は，疼痛や食事状況について確認し，今まで頑張ってきたことをねぎらった．また，「なぜ，病気が治らないような気がするのですか」と質問した（TP-2）．Bさんは，「十分頑張ってきたと思うけれど，今回は違う感じがする．痛いし，自分の体なのに自分の体ではないような気がする．最近は，ちょっとのことでも気になって，思うようにならないといらいらする」と話し始めた．「みんなよくしてくれているけれど，でもうまくいかない何かがあるといらいらしちゃって，看護師さんたちに当たっちゃう．弱音も吐いちゃうんだけれど，何も変わらない」と悲嘆した表情で話した（OP-1，TP-3）． 　家族支援専門看護師は，Bさんに「今，気になっていること，やりたいことは何ですか」と聞いた（TP-4）．Bさんは，「気になっていることはたくさんあるの．なぜ痛いのか，もう治らないんだろうなと半分は覚悟をしていたんだけれど，急に入院になったから，いっぱいやり残したことがあるから」と話した． 　家族支援専門看護師は，外泊を希望しているBさんに，外泊ができたら何がしたいのかを尋ねた．「とりあえず家の中を確認したいし，後は自分の荷物の整理をしておきたい」と話した（TP-4）．	へと変化した． 現在の病状について，Bさんの言葉で表現してもらい，Bさんの病状の認識に対する理解を深めた． 外泊というニーズを確認した．
目標： 1. Aさんが自らの思いを表出できる 2. AさんがBさんの希望を拒否する真意を理解でき，現状を変化できる 計画： OP 1. Aさんの面会時の状況，Bさんとの会話 2. Aさんの言動 TP 1. Aさんが思いを表出できる環境をつくる 2. 家族支援専門看護師による傾聴を行う 3. Bさんの思いとニーズを共有するための場を設定する	＜Aさんが思いを表出できる環境をつくる＞ 　家族支援専門看護師は，面会時間を利用してAさんに挨拶程度の会話から声をかけた（TP-1）．「毎日のご面会ご苦労さまです．お仕事をしながらいらっしゃるのは，大変ですね．お洗濯ありがとうございます」．Aさんは，「このくらいのことしかできないですから．何もできないけれど，毎日来るのは，気になるからなんです」と苦笑いをしながら答えた（OP-1）． 　家族支援専門看護師は，そばにいることがBさんの支えになっていることを話し，Aさんが気がかりになることや面会時にBさんとどのような話をするのか尋ねた．「Bさんとどのようなお話をされるのですか」（OP-1）．Aさんは，「たいした話はしないです．長くいると家に帰りたいと言い始めるから．こんな状態で連れて帰るわけにはいきませんよ．病院にいればどうにかなるし，まだ治療だってできるかもしれない」と答えた（OP-2）． 　家族支援専門看護師は，「治療や検査を継続することにBさんは何か言われていましたか」と尋ねた（TP-2）．Aさんは，「家に帰りたいと言いますよね．それとこの痛みをとってほしいとね．でも，そんなふうに言われるとどうしていいのかわからなくて，そばにいることができなくて，すぐに話をそらしてしまうか，帰ってしまうんです」と語った（TP-2）． 　家族支援専門看護師は，どのような状況でもAさんをサポートすることを伝え，Bさんと会話する場をつくることを提案した（TP-3）．	日常会話，日常生活行動からAさんを慰労した． Aさんの行動の意味づけとAさんの気がかりを確認した． 傾聴により，Aさんの苦悩の表出と，サポート態勢づくりを支援した． Bさんの思いを共有し，次のステップへと進むきっかけとなった．
②家族システムユニット 目標：	＜家族の調整を図る話し合いをもつ＞ 　家族支援専門看護師は，Bさんの苦痛と治療断念についての思	

目標・計画	家族支援	評価
1. 家族員間で合意形成ができる 2. 家族で家族全体の役割調整を促す準備ができる 計画： OP 1. 家族の姿勢，発言 2. 家族全体の様子 TP 1. 家族で話ができるきっかけをつくる 2. 家族と家族支援専門看護師を交えて話せる環境をつくる 3. 家族のサポート態勢をつくる 4. 家族員間のコミュニケーションを促進する EP 1. 疑問に思ったことは言葉に表出できるように説明する	い，外泊を希望している理由をＡさんに伝える機会を計画した（TP-1）． 　Ａさん，Ｃさん，Ｄさんがそろって面会に訪れた時間を利用してベッドサイドで話し合いをもった．Ａさんの「どうしてもじっとそばにいられない」という発言を受けて，Ａさんと共にマッサージをしたり，部屋の環境を整えたりした（TP-1, 2）． 　家族支援専門看護師は，先日Ｂさんと話した内容を家族にも話すことを提案した．Ｂさんは，「お父さんに迷惑がかかるからどうしようと思っていたけれど，家に帰りたい．いろいろとやりたいことがあるの」と話した（OP-1）．Ａさんは，うつむいて黙ったままだったが，Ｂさんの話を聞くことができた（OP-1, TP-2）．痛みを伴う症状がつらいこと，治療を断念すること，外泊を希望する理由などＢさんの言葉で表現できた．Ａさんは，「うん」と下を向くだけであった（OP-1）．ＣさんとＤさんはうなずきながら，２人の話を聞いていた（OP-1, 2）． **＜家族システムユニットへの働きかけと感情を表出する場の提供＞** 　家族員それぞれの思いを代弁するのではなく，家族の言葉で話をするように，家族員がそろっている面会時に声をかけて思いを表出できるように環境を整えた（TP-3）． 　ＡさんからＣさんとＤさんに対して，Ｂさんの病状の説明が行われた．Ｄさんは，「Ｂさんを家に連れて帰りたいと思っている」と話した．Ｃさんは，「自分でどうするとよいのかわからないが，できることはしたいと思っている」と話した． 　「Ｂさんのご家族は皆さんいろいろなお話をされるのですね」と家族全体に声かけをした（TP-4）． 　Ａさんから「じゃあ，先生に家に帰ってもいいか聞いてみようか？　でも，症状が悪くなったら，また考えようか」とＢさんの意思を受け止め，新しい行動を提案することができた（OP-1, TP-4）． 　家族員それぞれに「不安なことや疑問なことはどんな些細なことでもよいので，担当看護師でも専門看護師でもよいので相談してくださいね」と支援的に声かけを行った（EP-1）．	家族支援専門看護師の代弁ではなく，Ｂさんの思いがＢさん自身の言葉で家族に伝えられた． バッドニュースの伝え方を支援した． 遺される家族の生活基盤を再構築するための支援をした． コミュニケーションを促進し，友好な話し合いができたことにより家族の合意形成が実現した． 家族だけで問題を解決しようとする状況の困難を解決できた．
③家族外部環境システム 目標： 情報を取り入れ，社会資源を利用したサポート態勢づくりができる 計画： OP 1. サポート体勢の状況の把握 2. 家族の話し合い時の様子，発言 TP 1. 病状に合った情報を	**＜情報を取り入れ，サポート態勢を整えるための話し合いができる＞** 　Ｂさんのニーズを理解し受け入れ，行動変容し始めた家族であったが，家族だけで問題を解決しようとすることに困難を示していた（OP-1）．そこで社会資源を活用することを提案した．病院内の医療ソーシャルワーカー（medical social worker：MSW）や公共の制度を利用することを家族員と共に検討した（TP-1）． 　「看護師さんたちがこうやって一緒に話をしてくれるんですね，自分たちで何とかしなければいけないと思っていました」と話した（OP-2）． 　看護師や医師，家族支援専門看護師など多くの医療職者がサポートすることで，夫婦の意思の共有ができた． 　「いろいろな方法があるんですね」とＡさんをはじめ，家族が	社会資源を活用し，サポート態勢を整えたことで家族全体のセルフケア力が回復した．

| 提供する | 話した（OP-2）. | |

全体評価

　Bさんの怒りは，どうにもならない現状への思いの表れであったことを理解し，Bさん自身が悪化する病状への恐怖や役割調整への不安があることを医療職者に話すことで，家族全体への支援ができるきっかけとなった．

　Bさんの意思表出を図り，家族がBさんの希望や真意を把握するための支援を行った．AさんはBさんの病状を受容できず，家族の問題を1人で抱えようとしていることがわかり，CさんやDさんにBさんの病状や今後について相談することができずに家族の合意形成ができない原因となっていた．

　家族全体のコミュニケーションを促進し，家族員全員が互いの意思を確認する作業を行うことによって，今後の治療や療養選択に臨む対処能力が促進された．家族だけで問題を解決しようとする姿勢を避け，社会資源を導入する支援を行うことによってさらに家族の凝集性が高まった．

エコマップ（家族支援後）

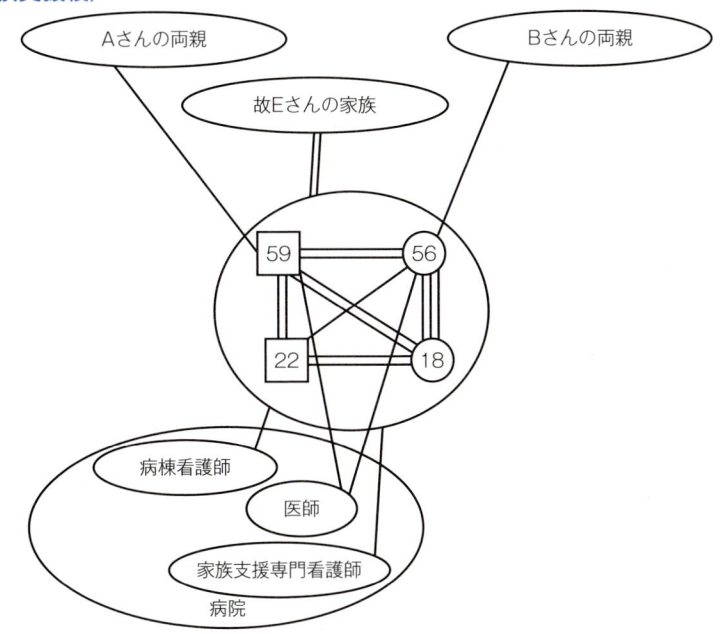

E 家族看護過程の評価と検証

1. 家族経過図

　家族機能レベルの変動を明らかにするために，ターゲットファミリーの家族機能レベルを低下させたイベント（下向き矢印），家族機能レベルの維持・向上のために実施した家族支援（上向き矢印）を家族経過図として示した．家族支援の評価指標である家族機能レベルの経時的変動をみることで，家族看護過程の展開に対する評価を実施した．

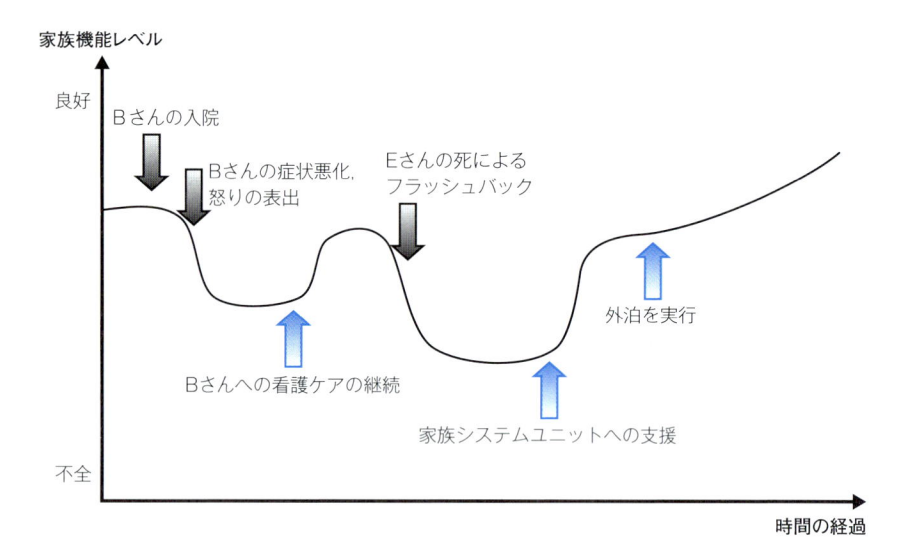

家族機能レベル / 良好 / 不全 / 時間の経過

Bさんの入院
Bさんの症状悪化, 怒りの表出
Eさんの死によるフラッシュバック
Bさんへの看護ケアの継続
家族システムユニットへの支援
外泊を実行

2. リフレクション

1）家族の合意形成への支援

　BさんとAさんの意思を確認することから始め，家族システムユニットへの支援へと拡大させた．また，家族が体験した過去の出来事や対処行動を振り返ることができた．Aさん家族はBさんを中心として物事の決定が行われていたため，Aさんは1人で家族全体の問題を抱えこもうとしており，Eさんの死のときは回避行動をとった可能性があるが，Bさんの疾患の受容，悲嘆過程を受け入れなければならなかった．そのため，今後予測されるBさんの終末期の病状の悪化や死を受容できるように，家族員全員の凝集性を高める必要があった．

　看護師に不満を言うBさんの思いや外泊を希望した真意を理解することで，Bさん自身が身の回りの整理を行い，家族員は家族内の役割調整を考えるための支援が必要であった．この家族は教育期あるいは縮小期の家族であるが，2人の子どもは18歳と22歳になっているので，患者であるBさんや配偶者であるAさんをサポートする力が備わっていた．子どもであるととらえていても，時には親よりも力を発揮できることもあるので，子どもを含めて役割調整を早期から支援することも重要となろう．

2）今後の支援

　今後予測されるBさんの終末期の病状の悪化や看取りという出来事に対応するために，家族の凝集性を高め，死を受容できる支援を継続的に行うことが望まれる．病院や施設で迎える最期であっても，家族に支えられることでよい看取りができ，グリーフケアを促進できると考えられる．

参考文献

1) 渡辺裕子:終末期患者の看護援助, 鈴木和子・渡辺裕子, 家族看護学―理論と実践, 第3版, 日本看護協会出版会, 2006, p.274-295.
2) 羽根里美・河 正子:ホスピス入院患者と家族への看護, 杉下知子編, 家族看護学入門, メヂカルフレンド社, 2000, p.192-200.
3) 宮林幸江・関本昭治:愛する人を亡くした方へのケア―医療・福祉現場におけるグリーフケアの実践, 日総研出版, 2008, p.111-130.
4) Faulkner, A, Maguire, P著, 兵頭一之介・江口研二訳:がん患者・家族との会話技術―不安をやわらげるコミュニケーションのとり方, 南江堂, 2001, p.96-159.
5) 宮崎貴久子:死別が家族に与える影響―残す思い, 残される思い, ターミナルケア, 4(3):189-193, 2004.
6) 鈴木志津枝:家族がたどる心理的プロセスとニーズ, 家族看護, 1(2):35-41, 2003.
7) 藤田佐和:壮年期のがん患者をもつ家族へのケア, 家族看護, 6(2):75-82, 2008.
8) 柏木夕香:鎮静と家族ケア―終末期に鎮静を選択する肺がん患者と家族へのケア, 看護技術, 55(3):45-48, 2009.

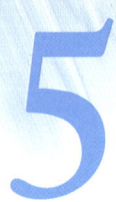

5 慢性期家族看護の事例展開❽
家族のインターフェイス膜の調節不全
―精神障がい者と共に生きる家族のケース―

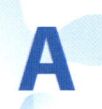

A 家族ケースの紹介

　夫Aさん（68歳），妻Bさん（65歳），長男Cさん（40歳），次男Dさん（36歳）の4人家族である．Aさんは，リフォーム業を営み，仕事熱心であり，口数は少ないが，真面目で一家の中心的存在である．Bさんは，リフォーム業の手伝いをしながら家事を行い，夫婦関係は安定している．Cさんは両親と同居している．Dさんは結婚し，他県にて独立した生計を立てている．

　Cさんは，大学1年時（19歳）に統合失調症を発症し，現在は，通院をしながらデイケアに通っている．大学は3年時に中退し，アルバイトをしていたが長続きせず，アルバイト先を転々とし，25歳頃から就労はしていない．35歳頃まで短期入院を数回繰り返してきた．ここ数年は，Cさんの病状は波がありつつも入院はしておらず，比較的安定した病状経過であるが，思考障害により会話がまとまらず，言いたいことがうまく表現できないことがある．このとき，Cさんは，いらだちをみせ，独語のような支離滅裂な発言や，壁を殴るなどの衝動行為が生じることがある．このような状況は，Bさんとの間で生じやすい．また，デイケアや通院以外は，自室にこもっていることが多く，洗濯や掃除，食事などの日常生活全般において，母親であるBさんを中心とした支援を受けながら生活をしている．

　Aさん夫婦は，Cさんが統合失調症を発症してから現在に至るまで，Cさんの疾患や日常生活への支援を継続して行っている．発症以来の20年間，Cさんの病状に振り回された生活を送ってきた．

　Cさんが最近，デイケアを休みがちになり，病状の不安定さがみられたため，デイケアの看護師がBさんに連絡したところ，Bさんは，Cさんのことについて悩み，疲れている様子であった．Bさんは，「Cの将来を考えると，もっとしっかりしてほしい．Cはもうよくならないんでしょうか．母親としてできる限りのことをしてあげたいんです」と述べた．Bさんは，もともと子どものしつけなどに厳しい面があったが，Cさんの発症後，何かと口うるさくなる一方で，Cさんの言動に従ってしまうことがあり，デイケアの看護師は，Cさんに対するBさんのかかわり方を気にしていた．

B 家族情報の収集

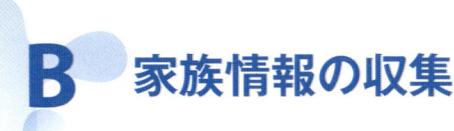

	家族情報
①家族員	**S情報** **Aさん** 「私が働かないと生活ができないので，仕事中心の生活になっていますが，Cのことは親としてもちろん心配ですし，大事に思っています．Cのことは，Bに任せてしまって，Bも大変ですよね．だからいざというときは，自分がやらないとね，と思っていますし，やってきたつもりです」 **Bさん** 「Cにはいろいろと言っているんですが，あんまり聞いていないようですね．怒ってしまうこともあるので，どうしたらいいのか．デイケアには，合わないひとがいるみたいで，あの子は自己表現ができない子だから，無理も言えなくて」 **Cさん** 「最近，いろいろと疲れている，ゆっくり休みたい」 **O情報** 　一家の生計はAさんの収入に委ねられているため，Aさんは熱心に仕事をしている．そのため，仕事中心の生活となっている． 　Bさんは，Cさんの日常生活能力の低下や考えのまとまらなさといった病状が，病気によるものであるとなかなかとらえられないようであり，一方的にCさんに小言を言ったり，逆に甘やかし気味になるというかかわりである． **ジェノグラム（家族支援前）** （ジェノグラム：68歳男性─65歳女性夫婦，子40歳男性，36歳男性─配偶者）
②家族システムユニット	**S情報** **Bさん** 「Cもいい年ですので，もう少し，しっかりしてもらいたい．私たちがいなくなった後，だれがCの面倒をみてくれるのか……不憫に思います．1人でも生活できるようにと思い，Cにはいろいろと厳しいことを言うかもしれませんが，Cのためなんです．夫は，あまり言いませんが，たぶんそう思っていると思います」 **O情報** 　Aさん夫婦は自身の高齢化に伴い，Cさんの将来について不安を感じ，Cさんが自立した生活を送れるよう，しっかりしてもらいたいと望んでいる．Aさんは仕事があり，CさんのことはBさんに任せており，Aさんからの情報は不足しているが，Cさんに対する愛情はもっており，また，Bさんの負担も気にかけている様子である．Aさんは家族思いで，いざというときは頼りになる一家の中心的存在である．

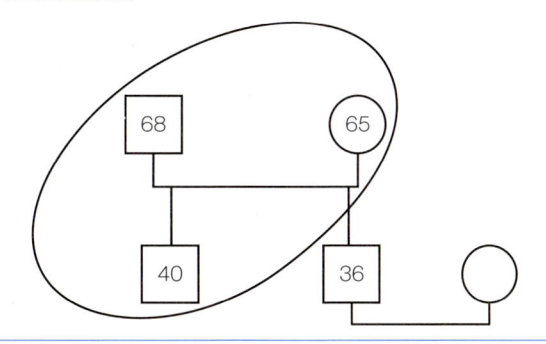

		家族情報
		Cさんは，1日の大半を自室で気ままに過ごしており，家族と過ごすことは少ない．家族関係は基本的には悪くないが，BさんのCさんに対する過干渉に加えて，Cさんは表面的で簡単な会話はできるが，内容が複雑になると混乱しやすいなどがあることから，家族との接触がCさんにとってストレスとなることもある．
③家族外部環境システム	**S情報** **Bさん** 「看護師さんにはCのことでお世話になっており，本当に感謝しています」 **O情報** 　夫婦共にCさんの疾患を理解してくれるひとはいないという思いが強い．親族にはCさんのことを隠すようにし，付き合いも避けてきた．近隣とは挨拶程度で，頼れる友人もいない． 　次男のDさんは，結婚し他県にて独立生計を立てており，また結婚した相手にCさんの疾患について話していない．そのため，両親はDさんを気づかい，Cさんに関する相談や支援をDさんから求めず，孤立した状態である． 　Cさんが通うデイケアの看護師に対しては好意的であり，唯一AさんとBさんが相談でき，頼れる存在となっている． **エコマップ（家族支援前）**	

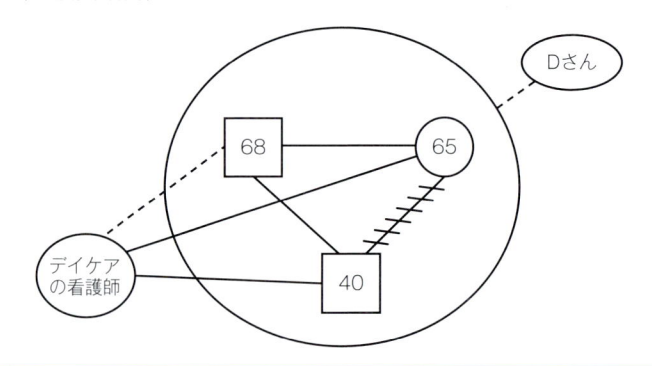

C 家族アセスメント

1. 家族員のアセスメント

　BさんはCさんに対して，掃除や洗濯，日々の過ごし方など日常生活全般にわたり，口やかましく小言を言う一方，Cさんの不適当と思われるデイケアへの通所拒否理由を受け入れたりするようなかかわり方をしている．このようなBさんのCさんに対する現在のかかわり方は，Cさんの状態を不安定にさせていると思われ，不適切なかかわり方であると考えられる．

　Bさんは，Cさんの将来を考えているからこそCさんにいろいろと言っているが，Cさんの状態が変わらないため，Bさんは焦りや無力感を感じている．また，Cさんとの関係性についても悩んでいることを，疲れた様子で看護師に相談していた．この

家族関連図（神戸式）

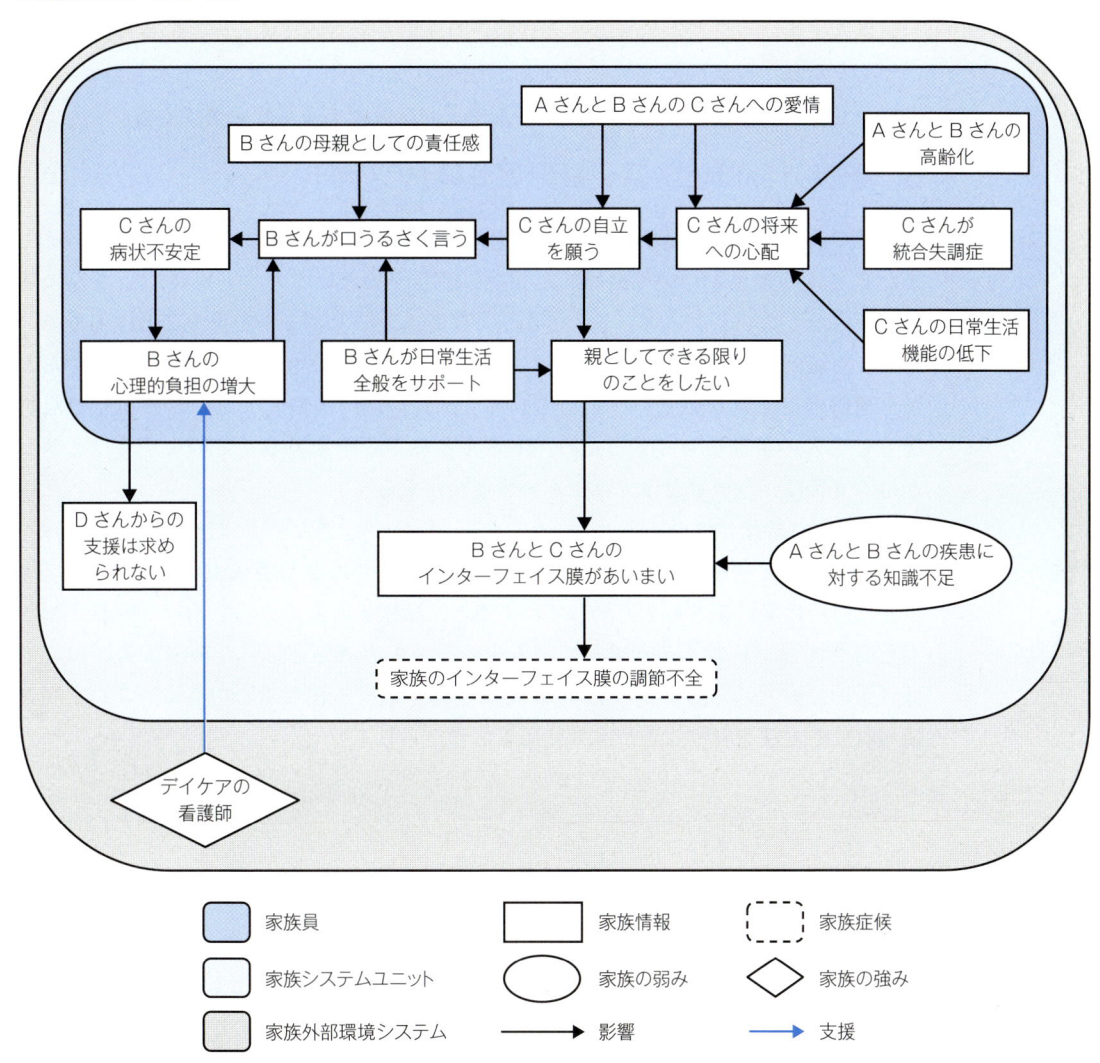

```
                    A さんと B さんの C さんへの愛情
      B さんの母親としての責任感                      A さんと B さんの
                          ↓                          高齢化
  C さんの    B さんが口うるさく言う ← C さんの自立 ← C さんの将来  ← C さんが
  病状不安定 ←                        を願う          への心配       統合失調症
      ↓                                                              ↓
  B さんの                B さんが日常生活    親としてできる限り    C さんの日常生活
  心理的負担の増大 ←      全般をサポート      のことをしたい        機能の低下
      ↓                                ↓
  D さんからの                  B さんと C さんの        ← A さんと B さんの疾患に
  支援は求め                    インターフェイス膜があいまい    対する知識不足
  られない                              ↓
                                家族のインターフェイス膜の調節不全
      ↑
  デイケアの
  看護師
```

凡例：■ 家族員　□ 家族情報　⬚ 家族症候　家族システムユニット　◯ 家族の弱み　◇ 家族の強み　家族外部環境システム　→ 影響　→ 支援

ことから，BさんのCさんに対するかかわり方は，親としての責任や愛情，疾患への理解の乏しさから生じているためと考えられる．そのため，BさんがCさんの言動と疾患の関連を理解することで，Cさんへの適切なかかわりがもてるようになる可能性がある．さらに，Cさんの状態やBさんとCさんの関係性が改善し，Bさんの心理的負担が軽減する可能性がある．

Aさんは，家族のことを気にかけており，いざというときには頼りになる存在であるため，看護師は，Aさんを家族のキーパーソンとして，Aさんへの支援とともに，Aさんと連携をとりながらBさんへの支援をしていくことが必要である．

2. 家族システムユニットのアセスメント

前述のBさんのCさんに対する現在の不適切なかかわり方は，BさんとCさんの関係性にも影響している．看護師は，AさんがBさんとCさんの関係調整の役割が

とれるように，Aさんを支援する必要がある．

　Aさん夫婦は，Cさんの世話をそれぞれの立場から行ってきたが，Cさん，夫婦共に年齢を重ね，両親のCさんに対する心配や不安も変化してきている．したがって，夫婦のCさんに対するそれぞれの気持ちや意向を確認する場が必要である．

3. 家族外部環境システムのアセスメント

　次男であるDさんは結婚し，Aさん家族とすぐに行き来できる場所に住んでおらず，またCさんの疾患について結婚した相手に話していないこと，夫婦共にDさんに迷惑をかけたくないと思っていることから，Dさんからサポートを得ることは困難である．また親族や近隣とも疎遠であり，サポートを得ることは困難である．親族や友人から理解は得られないという気持ちが強く，長い間，Aさん夫婦のみの孤立した状態でCさんの世話をしてきたため，AさんとBさんを取り巻くこのようなひとびとからの支援は，今後も受け入れにくい可能性がある．

　しかし，高齢化に伴い，自分たちの亡き後，だれがCさんの面倒をみてくれるのか，Cさんは1人でやっていけるのかという不安がAさんとBさん共に増大し，今後，自分たちだけで，Cさんを世話していくことには限界があると感じ始めている．AさんとBさんは，Cさんが利用しているデイケアの看護師といった医療職者に対しては好意的で協力的であることから，Cさんを取り巻く医療職者を中心に，この家族の情報収集や支援を行うことが有効であると考えられる．

D 家族支援計画，実施，評価

　ターゲットファミリーの家族症候は，Aさん夫婦と子ども，なかでも母親であるBさんとCさんの間の家族のインターフェイス膜の調節不全である．これは，Bさんの心理的負担，Cさんの状態や言動と疾患との関連について理解できていないことと，それにより適切なかかわりをもつことができていないこと，社会から孤立した夫婦や家族関係などにより起きていると考えられる．したがって，家族員への支援としては，Bさんの心理的負担の軽減，Cさんの状態と疾患との関連についての説明，かかわり方への指導を行う．Aさんへは，BさんとCさんの関係調整の役割として機能できることを目的とした支援を行う．これに加えて，Aさん夫婦の特徴や意向を尊重しながら，社会資源やサポートについて情報提供を行う．

家族看護問題（#1）：

家族のインターフェイス膜のうち特に母子間の調節不全があり，適切な距離を保つことができず互いにストレス状態に陥り，家族員の病状が不安定である

家族支援目標：

Ａさんをキーパーソンとして，家族システムユニットがＣさんへのかかわり方を考えられ，適切な心理的距離がとれる

目標・計画	家族支援	評価
①家族員 **目標：** ＢさんがＣさんの状態と疾患の関連について理解でき，適したかかわりがもてる **計画：** **OP** 1．Ｃさんの状態と疾患の関連，かかわり方について説明を受けているときのＢさんの様子 **TP** 1．Ｃさんに対するＢさんの気持ちや心理的負担を傾聴する 2．ＢさんのＣさんへの気持ちを受け止め，Ｂさんと一緒にサポートしていくことを伝える **EP** 1．Ｂさんに，Ｃさんの状態と疾患との関連，具体的なかかわり方を説明する	**＜ＢさんがＣさんの状態を理解して，適切かかわりがもてる＞** 　Ｂさんは，Ｃさんの日常生活機能の低下や考えのまとまらなさなどが，疾患によるものとの理解が乏しいことから，Ｃさんの状態と疾患の関連，そのかかわり方の説明が必要である． 　Ｂさんは，「Ｃのことはかわいいと思っています．自分たちがいなくなった後のことを考えると心配で，だから，少しでもよくなってもらいたくて，母親として一生懸命やっているんです」と涙ながらに話した（TP-1）．看護師は，「Ｃさんのことを思って，一生懸命やってこられたのですね．Ｃさんがよくなるように，一緒に頑張っていきましょう」と伝えた（TP-2）． 　Ｂさんに，Ｃさんの日常生活機能の低下は疾患によるものであること，一度にたくさんのことは理解できず，そのようなかかわりは，Ｃさんのストレスとなりうることを説明した．また，Ｂさんには，小言がエスカレートすることに気をつけ，一度にたくさんのことを言わないようにすることを当面の目標としてみるよう伝えた（EP-1）． 　Ｂさんは，真剣に話を聞き，「すぐにできるかどうかわかりませんが，気をつけてみます」と述べた（OP-1）． 　その後，Ｂさんは，小言はまだ言ってしまうが，小言を言った後で，「わかっているんだけど」と思うと看護師に話していた．	ＢさんのＣさんへのかかわり方を，すぐに変化させることは困難であるが，Ｂさんの意識に変化が生じていることがうかがえた． これは，Ｂさんの気持ちを尊重しながら，Ｃさんの状態と疾患との関連，Ｃさんへのかかわり方について具体的に説明を行ったことで，Ｂさんに受け入れられたものと思われる． Ｂさんの心理的負担に配慮しながら，今後もＢさんを支援していくことが必要である．
目標： Ａさんが，家族システムユニットの関係性の調整を行う役割を担う必要性があることに気づく **計画：** **OP** 1．Ａさんが役割を担った後のＡさんの様子 **TP** 1．ＢさんとＣさんの間を取りもつＡさんに負	**＜Ａさんと看護師が連携をする＞** 　Ａさんが家族思いで，一家の中心的存在であることから，Ｃさんに対するＢさんの小言などがエスカレートしたときは，Ａさんが両者の間を取りもつことが必要であると考えた． 　Ａさんには，ＢさんのＣさんに対するかかわり方が，双方にとって負担となることがあるため，両者のストレスを軽減し，関係性を改善するために，Ａさんが両者の間を取りもつ役割を担う必要性があることを伝えた．また，Ａさんに，この役割を担うことで負担や困りごとがあればいつでも相談してほしいと伝えた（EP-1，TP-1）． 　ＢさんとＣさんの間を取りもってほしい状況として，Ｂさんの小言がエスカレートしたときに，小言を言いたい気持ちを抑え，	Ａさんに，ＢさんとＣさんの間を取りもつ役割を担ってもらい，連携をとることができた．しかし，Ａさんは，真面目な人柄であるため，Ａさんが１人で抱え込まないよう，Ａさ

351

目標・計画	家族支援	評価
担がかからないようサポートすることをAさんに伝える EP 1. Aさんが，BさんとCさんの間を取りもつ役割を担う必要性を説明する 2. Aさんに，間を取りもつ状況，具体的方法について説明する	一度に1つだけ言うように，Bさんに伝えるよう説明した（EP-2）． 　その後，Aさんに様子を尋ねたところ，「今後も家族がよくなるようにしていきたい」と協力的な返答が聞かれた（OP-1）．	んへのフォローアップが必要である．
②家族システムユニット 目標： Cさんを含めたターゲットファミリーの将来や今後の生活の方向性について，家族で話し合える 計画： OP 1. 話し合いの場におけるAさんとBさんの様子，発言 TP 1. AさんとBさんのCさんに対するそれぞれの気持ちや意向を話し合う機会を看護師がつくる	＜家族でCさんについての話し合いの場をつくる＞ 　これまで，AさんとBさんは，Cさんの世話をそれぞれの立場から行ってきたが，安定した夫婦関係を維持し，また家族支援を有効にするためにも，それぞれの意向を確認できる場が必要であると考え，話し合いの場（家族ミーティング）を計画した（TP-1）． 　Aさんは「BはCの世話を一生懸命やってくれている．今後もBと一緒にやっていきたい」，Cさんについては「もう少し，しっかりしてもらいたい．これからも自分たちができる限りのことはしたい」と述べた． 　Bさんは，「Aを信頼しているし，2人で頑張っていきたい」，CさんについてはAさんと同じ考えであると述べた．AさんとBさん共に落ち着いた様子で話していた（OP-1）．	普段は口数の少ないAさんだが，Cさんに対する気持ちや意向をしっかりと述べ，互いを労り合い，Cさんを大事にしていこうとする双方の気持ちを改めて確認できる機会になった． また，看護師は，Aさん夫婦のCさんの将来に対する意向を確認できたと同時に，夫婦の関係性についても確認でき，有効な話し合いの場となった．
③家族外部環境システム 目標： ターゲットファミリーが社会資源やサポートに目を向けることができる 計画： OP 1. 社会資源に関する説明時のAさん，Bさんの様子，言動 TP 1. Aさん，Bさんの特徴や意向を尊重した社会資源などの情報を提供する	＜社会資源やサポートが有益であると思える機会をつくる＞ 　AさんとBさん共に，周囲に理解されないという思いから，近隣や親族からの支援や接点をもつことに消極的な姿勢であったが，高齢化とともに夫婦だけでCさんの世話をし続けていくことの困難さを感じてきたため，社会資源に関する説明を行うのに適した時期であると考えた． 　看護師は，夫婦の周囲に対する消極的な気持ちを受け止めながら，AさんとBさんの中心的な心配事であるCさんの将来的な生活や自立という内容を軸にし，社会資源に関する情報提供を行った．具体的には，看護師は，Cさんの現在の年齢，ここ数年入院に至っていない病状経過，弟のDさんからの支援は現段階では不確定であるという状況と，AさんとBさんのCさんの自立という希望を尊重し，グループホームに関する情報を伝えた．情報提供は，口頭だけではなく，AさんとBさんがイメージしやすいよう，グループホームの写真付きのパンフレットを用いて，AさんとBさんの反応を確認しながら，一方的な説明にならないよう注意して行った（TP-1）．AさんとBさんは，「年もとっ	Aさん夫婦の特徴や意向を尊重しながら説明を行った結果，社会資源やサポートに対して前向きになった．

目標・計画	家族支援	評価
	てきたので，こういうことも考えていきたい」と述べた（OP-1）．	

全体評価

　家族員個々への支援では，Bさんに，Cさんの状態と疾患の関連，かかわり方への支援を行った．Aさんには，家族のキーパーソンとして，看護師と連携しながら，家族関係の調整役割が担えるように支援を行った．これによって，BさんのCさんに対するかかわり方の認識に変化がみられるようになった．

　家族システムユニットへの支援では，AさんとBさんのCさんに対する気持ちや意向を話し合う場（家族ミーティング）を設けた．話し合いの場では，Cさんに対するそれぞれの気持ちや互いの役割を改めて確認でき，夫婦関係の強い結びつきを支持する機会となった．

　家族外部環境システムへの支援では，家族を取り巻く近隣や親族との接点を拒否してきたAさん，Bさんであったが，社会からのサポートも前向きに考えられるようになった．

エコマップ（家族支援後）

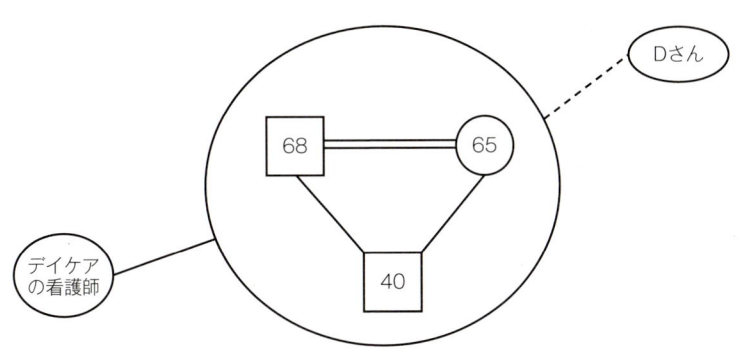

E 家族看護過程の評価と検証

1. 家族経過図

　家族機能レベルの変動を明らかにするために，ターゲットファミリーの家族機能レ

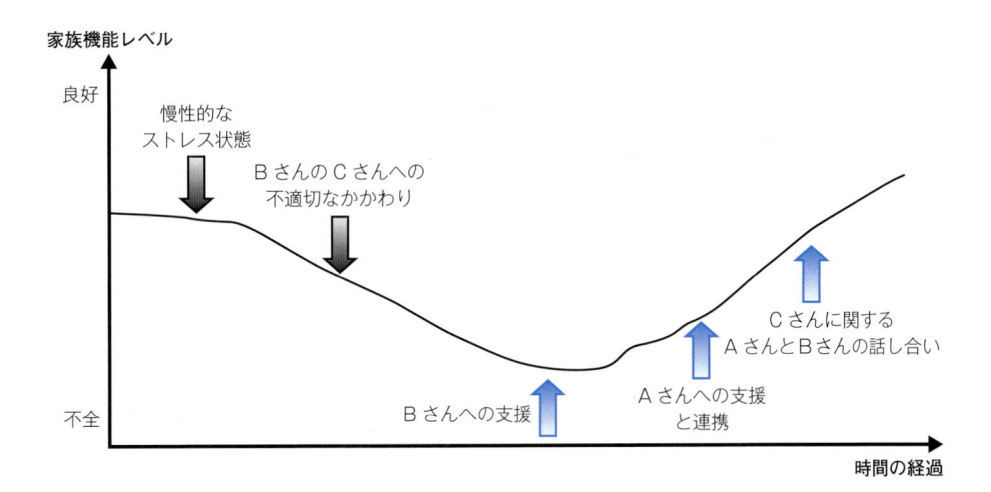

ベルを低下させたイベント（下向き矢印），家族機能レベルの維持・向上のために実施した家族支援（上向き矢印）を家族経過図として示した．家族支援の評価指標である家族機能レベルの経時的変動をみることで，家族看護過程の展開に対する評価を実施した．

2. リフレクション

本事例では，支援の実施時期は，Ｃさんの統合失調症発症から20年経っていた．本来であれば，なるべく早い時期での支援が必要であったと考えられる．しかし，ＡさんとＢさんは，近隣や親族にＣさんの疾患を隠すようにし，夫婦だけでＣさんをサポートしていたことを踏まえると，この夫婦がＣさんの将来を考え始め，自分たちだけでＣさんの世話をし続けることへの限界に気づき始めていたこの時期は，医療職者からの支援や社会からのサポートを前向きに考えるのに適した時期であったと考えられる．

本事例は，統合失調症のある家族員がいる家族のインターフェイス膜の調節不全への支援であった．家族関係は，統合失調症といった精神疾患の予後と関連することがEE（expressed emotion，感情表出）研究[3]にて実証されている．本事例では，ＢさんのＣさんに対するかかわり方は，EE研究の"批判的コメント""情緒的巻き込まれ過ぎ"に該当すると考えられ，また，ＣさんはＢさんの口やかましさをＢさんからの"敵意"と感じていたかもしれない．これらは，高EEとみなされる要因であり，実際にＣさんの病状が不安定になっていたことからも，ＢさんのＣさんへのかかわり方は，Ｃさんの病状に影響を与えていた可能性が考えられる．一方で，家族のEEが，家族員自身のストレスとも関係していることが報告されているように，ＢさんもＣさんに翻弄されて慢性的なストレスを抱え，心理的負担が増大していたと考えられる．

家族支援により，本事例の家族環境の関係性はよい変化がみられたが，これを維持・向上させていくためには，家族への継続的な支援が必要である．また，Ａさん夫婦の高齢化に伴って憂慮されるＣさんの将来については，今後，Ｄさんに力になってもらえるようにＤさんへの働きかけが必要になってくる．さらに，社会とのネットワークを構築していくことが望まれる．

参考文献

1) Brown, GW, Monck, EM, et al : Influence of family life on the course of schizophrenic illness, British Journal of Preventive & Social Medicine, 16(2) : 55-68, 1962.
2) Jackson, HJ, Smith, N, et al : Relationship between expressed emotion and family burden in psychotic disorders : an exploratory study, Acta Psychiatric Scandinavica, 82(3) : 243-249, 1990.
3) Brown, GW, Carstairs, GM, et al : Post-hospital adjustment of chronic mental patients, Lancet, 2 : 685-688, 1958.

Family Health Care Nursing

第III章 家族看護学の研究

1 家族看護学研究の意義

　家族看護学研究への導入にあたり，第1節では様々な角度から，家族看護学研究の意義と基本的な観点について述べたい．
　国際看護師協会（International Council of Nurses：ICN）の看護研究に関する所信[1]において，「研究に基づく実践は，専門職者としての看護の顕著な特徴」で，「質と費用対効果が高いヘルスケアに向けて看護研究が重要である」との声明が出されている．また，「看護研究は新たな知識を生み出し，現行の実践とサービスを評価して，看護教育や実践・研究・管理の根拠を生み出すために必要」であり，「看護研究は，個人，家族および地域が最適な機能を維持・向上したり，病の負の影響を最小限にする力量に影響する基本的な仕組みの理解に振り向けられるべきである．また，看護ケアの質と費用対効果を保証するために，看護インターベンションの成果にも振り向けられるべきである」と述べている．このようなICNの看護研究に対する所信に立ち返り，改めて本題に進みたい．

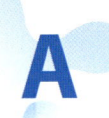

A 家族看護学研究の目的と研究が生み出すエビデンスの意義

　まず，家族看護学研究の目的を確認したうえで，この研究が成果として生み出すエビデンスの意義について検討する．家族看護学研究とは，家族支援を必要とする家族の看護現象に関する疑問や課題を，科学的プロセスを経て探求し，解決しうる新たな知識を生み出し，検証および洗練する過程といえるであろう．一方，研究が生み出す知識は，その目的とする①研究課題の現象の記述，あるいは②関連因子や成因を説明，③その現象の発生の予測，④状況の操作や統制に関連するもので，その知識の集積，統合，発展により，質の高い効果的な看護実践やサービスを提供する根拠すなわちエビデンスが生み出されるとされる[2]．したがって，家族看護学研究は，看護職者が家族支援の根拠となるエビデンスを創り出し，それに基づいて専門職者としての家族看護実践を可能とするものである．それによって家族のセルフケアの改善と向上がもたらされ，家族の健康と家族機能の維持，ひいては家族のQOLの向上が期待できる．さらに，家族看護に関するエビデンスの蓄積と知識基盤の拡大・体系化により，家族看護学の発展や確立にも寄与するであろう．
　近年，エビデンスに基づく看護（evidence-based nursing：EBN）の重要性が強調されているが，ハルベルク（Hallberg, IR）は，これに賛意を示しながらもEBNに

ついて，看護学研究者が考慮すべき論点を提示している[3]．これらは，EBNの意味，看護における経験的に開発された知識および理論と理論的に開発された知識との相互の関係，EBNを応用していくうえで必要な知識基盤と看護実践におけるエビデンスに基づく知識の応用の仕方に関する問題にかかわっている．

メッセカー（Messecar, DC）とターナー（Tanner, CA）[4]は，EBNは高度看護実践に不可欠なものであり，これは研究活動の過程で築き上げられるが，これに加えて，臨床の専門的知識，論証から導出された成果，患者の選好から生み出されるエビデンスなど，多くのものを包含していると述べている．一方，こうしたエビデンスに基づく実践の知識基盤は，その学問領域の焦点と独自な観点に由来し，看護実践の枠組みを提供するともいわれる[5]．

家族看護学は，これまで家族社会学や家族療法学などの理論や知識を多く取り入れてきたが，これらは家族に対する看護実践を直接導く根拠にはなりがたい．家族看護の究極の目的とする家族のセルフケア向上のためには，家族看護実践の根拠となる研究知見が不可欠である．それは，個人や地域集団とは異なる家族の特性と家族看護の独自性を反映した家族看護学研究によって生み出される必要があるだろう．

B 家族看護学研究の基本的観点と家族システムユニット研究の原則，特徴

1. 家族看護学研究の基本的観点

看護職者が，家族に焦点を当てた研究に取り組み，家族看護学研究の特性や方法論の検討を始めたのは，北米では1970年後半から1980年代の初めであり，また，わが国においては1990年代からである．以来，家族における看護研究の展望や批評が数多くなされ，家族看護学研究ならしめる要素は何か，その研究課題や方法論的論題が論議され，家族看護学研究の定義や包摂基準および研究の指針や方向性が提案されてきた[1-5]．

これらを踏まえ，家族看護学研究の基本的条件，研究課題，家族看護学研究が対象とする家族への焦点の当て方について特徴を以下に述べる．

1）家族看護学研究の基本的条件
家族看護学研究の基本的条件には，以下の要件があげられる[1-5]．
①課題は，家族が支援を必要とする状況に焦点が当てられている．
②明確な家族の概念的または理論的枠組みが使用されている．
③家族の概念定義が明確にされ，それは理論的枠組からの一貫性をもつ．
④研究対象者に家族のだれを含むかが明記され，それは，研究の理論枠組み，家族の概念および定義と一貫性がある．
⑤家族研究の方法に論理的な一貫性がある．すなわち，理論的基盤，研究デザイン，対象者，データ収集方法・測定用具・分析方法が一致している．

⑥研究成果が家族看護実践およびサービスの根拠となる知識基盤を追加し，看護実践への適用が妥当で有用である．

これらは，家族看護学研究が具備すべき基本的な条件であると同時に，家族看護学研究のあるべき方向を示すもので，取り組みの指針となるものでもある．

2) 家族看護学研究が取り組む課題

家族看護学研究が取り組むべき課題としては，家族支援を必要とする家族の状況や看護現象に焦点が当てられ，成果が家族看護実践の根拠となる知識を追加し，実践およびサービスへの適用が有効であることが重要である[2)4)5)]．具体的には，①家族の健康や病をめぐる家族の信念・体験・家族ダイナミクス・家族機能への影響と家族の取り組み，②家族の健康危機や健康増進への影響要因・予測因子，③家族看護アセスメント方法，④家族の健康危機予防・健康増進・健康回復への有効な支援法と評価・検証，⑤家族看護提供システムの開発などの課題が該当する．

3) 家族看護学研究が対象とする家族への焦点の当て方

家族看護学研究が対象とする家族への焦点の当て方には様々なアプローチがある．それらは，"家族成員としての個々の家族員"から"家族のサブシステムの関係性（夫婦関係，親子関係など）""家族全体，家族システムユニット""社会の構成要素としての家族"に対する研究が含まれる．フィータム（Feetham, SL）[4)]は，これらのなかで"1単位としての家族全体"に焦点を当てる研究のみを"家族看護学研究"と位置づけ，個の家族員あるいは個人からみた家族員間の関係性に焦点を当てる研究は，"家族に関する研究"として区別した．

一方で，ロビンソン（Robinson, CA）[6)]は，家族研究か個人の研究かの二分法に疑問を呈し，個人と家族を各々の背景としてとらえ，両者を検討する統合的な観点を提案した．家族は相互に作用する個々の家族員からなる家族システムユニットであり，焦点は家族単位でも，その背景としての個の家族員やその相互の関係性を考慮する必要がある．同様に，個々の家族員やその関係性に焦点が当てられる場合にも，その背景にある家族全体における位置づけや関係性を検討するならば，これは家族を課題とした研究といえるであろう．また，家族支援にはいずれの研究も必要であり，共に家族看護の根拠となる知を提供する研究である．

そこで，本項では家族看護学研究を広義にとらえ，家族全体を対象とする研究のみでなく，家族を背景とする個の家族員や家族内サブシステムの関係性に焦点を当てる研究も共に家族看護学研究に含めている．しかし，そのなかで特に"1単位としての家族全体"を対象とする研究に言及する際には，その特徴を示す"家族システムユニット研究"と表現する．

2. 家族看護学研究における"家族システムユニット研究"の意義と原則

本項では，家族看護学研究のなかで，特に"家族システムユニット研究"に焦点を当て，本研究の意義とその原則および特徴を述べる．

"家族システムユニット研究"とは，その研究課題が対象とする家族を"1単位と

しての家族全体"すなわち"個々の家族員が相互作用する家族システムユニット"ととらえ、その家族全体に焦点を当てた研究である．これは前述のフィータムによる"家族看護学研究"と同義で、家族看護学研究のなかで最も本来的な特徴をもち、家族看護実践により重要な知見をもたらし、今後推進を必要とする研究と考えられる．

この家族システムユニット研究は、以下のような研究課題と方法論的な原則および特徴をもつ．

1) 家族システムユニット研究が適する研究課題

家族システムユニット研究が適する研究課題は、家族システムユニットとしての家族全体への支援を必要とする家族看護現象の解明、すなわち記述、説明、予測、統制を目的とする研究である．研究例としては、本章4節にいくつかの掲載例がある．他にクラーク-ステフェン（Clarke-Steffen, L）[7)8)]の「小児がんと共に生きることへの家族移行のモデル」および「現実の再建：小児がんをマネージするための家族方略」、北[9)]の「要介護高齢者家族の在宅介護プロセス」などがこれに該当するであろう．

2) 家族システムユニット研究の方法論的課題と研究プロセス

家族システムユニット研究は、その理論的・方法論的一貫性を保証するために、家族の理論枠組み、家族の概念化、研究デザイン、標本選定、データ収集方法、データ分析の全研究過程において、一貫したシステムユニットとしての家族全体への知をもたらすための計画が必要とされる[4)]．そのために、多くの困難な方法論的課題を含む難解な研究でもある．このような研究遂行のための有益な指針として、ベル（Bell,

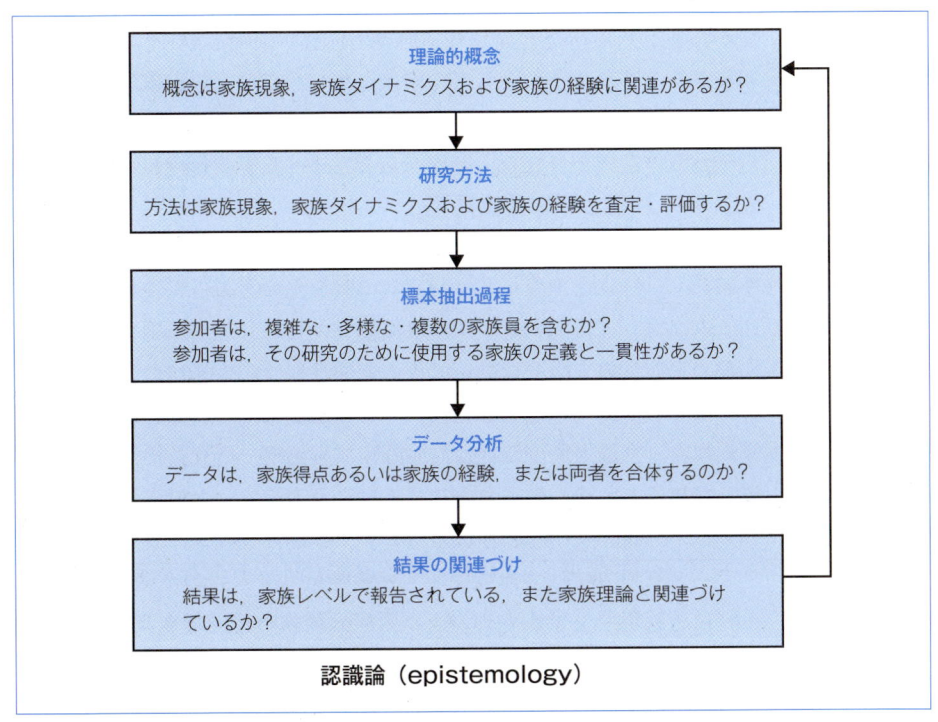

図1-1 ● 家族研究における理論と方法の論理的な関連（ラーソンとオルソンの適応）
出典／Marcellus, L：Looking at families in nursing research：strategies for study design, Comprehensive Pediatric Nursing, 29（4）：225-245, 2006.

JM）ら[10]は，「レヴィ（Levy, R）のモデルから示唆された家族研究のデザインの模範となる枠組み」を提示している．一方，マーセルス（Marcellus, L）[11]はラーソン（Larson, A）とオルソン（Olson, D）から適応された「家族研究における理論と方法の論理的な関連」を提示している（図1-1）．

これらを参考にして，理論的・方法論的一貫性をもつ家族システムユニット研究への取り組みの原則を述べる[5)10)11]．

(1) 研究の全体的アプローチおよび理論的枠組みの検討

まず，出発点で，その研究の全体的アプローチと概念的・理論的枠組みが必要となる．研究デザインは，その研究の知識探究の基本的立場と研究課題とする家族看護を必要としている現象の特性を考慮して，家族システムユニット研究のタイプを検討する．

概念的・理論的枠組みは，研究課題とした家族システムユニットの現象，家族力動，経験との関連またはそれを説明できることが求められる．記述を目的とする研究デザインの例をあげるならば，家族相互作用理論を枠組みとして，グラウンデッドセオリー法（後述，p.393参照）による質的帰納的デザインとする．または，カルガリー式家族アセスメント／介入モデル（Calgary Family Assessment/Intervention Model：CFAM/CFIM）[12]を使用した家族支援法の効果の検討を目的とするのであれば，インターベンション研究のデザインとするなどである．

(2) 家族の概念定義

その研究における家族の概念定義を明確にし，理論的，方法論的な一貫性をもつ必要がある．その研究の概念枠組みがCFAM/CFIMであれば，家族の理論的定義は，家族システムユニットとしての家族全体で「その家族が家族と自覚し，家族であると言う家族」[12]であるだろう．また，家族の操作的定義は，これに従い，「その家族が，自分たちの家族と自覚し，家族であると述べる家族員全員」ということになる．

(3) 研究対象と標本抽出過程

家族看護学研究における対象家族は，データ収集過程において家族のだれを含むかを明記し，それは理論枠組みや家族の概念定義との一貫性が必要である．特に家族システムユニット研究の対象家族は家族員全員の参加が原則である．仮に特定の家族員が他の家族員の立場や行動，家族の関係性について述べたとしても，それは本人の見方ではないので代理はありえない．したがって，個人の研究よりも標本抽出は複雑で，家族構成，家族力動，研究に対する家族の態度，研究条件が影響してくる．そのために，参加協力とその継続および維持はより困難で，この解決策が必要である．

(4) データ収集，測定方法

データ収集方法は，研究課題，理論枠組み，家族の定義との一貫性があり，また，それは家族現象や家族力動および家族の経験を把握できる方法でなければならない．これらを考慮して，収集すべき家族データの内容と収集手段，技法，測定用具とその妥当性や信頼性，さらにデータを収集する家族の範囲の検討が必要となる．

特に家族システムユニット研究で収集すべきデータは，家族単位のデータである．したがって，データ収集は，家族員全員から同時的に，また個々の家族員と家族員間

の相互作用および家族の全体状況のデータを得なければならない．そこで，様々なデータ源から多様な方法でのデータ収集が必要となり，トライアンギュレーション（後述，p.404参照）がしばしば適用される．トライアンギュレーションとは，複雑で動的な健康現象を研究課題とする場合に，包括的および多次元的な理解へのアプローチとして用いられる方法である[13]．

(5) データの分析方法

データの分析方法は，研究課題，理論的枠組み，家族の定義，方法との一貫性が重要であり，家族システムユニット研究では，家族全体を分析単位としなければならない．家族システム理論が枠組みであれば，その基本仮説としての家族の相互依存性や全体性，非累積性および円環性を考慮したデータ分析が必要となる．量的・質的研究のいずれにせよ，多次元から得られたデータの分析において，家族の経験あるいは家族全体でのある変数に対する得点，またはその両者をいかに合体，結合するかの課題がある．

量的データは，測定尺度に基づく各家族員の個人レベルの得点をどのように家族レベルの集団得点に結合するかという統計方略の検討が重要である．

質的アプローチは，家族現象の多面的な現実性の探索と1単位としての家族の特性やプロセスの解明に適している．しかし，面接や参加観察をとおして収集したデータから家族現象に適合したカテゴリーを生成するには，適切な質的分析法の手続きおよび方略を用いる必要がある．その一つとして，グラウンデッドセオリー法による継続比較法は，個の家族員と家族全体からのデータ解釈に有益な方法とされ，多く用いられている．

(6) 研究結果の報告と実践への適用

研究結果は，目的とする家族システムユニットの現象理解と支援に関連づけ，家族支援の根拠となる知識を追加し，家族看護実践への適用が検討されなければならない．

C わが国の家族看護学研究の動向と今後の課題

家族看護学研究への本格的な取り組みは，家族看護に先鞭をつけた北米においては1980年代から，わが国においては1990年代からであろう．以来，家族看護学研究は，社会の家族看護ニーズの増大とともに発展の途をたどり，1994年には日本家族看護学会の設立，1995年には学会誌『家族看護学研究』が，北米では家族看護の専門誌『Journal of Family Nursing』が発刊され，家族看護学研究の論文は国内・海外共に急激に増加している．こうした動向の分析は，既存の研究成果や問題の把握とともに今後の研究への取り組みの示唆を得るために有効であろう．筆者は2004年に育児期と教育期家族に関する家族看護学研究（1994～2003年）の分析を実施した[1]．今回は範囲を全家族周期に拡大し，2001～2008年の家族看護学研究について検討した．これらに基づきわが国の家族看護学研究の動向を概観し，今後の研究課題および方法

論的課題について述べる．

なお，この検討にあたり，家族看護学研究は以下の条件を満たすものとした．
①研究課題が家族を対象とした家族支援に関連し，成果が家族看護実践および家族看護学に有用である．
②研究対象である家族は，家族全体を前提とするが，家族員や家族内サブシステムの場合でも家族内での位置づけおよび関係性が明確であればこれに含める．
③キーワードに家族看護（学）研究，または家族を表現する家族集団，家族単位，家族システム，家族役割，家族機能のいずれかを含み，SB（分類）に看護，TH（統制語）に家族看護が含まれる．
④研究としての論理性，科学的価値，研究方法が信頼できる研究論文（原著，研究報告のみ）とした．

文献検索の方法は，医学中央雑誌 Web 版を用い（2004 年に実施した検討では未登録誌のバックナンバーの検討も含む），上記の条件を満たす文献を検索し，そのなかから査読システムのある研究誌（学会誌，大学紀要など）の掲載論文誌を選択した．さらに，今回は題名または副題に"家族"が含まれる論文のみに限定した．

1. わが国の家族看護学研究の動向：現状と問題点

1）研究論文数の年次推移と家族看護学領域の範囲

家族看護学研究論文数の年次推移は，1994（日本家族看護学会創立）〜2003 年の 10 年間では，育児期・教育期家族に限定されるが，論文数（総数 92 件）は漸次増加し，2002〜2003 年に急増していた[1]．

今回の 2001〜2008 年の検討において図 1-2 のように類似の傾向を示している（総数 94 件）．両者は検索範囲と論文の選択条件が異なるので数の直接比較はできないが，2003 年に急増，以後も横ばい傾向が認められる．

これらの論文の対象とする家族看護学領域をみると，養育期・教育期家族が約 1/3 を占めるが，全家族周期，多様な健康問題や生活・療養の場，看護形態がほぼ網羅されている．掲載誌も，『家族看護学研究』を筆頭に全看護学領域の学会誌と大学紀要など 41 誌に及ぶ．

以上の結果は，近年の家族看護学研究の明らかな増加と領域の拡大を示している．

2）家族看護学研究における研究課題

2 回の検討結果から，これらの家族看護学研究で取り組まれた研究課題を総覧すると以下のように大別できる（表 1-1）．
①各家族周期の発達課題が家族に及ぼす影響と家族の取り組み．
②家族員の病気，障害が家族に及ぼす影響と家族の取り組み．
③家族に対する看護実践と支援方法，サービス提供システム．
④家族看護にかかわる看護職者．

これらは年代の推移とともに多様になり，また，探求の深化と拡大を示している．

3）研究対象と研究方法

①対象家族：概念的には一見，家族全体を対象とした研究が増加しているが，現実の

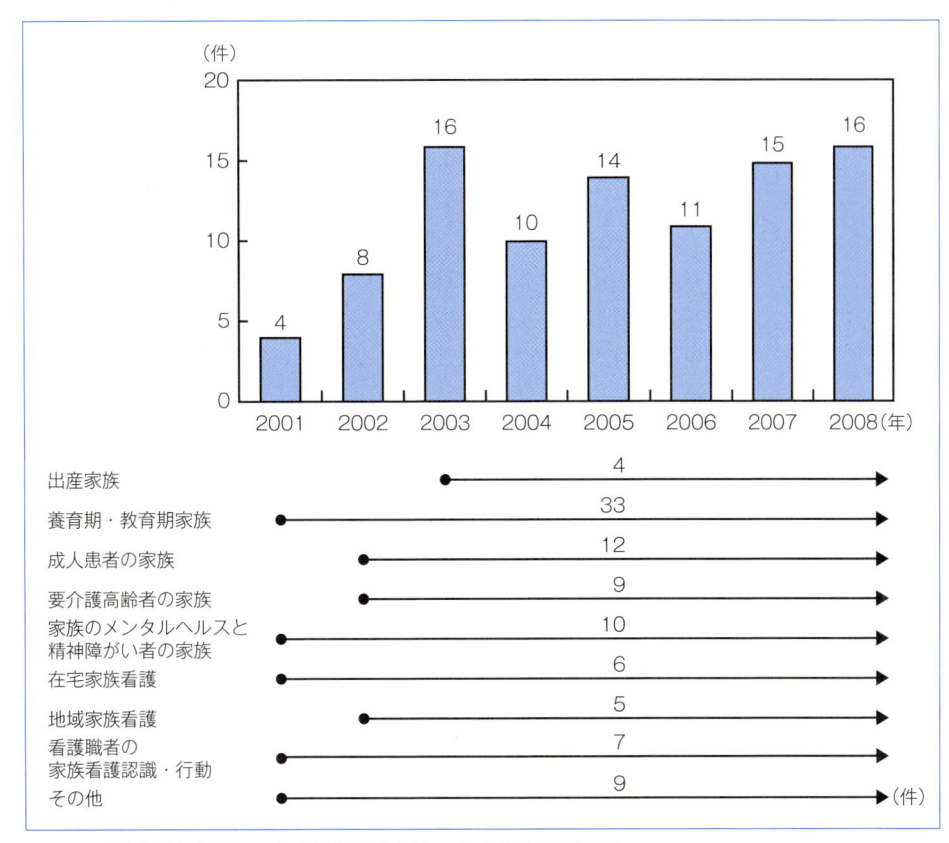

図1-2 ● 論文発行年別にみた家族看護学研究の論文数と課題領域

表1-1 ● 家族看護学研究の研究課題

①各家族周期の発達課題が家族に及ぼす影響と家族の取り組み	・妊娠出産が家族に及ぼす影響と家族機能 ・養育期・教育期家族の育児と家族機能 ・要介護高齢者家族の在宅介護が家族に及ぼす影響と家族機能
②家族員の病気,障害が家族に及ぼす影響と家族の取り組み	・病気,障害に関連した家族の体験,適応過程 ・病気,障害が家族(機能)に及ぼす影響と関連要因 ・病気,障害に対する家族の取り組み
③家族に対する看護実践と支援方法,サービス提供システム	・家族看護過程,家族アセスメント方法,家族因子の測定用具の開発(家族サポート,家族マネジメント力,家族システムの健康,家族コーピング) ・家族看護インターベンションと効果評価,家族看護インターベンションプログラム,看護の質評価指標の開発
④家族看護にかかわる看護職者	・看護職者の家族看護に対する認識,態度,行動 ・看護職者に対する家族支援のコンサルテーションと向上への支援

　研究参加者は個の家族員や家族のサブシステムを対象とした研究が大多数であった．また，家族の操作的定義や参加家族に関する記述が曖昧なものも少なくない．
②理論・概念枠組み：特定な家族理論・家族モデルを枠組みとした研究が多く認められる．これらは多様化し，家族システム理論，家族発達理論，家族ストレス対処理

論，家族相互作用理論，家族エコロジカルモデル，ヘルシーファミリーシステム，統合モデルとしてのCFAM/CFIM，わが国で開発された家族生活力量モデルなどが含まれる．
③研究デザイン：質的探索・記述，量的記述と関連検証研究が研究デザインの多くを占めている．これに加え，家族看護インターベンションに関する準実験的研究（後述，p.366参照），プログラム開発各1件，事例研究4件が認められ，測定用具の開発も6件と増加している．量的研究，質的研究は共に多く，両者のトライアンギュレーションも少なくない．エスノグラフィー（後述，p.399参照），また，アクションリサーチ（action research：グループダイナミクスに基づき，実践と研究を統合した研究方法）も各1件認められ，研究デザインは多様化している．
④データ収集法：質問紙法と面接法が多いが，観察・測定・記録類の参照もあり，これらの併用も少なくない．質問紙は家族理論や概念枠組みが明確で，妥当性，信頼性の確認された家族機能尺度などの利用が多い．しかし，データ提供者は個の家族員1，2名で，家族全体の理解には問題がある．
⑤データ分析法：収集されたデータにより統計的解析または質的分析が実施されているが，同一家族内の複数の家族員あるいは収集法の異なるデータの分析が家族単位で行われたものは少ない．

2. 家族看護学研究の今後の課題・方途

わが国の家族看護学研究は，近年，量，範囲，質共に向上がみられるが，現状の成果と限界・問題点を踏まえ，さらなる拡大と発展が必要である．また，家族の健康問題と看護ニーズは多様化，複雑化しつつ増大し，質の高い効果的な家族支援が期待されている．これらに対応しうる家族看護実践の根拠となる研究知見を生み出すためには，今後，以下の取り組みが課題になると思われる．

1）今後に期待される研究課題

現状での研究報告は非常に少ないが，今日の高齢社会において完結期家族の発達，増加する不慮の事故や災害などを経験した家族の家族移行過程の解明と健康な家族移行への支援に関する研究が望まれる．また，社会的ニーズが増加している子ども虐待などハイリスク家族の危機予防，危機介入（インターベンション）と家族の再構築過程への支援，家族員の慢性健康障害と介護に取り組む家族の適応，家族機能の向上，ヘルスプロモーションに関する研究の推進も必要である．さらに，医療の進歩に伴う遺伝診療，移植における家族ドナーなどが家族に及ぼす影響と家族支援に関する研究が期待される．

2）今後の研究の方法論的課題

現状の問題の改善策として，家族の概念と対象家族の定義を明確にし，論文に明記する必要がある．これは家族看護学研究としても，また家族の多様化と支援を要する家族の複雑性からも不可欠な条件といえる．また，国内・海外共に報告が少ない"家族システムユニット研究"の推進が期待される．このためには，多くの家族員の参加による家族単位のデータを得る方法とその分析法の検討が欠かせない．

さらに，今日，重要性が強調されている質の高い効果的な家族看護インターベンション法の開発と選択には，特に家族看護インターベンション法の検討とその有効性を検証できる研究の推進が必要である．これらの報告はまだ少ないが，家族看護と家族のウェルビーイング向上に直接貢献できる根拠となる知識を生み出すために不可欠である．現状では，事例研究やプログラムの試作，試行の段階である家族看護インターベンション法の有効性が検証され，看護実践の強力な根拠となるためには，実験（準実験）デザインによる研究の発展が必要であろう．この点に関しては，次項でさらに詳しく述べたい．

　最後の課題として，家族看護学研究においては，対象とする家族集団の特性による複雑で微妙な倫理的課題があり，より慎重な配慮が不可欠である．これに関しては本節の最後の項で述べる．

D　家族看護インターベンション法の開発と実験的研究の意義

　本項では，今後の推進と発展が期待される家族看護学研究として，家族看護インターベンション法の開発と実験的研究，看護インターベンション研究の意義について，さらに追加，補足したい．

　家族看護学研究には，前述したような家族看護現象の記述，関連因子の探索や関連性の検証，さらに予測や操作，統制といった様々な目的がある．これらのなかで，特に看護実践に直接貢献するのは，家族が支援を要する状況や問題発生を予測し，それを操作，統制できる家族看護インターベンション法の開発とその有効性を検証することであろう．この最も確実な手段としては，新たな意図をもった看護インターベンションとそれが引き起こす効果の因果関係を実験的デザインの研究により確認する方法である．

1. 家族看護における実験的研究と準実験的研究

1）実験的研究デザイン

　実験的研究は，実験的操作（インターベンション）とその効果との因果関係を予測し，検証を意図する因果仮説検証型研究デザインで，最も有力なエビデンスを提供しうる．この実験的研究の特徴としての不可欠な条件は，①無作為抽出による母集団からの標本の抽出，②実験群と対照（比較）群の設定，③実験的操作（インターベンション）である．これらの条件において，独立変数としての意図するインターベンションを実験群に対してのみ実施する．さらに，このインターベンションによる従属変数への影響を観察，測定（インターベンション前・後）し，この結果を対照群と比較することによりインターベンション効果の検証を行う[1-3]．

　こうした実験的研究デザインは，因果関係の検証に最も有力であるが，厳密な条件の統制を必要とするためにひとを対象とした医学および看護学領域では倫理的あるい

は現実的理由において臨地，特に家族看護場面における実施には困難な場合が多い．

これに対して，臨床的インターベンションの効果を評価するために計画される実験的研究デザインとして，母集団からではなく便宜的に選択された標本を無作為に実験群と対照群に割り付ける方法がある．これは，医学的な予防や治療法・看護インターベンション法の開発・研究に用いられ，一般的にランダム化比較試験（randomized controlled clinical trial：RCT）[4)-7)]といわれる．家族看護学研究における報告はきわめて少ないが，ドルモント（Drummond, J）ら[8)]の「家族の問題解決インターベンションのランダム化比較試験」はこの一例である．実験的研究デザインの特徴に焦点を当て簡単に紹介すると，研究目的は，家族適応のリスク状態にある家族における家族問題解決と親の協同的コミュニケーションに関する協同家族学習アプローチ（cooperative family learning approach：CFLA）の効果を検証するものである．参加家族は，就学前幼児のヘッドスタートプログラムから複数のリスク徴候がある家族を募集し，無作為にインターベンション治療群（実験群）または対照群に割り当てられた．研究デザインはクロスオーバー（交差）デザインで，2つの治療（1つはCFLA，他は親子の協同）を順番に用い，事前・事後テスト実験的デザインが設計された．効果評価は，両群におけるインターベンション前とインターベンション後の家族集団問題解決スキルおよび親の協力的コミュニケーションを測定し，群内および群間で比較検討した．

2）準実験的研究デザイン

準実験的研究とは，コントロールの程度が実験的研究より緩やかで，臨地でも適用可能な因果関係の理解と探求を意図する研究デザインである．実験的操作（インターベンション）を加える点は実験的研究デザインと同様であるが，実験的研究のもつ3つの要素のうち，無作為抽出と対照群の設定のいずれか，または両者が欠ける研究デザインである．そのために適用範囲が広く，家族看護学研究においても報告例が散見される．

最近の論文例としては，山本らの「シナリオ学習を用いた減塩教室における参加者から家族への教育効果の可能性」[9)]，クラウソン（Clausson, E）らの「家族インターベンションセッション：学童の精神保健の改善に有効な一つの方法」[10)]，スヴァヴァースドティア（Svavarsdottir, EK）らの「がんの子どもの家族に対する家族レベルのインターベンションプログラムの開発」[11)]があげられる．国内の例は2群の事前・事後テスト準実験的デザイン，海外の2例はいずれも1群（インターベンション群のみ）の事前・事後テスト準実験的デザインが用いられている．

2. その他の家族看護インターベンションに関する研究

家族看護実践に有効な家族支援を目的としたインターベンション法に関する研究は，検証的エビデンスを目指す実験的研究および準実験的研究デザインの研究のみではない．既存の支援法ではアプローチが困難な家族の新たな看護問題や，解決が困難な事例へのインターベンション法の検討に関する研究なども重要である．このような家族看護インターベンションに関する優れた事例研究の例として，江口ら[12)]の『家

族看護学研究』掲載論文をあげることができる．

　家族支援を目的とするインターベンション法に関する研究は現段階ではまだ少なく，こうした事例研究も家族の健康と家族看護実践の向上に直接寄与する知識を生み出し，エビデンスの基盤となる．少数例の試み段階にある家族への看護インターベンションに関する研究の継続と発展，記述・関連検証研究の知見を生かした新たなインターベンション法の検討，家族支援の意図的実施・評価による事例の集積と体系化も期待される．

E 家族看護学研究における倫理的配慮

　家族看護学研究においては，ひとを対象とする研究の倫理原則に加え，看護研究における看護実践上の倫理概念の原則，さらに家族という対象特性に由来する倫理的課題への対応が必要となる[1)-3)]．倫理的配慮は，研究の計画，実施，報告の全過程において不可欠な条件であり，研究者の責務である．

1. ひとを対象とする研究の倫理原則と看護研究における倫理概念

　ひとを対象とする研究における基本的な倫理原則として，ひととしての尊厳（自己意思による研究参加，研究に関する情報を得る権利），善行・無害（良いことを行う，不利益・危険を与えない），誠実（信頼，十分な説明），真実性（真実を述べる，予測される利益，害に関する情報提供），さらに公正，機密厳守，プライバシーの遵守がある．これらは医学研究の倫理原則を示す"ヘルシンキ宣言"，わが国の文部科学省および厚生労働省の「疫学研究に関する倫理指針（2002, 2007年改訂）」，厚生労働省の「臨床研究に関する倫理指針（2002, 2004年改訂）」に示され，その厳格な遵守が求められる．さらに看護研究においては，ICN（2004, 2005年翻訳（日本語））の「看護研究のための倫理指針」，日本看護協会（2004年）の「看護研究における倫理指針」がある．ここでは，上記の倫理原則に加え，看護実践上の倫理概念，すなわち擁護，責任と責務，協働，ケアリングの原則の遵守を求めている．

2. 家族看護学研究における倫理的課題とその対応

　家族看護学研究においては，対象とする"家族集団"の構造的・機能的・歴史的特性による複雑で繊細な倫理的課題がある．これらの倫理的配慮と対応が必要である．

1）家族員の自由意思による研究参加と弱い立場の家族員への強制の予防策

　家族看護学研究の対象は，個の家族員から家族システムユニットとして家族全体までであり，特に後者においては原則として家族員全員の参加が期待される．また，家族のキーパーソンにあたる家族員の参加意向が強いと，家族の力関係から弱い立場にある子どもや介護を受ける病人，高齢者は参加への圧力を受ける可能性がある．これを防ぐために，各家族員に理解可能な方法で研究目的，方法，自由意思による参加につ

いて十分に説明し，参加同意の確認は個別に行う必要がある．子どもの参加に対しては，納得（アセント）と保護者の同意（コンセント）書の両者が必要になる．

2）家族のプライバシー，匿名性，機密の擁護と家族員間のプライバシー侵害のリスクの予防策

家族とその家族員の匿名性，家族全体および個の家族員の情報および機密は，家族面接などの録画・録音データの収集・分析・廃棄，成果報告のすべての段階で厳守されなければならない．これは社会に対してのみでなく，家族員間であっても配慮が必要である．家族において，夫婦，親子，あるいはきょうだい間でもすべての出来事，経験，感情を共有しているとは限らない．むしろ，家族であればこそ知られたくないこと，また露見することにより家族葛藤や家族関係の問題が生じる可能性もある．

家族面接の方法，質問や話題の選定，家族員への質問紙調査の回収方法は，個々の家族員，家族全体のプライバシーを守り，プライバシー侵害の脅威を避ける具体的な方法の検討が必要である．これらが脅かされると，家族員および家族全体の尊厳や家族関係を傷つけ，またその懸念から面接での語りや質問紙への回答，記述にゆがみが生じることも否めない．

3）研究参加が家族に及ぼす影響への配慮と発生するリスクの予防策

研究参加やデータ収集過程で家族が直面するリスクとして，面接や質問紙で家族の情報を系統的，詳細に尋ねることにより，家族への問題意識や自覚が高まり，心配や疑問，情緒的反応などが引き起こされる可能性がある．データ収集時と終了後はこれらに留意するとともに，こうした家族の反応に対する適切な対応策を事前に検討しておく必要がある．また，これらを予防しうる適切な面接法や質問紙の選定と実施者のデータ収集技法の訓練，熟練が必要である．

3. 研究倫理審査とその申請手続き

研究参加者の権利を保護するために，研究者は事前に研究計画書を当該施設の倫理審査委員会（institutional review board：IRB）に提示し，倫理的妥当性（人権の尊重，安全確保と危険防止，個人情報の保護など）と科学的合理性（学術的意義，妥当な方法）の観点から適切であるかという審査を受ける必要がある．審査の評価基準と承認の条件は，多くの指針の共通要素として，以下のすべての条件を満たすことが求められる．

①研究実施により発生するリスクを最小限にするための適切な研究計画の準備と危険を最小にする手続きがされている．
②研究実施により発生するリスクは対象者が得る利益，研究成果による知識の重要性から妥当な範囲である．
③研究対象者は公正に選択される．
④研究対象候補者（法的に認められる代理人）の全員からインフォームドコンセント（通常は書面による同意）を得る．
⑤安全確保対策が適切である．
⑥プライバシー保護，データ守秘の対策が適切である．

以上の倫理的配慮は，研究計画の一部として立案する倫理委員会の承認が得られた後に，初めて研究実施が可能となる．これを遵守して研究を進め，その成果報告と結果の活用が倫理的に行われたとき，家族看護学研究の真の意義が実現される．すなわち，研究が生み出す知が家族看護実践のエビデンスとなり，それに基づく看護実践による家族ヘルスケアの向上と家族の健康促進，さらに家族看護学の発展に寄与することが可能となる．

引用文献

A　家族看護学研究の目的と研究が生み出すエビデンスの意義

1) International Council of Nurses：ICN Position Statements, Nursing Profession, Nursing Research（2007）．http://www.icn.ch/PS_B05_Nsg%20Research.pdf
2) Burns, N, Grove, SK, 黒田裕子・中木高夫・他監訳：看護研究入門—実施・評価・活用，エルゼビア・ジャパン，2007, p.3-4, 688-690.
3) Hallberg, IR：Evidence-based nursing, interventions, and family nursing：methodological obstacles and possibilities, Journal of Family Nursing, 9(1)：3-22, 2003.
4) Messecar, DC, Tanner, CA：Evidence-based practice, Joel, LA, ed, Advaced practice nursing：Essentials for role development, FA Davis, 2003, p.257-279.
5) 前掲書2)，p.3.

B　家族看護学研究の基本的観点と家族システムユニット研究の原則，特徴

1) Gilliss, CL：The family as a unit of analysis：Strategies for the nurse researcher, Advances in Nursung Science, 1983, p.50-59.
2) Feetham, SL：Family research：Issues and directions for nursing, Werley, H, Fitzpatrick, JJ, eds, Annual review of nursing research, Springer, 1983, p.3-25.
3) Feetham, SL, Meister, SB：Nursing research of families：State of the science and correspondence with policy, Hinshaw, AS, Feetham, SL, eds, Handbook of clinical nursing research, Sage, 1999, p.251-271.
4) Feetham, SL：Conceptual and methodological issues in research of families, Bell, JM, et al. eds, The Cutting edge of family nursing, Family Nursing Unit Publications, 1990, p.35-49.
5) Houch, GM, Kodadeck, S, et al：Research in families and family nursing, Hanson, SMH, Gedaly-Duff, V, eds, Family health care nursing, 3rd ed, FA Davis, 2005, p.97-119.
6) Robinson, CA：Unifying distinctions for nursung research with persons and families, Journal of Family Nursing, 1(1)：8-29, 1995.
7) Clarke-Steffen, L：A model of the family transition to living with childhood cancer, Cancer Practice, 1(4)：285-292, 1993.
8) Clarke-Steffen, L：Reconstructing reality：Family strategies for managing childhood cancer, Journal of Pediatric Nursing, 12(5)：278-287, 1997.
9) 北　素子：要介護高齢者家族の在宅介護プロセス—在宅介護のしわ寄せによる家族内ニーズの競合プロセス，日本看護科学会誌，22(4)：33-43, 2002.
10) Bell, L. Paul, D, et al：Strategies to elicit and analyze relational family data, Journal of Family Nursing, 6(4)：380-399, 2000.
11) Marcellus, L：Looking at families in nursing research：Strategies for study design, Issues in Comprehensive Pediatric Nursing, 29(4)：225-245, 2006.
12) Wright, LM, Leahey, M：Nurses and families：A guide to family assessment and intervention, 3rd ed, FA Davis, 2000.
13) Burns, N, Grove, SK, 黒田裕子・中木高夫・他監訳：看護研究入門—実施・評価・活用，エルゼア・ジャパン，2007, p.241.

C　わが国の家族看護学研究の動向と今後の課題

1) 村田惠子：家族看護学研究の模索—家族と取り組む知の創出と共有，家族看護学研究，10(3)：95-98, 2005.

D　家族看護インターベンション法の開発と実験的研究の意義

1) Burns, N, Grove, SK, 黒田裕子・中木高夫・他監訳：看護研究入門—実施・評価・活用．エルゼア・ジャパン，2007, p.277-285.
2) 南　裕子編著：看護における研究，第2版，日本看護協会出版会，1999, p.67-75.
3) 髙木廣文・林　邦彦：エビデンスのための看護研究の読み方・進め方，中山書店，2006, p.29-38.
4) Polit, DF, Beck, CT：Nursing research：Principles and methods, 7th ed, Lippincott Williams & Wilkins, 2003, p.223-225.
5) 前掲書2)，p.282-285.
6) 山崎あけみ：家族看護実践に役立つ研究，山崎あけみ・原　礼子編，家族看護学〈看護学テキストNice〉，南江堂，2008, p.221-264.
7) Moher, D, et al. for the CONSORT Group, 津谷喜一郎・他訳・解説：CONSORT声明—ランダム化並行群間比較試験報告の質向上のための改訂版勧告．JAMA〈日本語版〉，118-124, 2002.

8) Drummond, J, Fleming, D, et al：Randomized controlled trial of a family problem-solving intervention, Clinical Nursing Research, 14(1)：57-80, 2005.
9) 山本春江・千葉敦子・他：シナリオ学習を用いた減塩教室における参加者から家族への教育効果の可能性，家族看護学研究，13(1)：2-10, 2007.
10) Clausson, E, Berg, A：Family intervention sessions：one useful way to improve schoolchildren's mental health, Journal of Family Nursing, 14(3)：289-313, 2008.
11) Svavarsdottir, EK, Sigurdardottir, AO：Developing a family-level intervention for families of children with cancer, Oncology Nursing Forum, 33(5)：983-990, 2006.
12) 江口千代・藤本照代・他：「できちゃった結婚」により危機的状況に陥った家族への介入—発達課題およびインタビューにおける満足度からの効果判定，家族看護学研究，12(3)：101-111, 2007.

E 家族看護学研究における倫理的配慮
1) 鈴木和子：家族看護研究の展開，鈴木和子・渡辺裕子，家族看護学—理論と実践，第3版，日本看護学協会出版会，2006, p.66-78.
2) 山崎あけみ：家族看護実践に役立つ研究，山崎あけみ・原 礼子編，家族看護学〈看護学テキスト Nice〉，南江堂，2008, p.243-247.
3) Houch, GM, Kodadeck, S. et al：Research in families and family nursing, Hanson, SMH, Gedaly-Duff, V, eds, Family health care nursing, 3rd ed, FA Davis, 2005, p. 97-119, p.76-77.

2 量的な家族看護学研究方法論

　看護職者は，専門職者としての立場から，健康の維持・増進や回復に向けての支援を対象者の生活をとおして考える必要がある．対象者が生活する場には家族がおり，一番身近な人的資源である家族は，家族員の健康問題に影響を及ぼし，また影響を受けている．そのため，家族の機能などを量的に測定し，研究する場合がある．

　量的研究（quantitative research，表2-1）は，ある側面を客観的に測定し，どの程度か（of what degree）数量化することにより，EBN（evidence-based nursing）として看護職者が行う看護を後押しできるものである．量的な研究においては，質問紙調査で数量的なデータを収集する場合と，すでに公表されている統計資料に基づいて行われる場合とがある．

　なお，量的研究は，次のようなプロセスに要約することができる．

計画
① 研究の目標と目的を決定する．
② 主要な仮説を決定する．
③ 母集団を定義する．
④ データを収集する方法を選択し，標本抽出の方法を決定する．

実施　⑤ データを収集する．

分析
⑥ 分析のためにデータを準備する（データをクリーニングする）．
⑦ データを分析する．

報告　⑧ 結果を報告する．

表2-1 ● 量的研究とは

リサーチクエスチョンの性質（疑問詞）	How much？ どの程度か（of what degree）？
サンプルサイズ	必要な数のデータを収集するために，事前に決定する
研究仮説	必要
研究におけるプロトコール	研究（データ収集や研究計画）が始まる前に，できていなければならない（できるまではデータ収集はしない）
計画の変更	いったん始まったら，通常は変更は不可（開始後の変更は，研究の質を落とす）
サンプリング	無作為抽出（ランダムサンプリング）が理想的
データの性質	数量化されたもの
分析	通常，データを収集し終えてから統計学的検定
データの提示方法	数量化されたもの（グラフ，表）
妥当性（validity）の保証の手段	盲検法，無作為抽出，全例解析など

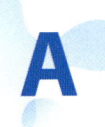

A 家族システムユニット研究で使用される尺度とその使用方法

わが国における家族システムユニット研究で使用される尺度は，主に北米など海外で作成された尺度を翻訳したものが多い．近年の医療技術の高度化や少子高齢化に伴い，看護分野における家族を対象にした研究においても生活の質（quality of life：QOL）や家族機能（表2-2）を測定する必要性が増えてきている．家族は家族員個々の集まりであり，相互作用しているため，家族そのものを研究対象とする場合には，1つの尺度のみを用いて測定するだけではなく，多側面から考えることが必要となってきている．家族を対象にした量的研究を行う場合，家族の行動や認知は家族によっても異なり，客観化することが難しい．しかし，厳密な数値だけではなく，その値から見えてくる家族や家庭生活を大切にするためにも，家族員の病気による影響などを一般化していくことがますます求められている．

次に，いくつか家族に対して使われている尺度を紹介する．

1. 家族機能を測定する尺度

1）FACES

FACES（Family Adaptability and Cohesion Evaluation Scales）は1979年にミネ

表 2-2 ● 家族機能測定尺度

尺度	項目数
FACES（Family Adaptability and Cohesion Evaluation Scales） （米国　Olson, DH）　以下の2つの次元で測定する （立木茂雄ら　訳）　　適応性（かじとり）（family adaptability） 　　　　　　　　　　凝集性（きずな）（family cohesion）	20項目
FFFS（Feetham Family Functioning Survey）日本語版I （米国　Feetham, SL）　以下の3つの分野で測定する （法橋尚宏ら　訳）　　家族と家族員との関係 　　　　　　　　　　家族とサブシステムとの関係 　　　　　　　　　　家族と社会との関係	27項目
FDM（Family Dynamics Measure）II （米国　White, M）　以下の6つの下位尺度（サブスケール）で測定する （関戸好子　訳）　　個別性―巻き込み 　　　　　　　　　　相互依存―孤立 　　　　　　　　　　柔軟性―硬直性 　　　　　　　　　　安定性―無秩序 　　　　　　　　　　明瞭なコミュニケーション―不明瞭なコミュニケーション 　　　　　　　　　　役割相互依存―役割葛藤	62項目
Family APGAR （米国　Smilkstein, G）　以下の5つの項目について評価する 　　　　　　　　　　適応（adaptation） 　　　　　　　　　　伴侶性（partnership） 　　　　　　　　　　成長（growth） 　　　　　　　　　　愛情（affection） 　　　　　　　　　　協調（resolve）	5項目

ソタ大学のオルソン（Olson, DH）が開発した，家族の機能状態を柔軟性（適応性）と凝集性の2次元で測定する尺度である．FACES Ⅲ [1] は，"かじとり""きずな"の2つの次元からなる円環モデルであり，その後 FACES Ⅳ まで改訂が重ねられている [2]．日本語版には草田ら [3] が和訳したものや，立木らがオリジナル項目を付け加えた FACESKG [2] などがある．

2) FFFS

家族看護学の研究者であるフィータム（Feetham, SL）が，家族エコロジカルモデルを背景にして開発した家族機能尺度 FFFS（Feetham Family Functioning Survey）であり，様々な言語に翻訳されている．FFFSでは，"家族と家族員との関係""家族とサブシステムとの関係""家族と社会との関係"の3つの分野から構成され，家族機能を測定する．FFFS 日本語版Ⅰは27項目で構成されており，25項目が"1：ほとんどない"から"7：たくさん"のリッカートスケールで回答する選択回答形式の質問，2項目が自由回答形式の質問である．FFFS 日本語版Ⅰは，法橋ら [4] が開発し，子どもがいる家族などに使用され，その手引きについても出版されている [5]．

3) FDM Ⅱ

ホワイト（White, M）らのグループが開発した FDM（Family Dynamics Measure）を発展的に改訂したものであり，家族関係を特徴づける"個別性―巻き込み""相互依存―孤立""柔軟性―硬直性""安定性―無秩序""明瞭なコミュニケーション―不明瞭なコミュニケーション""役割相互依存―役割葛藤"の6側面を62項目で測定する．日本語版は関戸 [6] が翻訳し，わが国における信頼性，妥当性を検討している．各項目に対して，"1：まったく反対である"から"6：強く賛成である"のリッカートスケールで回答する．得点の高いほうが家族機能はよいと評価される．高齢者などがいる家族に用いられている．

4) Family APGAR

家族機能を測定する尺度で，5項目について評価する．3段階尺度であり，総得点の高いほうが家族機能はよいと評価される．日本語版はまだないが，養育期の育児ストレスなどに一部の研究者 [7,8] が翻訳して用いている．

2. 家族の関係性などを測定する尺度

1) 夫婦関係満足尺度

ノートン（Norton, R）[9] が，夫婦の関係全体の良さ（goodness of the relationship）を反映する項目に限定して QMI（Quality Marriage Index）を作成，諸井 [10] が翻訳している．6項目を評価する4段階尺度であり，"1：ほとんどあてはまらない""2：どちらかといえばあてはまらない""3：どちらかといえばあてはまる""4：かなりあてはまる"で採点するが，妥当性についてはまだ報告されていない．

2) 祖父母関係評価尺度

田畑ら [11] により開発された尺度で，孫が祖父母に果たす機能，祖父母が孫に果たす機能それぞれを測定する尺度である．"孫版"と"祖父母版"があり，孫版は29項目，祖父母版は30項目それぞれを3段階尺度"○：はい""△：どちらでもない""×：

いいえ"で回答してもらい採点する."存在受容機能""日常的情緒的援助機能""時間的展望促進機能""世代継承性促進機能"に，祖父母には"時間的展望促進機能"が加わっている.

3) 家族雰囲気尺度

家族員個々が家庭にいるときの居心地のよさについて測定するために，家庭の雰囲気を表す9つの形容詞（あたたかい，楽しい，のびのびする，ほっとする，冷たい，さわやか，たいくつ，からっぽ，にぎやか）を用いている．評価は4段階尺度"1：はい""2：少しはい""3：少しいいえ""4：いいえ"であり，父親版，母親版，子ども版がある．子ども版のα係数（後述，p.414参照）が低めであり，子どもの年齢が低い場合には測定の難しさが伴うことが指摘されている．

B 統計解析法の概説

統計解析法は，研究で得られた量的データを分析するための技術的な方法である（図2-1）．しかし，看護学においては自然科学で取り扱われるデータの性質とは異なり，ひとを対象にするために条件を一定にできないなどの複雑な要素が含まれることが考えられる．そのため，量的な研究においては，明確な目的をもって，様々な情報をその情報源であるひとから測定あるいは収集し，研究の目的に沿って情報を分析し解釈することが必要である．データが意味をもつためには，適切なときに得られたデータであり，母集団の性質を表していること，研究対象者の特徴をとらえていること，信頼性および妥当性があり，他の類似した集団とも比較可能なことが大切である．そのため，統計学という世界共通のツール（道具）を用いて分析を行い，看護のなかで活用できる形にすることが必要なのである．

1. 研究の流れ

1) 研究デザインの決定

研究の枠組みを決定する．これは，この研究で明らかにしたいこと，つまり"リサーチクエスチョン"を明確にすることである．量的な研究の場合には，先行研究などから研究目的に沿った仮説を決定し，どのような母集団からデータを収集し，その場合どのような分析方法が適しているのかを考えておく．様々な理論をもとに仮説を作成した研究デザインが必要となることが多い．調査研究などでは，この研究デザインに従って質問項目や使用される尺度が検討され，どのような分析方法を用いるのかを決定していく．研究の体系化は，研究デザインに基づいて行われるため，研究のデザインによって標準化された研究方法が存在する．

2) データ収集方法の決定

研究で得られた結果を一般的なものにするためには，母集団を代表したものでなければならない．そこで，統計学の検定，推計の考え方をもとに，サンプリングをどの

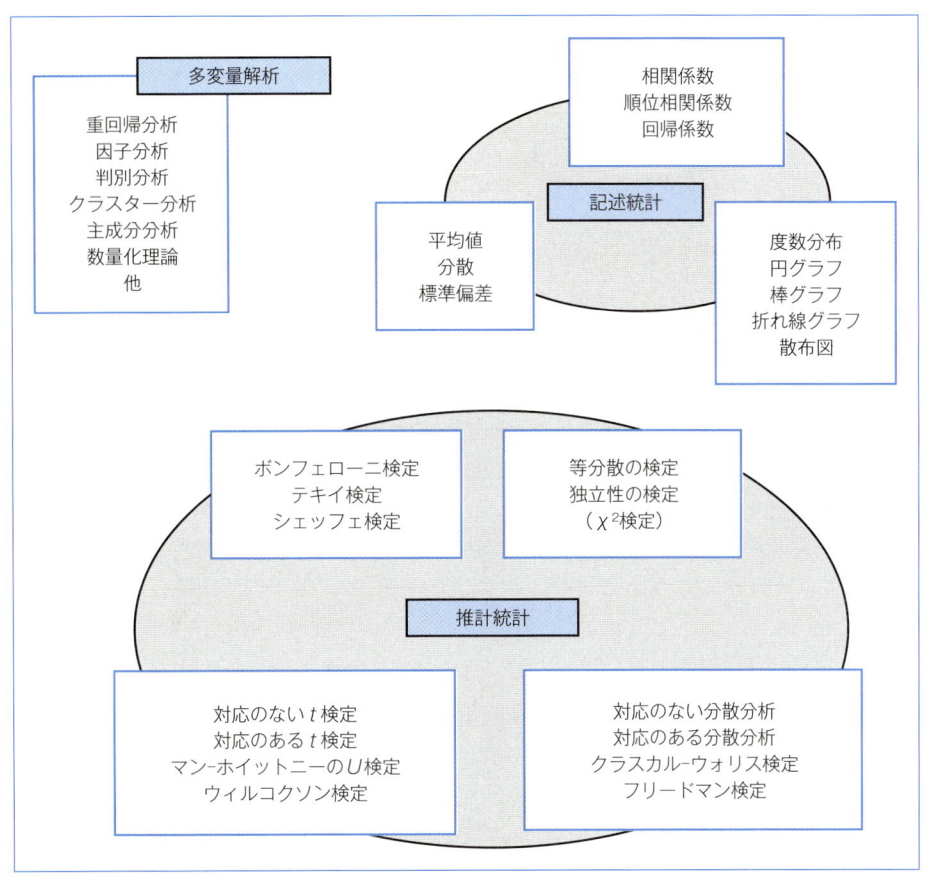

図2-1 ●統計解析法の種類

ように行い，ケースをいくつ集めるのか，標本の大きさをどうするのかについて，データ収集前に考えておく必要がある．つまり，母集団や分析方法を考慮してケース数(n)を決定しておくことが必要である．収集できる数ではなく，必要な数を対象として研究しなければならない．統計学的に分析する場合には，少なくとも30，できれば100ケース以上のデータであることが望ましい．しかし，数量的にただ多ければよいわけではなく，データがいかに研究目的に合った，意味のあるものを収集できているのかが重要なのである．サンプルサイズを算出する方法としてパワーアナリシス（power analysis）があり，統計量の分布やグループ間の測定値の差，標準偏差などを用いて期待される検出力を得るためのサンプルサイズを推定できる．

3）調査用紙の決定

　家族看護学研究では調査用紙を用いてデータを収集することが多い．そのため，調査用紙は，見やすく，書きやすく，そして分析しやすいものを作成することが大切である．図2-2に一例をあげているが，十分に文字や行間をとり，字はできれば12ポイント以上，高齢者であれば14ポイントと大きめのフォントサイズを用いたほうが見やすく，回答しやすい．質問する量は少なく，10分程度で回答できるものが理想的である．研究対象者が一般のひとであれば，専門用語を避け，わかりやすい言葉を

第Ⅲ章　家族看護学の研究

問	次の質問は，あなたの日常生活や社会一般に関するご意見を伺うものです．正解などはありません．ご自分の意見でお答えください．設問AからVの文がどの程度ご自分にあてはまると思いますか．あてはまる程度を示す数字を1つ選び，○で囲んでください．	そう思わない	あまりそう思わない	ややそう思う	そう思う
A	私の家族のきずなは強い	1	2	3	4
B	私の家庭は，心が和む場である	1	2	3	4
C	私が落ちこんでいるときは，ほっとさせてくれる家族がいる	1	2	3	4
D	私は自分の時間をもつことができる	1	2	3	4
E	私の自宅（部屋）には，十分なスペース（広さ）がある	1	2	3	4

図2-2 ● 調査用紙の例

用いることや，あいまいな表現や言葉を用いないなど，質問項目や質問内容を精選することも重要である．

4）分析方法の決定

分析方法（図2-3）は，研究デザインを決定するときには，すでに考えておかなければならない．また，独立変数（原因：説明する変数）と従属変数（結果：説明される変数）を考えておく必要がある．平均値の検定では，帰無仮説が正しいとする事象が，収集されたデータで起こりうるのかを確率として表している．

5）データ入力の方法

データ入力の前に，データのクリーニングを行わなければならない．研究者側の意図とは異なり，データには欠損値や重複回答，回答間違いなどがあるため，それらをどのように取り扱うのかを統一しておく．また，データの入力ミスにも注意する．

2. 用語の解説

以下に説明した用語は，データを分析，解釈するうえで必要であるため簡潔にまとめたものである．

1）情報（information）

情報とは，現象に関する特性，事情，状況についての知識のことである．通常，情報は価値判断などを伴わないものであることが望ましい．たとえば，"試験の平均点が低下"ということは情報であるが，それが良いか悪いかについての判断は，その科目の能力に関しての情報とはいえないのである．なお，情報収集は体系化された方法を用いて行われなくてはならない．

2）収集（collection）

収集とは集めることであるが，ある現象に関する情報の収集は，少なくともいくつかのプロセスを必要とする．身長や体重のように直接測定可能なデータでは測定に関する問題は生じないが，情報のなかには直接測定できないものが多く，測定の問題は

2 量的な家族看護学研究方法論

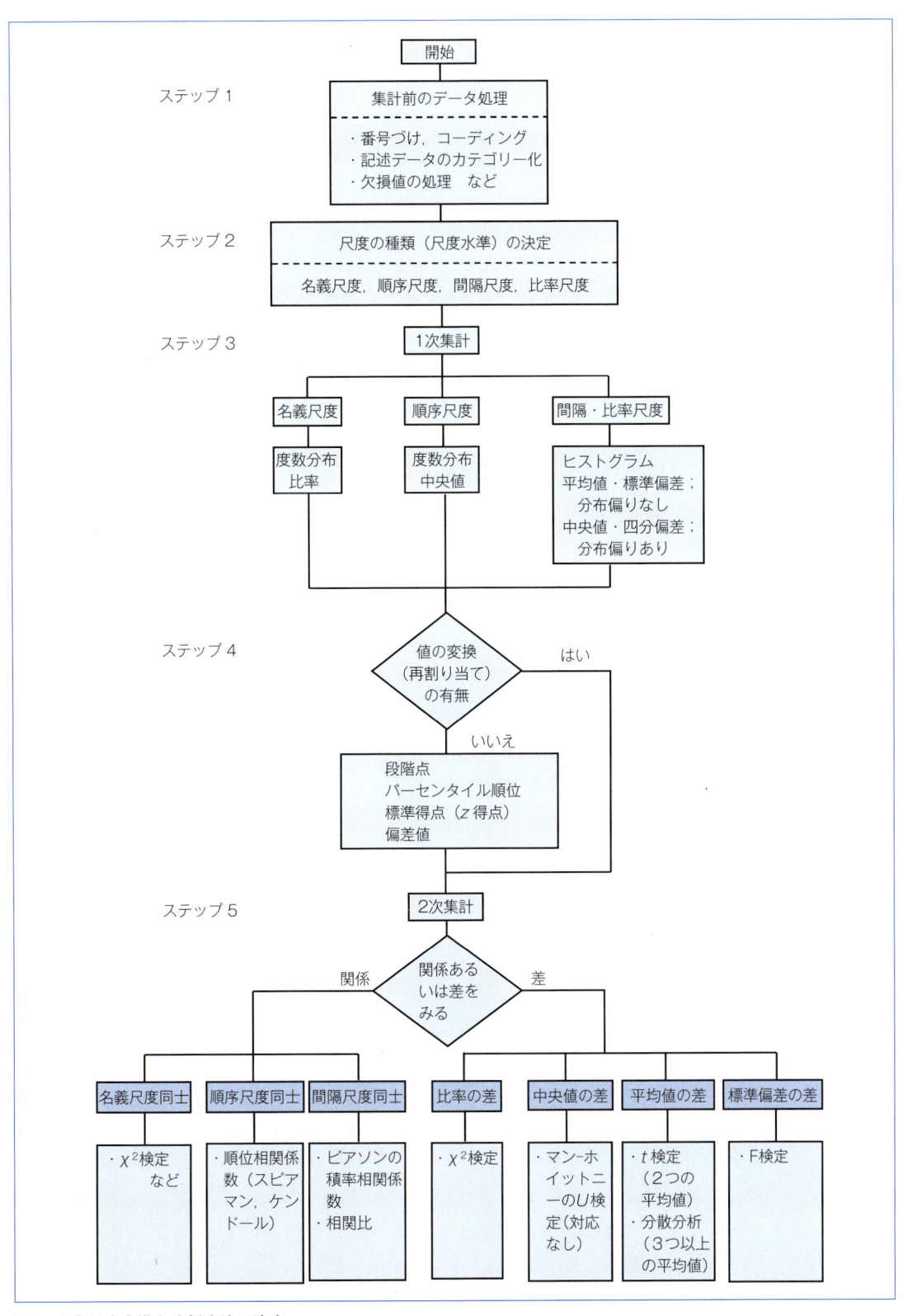

```
                         開始
                          │
ステップ1            集計前のデータ処理
                  ─────────────────
                  ・番号づけ，コーディング
                  ・記述データのカテゴリー化
                  ・欠損値の処理　など
                          │
ステップ2            尺度の種類（尺度水準）の決定
                  ─────────────────
                  名義尺度，順序尺度，間隔尺度，比率尺度
                          │
ステップ3                1次集計
              ┌───────────┼───────────┐
           名義尺度     順序尺度    間隔・比率尺度
              │           │            │
           度数分布    度数分布      ヒストグラム
            比率       中央値     平均値・標準偏差；
                                   分布偏りなし
                                  中央値・四分偏差；
                                   分布偏りあり
              └───────────┼────────────┘
                          │
ステップ4           値の変換           はい
                  （再割り当て）───────┐
                     の有無            │
                          │いいえ      │
                          │      段階点
                          │      パーセンタイル順位
                          │      標準得点（z得点）
                          │      偏差値
                          │←───────────┘
ステップ5                2次集計
                     関係あるいは差をみる
           関係 ┌──────────┴──────────┐ 差
      ┌────┬────┬────┐      ┌────┬────┬────┬────┐
   名義尺度 順序尺度 間隔尺度  比率の差 中央値 平均値 標準偏差
    同士   同士    同士            の差  の差   の差
      │    │     │       │      │    │     │
   ・χ²検定 ・順位相関 ・ピアソンの ・χ²検定 ・マン- ・t検定   ・F検定
    など    係数（スピ  積率相関係          ホイット (2つの
           アマン，ケン 数              ニーのU検 平均値)
           ドール）  ・相関比             定（対応 ・分散分析
                                         なし）  （3つ以上
                                                の平均値）
```

図2-3 ● 尺度水準と分析方法の決定

重要である．例として，漢字の得点は漢字のテストを行えば簡単に得られるものであるが，漢字の識別能力を推計するためには，テストの妥当性や信頼性を考慮しなければならない．

3) サンプリング（sampling，標本抽出法）

一般的に家族を対象とした研究におけるサンプリングとは，対象となる家族（ひと）を選ぶ作業を指す．様々なサンプリングの方法が存在するが，データ分析に推計統計学の応用が可能となる無作為抽出（ランダムサンプリング）法を用いることが最も望ましい．調査の直接の対象（母集団）が大きすぎて（たとえば日本国民など），悉皆調査（全数調査）が困難であるような状況からサンプリングという考え方が生まれたのであるから，最終的な調査の対象は母集団である．

サンプリングは，無作為抽出法と有意抽出法とに分けられる．無作為抽出法とは，一定の確率法則に従う手段で選ぶことであり，このためには，乱数表などを利用し，母集団からくじ引きの方法で1つずつ要素を取り出せばよい．最も基本的な抽出法は，母集団のどの要素にも等しい抽出確率を与える単純無作為抽出法である．実用上は，推定精度の向上や抽出操作の簡便化，調査の範囲の縮小などの理由から様々な抽出技法が考案されている．

4) 合目的性（purposiveness）

情報（データ）収集の目的が何であるのかによって，どのような質の情報をどの程度収集しなければならないのかが決定する．一般的に，量的な研究における情報の質は，測定の妥当性と信頼性およびサンプリングの精度によって決定される．サンプリングの質は研究の目的によって評価されるが，確率論を応用したサンプリング方法は，母集団のパラメーターを推計する際に推計学を応用することが容易なため，他のサンプリング法と比較して望ましいとされている．

5) 分析（analysis）

収集された情報は，一般的には情報が多すぎてそのままでは使用しにくい．そのため，情報を活用しやすくするために，分析が行われる．量的な研究における分析には，統計学的手法が用いられるのが一般的である．統計学的手法は，大きく記述統計手法（descriptive statistics）と推計統計手法（inferential statistics）の2つに分けられる．記述統計手法は，収集された情報の特性（平均値，標準偏差，分布の形状など）を記述するために用いられる手法であり，推計統計手法は，収集された情報の特性から母集団の特性を推計するための手法である．

6) 統計学（statistics）

日本の大学や研究機関では，一般的にはネイマン-ピアソン統計学（Neyman-Pearson statistics）を用いている．ネイマン-ピアソン統計学では，母集団のパラメーターを数学的分布（正規分布を用いることが多い）に基づいて推計し，帰無仮説（グループAの平均値はグループBの平均値と同じで差がない：$A-B=0$）をあらかじめ設定した基準に従って検定する手法を用いている．

7) 統計学的解釈（statistical interpretation）

解釈は，通常，分析された情報をある基準に従って判断することである．すなわち，

どのような基準を用いるのかによって解釈は異なってくるため，研究目的に合った基準を選択することが必要である．一般的には，統計学で用いられるような論理的な解釈，つまり5%未満で起こるような珍しい現象は，他の珍しくない現象とは根本的に異なると解釈する．

8) 測定 (measurement)

対象の属性に対して，一定のルールを用いて比較可能な数値を与えることを測定といい，その数値を測定値という．測定値は尺度水準で区別され，数量化の程度に応じて，低いものから質的データとしての名義尺度，順序尺度，量的データとしての間隔尺度および比率尺度がある．測定で対象とされる属性は，直接的に数量化することが困難であり，間接的な測定をしても名義尺度以上には測定が難しいものが多い．

(1) 名義尺度 (nominal scale)

この変数は，数値と特性の関係が単なる名義上の関係である尺度であり，たとえば，性別や婚姻状況などがあげられる．各カテゴリーは1つの選択肢を表すがその順序は意味をもたず，数値コードで割り当てる方法をどのように決定しても問題はない．名義尺度に関して用いることができる統計学的手法は，度数分布，クロス集計，χ^2検定などに限定されており，厳密な意味での測定とはいえないとする学者も多い．

(2) 順序尺度 (ordinal scale)

この変数は，数値と特性の関係が順序を意味する尺度であり，たとえば，回答者の反応を"1"は強く同意する，"2"は同意するといった方法である．順序尺度に関して用いることができる統計学的手法は，ノンパラメトリック統計手法とよばれ，χ^2検定などが含まれ，測定値に関する等間隔単位の前提がない．一般的に，統計学的パワーはパラメトリック統計手法と比較して弱いとされる．

(3) 間隔尺度 (interval scale)

特性に与えられた数値の間隔に数学的意味がある尺度であり，たとえば，気温や年齢など尺度上の2点間の距離はどの2点でも共通である．間隔尺度に関して用いることができる統計学的手法は，パラメトリック統計手法とよばれ，t検定やANOVA (analysis of variance：分散分析) などが含まれ，測定値に関する等間隔単位の前提がある．一般的に，統計学的パワーはノンパラメトリック統計手法と比較して強いとされている．

(4) 比率尺度 (ratio scale)

数値と特性の関係において，特性とそれに与えられた数値の間に真の量的関係が存在する尺度であり，ゼロを表す点がある．比率尺度ではすべての統計手法が使用可能であるうえに，分析結果の解釈も他の尺度と比較して単純である．

上記(1)～(4)の尺度水準は，得られたデータがどのような方法で分析できるかを規定する．名義尺度のデータは，頻度分析のようなノンパラメトリックな統計手法の対象となるが，尺度の特性（たとえば女性が1で男性が2とコーディングされていても，量的に男性が女性の2倍になっていることを示すわけではない）から量的な統計分析の対象とはならない．順序尺度では，順序間の間隔に等間隔単位が存在しないためパラメトリックな統計手法の使用は許されない．間隔尺度および比率尺度は，パラメト

リックな統計手法を使用できるため，統計分析の方法論的選択肢はかなり広くなる．

9) 測定誤差（measurement error）

測定に伴う誤差は，測定の対象や方法に起因する系統的な誤差と，ランダムに変動する誤差に分けられる．後者は，多数の測定値を得て統計的に処理できるが，前者については，対象に即した考察から測定方法を改善するしかない．

10) 信頼性（reliability）と妥当性（validity）

研究を実施する場合には，研究の妥当性と信頼性を確保する必要がある．信頼性は測定用具の質と適切さを評価するために用いられる基準の1つであり，再テスト法や折半法，信頼係数としてのクロンバックのα係数（Cronbach's α）などが用いられている．妥当性は，測定用具が測定しようとしている属性を実際にどのくらい測定しているのかを指す．内容妥当性などを主観的に判断する場合もあるが，尺度などの測定用具では構成概念を因子分析の手法を用いて検証する場合もある．

C 基本的な統計処理

データの特徴を読み取るために，記述統計を中心とした統計手法を用い，値だけではなく図などからもその特徴を把握する．

1. 記述統計

記述統計は，データの特徴を記述する方法であり，データを入手した際に最初に計算されるもので，一般的に平均値（mean）と標準偏差（standard deviation）があげられる．その他には，分散（variance），メディアン（median），モード（mode），尖度（kurtosis），歪度（skewness），ヒストグラム（histgram）などがある．

1) 分布の位置を示す統計指標（statistics of location）

データの分布がどのような位置関係にあるのかを知るために重要な統計指標として頻繁に用いられるものは，下記の平均，メディアン（中央値），モード（最頻値）の3種類である．たとえば，分布が完全に正規分布をすると，これらはすべて同じ値をとる．しかし，実際の調査研究では完全に正規分布するデータが得られることは非常に少ない．したがって，平均値，メディアン，モードを算出することによって，得られたデータがどの程度正規分布から逸脱しているのかを評価することも可能である．正規性の検定では，一般にコルモゴロフ・スミルノフ（Kolmogorov-Smirnov）の正規性の検定（探索的）や，ケース数が少ない場合にはシャピロ・ウィルクの検定（Shapiro-Wilk test）を使用する．データが正規分布をしていない場合の分析には，ノンパラメトリック検定などを用いる．

(1) 平均値（mean）

平均値とは，集団のなかである特定の値からの偏差の総和が0になるような特定の値のことを指す．一般的には，観測値の総和を観測数で割ることにより算出される．

(2) メディアン (median)

メディアンは50%の観測値がこの中央の上下に分布するような分布の中間にある値のことである．

(3) モード (mode)

モードは観測値のなかで最も頻度が高い観測値のことである．分布図でみるとピークの部分が最頻値である．

2) ばらつきを示す統計指標 (statistics of variation)

変数にどの程度のばらつきが観察されるかを示す統計指標として最も使われる頻度が高いのは，標準偏差と分散である．調査における多くの変数が正規分布に近似することから，分散や標準偏差は比較的算出方法が簡単なので，分布の散布度を評価する有効な指標である．

(1) 偏差 (deviation)

平均からのある特定の個人の測定値までの距離である．偏差の総和は0なので，平均偏差を計算することには意味がない．そのため，平均値の偏差を表す指標として標準偏差を用いるのである．

(2) 標準偏差 (standard deviation)

平均してその集団にどの程度のばらつきが存在するかを示す指標（多数の異なる性質をもった個人の集団である集団のばらつきの指標）である．

(3) 分散 (variance)

標準偏差を2乗したものであり，その集団にどの程度のばらつきが存在するかを示す指標である．

2. 分布形状を示す統計指標

変数の分布形状の詳細を知ることは分析を進めていくうえで重要である．たとえば，正規分布を分析の仮定としているような場合（たとえば t 検定や分散分析など）は，変数の分布が平均値を軸として対象性が低くなったり，歪度が高くなると信憑性が低下することが報告されている．分布の対象性の程度を示す指標の代表的なものが歪度であり，頻度が狭い範囲に集中しているのか広い範囲に離散しているのかを示す指標には尖度が用いられる．

3. サンプリングと標本誤差

1) 標本誤差 (sampling error)

サンプルの平均値や分散から母集団のパラメーターを推計する際に用いられる概念で，サンプルがランダムに抽出されていることに基づいて算出される統計指標に関する誤差の大きさを示し，サンプルの平均値の分布構造を示す指標である．全数調査でない限りこの標本誤差は必ず生じる．

(1) 非標本誤差

非標本誤差は，調査過程での誤差であり，全数調査でも標本調査でも生じる．たとえば，単純ミス（回答者のミス，データ入力ミス，計算ミスなど），無回答の誤差（回

収率が低いことによる誤差，偏り），回答者が意識的に偏った回答をすることによる．
(2) 測定誤差
　測定誤差は，個々の測定値にどの程度の測定上の誤差があるかを示す指標で，調査に用いられた道具（通常は複数の項目からなる調査票）の特性に基づいて起こる誤差である．
(3) 正規分布
　正規分布は，確率分布の一種で，調査や実験などで研究の対象となる変数がこの分布形態をとると仮説されることが多い（図2-4）．平均値がm，標準偏差値がσの正規分布は，N（m，$σ^2$）で表す．統計解析では，母集団の正規性や等分散性が仮定される場合はパラメトリック検定，母集団の分布に仮定を設けない場合はノンパラメトリック検定を選択する．
(4) 信頼区間
　信頼区間は，母集団の平均値がどの範囲内に存在するかを示すための区間で，通常95％および99％の信頼区間が用いられる．正規分布自体の性質上，母集団の平均値はサンプルの平均値から"±1.96×標準偏差"の範囲に95.44％含まれ，"±2.58×標準偏差"の範囲に99.74％が含まれる．
(5) 有意水準
　統計的検定法において，帰無仮説を立て，どの程度に小さければ帰無仮説を棄却したらよいかという基準が有意水準である．これをαで表し，一般的には5％もしくは1％が用いられる．

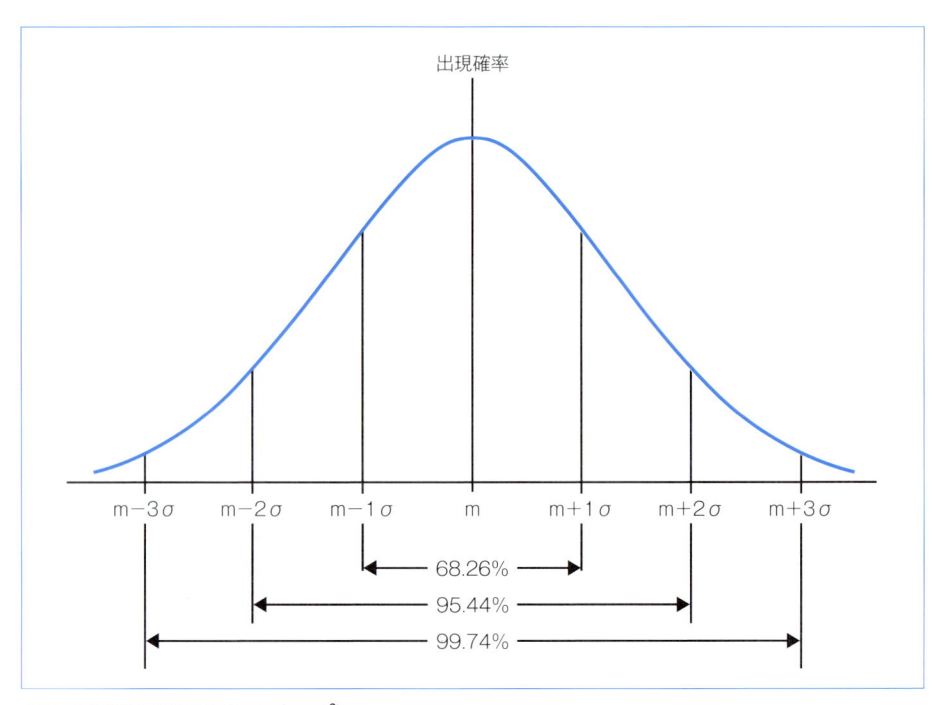

図2-4 ●標準正規分布図 N（0，1^2）
　　　　（mは平均値，σは標準偏差値）

D 相関

　相関（correlation）は，2つあるいは3つ以上の変数間の関係の強さを表現するために用いられる指標である．相関係数には様々な種類があるが，看護学分野で使用されている相関係数は，ピアソン（Pearson, K）の積率相関係数（間隔尺度，比例尺度の場合）とスピアマン（Spearman, CE）の順位相関係数（順序尺度の場合）である．これらの相関係数は，変数間の線形関係（linear relationship）を定められた数値の範囲（－1.0～1.0）で表現するものであって，変数間の関係が非線形であった場合にはその関係を正確に表現することはできない．また，データを相関係数のような指標に単純化する場合には，常にある程度の情報が失われていることも忘れてはならない．

①相関係数は，2つの変数，たとえば身長と体重をペアとして考えた場合に，その関係の強さを表す係数であり，積率相関係数は変数の尺度が間隔尺度以上の場合に用いられる．

②相関係数（r）は，－1から1までの間で関係の強さを表現した係数である（$-1.0 \leq r \leq 1.0$）．

③関係の強さは，相関係数が0の場合は関係がないことを示す．

④相関係数が1の場合は，変数間に非常に高い正の関係が存在することを示す．

⑤相関係数が－1の場合は，変数間に非常に高い負の関係が存在することを示す．

⑥一般的に相関係数が0.2～0.39程度で注意を払うべき相関関係，0.40以上で重要な相関関係，0.70以上で高い相関であると解釈する[1]．しかし，相関係数の解釈は変数の性質やサンプル数に依存するため，ここで示す基準はあくまでも一般的な解釈の目安である．

E グループの違いを調べる"差の検定"

1. 平均値の差の検定

1) t 検定

　t 検定は，2グループ間の平均値の比較などに用いられる統計学的検定法で，現在ではネイマン-ピアソン統計学の検定論理を用いた代表的な分析方法である．

　まず，統計学的検定を行う最初のステップとして帰無仮説を設定する．この仮説は検定の対象となるサンプル（A）がある特定の母集団（B）からサンプルされたものであることを仮説として設定し（A＝B），その仮説が正しいものとして統計学的推論を展開する．あらかじめ設定した有意水準（一般的に5％もしくは1％）を基準としてサンプルの平均値がその有意水準の範囲外の現象であれば，すなわち100回の試行に対して5回未満もしくは1回未満しかみられないまれな値であれば，そのサンプ

ルは仮説された母集団からサンプルされたものではないと結論する．この論理展開は有意水準を5%と設定すると100回の試行に対して5回未満の間違った結論に到達することを意味する．

t 検定は2グループ間の平均値の差の検定に用いることはできるが，平均値を比較するグループ数が3以上の場合は多重比較により有意水準の歪曲が起こるため，t 検定ではなくANOVAを用いなければならない．

よく行われる t 検定には，以下の3種類ある．

(1) 1つのサンプルにおける平均値の検定（one sample test）

サンプルの平均値がある特定の値であるかどうかを検定する．

(2) 2つの独立したグループの検定（two independent sample test）

2つのサンプルの分散が同一ではないと仮定し，2つのサンプルの平均値が同じ母集団からサンプルされたグループの平均値であるかどうかを検定する．

(3) 同じグループにおける2つの異なる時点での測定の検定（paired sample test）

2つのサンプルの分散は同一であると仮定し，(2)と同じ論理展開を用いる．

2) 異なる2グループ間の平均値の比較

データが2つのグループに分割可能（たとえば，男性／女性など）であった場合，その2つのグループが同一の母集団からランダムにサンプルされたと仮定すると（帰無仮説が正しいとすると），2つの平均値の差の分布の差の信頼区間を計算することができる．統計学的有意性は，平均値の差を平均値の差の標準誤差で割った t 値で評価することができる．z 値が1.96未満（5%の有意水準）の場合には，統計学的な差は存在しないと結論することが一般的である．また，この z 値が1.96以上で2.58未満の場合には5%の有意水準で統計学的有意差が存在し，2.58以上の場合には1%の有意水準で統計学的有意差が存在すると結論する．t 検定を用いた2つの異なるグループの平均値の差の検定は z 検定と同様の論理展開を行うが，z 値を用いる代わりに t 値と自由度を用いる．

スチューデント（Student）の t 検定は，2つのグループの平均値（連続変数，尺度変数の場合）の差が統計学的に有意であるかどうかについて検定する場合に用いることができるが，比較するグループの数が3つ以上の場合にはANOVAを用いなければならない．

2. マン-ホイットニーのU検定

マン-ホイットニーの U 検定（Mann-Whitney U test）は，t 検定の代わりにノンパラメトリックデータに適用される検定である．これは独立した2グループ間で平均値の差を検定しており，独立した2グループの t 検定に相当する．t 検定は平均値を用いるが，マン-ホイットニーの U 検定では順位和を用い，U（帰無仮説のもとではその分布がわかっている）とよばれる統計量を求める．標本サイズが小さい場合にはこの分布は数表を用いるが，約20以上の場合には正規分布と同様の検定でよい近似ができる．

3. ウィルコクソンの符号順位検定

ウィルコクソンの符号順位検定（Wilcoxon signedl-rank test）は，ノンパラメトリックデータに対して使われ，対応のある2グループ間のt検定に相当する．それは対応関係にある対象ペアの得点に対して適応され，個々人の事前テストと事後テストの間の差が有意であるか，あるいはペアとなっている対象者の得点の差が有意であるかなどの判定に用いられる．実質的にマン-ホイットニーと同様であり，マン-ホイットニー-ウィルコクソン検定ともよばれる．

4. χ^2検定（カイ二乗検定）

看護学分野で行う研究の焦点はひとの数であることが多くある．たとえば，がんと性別の関係は，がんに罹患しているひとの頻度が性別によって影響を受けているかどうかを分析することで評価できる．このように"何人のひとが……した"などのひとの数に関する分析は頻度分析（度数分析ともいう）とよばれ，t検定とは異なるものである．頻度分析のなかでも最も頻繁に用いられる分析法はχ^2検定（カイ二乗検定）である．

通常行われる最初のステップは，2つのカテゴリー変数間の関係をそれぞれのセルに対応する頻度の表（2×2クロス集計表）にする．この表が完成したら，先行研究（特定の理論）や論理的推論に基づいて各セルの理論的頻度を計算する．

分析ステップを以下の①〜④に示した．

①帰無仮説から，2つの質問項目に対する反応は同一の母集団からサンプルされたランダム変数であり，その頻度は同一であると仮定する．
②前項の仮説を用いて，各セルの理論的頻度を計算する．
③前項で計算されたχ^2をχ^2表で評価する．
④統計学的有意性のレベル（αレベル）を選択する．パラメトリック分析では5％もしくは1％の有意水準が選択されることが多いが，ノンパラメトリック分析でもその傾向は強い．たとえば，サンプル数が少なく（n＝30程度），変数の分布がかなり正規分布から逸脱している場合に高いαレベルを選択すると統計学的パワーが極端に低下し，適正な検定ができないと警告する統計学者も多くいる．スティーブンス（Stevens, J）[1]は，αレベルを10％レベルまで低下させたほうが統計学的検定を有効に利用できる場合が多くあると指摘している．帰無仮説が正しければ，正しい帰無仮説が95％の確率で正しく選択されること（正確に表現すると棄却されないこと）を意味する．しかし，逆に考えると帰無仮説が正しいとき，その正しい帰無仮説を誤って棄却してしまう確率が5％もあるということである．

χ^2検定は，以上の①〜④までのステップで遂行されるが，実証研究の一部である統計学的検定では，複数の変数およびデータを用いて検定される仮説の一般化可能性の程度を評価するのが普通である．

5. 分散分析

　サンプル数が少ない場合（$n ≦ 50$）の t 検定や z 検定（正規分布を仮定した検定）は，比較するグループ（独立変数）の数が2グループ以下の場合に，グループごとの平均値に統計学的有意差が存在するかどうかを検定するために用いることができる．しかし，3グループ以上のグループ平均値の比較には，分散分析（ANOVA）を用いる必要がある．ANOVAは，すべてのグループを比較するのではなく，要因で分類されたグループを比較する．対応のない t 検定を3グループ以上で行う要因分散分析（クラスカル-ウォリス検定やフリードマンテスト），対応のある t 検定を3グループ以上で行う反復測定分散分析があり，データの特徴により分析方法を考慮する．3グループ以上を比較するときに2グループ間の検定を繰り返し行うことは，有意水準が上昇して甘く評価する結果になるため，必ずANOVAを分析方法として用いる．

6. クラスカル-ウォリス検定

　クラスカル-ウォリス検定（Kruskal-Wallis test）は，一元配置の分散分析（one-way ANOVA）に相当する検定法であり，ノンパラメトリックデータに適用できる．他のノンパラメトリック検定と同様に，この検定では従属変数の得点に対して順位づけが行われ，それが検定の基盤となる．すなわち，すべての対象者は，いったん1つのグループにまとめられて，そのなかで従属変数の得点に対し順位づけが行われる．その後で本来のグループ分けに戻され，分析が進められるのである．

F 要因を探る解析法

1. 多変量解析

　多変量解析（multivariate analysis）は，変数からなるデータを解析し，有効な情報を見つける統計学的分析手法である．たとえば，身長と体重の関係から，身長が高いひとが体重も重いという関係は単変量回帰であるが，これに胸囲や足長などのデータも含めてその関係を考える場合には多変量解析となる．多変量解析では変数同士の関係（相関）に注目するが，その目的に応じて"主成分分析""判別分析""重回帰分析""クラスター分析"などがある．

2. 回帰分析

　1つの独立変数によって1つの従属変数を予測する方法を単回帰分析（simple regression analysis）といい，2つ以上の独立変数で1つの従属変数を予測する方法を重回帰分析（multiple regression analysis）という．回帰は戻すことを意味し，予測関係を逆方向からみたときの言い方である．

3. 因子分析

　因子分析（factor analysis）は，①データの集約，②構成概念の構築（尺度構築），③理論の実証（確証的因子分析）を目的として心理学者スピアマンらによって開発された統計学的分析手法である．多変量解析法の1つであり，各個体（ケース）が示す複数の特性値（変量）を各個体が共通にもっているより少数の未知の因子によって説明しようとする一種の相関解析法である．因子を用いて複雑な現象を説明することができ，現在では看護学をはじめとして様々な分野で頻繁に用いられている．

　共通因子のモデルを決定し，変量間の相関係数をデータにしてこれを解いて，①共通因子を発見し，②各因子の各変量に対する寄与の大きさ（因子負荷量，factor loading）を決定し，③各個体がもつ各因子の大きさ（因子得点，factor score）を推定する，という内容を含んでいる．

1）データの集約（data reduction）

　膨大にあるデータを集約することである．因子分析は，1次的なデータ集約の結果をさらに集約する2次的集約の技法である．たとえば，2つの変数の関係を集約する手法の1つに相関変数があげられるが，変数の数が多くなると計算しなければならない相関係数の数も多くなり，変数間の関係を概観することが困難になる．このような場合に，算出された相関係数のマトリックス（相関マトリックス，correlation matrix）を2次的に集約することで，変数間の関係を概観することができる．この場合，最も頻繁に用いられている集約法が因子分析法である．因子分析の集約の原理は，類似した変数を因子とよばれるスーパー変数に合成することで，数多くある変数を少ない数の因子に集約することができる．

2）構成概念（construct）の構築

　"知能"や"感情"のように直接観察することが困難な概念を，一般的には複数の直接観察可能な質問項目を組み合わせることにより推計することができるとされている．このような実証的推計の技法の1つが因子分析法である．

　たとえば，大学入試センター試験における数学，物理，英語，世界史などすべての科目のテスト結果を分析すると，総合得点が高い者もいれば低い者もいる．因子分析を用いてすべての科目の各点数を分析すると，これらの点数は2つの因子で構成されていることが判明する．1つ目の因子は数学，物理などに共通した因子で，一般的には理科系の学力とよばれるものである．2つ目の因子は，英語，世界史などに共通した因子で，一般的には文科系の学力とよばれるものである．このような解釈が妥当なものであるかどうかは研究者が採用する因果関係の論理によるが，統計学的にはこのような分析は妥当なものであるとする考え方が受け入れられている．

3）理論の実証（empirical evidence for theory）

　理論の実証は，厳密には実験を用いなければできないものであるが，ひとを対象とする社会学や看護学などでは，現実に実験を行うことが難しい．そこで，相関研究法を用いて原因論の推計を行わなければならないことが多い．この分析法は，確証的因子分析（confirmatory factor analysis）とよばれる．

4. 共分散構造分析

　共分散構造分析（covariance structure analysis）は，構造方程式モデリング（structural equation modeling：SEM）ともよばれ，構成概念などの性質を調べるために多くの観測変数を同時に分析し，因果関係を検討するための手法である．

　共分散構造分析は，構成概念間の因果関係という構造を想定し，その因果モデルがデータと適合しているどうかを実証的に調べる際に利用される．直接観測できない潜在変数を導入し，潜在変数と観測変数との因果関係を同定することにより，様々な現象を比較的単純な形で理解することを可能にし，因子分析と多重回帰分析（パス解析）の拡張ともいうことができる．重回帰分析では原因と結果を想定できるが，内生変数を扱えない．それに対して，因子分析は内生変数を扱えるが原因と結果を想定できない．しかし，共分散構造分析は，内生変数を扱え，かつ原因と結果を想定できるなど，重回帰分析や因子分析を包括するモデルのため，使いやすいともいえる．

　共分散構造分析では，研究者が仮定するモデルとデータが適合しているかどうかを検証するため，検証的因子分析ともよばれる．データとモデルが適合しているかどうかは，いくつかの適合度指標によって確認する．主な指標として GFI（goodness of fit index），AGFI（adjusted goodness of fit index），RMSEA（root mean square error of approximation），AIC（Akaike's Information Criterion）がある．GFI と AGFI は 1 に近づくほどモデルのあてはまりがよく，GFI ≧ AGFI という関係がある．RMSEA は 0.05 より小さい場合にモデルへのあてはまりがよく，0.1 以上のときにはそのモデルの採択はしないほうがよいとされている．また，χ^2 値は 5% 水準の有意差でモデルが観測データに適合している（$p > 0.05$）とみなし，棄却比（critical ratio：CR）が 1.96 以上であることや分散がマイナスの値をとらないことも，モデルが採択される指標である．共分散構造分析を行う統計ソフトウェアとして，AMOS®や EQS®，LISREL® がある．

　量的な研究手法を用いる場合，Microsoft Excel® や IBM® SPSS® Statistics（旧 PASW® Statistics）など様々な統計ソフトウェアを用いる．これらは便利なものではあるが，正しく用いることが大切であり，また，知らず知らずのうちにそのツールに使われてしまうという危険性がある．たとえば，多変量解析の手法を用いたからといって，すべての疑問が解決でき，真実がみえてくるわけではない．統計学的手法は，"推論"を発見あるいは説明するためのツールである．そのために，自分の取り組もうとしている研究課題を的確に理解し，その解決のために統計学的手法をどのようにツールとして使うのかを十分考えることが必要である．

引用文献

A　家族システムユニット研究で使用される尺度とその使用方法
1） Olson, DH, McCubbin, H, et al：Family Inventories：Inventories used in a national survey of families across the family life cycle, St. Paul, MN, Family social science, University of Minnesota, 1985.
2） 立木茂雄：家族システムの理論的・実証的検証―オルソンの円環モデル妥当性の検討，川島書店，1999．

3) 草田寿子・岡堂哲雄：家族関係査定法, 岡堂哲雄編, 心理検査学, 垣内出版, 1993.
4) 法橋尚宏・前田美穂・他：FFFS (Feetham 家族機能調査) 日本語版Ⅰの開発とその有効性の検討, 家族看護学研究, 6(1)：2-10, 2000.
5) 法橋尚宏編, 法橋尚宏・本田順子・他著：家族機能のアセスメント法—FFFS 日本語版Ⅰの手引き, EDITEX, 2008.
6) 関戸好子：日本語版家族力学尺度Ⅱ (FDMⅡ) の開発, 山形保健医療研究, 8：33-40, 2005.
7) 塩川宏郷：幼児の養育者用ライフイベント質問票の作成, 自治医科大学紀要, 30：165-172, 2007.
8) 藤田小矢香・西村正子：家族形態別にみた母親の育児ストレスに関する研究—家族 APGAR と育児ストレス尺度による検討, 日本医学看護学教育学会誌, 17：11-14, 2008.
9) Norton, R：Measuring marital quality：A critical look at the dependent variable, Journal of Marriage and the family, 45(1)：141-151, 1983.
10) 諸井克英：家庭内労働の分担における衡平性の知覚, 家族心理学研究, 10(1)：15-30, 1996.
11) 田畑 治・星野和実・他：青年期における孫・祖父母の関係評価尺度の作成, 心理学研究, 67(5)：375-381, 1996.

D 相関

1) 石井京子・多尾清子：ナースのための質問紙調査とデータ分析, 第2版, 医学書院, 2006.

E グループの違いを調べる"差の検定"

1) Stevens, J：Applied multivariate statistics for the social science, 3rd ed, LEA, 1996.

参考文献

1) Polit, DF, Hungler, BP 著, 近藤潤子監訳：看護研究—原理と方法, 医学書院, 1994.
2) 堀 洋道監, 吉田富二雄編：心理測定尺度集Ⅱ 人間と社会のつながりをとらえる〈対人関係・価値観〉, サイエンス社, 2001.
3) 石村貞夫：SPSS による統計処理の手順, 第5版, 東京図書, 2007.
4) 石村貞夫：SPSS による分散分析と多重比較の手順, 第3版, 東京図書, 2006.
5) Sawin, KJ, Harrigan, MP, et al eds：Measures of family functioning for research and practice, Springer Publishing, 1995.
6) 加藤千恵子・盧 志和・他：SPSS でやさしく学ぶアンケート処理, 第2版, 東京図書, 2007.
7) 川口孝泰：量的研究の進め方—質的研究との比較を通して, 看護教育, 48(3)：198-202, 2007.
8) 小塩真司：SPSS と Amos による心理・調査データ解析—因子分析・共分散構造分析まで, 東京図書, 2004.
9) 西田真寿美：量的研究—調査の制度を高める, 看護研究, 39(7)：555-572, 2006.
10) 大櫛陽一・春木康男・他：SPSS による看護・福祉・医学統計学入門, 福村出版, 1999.
11) SPSS Japan：SPSS トレーニング・コース SPSS による基礎統計, SPSS Japan, 1994.
12) 涌井良幸・涌井貞美：図解でわかる多変量解析—データの山から本質を見抜く科学的分析ツール, 日本実業出版社, 2001.

3 質的な家族看護学研究方法論

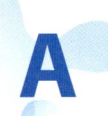

A 内容分析

1. 内容分析の歴史と定義

　内容分析は，20世紀初頭に主に米国において，新聞の量的分析として発展した研究方法論である[1]．現在では，マスコミをはじめ，心理，社会，政治など多種多様な領域で用いられており，看護学領域においても実践や教育などに関する資料の分析に用いられてきた[2]．

　内容分析は，時代の変遷とともに，その方法論を構成する定義，対象，方法などが変化している[3]．その代表的な定義を表3-1に示す．ベレルソン（Berelson, B）は研究対象を"表明されたコミュニケーション"に限定しており，コミュニケーションを発したひとの意図や行動を推測するといった複雑な要素をもたない[4]．一方で，ホルスティ（Holsti, OR）とクリッペンドルフ（Krippendorff, K）は"メッセージ"を研究対象としており，"推論"という要素を内容分析の定義のなかに位置づけている[5]．さらに，リッフ（Riffe, D）はこれらの定義を踏まえ，より具体的，総合的，実践的に表現している[2]．

　また，内容分析は質的な分析か，量的な分析かといった"質対量"論争が繰り広げられてきた経緯がある．内容分析が行われるようになった初期の段階では，"量化"すなわち量的な分析が主張されており，たとえば，先にあげたベレルソンも内容分析における量化を前提としている[6]．一方，藤田は内容分析の量化に対して批判的に論

表3-1 ●内容分析の定義

著者（年代）	定義
ベレルソン（1957）	表明されたコミュニケーション内容の客観的・体系的・数量的記述のための調査技術
ホルスティ（1969）	客観的かつ体系的に，メッセージの特徴を明らかにし，推論を行うための技法
クリッペンドルフ（1980）	データをもとにそこから（それが組み込まれた）文脈に関して再現可能かつ妥当な推論を行うための1つの調査技術
リッフ（1998）	コミュニケーションシンボルの体系的で再現可能な調査であり，シンボルは妥当な測定規則に基づいて数量化され，統計的方法を利用して分析される．コミュニケーションを記述し，意味についての推論を行うための，あるいはコミュニケーションから生産と消費の両者のコンテクストを推論するためのもの

じている[7]．どの研究者の立場を採用するかは，研究の目的と照らし合わせて，十分に検討しなければならない．

2. ベレルソンの内容分析の方法

このように，内容分析は，データの種類や分析の視点が研究者のとる立場によって異なる研究方法である．ここでは，看護学領域で頻用されるベレルソンの内容分析の方法[8)9)]を概説する．なお，分析対象とする記述はコンピュータに入力し，エクセルファイルなどを使用して分析作業を進めていくと効率がよい．

1）分析対象の選定，分析の単位の決定

研究目的に応じた分析対象を選び，分析対象とする記述に対して，何を分析の単位とするかを決定する．ベレルソンの定義により，内容分析は内容要素の数量化を必要とするため，内容を区分するための基準を決める必要がある．基準となる最も小さな単位として記録単位，最も大きな単位として文脈単位を決定する．

具体的には，記録単位とは，記述内容の出現を算出するための最小形の内容であり，研究のテーマに応じて，主語と述語からなる"単文"や"単語"を記録単位とする．文脈単位とは，記録単位を性格づける際に吟味されるであろう最大形をとった内容である．記録単位のみをみていたのでは，それが好意的に扱われているのかそうではないのかの判断がつかないが，文脈単位をみることでその判断が可能となる．研究の主題を明らかにする目的で"段落"や"文章（記述全体）"を文脈単位として決定する．

2）カテゴリーの決定と分類

内容をどのような単位で扱うかを決定した次は，カテゴリーを定め，個々の記録単位を，意味内容の類似性に従って分類していく．内容分析の成否はカテゴリー次第で決まるため，調査者は分析単位を完全にもれなく分類でき，かつ相互に重複のないようなカテゴリーを作成する[10]．

3）記録単位数の算出

カテゴリーに分類された記録単位数を算出する．なお，質的研究では内容の数量を問題にしない場合が多い[4]が，結果に高度の客観性や精密さ，正確さが要求される場合，カテゴリーがかなり高い頻度で出現する場合には，数量化が加えられるとされている．

4）一致率（信頼性係数）の算出

内容分析の分析者が異なったり，同一の分析者が時間をあけて分析した場合においても，同一の結果が得られなければならない．カテゴリー分類に関する判断の一致の程度を確認することで，分析データが信頼できるものかどうかを確認する．これには，異なる分析者間の相関や一致の割合を算出する方法，スコット（Scott, WA）のπ係数やクリッペンドルフのα係数などを算出して一致率を確認する方法がある．スコットとクリッペンドルフの一致率の算出方法[11]を表3-2に示す．

5）ベレルソンの内容分析の実際

内容分析の実例として，家族機能尺度であるFeetham家族機能調査日本語版Ⅰ（Feetham Family Functioning Survey Japanese Version Ⅰ：FFFS-J)[12]の自由回

答型質問の「現在，あなたの生活において最も困っていることは何ですか」を分析する過程を説明する．

養育期家族の抱える生活上の困難を明らかにする目的で，養育期家族の母親100名に質問紙を配布し，68名の回答を分析対象とした．自由記載欄に書かれた記述全体を文脈単位，"生活上の困難"が記述されている主語と述語からなる単文を記録単位とした．対象者68名の記述は112記録単位，68文脈単位に分割できた．

112記録単位を意味内容の類似性に従い分類したところ，養育期の家族が抱える困難を表す17カテゴリーに分類できた．17カテゴリーについて，記録単位数の多い順に表3-3に記載する．

分析の信頼性を確認するために，研究者2名によるカテゴリー分類の一致率をスコットの式に基づき算出した．スコットのπ係数は73.0%であり，πが70%以上あるため信頼性があると判断した．

3. 内容分析の家族看護学研究への応用

研究で得られるテキストデータは情報量が膨大であり，そのままでは意味をなさな

表3-2 ●一致率（信頼性係数）の算出方法

一致率（信頼性係数）	算出方法
スコットのπ係数（%）	$\pi = \dfrac{観察された一致率 - 期待された一致率}{1 - 期待された一致率}$
クリッペンドルフのα係数（%）	$\alpha = 1 - \dfrac{観察された不一致率}{期待された不一致率}$

表3-3 ●養育期家族の母親が抱える生活上の困難

順位	内容	記録単位数（%）
1.	時間が不足している	18　(16.1)
2.	親族との関係維持が困難である	14　(12.5)
3.	特になし	10　(8.9)
4.	配偶者に関する悩みがある	10　(8.9)
5.	精神的な余裕がない	10　(8.9)
6.	仕事を休みにくい	8　(7.1)
7.	地域との交流が少ない	6　(5.4)
8.	実家が遠い	6　(5.4)
9.	経済的問題がある	6　(5.4)
10.	保育園の送り迎えが大変である	4　(3.6)
11.	子どもの健康問題がある	4　(3.6)
12.	子どもを預ける所が少ない	4　(3.6)
13.	仕事に関する悩みがある	4　(3.6)
14.	家族内役割が多重化している	3　(2.7)
15.	子どもの教育問題がある	2　(1.8)
16.	住居に関する問題がある	2　(1.8)
17.	公的補助が少ない	1　(0.9)

$n=68$，全記録単位数$=112$

い．しかし，この内容分析を行うことで，情報を整理して要約し，解釈することが可能となる[13]．内容分析は量的研究と質的研究に活用可能[14]であり，たとえば，自由記載欄が設けてある質問紙調査の記述データの分析，面接調査で得たインタビューデータを分析する方法の1つとして活用できる．

　家族は，その家族独自のビリーフ（思い込み，信じ込み）や価値観をもっており，家族の生活は家族以外の者には明かしにくいような事情や経緯を含み，きわめて私的な空間にかかわるものである．さらに，多くの日本人は，他者に踏み込まれたくない領域，だれにも侵されたくない領域が家族であるというのが本音にある．したがって，質的なアプローチによって，家族以外の者が外部から客観的かつ的確に家族機能を評価することは一定の困難を伴うことが指摘されている[15]．しかし，無記名で行う質問紙調査の自由記載であれば，家族のプライバシーが保持された状況下で，比較的抵抗なく，自由に本音を記述することができると思われる．同時に，質問紙の得点化からは見えてこない，家族の内情をうかがい知ることも可能となる．さらに，得点化した調査結果と併せて解釈することで，より妥当な解釈が可能となる．インタビューに比べて対象者の負担が少ないこと，面接調査に比べて低コストで調査を実施できること，調査者が参加者の反応に影響を及ぼす可能性を排除できること[16]においても，研究方法論として内容分析を選択する利点がある．

　インタビューの生データを分析する方法の1つとして，内容分析を用いる場合においても質的データの量化が可能であり，記録単位数を算出してカテゴリーに順位をつけることができる．したがって，たとえば，家族にとって必要な支援に優先順位をつけるような研究が可能になる．また，質的調査において再三の指摘があるが，スコットのπ係数などのように，結果の信頼性を確認する方法が確立されているという利点がある．このように，研究課題の解明のために最もふさわしい分析方法が内容分析であるならば，家族を対象とした研究の分析方法の1つとして内容分析を用いることは有益である．

B グラウンデッドセオリー法

1. グラウンデッドセオリー法の成り立ち

　グラウンデッドセオリー法は，社会現象や心理現象の理解を深める理論を生み出すことを目的に，質的なデータを収集し分析するための高度に体系化された研究方法であり[1]，グラウンデッドセオリー法によってつくられた理論をグラウンデッドセオリーとよぶ．ここでいう理論とは，たとえば"終末期の患者とその家族や医療職者とのかかわり"といった現象や出来事を説明，理解したり先行きを予測したりすることに役立つ枠組みや言明のことを指す．グラウンデッドセオリー法は，1960年代に，米国の社会学者であるグレイザー（Glaser, BG）とストラウス（Strauss, AL）がサンフランシスコの6つの病院で行った終末期の患者と家族，医療職者の相互作用を分

析した研究プロジェクト[2]から開発された方法である．

2. グラウンデッドセオリー法が生まれた背景と基本的な考え方

　グラウンデッドセオリー法の名が示すように，グラウンデッド（grounded），すなわち"データに根ざした"分析を進め，その領域に密着した理論，知識が得られる点がグラウンデッドセオリー法の特徴である．グラウンデッドセオリー法が生まれた1960年当時，社会学領域での研究は主に，誇大理論（ground theory）といわれる研究者が演繹的に思いつき作成した理論に基づく仮説を検証するという手法で行われていた．このような研究のあり方に疑問を投げかけ，その代案としてグレイザーとストラウスが提案したものがグラウンデッドセオリー法である．グラウンデッドセオリー法は，社会学の領域で開発されたが，現場に役立つ実践的な知識の蓄積を目指す教育学や社会福祉学，そして看護学の領域で盛んに活用されている．

　グラウンデッドセオリー法が看護学でよく用いられる理由の一つとして，開発者らがカリフォルニア大学サンフランシスコ校看護学部に在籍し，看護学研究者の育成に深くかかわっていたことがある[3]．わが国でも，日本語で記されたグラウンデッドセオリー法に関する書籍が多数存在し，様々な看護学研究でグラウンデッドセオリー法は用いられている．

　グラウンデッドセオリー法が，データに根ざした知識の構築を重視しているのは，この方法がその成立の過程で，プラグマティズム（pragmatism）とシンボリック相互作用論という，哲学と社会学の理論に影響されているためであるといわれている．この2つの考え方について簡単に説明するが，やや難しい記述となるかもしれない．これらの考え方を前提としなくても，グラウンデッドセオリー法で説明されている分析技術や研究のプロセスは質的データ分析に適用することができるとされている[4,5]ことに留意しつつ読み進めてほしい．

　プラグマティズムは，パース（Peirce, CS）が提唱した現代米国の代表的な哲学思想で，ジェイムズ（James, W），ミード（Mead, GH），デューイ（Dewey, J）らが代表的な論者とされ，現代ではローティ（Rorty, R）がプラグマティズムの立場をとる[6]．このなかでも特にミードは，ひとの自我が社会や他のひととのかかわりから生み出されるという「社会的自我論」を唱え，後述するシンボリック相互作用論に多大な影響を及ぼした[7]．

　プラグマティズムには，どんな抽象的な思想であれ，その思想に基づいて行動した結果により判断されるという特徴があるとされている[8]．この考え方は，思想や科学の用いる概念図式（理論）は，現実の問題を解決する道具であり，これらの思想や概念図式の良しあしは道具としての有効性によって評価されるという"道具主義"につながる[8]．さらに，プラグマティズムの特徴として，自分の考えが誤りを犯す可能性を自覚する"可謬主義"や，自分と異なる思想的立場や価値を認める"多元主義"もあげられている[8]．これらの特徴の影響は，グラウンデッドセオリー法の随所に存在するように感じられる．

　シンボリック相互作用論とは，1938年にブルーマー（Blumer, HG）が命名した理

論的な立場で，ミードによるプラグマティズムの立場を引き継いでいるとされている[7]．シンボリック相互作用論は，ひとびとは相互作用を通じて，自己，社会，現実をつくり出すとの立場をとり，ひとびとが意味を創造し伝える活動のプロセスに焦点を当てるものである[9]．さらに，ひとびとは刺激に対して機械的に反応するのではなく，自身の行為について思考する能力があり，実際に思考しているという前提にも立っている[10]．戈木クレイグヒルは，グラウンデッドセオリー法がもつ性質として，「ひとまとまりの社会的現象について，社会や他者との相互作用のなかでそのひとが自分の経験をどう意味づけるのか，どう感じるのか，そしてそれに基づいてどう行動するのかを包括的にとらえようとする」[11]と述べているが，これはシンボリック相互作用論の考え方に基づくものといえよう．

3. いくつかのグラウンデッドセオリー法

　家族看護学研究において，グラウンデッドセオリー法を用いるときに直面する問題の1つに，グラウンデッドセオリー法を用いたり解説したりしている研究者間で考え方や手続きに相違がみられることがある．この相違が生まれたきっかけはグラウンデッドセオリー法の開発者であるグレイザーとストラウスの間に見解の相違が生じたことにあると理解されており[12]，現在ではグラウンデッドセオリー法には，大きく分けてグレイザー版とストラウス版のグラウンデッドセオリー法の2種類があるとされている．さらに，モース（Morse, JM）は，その他のグラウンデッドセオリー法として，シャッツマン（Schatzman, L）の次元分析，シャーマズ（Charmaz, K）の構成主義グラウンデッドセオリー，クラーク（Clarke, LF）の状況分析を紹介している[13]．わが国でも，木下がM-GTA（修正版グラウンデッドセオリーアプローチ：Modified Grounded Theory Approach）を独自に公表している．

　グラウンデッドセオリー法を用いて研究を行おうとする研究者は，上記のどの研究者の方法を参照すべきか迷うことがあるかもしれない．初学者の場合は，自らの研究目的を考慮しつつ，自分が理解しやすいと判断した方法を選択し，その方法について学習を進めていけばよいだろう．また，独力で研究を進めることが難しければ，グラウンデッドセオリー法による研究の経験者に助言をもらうことも有効である．研究に習熟し研究に関する知識や考え方などが確立されていれば，グラウンデッドセオリー法の基本的な考え方に沿いながらグラウンデッドセオリー法の戦略を自分の研究目的や研究フィールドの状況などに合わせて柔軟に使用して研究を行ってよいだろう[14]．

4. グラウンデッドセオリー法による研究プロセスと特徴的な用語

　グラウンデッドセオリー法では，データ収集と分析は同時に行われる．多くの場合，データは半構造化面接（semi-structured interview，あらかじめ質問は準備するが，話の展開や反応によってそれを変えたり加えたりする面接法）や観察，フィールドワークなどにより収集される．研究者は，分析において得られたデータをコーディングし，抽象化を進めることで概念やカテゴリーを作成し，関心のある現象に関する理論を生

成する.研究者によって用いる用語や手法の細部は異なるが,上記のプロセスはおおむねどの研究者にも該当するだろう.

ここでは,グラウンデッドセオリー法に特徴的な用語や手法の一部を解説する.各研究者によって詳細が異なると考えられる点が多々あるため,細部にこだわらず包括的な記述を心がけたが,筆者の理解に基づく記述である点を踏まえて読み進めていただきたい.グラウンデッドセオリー法に特に関心のある読者は,成書を参照してほしい.

1) 理論的サンプリング

ストラウスとコービン（Cobin, J）は,理論的サンプリングを「浮上してきた諸概念に基づいて行われるサンプリング」と定義している[15].具体的には,ある対象者に行ったインタビューの分析結果に基づき,次の対象者を決定する,といった手順が想定される.この理論的サンプリングの考え方や手法により,グラウンデッドセオリー法ではデータ収集と分析が同時に行われることとなる.このサンプリング方法により,分析を一歩一歩進めることで,現実と乖離しない,"データに根ざした"分析結果を得ることにつながる.

しかし,理論的サンプリングを厳密に行うのが難しい状況もある.理論的サンプリングの考え方により研究に含むべきと判断されたひとびとへの研究依頼が,所属組織や本人から拒否されることもあるだろうし,予算や時間的制約で困難なこともあるだろう.また,調査対象となることで不利益が生じる可能性があるなど,倫理的に研究依頼をすべきではない場合もありうる.そのような場合には,理論的サンプリングを限定して行ったことを論文中に具体的に記載するようにするなどの対処を行えばよいだろう.また,理論的サンプリングではなく,研究に必要な情報をよく知っていると想定されるひとを研究対象として選定する"意図的な（目的的な）サンプリング（purposive sampling）"[16][17]によって得られたデータをグラウンデッドセオリー法の分析技術を用いて研究を進めることもありうる.

2) コーディング

コーディング（coding）とは,インタビュー記録や観察記録などの資料の様々な部分（セグメント）に対して,その内容の小見出しになるようなラベルをつけていく作業を指す[18].コーディングの目的は,データに基づき抽象度の高い概念やカテゴリーを生み出し,理論の構築につなげていくことである.

コーディングの方法は,各研究者により用いている用語や手順が様々である.たとえば,ストラウスとコービンは,グラウンデッドセオリー法の主な分析プロセスとして"open coding（オープンコーディング）""axial coding（軸足コーディング）""selective coding（選択的コーディング）"の3つをあげている[19]のに対し,シャーマズは axial coding が分析の助けになるのか妨げとなるのかは疑問であると評し,グレイザーの考えを参照しつつ"initial coding（初期段階のコーディング）""focused coding（焦点化のためのコーディング）""theoretical coding（理論的コーディング）"という用語で自らのコーディングの手順を説明している[20].

コーディングの背景にある理論や考え方,具体的な手続きは各研究者間で異なるが,

分析が進行するにつれて，扱っている概念やカテゴリーの抽象度が高くなり，概念やカテゴリー間で相互の関連や対応が検討されていくという点は，各研究者間で共通している．

実際に，グラウンデッドセオリー法による研究論文を活用したり，グラウンデッドセオリー法による研究を実施する際には，上記のような手順の相違に必要以上に拘泥せず，結果の意義や価値に着目したり，この方法の基本的な発想を状況やリサーチクエスチョンに合わせて柔軟に適用できるようにすることがより重要であるだろう[21)22)]．

3）メ モ

グラウンデッドセオリー法におけるメモの重要性は，多くの研究者が共通して主張している．たとえば，戈木クレイグヒル[23)]は，メモを書くことの意義について「思いついた考えやひらめきを忘れない」「メモを書くことでデータと距離をとって分析することができる」という点をあげている．また，シャーマズは，「研究過程を通じて絶えずメモを書くことで，分析にかかわり続け，考えていることの抽象度のレベルを上げる」「自分の思考をとらえ比較や関連づけることを記録し，追及していくべき疑問や方向性を明確化するのに役立つ」と述べている[24)]．

グラウンデッドセオリー法は，その開発者であるグレイザーとストラウスの著書[25)]が示すように，データと対話しつつ理論を生み出す手法であるので，その対話の過程をメモという形で記録し，分析を進めていくことは必要不可欠である．

4）継続比較法

継続比較法とは，データ中の言葉や形成されつつある概念，現象などを次々比較し，それらを統合する名前を探索することで抽象化を進めたり，現れつつあるカテゴリーを文脈のなかで理解したりする分析の手続きである[26)]．このような比較自体はグラウンデッドセオリー法以外の手法による研究でも行われるだろうが，これに継続比較法という名称を付与し，明示した点がグラウンデッドセオリー法の優れた点であるといえる．

この継続比較法は，グラウンデッドセオリー法による分析における主要な頭の使い方であるため，グラウンデッドセオリー法の手続きをもとに分析しているが理論構築に至っておらず，現象の記述にとどまっている研究論文[27)]などでは研究方法の説明にこの用語が用いられることがある[28)]．「ストラウスとコービンによる継続比較アプローチを用いて分析した」などという表現がその例として示されている[28)]．

5）理論的飽和

グラウンデッドセオリー法では，分析を終了してよいかどうかは理論的飽和に至ったか否かにより判断される．木下は，継続比較法により分析を進めてもデータから新たに重要な概念が生成されなくなり，理論的サンプリングにより新たにデータを収集しても問題点がなくなったときに，理論的飽和に至ったと判断されると述べている[29)]．

この理論的飽和は，「理解しにくい」「（その判断を）どのように行うのかがよくわからない」などと評されることがある[30)31)]．シャーマズは，グラウンデッドセオリー

法を用いる研究者はしばしば無批判に"飽和"という言葉を使用していると批判している[32]．

戈木クレイグヒルがいうように，「理論的飽和にたどり着くことは，並大抵のことではない」と考えられる[33]．したがって，理論的飽和という概念を知っておくことはグラウンデッドセオリー法を用いる研究者に必要であるが，実際に研究論文を執筆する際には，安易に「理論的飽和に至った」と宣言するよりは研究の限界を明記して報告するのが現実的な対応ではないかと思われる[33]．

5. 家族看護学研究でグラウンデッドセオリー法を用いる際の利点と留意点

木下はグラウンデッドセオリー法によって得られる理論（グラウンデッドセオリー）の特徴として，理論特性を5項目あげている[34]．このなかで，特に，家族看護学研究において有用と思われる点は，グラウンデッドセオリーが①ひととひととの直接的なやり取り（社会的相互作用）に関係しており，ひとの行動の説明と予測に有効である点，②多様な影響により変化するひと同士の行動や相互作用を動態的に説明できる点，③実践的な活用を促すものである点である[35]．グラウンデッドセオリー法を家族看護学研究に活用することにより，複数の家族員間のやり取りにより構成され，疾患や社会的状況の変化で大きく変化する家族のありようを看護職者が理解し，必要な支援を実践していくことにつなげていくことが期待される．

最後に，グラウンデッドセオリー法を用いた家族看護学研究で留意すべきことについて述べる．

家族看護学研究では，目的やその研究における家族の定義に応じて，ある家族員1名を家族システムユニットの代表として対象としたり，複数の家族員を対象としたりする場合がある[36]．グラウンデッドセオリー法による研究で，複数の家族員を対象にインタビューを行う場合には，一堂に集まってもらってインタビューを行うのか，別の場で個別にインタビューを行うのか，また，複数の家族員を対象とすることで生じる家族間の強制力や秘密の漏洩などが対象者にとって不利益につながらないかなどを十分に検討する必要があるだろう．

ニール（Neill, SJ）は，家族看護学研究において理論的サンプリングが困難である理由として，別居，別離している家族員の存在や子どもを対象とすることを親が拒否する場合など，ある家族員が他の家族員へ研究者がコンタクトをとることを拒否する場合があることを述べている[37]．家族全体を研究対象とすることが理論的サンプリングの考え方からは望ましいと考えられたとしても，個々の家族の状況に応じて研究対象は決定されるべきであろう．

家族看護学研究は発展途上であり，特にわが国を含むアジア諸国の家族看護学研究は不足していることが指摘されている[38]．グラウンデッドセオリー法をはじめとする質的研究法は，知見が不足している領域の研究に適しているとされており，グラウンデッドセオリー法は，わが国の家族看護学研究で大いに活用すべき研究手法の1つ

であるといえる．グラウンデッドセオリー法により蓄積される日本の家族看護学の知識を，わが国の看護実践の場面ひいては社会で活用し，世界に発信していくことが望まれよう．

C エスノグラフィー

1. 技法としてのエスノグラフィー

1) エスノグラフィーの意味

　エスノグラフィー（ethnography）には，"フィールドワークの成果をまとめた報告書（モノグラフ）"と"フィールドワークという調査の方法あるいはその調査プロセスそのもの"という2つの意味がある[1]が，看護学では後者の意味で使われている．すなわち，エスノグラフィーとは，ひとびとから学ぶことによって，ひとびとについて学ぶ研究プロセスであり[2]，ある特定集団の文化を記述する技法である．

　エスノグラフィーの中心的な概念である文化とは，結束したひとびとの集団のビリーフや価値観，行動を説明するために用いられる抽象的な概念である[3]．看護文化人類学者であるレイニンガー（Leininger, MM）は，文化とは「あるひとびとの集団に備わる生き方，その特定の集団の考え，行動，感情，問題を解決するすべての蓄積された仕方を導く生き方の青写真であり，それらはひとびとの言葉，服装，食べ物，蓄積された多くの伝統や習慣に反映されるもの」と定義している[4]．

　エスノグラフィーは，19世紀頃からフィールドワークをする文化人類学の調査技法として発展してきたが，現在では，他の多くの学問領域（社会心理学，社会学，政治科学，教育学，看護学など）において，文化にかかわる研究のために使用されている[5]．エスノグラフィーの看護学への貢献として，文化に特有な看護実践が構築されてきたことがあげられる[5,6]．

2) エスノグラフィーの種類

　リサーチクエスチョンの領域やエスノグラファー（エスノグラフィーを行う研究者）の視点によって，エスノグラフィーは様々なよび方があり，文化人類学領域で行われるエスノグラフィーは"伝統的エスノグラフィー"という．その下位領域として，病気や健康，医療の考え方や実践の文化的要素を調べるために発展したものが"医療エスノグラフィー"である．一方，伝統的エスノグラフィーに対して，ある特定の集団に焦点を当てたエスノグラフィーは，"焦点を絞ったエスノグラフィー""ミニエスノグラフィー""ミクロエスノグラフィー"などという．すなわち，エスノグラフィーといっても，どこまでを文化としてとらえるかであったり，リサーチクエスチョンの領域によって，形づくられるものが変わってくる[3]．

　ただし，エスノグラファーが，フィールドにおけるある集団の生活に参加し，交流し，イーミック（内部者）な視点とエティック（外部者）な視点の両方をもって生活を包括的に観察し，データ収集と分析を繰り返しながらリサーチクエスチョンや仮説

を精緻化していく点は共通している[7].

　看護学研究で用いられるエスノグラフィーは，"医療エスノグラフィー"と"焦点を絞ったエスノグラフィー"であり，特に後者が多い．看護職者は，研究者として必要な距離を保ちつつ，フィールドに存在するひとびとと共に健康にかかわる出来事を経験する．このイーミックとしての見方とエティックとしての分析によって，ひとびとの健康について深く豊かな洞察を得ることができる．

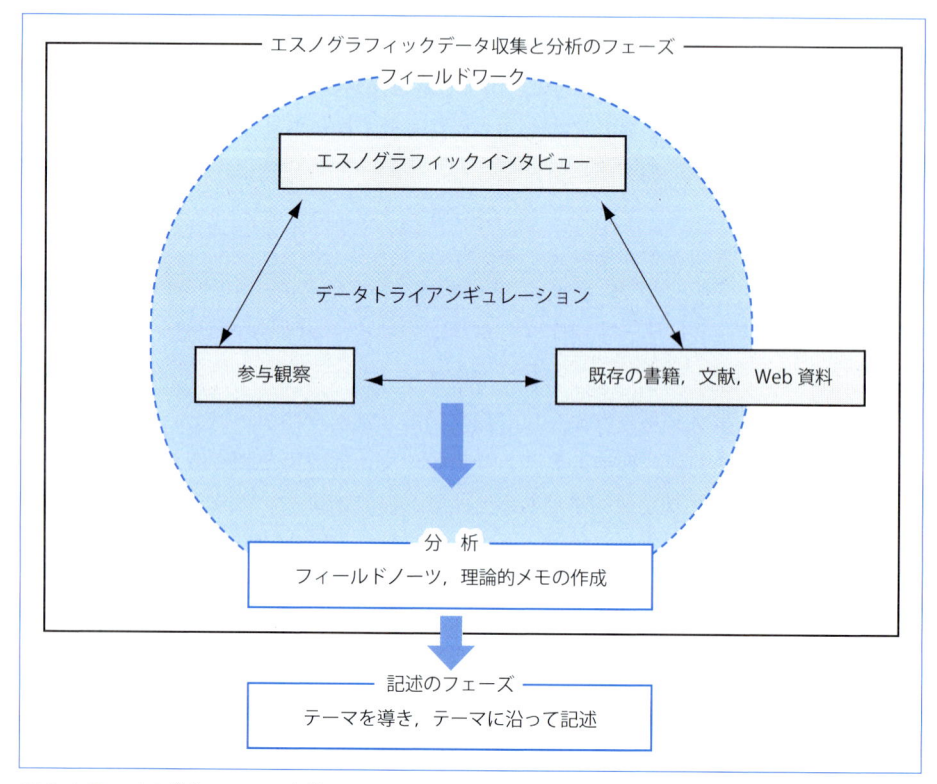

2. エスノグラフィーの方法

1）エスノグラフィーの特徴

　エスノグラフィーは，エスノグラフィックインタビューと参与観察を主な調査技法とし，既存の書籍・文献・Web資料の収集，質問紙調査など，複数の調査技法を併用することが特徴である（図3-1）．研究デザインとしては，エスノグラフィーは質的研究に分類される[8]が，様々な調査技法でデータ収集を行うデータトライアンギュレーション（後述，p.406参照）であり，データの交差確認を行いながら真実性（trustworthiness）を高めていく[9]．フィールドワーク期間中は，データを収集しながら分析し，さらにデータを収集する．また，多角的にデータを収集するなかで，データ同士の一貫性に対して交差確認を行い，データの真実性を高めることができる．質的データは主観的になりやすいと指摘されているが，データトライアンギュレーショ

図3-1●エスノグラフィーの方法

ンによって，それを最小限に抑えることができると考える．また，複数のエスノグラファーでフィールドワークを行えば，研究者のトライアンギュレーション[9]となり，研究者同士の交差確認をとおして，さらにデータの真実性を高めることができる．

2）エスノグラフィックデータ収集のフェーズ

エスノグラフィーでは，研究テーマに即した場所（現地）をフィールドとし，エスノグラフィックインタビュー，参与観察，そして現地での既存の文献や各種資料の収集などによってデータを多角的に収集する．ここでは，エスノグラフィーで多角的に収集したすべてのデータをエスノグラフィックデータとよぶ．実地調査という意味だけではなく，このようなすべての調査技法を含めてフィールドワークという．

エスノグラフィーで行うインタビューは，特にエスノグラフィックインタビューとよび，通常の面接とは異なる．面接とは，あらかじめ質問する内容が多かれ少なかれ決まっており，その回答を得るために実施されるので，質問者側と回答者側が明確に区別される[7]．一方，エスノグラフィックインタビューは，このような面接だけでなく，フィールドワーク中にリラックスした雰囲気のなかで行われるような日常的会話も含まれる．エスノグラフィーで行われるインタビューは，インタビューガイドを作成して行うようなフォーマルインタビュー（前述の面接を含む），気さくな会話のなかで問わず語りのようなやり方を用いるインフォーマルインタビューに分けることがある[1]．

フィールドワークでの参与観察の次元には，完全な参加者，観察者としての参加者，参加者としての観察者，そして完全な観察者がある[2]．フィールドに参与しない観察者[10]というレベルからフィールドへの関与の度合いを上げ，完全な参与[10]ができるレベルになったことで，どういったデータを取りたいかという点を考慮してフィールドへの関与の度合いを決め，最も適切であると思われる立場で参与観察を行うとよい[11]．

エスノグラファーがフィールドで見たもの，聞いたもの，感じたもの，すべてがデータとなりうる．エスノグラファーは五感を使い，第一印象を記録すべきであるといわれている[12]．フィールドワークで得られたデータは，すべてフィールドノートに記入し，"フィールドノーツ"を作成する．フィールドノートとは，"野帳"という訳語が示すように，いわゆるノートブックのことである．フィールドノーツとは，フィールドで見聞きしたことを書き留めた"メモや記録（の集積）"という意味で使用する[13]．

筆者らは，インタビューをする際，インフォーマント（情報提供者）の許可を得てインタビュー内容をICレコーダに録音し，それをもとに逐語録を作成する．参与観察やインフォーマルインタビューについては，手帳サイズ（A5判）のフィールドノートを常に持ち歩き，見たものや聞いたもの，自分の印象やその場の雰囲気などを書き留める．また，イラストや絵を描いたり，さらに，デジタルビデオカメラやデジタルカメラを用いて，視覚的なデータも収集する．

フィールドワーク期間中は，日々のフィールドワークの結果をまとめ，次のデータ収集に生かすことが不可欠である．筆者らは，1日の終わりにフィールドワークの結果をまとめ，新しい知見や疑問を明らかにし，翌日のフィールドワークにつなげるた

めに研究日誌を作成している．複数のエスノグラファーがフィールドワークを行っている場合は，全員でミーティングを開き，自分らの新しい知見や疑問をディスカッションしながら研究日誌を作成することで，研究者のトライアンギュレーションが可能となる．

　フィールドワークをいつ終了するか，明確な終わりはない．研究費助成期間の終了や論文執筆などの期限がある場合は，その締め切りに間に合うようにフィールドワークを終了させるかもしれない．しかし，このような期限設定がない場合は，フィールドワークが継続され，研究成果を公表しないまま時間が過ぎてしまう可能性がある．期限に合わせてフィールドワークを切り上げるのがよいとは一概にはいえないが，研究結果はある程度のまとまりごとに成果として公表すべきであるだろう．また，その結果をフィールドに返し，研究結果の真実性を確保しながら，リサーチクエスチョンや仮説を精緻化していく過程も必要である．

3）分析のフェーズ

　データ分析は，フィールドワークと同時並行で行う．分析は，様々な手法を用いて収集したデータをテキスト化することから始まる．インタビューの内容は逐語録に起こし，視覚データにはメモをつけ，フィールドノーツにメモの内容を記載してテキストデータにする．

　コーディングには，テキストデータを1行ごとに検討してカテゴリー化する手続きが含まれる[12]．コーディングは，オープンコーディングと焦点を絞ったコーディングの2段階からなる．オープンコーディングでは，フィールドノーツを1行1行読み，そこで示されている考え，テーマや論点がばらばらであっても，それらすべてに明確な形を与える．次に，焦点を絞ったコーディングの段階で，研究者の特定の関心があるトピックスを中心にして，さらに細かい1行ごとの分析を行う．この段階で，役に立ちそうなカテゴリーに的を絞るが，これらが最終的な記述の主要なトピックやテーマになる[12]．研究者は，データを分析しながら理論的メモ（コーディングの最中に浮かんできたアイディアなどを文書の形で書き留めたもの）を書くことによって，バラバラであったデータの断片や分析上のポイントが関連づけられ，統合されていく[12]．

　エスノグラフィーのデータ量は莫大であり，その保管および整理が課題となる．1日のフィールドワークで得られるテキストデータだけでもノート1冊分ほどになり，視覚的データである画像ファイルも数百枚に及ぶ．この解決策として，伝統的には紙媒体のデータベースをカード形式で構築する方法が用いられてきた[14]．現在では，テキスト情報を文書型データベースとして体系的に整理し，分析するために開発されたパソコン用のQDA（qualitative data analysis）ソフトウェアを活用すると便利である．QDAソフトウェアには，その名称のとおりエスノグラフィーのために作られたEthnography®というソフトウェアがあるが，日本語のテキストデータに対応しているMAXqda®やATLAS.ti®[15]などが利用しやすい．ソフトウェアによって，長所と短所があるため，自分の用途に合ったソフトウェアを選択する必要がある．

4）記述のフェーズ

最終的には，自分の記述したいテーマに沿って，膨大なデータから得られた分析結果を記述するフェーズに入る．分析結果は，エスノグラフィーの別の意味である"フィールドワークの成果をまとめた報告書（モノグラフ）"としてまとめる．伝統的エスノグラフィーでは，研究報告書は書籍として公表されていることが多い．看護学研究においては，エスノグラフィーの技法を用いた先行文献を検討すると，質的研究でよく用いられているカテゴリーと下位カテゴリーを構築し，カテゴリーごとにその内容を記述するスタイルが多い．

5）エスノグラフィーにおける倫理的配慮

今日議論されている倫理的配慮の多くは，看護学研究にも適応されているが，エスノグラフィーではその特徴的な性質から厳格に適応するのは難しい．一般にエスノグラフィーに取り組むことによって得られる利益は，研究対象となった個人や集団についての理解が深まることであり，ひとに関する知識の向上に貢献することである[2]．したがって，エスノグラフィーによる影響が害となる可能性は少ないが，プライバシーや秘匿性を侵す可能性はある[2]．

エスノグラフィーにおける倫理的配慮として，インフォームドコンセント，プライバシー，危害，利己的な利用，さらなる研究への貢献については考慮すべきであるといわれている[16]．参与観察を行う場合，施設や代表者に研究の目的や内容，倫理的な配慮について説明し，同意を得ることは可能であるが，公共の場などではフィールドにいる一人ひとりから同意を得ることは難しく，個人が特定されないデータの場合は正式な手続きを踏んで同意を求めない．ローパー（Roper, JM）ら[2]は，ビデオや写真を撮ったり，インタビューを録音する場合は，情報がどのように保護されるかについて，必ず書面で保証しなければならないと述べている．

また，エスノグラフィーでは，研究者がフィールドに深く関与する．これは，研究者の立場を超えて，一般的な人間関係としても関係が深まることを意味し，オーバーラポールの問題とも指摘されている[17]．たとえば，ある集団について調べるために，その集団の一員となってフィールドに入り，フィールドワークを行っているうちにエティックな視点を失い，そのまま単なるその集団の一員となってしまうようなことである．研究者は，フィールドに深く入ったとしても，研究者としての立場や目的を見失うことなく，インフォームドコンセントやプライバシーの保護など，可能な限り倫理的配慮に努めなければならない．

3. 家族看護学研究におけるエスノグラフィーの有用性

ひとの生活様式を環境的・文化的文脈のなかでとらえ，理解しようとするとき，エスノグラフィーはきわめて優れた方法である[4]．家族看護学のターゲットファミリーはコミュニティに存在しており，家族を取り巻く環境や文化と交互作用している．家族の生活様式，家族機能（特に対外的機能），家族ビリーフなどは，家族を取り巻く環境や文化と切り離して考えることはできない．したがって，家族システムユニットに関する研究を行う場合，エスノグラフィーは有用な方法となるだろう．

量的研究では，"妻たちの家族看護学"問題が提唱されている[18]ように，家族システムユニットを包括的にとらえることが難しいことがある．一方，エスノグラフィーは，家族システムユニットを包括的にとらえることを可能にする研究方法であるといえる．さらに，エスノグラフィーのデータや研究結果は，新しい洞察を得たり，家族の行動を解釈したり，様々なリサーチクエスチョンを生み出す可能性を秘めている．

D　トライアンギュレーションとミックス法

1. トライアンギュレーション

トライアンギュレーション（triangulation）は，三角法（2つの位置から未知の3つめの位置を特定する意味）と訳すことができ，元来は測量や航海で用いられている用語である[1]．研究方法としてのトライアンギュレーションは，1950年代にキャンベル（Campbell, DT）とフィスク（Fiske, DW）が開発した複合的操作主義（multiple operationalism）[2]に始まるとされている[3,4]．キャンベルらは，量的研究のなかで，尺度を組み合わせる多方法を用いることにより研究の妥当性を高めることが可能になると提案した．1970年代になると，デンジン（Denzin, NK）がそれまでの多様なトライアンギュレーションを整理し，4つのタイプ（表3-4）による分類[3,5]をトライアンギュレーションの枠組みとして示した．現在では，トライアンギュレーションは，同一研究内での2つ以上のデータ源，調査者，理論，方法論，分析法の組み合わせであると考えられている[3,6]．

デンジンの分類（表3-4）において，データのトライアンギュレーションは，下位分類に時間，空間，ひとを含み，様々な時間，異なる空間，属性や関係の異なるひとのデータをトライアンギュレーションすることである．調査者のトライアンギュレーションは，複数の調査者で研究を行うことである．理論のトライアンギュレーションは，多様なものの見方や，複数の仮説をトライアンギュレーションするもので，これによって視野の矮小化，視点の偏りを防ぎ，研究結果の適用範囲の拡大を期待でき

表3-4 ●トライアンギュレーションの4タイプ

1. データのトライアンギュレーション	1つの研究のなかで，多種のデータ源を組み合わせる ・時間 ・空間 ・ひと
2. 調査者のトライアンギュレーション	1つの研究のなかで，複数の調査者を組み合わせる
3. 理論のトライアンギュレーション	1つの研究のなかで，複数の理論（見解）を組み合わせる
4. 方法論のトライアンギュレーション	1つの研究課題を研究するために，複数の方法論を組み合わせる ・多方法のトライアンギュレーション ・同一方法内のトライアンギュレーション

出典／Greene, JC, Caracelli, VJ, et al : Toward a conceptual framework for mixed-method evaluation designs, Educational Evaluation and Policy Analysis, 11（3）：259, 1989.（一部改変）

る．最後に，方法論のトライアンギュレーションは2つに分類される．すなわち，質的データと量的データを組み合わせること（多方法のトライアンギュレーション：between-method あるいは across-method），多種の質的データを組み合わせることまたは多種の量的データを組み合わせること（いずれも，同一方法内のトライアンギュレーション：within-method）である[3)7)]．多方法のトライアンギュレーションでは，1つの現象に対して，観察，面接，診療記録データ（カルテ，看護記録，検査データなど）などのデータを収集し，それらの結果が一致すると目的とする現象をより精確に描写できるので，現象の外的妥当性の程度が明らかとなる[4)]．一方，同一方法内のトライアンギュレーションでは，量的研究であれば1つの現象を測定するために多種の測定尺度を用いること，質的研究であればいくつかの対象群を観察し，それらを比較する．これらは，結果の内的整合性や信頼性を高めることができ，いわばダブルチェックを目的とするものである．

2. ミックス法

　ミックス法（mixed methods）は，トライアンギュレーションと混同されることが多いが，それは両者の成り立ちが影響していると考えられる．ミックス法は，比較的新しい研究方法のように思われがちであるが，トライアンギュレーションと同様に，1950年代の複合的操作主義に始まるとされており[8)9)10)]，ミックス法とトライアンギュレーションは考え方に共通部分が多い．その後，1970年代〜1980年代に行われたトライアンギュレーションや多方法研究などからミックス法が体系づけられ[3)4)11)]，2007年に学術雑誌『Journal of Mixed Methods Research』が刊行されるに至った．この雑誌では，ミックス法研究とは，「調査のなかの1つの研究または計画において，質と量の両者のアプローチまたは方法を使用し，データの収集・分析，結果の統合，影響を描くこと」であると定義している[12)]．ただし，創刊号の巻頭にある論説で，タシャッコリ（Tashakkori, A）とクレスウェル（Creswell, JW）は，ミックス法は現在も進化しており，その定義を今後も議論しなければならないと提起している[13)]．このように，定義や概念の明確化という課題があるものの，ミックス法に関する最大公約数的なコンセンサスは，"質的"と"量的"の両者が用いられるということである．ミックス法における"量的""質的"とは，方法または方法論を表現するものである．両者を方法（データ）としてとらえた場合には，"量的"は数値と統計，"質的"は言葉とナラティブ（narrative, 物語）である．一方，方法論としてとらえた場合には，"量的"は実証的見方，"質的"は解釈的見方であるととらえられる[14)]．

　ミックス法は，"量的"または"質的"な単一研究法の短所や限界に対して，複数を組み合わせた多方法を用いて，互いの限界を補い合うことを目的として用いられる．すなわち，ミックス法を用いることによって，一方の研究方法から得られた結果の妥当性を高めたり，補足したり，新しい枠組みを開発することができる（表3-5）．ミックス法の研究デザインは，同一の現象を探求する1つあるいは一連の研究において，量的および質的データを収集，分析，解釈する研究を実施するために[11)15)]，表3-5に示した目的や効果を踏まえて質的研究と量的研究を組み合わせる．研究デザインは，

表3-5 ● ミックス法を用いる目的とその効果

目的	効果
トライアンギュレーション	異なった研究法（質的研究，量的研究）の結果の収束，確証，一致を行い，研究の妥当性を高める
補完	1つの方法から得られた結果を詳細にし，説明や拡大を行うために，他の方法の結果を加える
開発	1つの方法から得られた結果を他の方法の開発に活用したり，情報とすることで，対象者の決定や尺度の選択などを行う
創始	逆説や矛盾を明らかにし，新しい視点での枠組みを発見することや，1つの方法の質問項目や結果を他の方法のものと共に整理し直す
発展，拡大	行う研究とは異なった研究の構成要素や方法を用いることで，研究の幅や範囲を拡大する

出典／Greene, JC, Caracelli, VJ, et al : Toward a conceptual framework for mixed-method evaluation designs, Educational Evaluation and Policy Analysis, 11（3）：259, 1989.（一部改変）

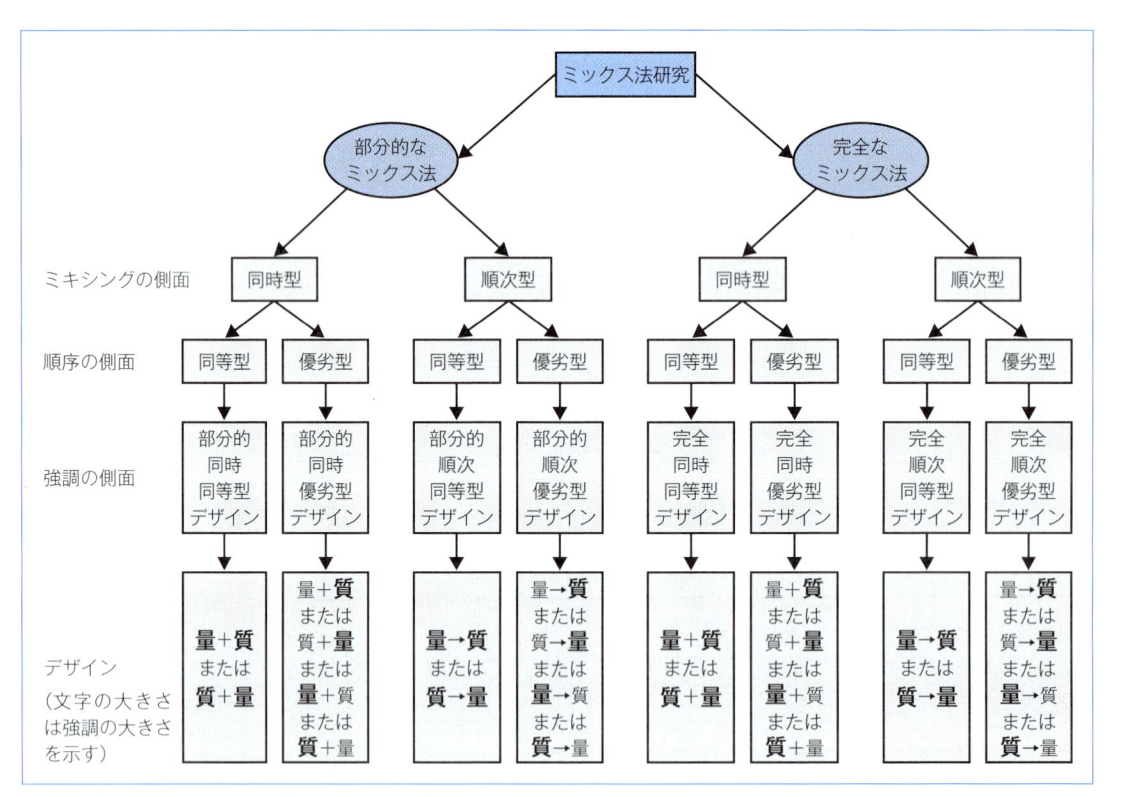

図3-2 ● ミックス法研究のデザインのタイプ
出典／Leech, NL, Onwuegbuzie, AJ : A typology of mixed methods research designs, Quality and Quantity, 43(2)：265-275, 2009.（一部改変）

"質"と"量"のミキシングの程度（完全なミックスなのか，部分的なミックスなのか），順序（同時に行うのか，順序をもって行うのか），強調（どちらか一方の研究に重点があるのか，等しく扱われているのか）の3つの側面から分類される[15]（図3-2）。完全なミックス法は，ミックス法における最上の研究デザインであり，1つの研究に

おいて，目的（たとえば，探索という質的な目的と予測という量的な目的），データそのものとデータ収集方法，分析，解釈の4つの研究プロセスのステージのうち，1つ以上のステージまたはステージをまたがってミキシングを行う．一方，部分的なミックス法では，各ステージでのミキシングは行わず，結果の解釈の段階でミキシングを行う[15]．

また，ミックス法は，主要研究と補助研究を組み合わせた研究方法とも定義されており[16]，主要研究は補助研究なしでも論文として発表可能なレベルであるが，補助研究はそれ独自では論文として発表可能なレベルではない．たとえば，家族機能尺度のFFFS日本語版Ⅰ[17]のように，質問紙の最後に自由回答形式の質問を含む場合は，主要研究は質問紙の量的研究，補助研究は質的研究であると解釈できる．量的研究の分析の一部に質的データを組み込むことで，量的研究のみと比較して強力な研究方法となる．

3. トライアンギュレーションとミックス法の相違

本項では，"方法論（methodology）"とは思考のためのツール（thinking tool），"方法（method）"とは行為のためのツール（doing tool）であると考えている[3)11)14]．したがって，方法論は研究のパラダイムを築くもので，研究者は方法論に従って研究遂行の際に用いる方法を決定する．一方，方法は，どのようにデータ収集や分析を行うかを指す[11)14]．たとえば，エスノグラフィーが方法論であるなら，観察や面接などがそれぞれ方法にあたる．

トライアンギュレーションは，多数の方法や方法論を組み合わせて1つの研究をつくり上げることを前提とし，同一の結論に達するとされる異種の方法（データ）の統合であり，方法論の組み合わせである．したがって，グラウンデッドセオリーアプローチに基づいて得られた面接データとエスノグラフィーに基づいて得られた面接データの場合でも，異なる方法論に基づいて行われた方法から得られたデータを統合する場合にはトライアンギュレーションと位置づけることができる．このように，トライアンギュレーションは，方法の組み合わせであるとともに，方法論の組み合わせでもある．佐藤は，トライアンギュレーションを方法論的複眼と訳しており，トライアンギュレーションが方法論における組み合わせであると述べている[18]．

一方で，ミックス法研究は，質的研究と量的研究の2つが，研究目的，データ収集，分析，解釈のいずれかまたは複数でミキシングされる研究のことである．そして，質的研究と量的研究は，それぞれが1つの研究としてつくり上げられている場合と，両者を合わせて1つの研究となる場合があると考えられる．前述のように，ミックス法の定義や概念についての議論は現在も進行中で，明らかにすべき課題の1つとして，タシャッコリとクレスウェルは，ミックス法が質的および量的データの収集・分析を行うものなのか，質的および量的研究アプローチの統合を行うものなのかが不明確であることをあげている．すなわち，前者は，"方法"のミックスに焦点があてられており，後者は"方法論"のミックスに焦点があてられているという相違がある[13]．しかし，筆者らは，ミックス法は"質"および"量"の両者を用いる研究であり，"質

的"方法と"量的"方法は共通の方法論に基づいて決定されることがないことから，ミックス法は"質的"および"量的"な"方法論"がミックスされたものであると考える．

4. 家族看護学研究に求められるトライアンギュレーションとミックス法

　家族看護学は，他の看護学領域に比べて比較的新しい学問領域である．その意味では，家族看護学研究においては，家族システムユニットの相互作用や交互作用を質的研究によって明らかにし，中範囲理論を構築することが求められる．さらに，一般化とエビデンスの構築を目指し，中範囲理論を操作化した変数を用いて定量的に検討すること（量的研究）が具体的な家族支援をつくり上げることにつながるといえる．同時に，家族症候の関連要因を量的研究から明らかにし，質的研究と量的研究の双方向から家族支援のエビデンスを構築する研究の必要性が高いと考える．また，海外での研究成果をもとにした研究仮説を設定して量的研究を行ったうえで（あるいは同時に），エスノグラフィーなどの質的研究を用いて文化的背景の影響やわが国での研究仮説を検討することが，わが国独自の家族看護学の学問構築には有効であるだろう．すなわち，家族看護学研究は，ミックス法を用いることで，より系統的なエビデンスを構築することができると考えられる．ただし，トライアンギュレーションやミックス法を用いた家族看護学研究[19]は，まだ緒についたばかりであり，今後の展開が期待される．

　フィータムは，家族看護学研究を①家族の特徴に関する研究（家族員の役割など），②家族を特定の家族員の環境と位置づける研究，③家族と家族外部環境との関係に関する研究，④家族に対する看護インターベンションに関する研究，⑤家族看護学研究法に関する研究，⑥家族に関連した研究，に分類している[20]．これらのうち，対象を看護職者としている研究や研究の方法論に関する研究以外は，家族員間の相互作用（家族システム）や家族そのもののありよう（家族ユニット），家族システムユニットと家族外部環境システムとの交互作用が研究の中心的な課題となることが多い．すなわち，質的研究では，相互作用や交互作用，家族システムユニットのありようを明らかにすることが研究目的となり，量的研究では，研究仮説を証明するために，相互作用や交互作用を変数とし，因果関係を定量的に探求することが研究目的になる．しかし，家族看護学研究の対象である家族システムユニットは，他の領域の対象と比べて複雑であり[21]，単一の方法論で明らかにすることは困難である．家族システムユニットをとらえようとするとき，家族は共同体として存在しているので，異なった特性をもつ複数の家族員（たとえば，妻，夫，子ども）を対象にして，個々の家族員からのデータを統合し，家族システムユニットをとらえなければならない．たとえば，量的なデータ収集では，発達段階が異なる家族員に対しては同一の測定尺度を用いることができず，家族システムユニットを明らかにするために様々な測定尺度を組み合わせるというトライアンギュレーションが必要になる．

　また，家族員の特性は個々で異なるため，それぞれの家族員の特性に適した方法論を選択する必要が生じ，トライアンギュレーションが必要になる．たとえば，乳児が

いる家族システムユニットが研究対象であるとき，面接法によって乳児からデータ収集することは困難である．そこで，トライアンギュレーションを用い，観察法により子どもからのデータを収集し，面接により両親からのデータを収集する．このように方法論のトライアンギュレーションにより研究の妥当性を高め，より詳細に分析することができる．

さらに，家族はプライバシー権をもつシステムユニットであり，どこまで家族に踏み込むことができるのかという課題が家族看護学研究者に生じることになる．特に質的研究を行うときに，これが障害になりやすい．たとえば，研究者が複数の家族員と対面して家族ミーティングを行っている場面では，性的関係に関する家族機能状態，互いの家族員に対する否定的な思いなどを聴き取りにくい場合がある．このような内容は，質問紙調査と家族ミーティングのミックス法によって，データ収集が円滑になることがある．

また，病気や障害を経験したことがない家族看護学研究者は多く存在するであろうが，すべての家族看護学研究者がどのような形であっても，家族と過ごすという経験をもっている．そのため，家族看護学研究を行う際に，研究者自身の家族観が研究に影響することがあるかもしれない．家族看護学研究者は，自分の家族観が研究に影響を与えている可能性を常に自覚し，調査者のトライアンギュレーションを用いて研究の妥当性を確保することが望ましい．

家族看護学研究において，家族システムユニットを科学的にリガー（rigor, 厳密）にとらえるためにトライアンギュレーションやミックス法を用いるとき，研究者は複雑なプロセスを踏まなくてはならない．わが国の家族看護学研究は，特に家族システムユニットとして家族をとらえることがいまだ十分とはいえない．トライアンギュレーションによる多種の方法論を駆使し，質的研究と量的研究を組み合わせたミックス法を用いることは，家族システムユニットについて妥当性が高い理解を深めることにつながり，家族看護学研究の発展を促進すると考えられる．

引用文献

A 内容分析

1) Krippendorff, K 著，三上俊治・椎野信雄・他訳：メッセージ分析の技法—「内容分析」への招待，勁草書房，1989, p.8.
2) 日吉昭彦：内容分析研究の展開，マス・コミュニケーション研究，64：5-24, 2004.
3) 舟島なをみ：質的研究への挑戦，第2版，医学書院，2007, p.40.
4) 足立はるゑ：看護研究サポートブック—ワークシートで研究計画書がラクラク完成!，メディカ出版，2007, p.28.
5) 前掲書3), p.41.
6) 有馬明恵：内容分析の方法，ナカニシヤ出版，2007, p.3.
7) 藤田真文：内容分析における「量化」の展開と批判，慶應義塾大学新聞研究所年報，38：53-72, 1992.
8) 前掲書3), p.40-79.
9) Berelson, B 著，稲葉三千男・金 圭煥訳：内容分析，みすず書房，1957.
10) 鈴木裕久・島崎哲彦：マス・コミュニケーションの調査研究法（新版），創風社，2006, p.123-124.
11) 前掲書6), p.33.
12) 法橋尚宏・前田美穂・他：FFFS (Feetham家族機能調査) 日本語版Ⅰの開発とその有効性の検討，家族看護学研究，6(1)：2-10, 2000.
13) 前掲書6), p.1.
14) 上野栄一：看護研究コンパクトガイド，医学書院，2002, p.16.
15) 法橋尚宏編，法橋尚宏・本田順子・他著：家族機能のアセスメント法—FFFS日本語版Ⅰの手引き，EDITEX，2008.
16) 宮崎正也：内容分析の企業行動研究への応用，組織科学，35(2)：114-127, 2001.

第Ⅲ章　家族看護学の研究

B　グラウンデッドセオリー法

1) Chenitz, WC, Swanson, JM著, 樋口康子・稲岡文昭監訳：グラウンデッド・セオリー——看護の質的研究のために, 医学書院, 1992, p.3.
2) Glaser, BG, Strauss, AL著, 木下康仁訳：死のアウェアネス理論と看護—死の認識と終末期ケア, 医学書院, 1988.
3) 山本則子・萱間真美・他：グラウンデッドセオリー法を用いた看護研究のプロセス, 文光堂, 2002, p.7.
4) 前掲書3), p.35.
5) Charmaz, K著, 抱井尚子・末田清子監訳：グラウンデッド・セオリーの構築——社会構成主義からの挑戦, ナカニシヤ出版, 2008, p.13.
6) 魚津郁夫：プラグマティズムと現代, 放送大学教育振興会, 1997.
7) 船津　衛・宝月　誠編：シンボリック相互作用論の世界, 恒星社厚生閣, 1995.
8) 前掲書6), p.3-5.
9) 前掲書5), p.201.
10) 前掲書5), p.11.
11) 戈木クレイグヒル滋子：実践グラウンデッド・セオリー・アプローチ——現象をとらえる, 新曜社, 2008, p.6.
12) 木下康仁：グラウンデッド・セオリー・アプローチ——質的実証研究の再生, 弘文堂, 1999.
13) Richards, L, Morse, JM, 小林奈美監訳：はじめて学ぶ質的研究, 医歯薬出版, 2008.
14) 前掲書13), p.51.
15) Strauss, A, Cobin, J著, 操　華子・森岡　崇訳：質的研究の基礎——グラウンデッド・セオリー開発の技法と手順, 第2版, 医学書院, 2004, p.91.
16) 前掲書13), p.156.
17) Holloway, I, Wheeler, S著, 野口美和子監訳：ナースのための質的研究入門——研究方法から論文作成まで, 医学書院, 2000, p.79.
18) 佐藤郁哉：定性データ分析入門——QDAソフトウェア・マニュアル, 新曜社, 2006, p.172.
19) 前掲書15), p.91.
20) 前掲書5), p.55-75.
21) 前掲書3), p.36.
22) 前掲書18), p.184.
23) 戈木クレイグヒル滋子：質的研究方法ゼミナール——グラウンデッドセオリーアプローチを学ぶ（増補版）, 医学書院, 2008, p.146.
24) 前掲書5), p.81.
25) Glaser, BG, Strauss, AL著, 後藤　隆・大出春江・他訳：データ対話型理論の発見——調査からいかに理論をうみだすか, 新曜社, 1996.
26) 前掲書3), p.10-11.
27) 深堀浩樹・山本則子・他：特別養護老人ホームの入居者に面会する家族が行う"施設家族介護", 家族看護学研究, 14(1)：10-20, 2008.
28) 前掲書3), p.11.
29) 木下康仁：グラウンデッド・セオリー・アプローチの実践——質的研究への誘い, 弘文堂, 2003, p.220.
30) 前掲書3), p.15.
31) 前掲書29), p.221.
32) 前掲書5), p.123.
33) 前掲書11), p.143.
34) 前掲書29), p.25.
35) 前掲書29), p.28.
36) Astedt-Kurki, P, Paavilainen, E, et al：Methodological issues in interviewing families in family nursing research, Journal of Advanced Nursing, 35(2)：288-293, 2001.
37) Neill, SJ：Grounded theory sampling；'Whole' family research, Journal of Research in Nursing, 12(5)：435-444, 2007.
38) Willgerodt, MA, Killien, MG：Family nursing research with Asian families, Journal of family Nursing, 10(2)：149-172, 2004.

C　エスノグラフィー

1) 佐藤郁哉：フィールドワークの技法——問いを育てる, 仮説をきたえる, 新曜社, 2002.
2) Roper, JM, Shapira, J：Ethnography in nursing research, Sage Publications, 1999.
3) Richards, L, Morse, JM：Read me first for a user's guide to qualitative methods, Sage Publications, 2006.
4) Leininger, MM：Nursing and anthropology：Two worlds to blend, Wiley, 1970.
5) Bailie, L：Ethnography and nursing research：A critical appraisal, Nursing Researcher, 3(2)：5-21, 1995.
6) 赤木純子・法橋尚宏：ファミリーサポートハウスの現在のありようと課題に関する研究—日本とアメリカにおけるエスノグラフィーによる検討, 日本小児看護学会誌, 15(1)：1-8, 2006.
7) 柴山真琴：子どもエスノグラフィー入門——技法の基礎から活用まで, 新曜社, 2006.
8) Creswell, J：Research design qualitative, quantitative, and mixed methods approaches, Sage Publications, 2008.
9) Burns, N, Grove, SK：The practice of nursing research：Appraisal, synthesis, and generation of evidence, Saunders, 2009.
10) Spradley, JP：Doing participant observation, Participant observation, Wadsworth Thomson Learning, 1980, p.53-62.

11) 本田順子・法橋尚宏：子育て期にある香港人家族の家族機能のエスノグラフィー——家族機能遂行の方略に焦点をあてて，家族看護学研究，13(1)：45-52, 2007.
12) Emarson, RM, Rachel, IF, et al：Writing ethnographic fieldnotes, The University of Chicago Press, 1995.
13) Emarson, RM, Rachel, IF, et al, 佐藤郁哉・好井裕明・他訳：方法としてのフィールドノート——現地取材から物語作成まで，新曜社，1998.
14) 佐藤郁哉：QDAソフトを活用する実践　質的データ分析入門，新曜社，2008.
15) 深堀浩樹・安保寛明：質的データ分析支援用ソフトウェアATLAS.tiの紹介，看護研究，39(3)：227-234, 2006.
16) Hammersley, M, Atkinson, P：Ethnography：Principles in practice, Routledge, 2007.
17) 下山晴彦・能智正博編，下山晴彦・能智正博・他著：心理学の実践的研究法を学ぶ〈臨床心理学研究法1〉，新曜社，2008.
18) 法橋尚宏編，法橋尚宏・本田順子・他著：家族機能のアセスメント法——FFFS日本語版Iの手引き，EDITEX，2008.

D　トライアンギュレーションとミックス法

1) Smith, HW：Strategies of social research：The methodological imagination, Prentice Hall, 1975, p.273.
2) Campbell, DT, Fiske, DW：Convergent and discriminant validation by the multitrait-multimethod matrix, Psychological Bulletin, 56(2)：81-105, 1959.
3) Denzin, NK：Strategies of multiple triangulation, The Research Act：A theoretical Introduction to sociological methods, McGraw-Hill, 1978, p.291-307.
4) Jick, TD：Mixing qualitative and quantitative methods：Triangulation in action, Administrative Science Quarterly, 24(4)：602-611, 1979.
5) Denzin, NK：The logic of naturalistic inquiry, Denzin, NK, ed, Sociological Methods：A sourcebook, McGraw-Hill, 1978, p.6-29.
6) Thurmond, VA：The point of triangulation, Journal of Nursing Scholarship, 33(3)：253-258, 2001.
7) Patton, MQ：Qualitative research and evaluation methods, 3rd ed, Sage Publications, 2002.
8) Greene, JC, Caracelli, VJ, et al：Toward a conceptual framework for mixed-method evaluation designs, Educational Evaluation and Policy Analysis, 11(3)：255-274, 1989.
9) Tashakkori, A, Teddlie, C：Mixed methodology：Combining qualitative and quantitative Approaches〈Applied social research methods series〉, Sage Publications, 1998.
10) Creswell, JW著，操　華子・森岡　崇訳：研究デザイン——質的・量的・そしてミックス法，日本看護協会出版会，2007, p.3-28.
11) Halcomb, EJ, Andrew, S, et al：Introduction to mixed methods research for nursing and the health sciences, Andrew, S, Halcomb, EJ, eds, Mixed methods research for nursing and the health sciences, Wiley-Blackwell, 2009, p.3-12.
12) Journal of Mixed Methods Research：Submit your article online with SAGETRACK!, http://www.uk.sagepub.com/journalsProdDesc.nav?prodId=Journal201775&crossRegion=asia
13) Tashakkori, A, Creswell, JW：The new era of mixed methods, Journal of Mixed Methods Research, 1(1)：3-7, 2007.
14) Giddings, LS, Grant, BM：A Trojan horse for positivism?：A critique of mixed methods research, Advances in Nursing Science, 30(1)：52-60, 2007.
15) Leech, NL, Onwuegbuzie, AJ：A typology of mixed methods research designs, Quality and Quantity, 43(2)：265-275, 2009.
16) Morse, JM, Niehaus, L, et al：看護研究におけるミックスメソッドの利用，インターナショナルナーシングレビュー，28(2)：61-66, 2005.
17) 法橋尚宏編，法橋尚宏・本田順子・他著：家族機能のアセスメント法——FFFS日本語版Iの手引き，EDITEX，2008.
18) 佐藤郁哉：トライアンギュレーション（方法論的複眼）とは何か？，インターナショナルナーシングレビュー，28(2)：30-36, 2005.
19) 平谷優子・法橋尚宏：離婚を経験した養育期のひとり親家族の家族機能と家族支援，家族看護学研究，15(2)：88-98, 2009.
20) Feetham, SL：Family Research：Issues and directions for nursing, Annual Review of Nursing Research, 2(1)：3-25, 2004.
21) Gilliss, CL：The family as a unit of analysis：Strategies for the nurse researcher, Advances in Nursing Science, 5(3)：50-59, 1983.

4 家族看護学研究の実例

A 家族看護学方法論研究

1. 方法論研究による測定尺度の開発

　家族システムユニットを評価するための方法として，家族看護学，家族社会学，家族心理学など家族を対象とする学問領域において様々な測定尺度[1]が開発されてきた．方法論研究とは，測定尺度を開発，評価し，研究・臨地現場などで使用可能な用具に発展させるための研究である[2]．ここでは，方法論研究として，特に質問紙の開発，その信頼性（reliability）と妥当性（validity）の検証について解説する．なお，"アンケート"という用語が使われることがあるが，アンケート調査とは対象者の意見を聞くことを意図した意見調査であり，無作為抽出の標本調査とは異なる．したがって，アンケートではなく，質問紙という専門用語を使用しなければならない．

　測定尺度は，精密に現象を測定しなければならないので，その開発には複雑な手続きと適切な方法論が必要であり，主として心理統計学分野で発展してきた[3]．今日では，統計ソフトウェアの性能が向上し，さらに低価格化によりだれもが気軽に統計ソフトウェアを使用できるようになったので，方法論研究もさらに発展してきている．看護学領域においても様々な質問紙が開発されているが，信頼性と妥当性が高い有効な質問紙は少なく，質の高い質問紙の開発が望まれる．

2. 質問紙の作成

　リサーチクエスチョンへの答えを得るために使用できる既存の測定尺度がない場合は，自ら測定尺度を開発する必要に迫られる．思いつきで質問項目を構成した質問紙は測定尺度とはいえない．まず，測定尺度を開発するには，何を測定するのか，測定対象となる構成概念を明確にする必要がある．測定尺度は何らかの概念を測定するために開発されるので，明確な概念規定なくその概念を測定できない[4]．文献などから構成概念を検討し，概念を明確にしたうえで操作的定義を行う．そして，その概念を表していると思われる質問項目を限りなく集めてアイテムプール[4]を作成する．その次に，先行研究や関連文献の検討，面接法による予備調査（パイロットスタディ），デルファイ法[5]などを用いて項目選定を行う．

　質問項目が決定すれば，その回答形式を検討する．回答形式は，自由に回答できるオープン型（自由回答形式）と限定された選択肢のなかから回答するクローズド型（選

択回答形式）に大別される[6]．選択回答形式の質問項目を作成するための予備段階として，自由に回答できる形式を用いて質的なデータを得ることもある．測定尺度では，測定結果を点数化するなど量的に解釈する場合が多いので，主として選択回答形式となる．選択回答形式には，得点化尺度，リッカートスケール，SD（semantic differential）法，ビジュアルアナログスケール（visual analogue scale：VAS）[7]などがある（表4-1）．このなかで，リッカートスケールは最も一般的に用いられる．看護学研究では名義尺度や順序尺度が用いられることが多いが，変数を処理する統計手法に限界があり，解釈が複雑化するという欠点が指摘されている[4]ので，結果をどう解釈したいのかということを踏まえて回答形式を決定する必要がある．

　質問項目と回答形式が決まったら，ワーディング（言葉づかい）の決定に移る．だれもが迷わずに回答できることが重要となるので，平易な言葉や文章を用いる，1つの質問に複数の条件が入らないように質問を単純にする，回答者の負担を考慮し，回答率を上げるために質問の量を最小限にする，などが注意点としてあげられる[6]．

　ワーディングが終了すると試作版を構成し，試作版を用いた予備調査を実施し，質問項目を再検討する．α係数（クロンバックのα係数）[8]の変化や因子分析，また統計ソフトウェアでの算出が一般的になった現在では古典的な手法であるが，G-P分析（good-poor analysis），I-T相関分析（item-total relation analysis）などを用いて，項目分析（item analysis）[5]を行う．また，予備調査での回答時間や回答者からの意見を参考に，質問項目を修正することも必要である．このような行程を経て，質問項

表4-1 ●選択回答形式の例

1. 得点化尺度	連続すると考えられる一連の変数カテゴリーを設定した尺度で，計測技法のなかで最も粗い形式である．それぞれのカテゴリーに数値が与えられるが，カテゴリー間の区別は尺度によって異なる． 　例：あなたの最終学歴をお教えください（いずれか1つに○をつけてください）． 　　　a. 小学校　b. 中学校　c. 高等学校　d. 高専・短期大学　e. 大学以上
2. リッカートスケール	提示された文に対する同意や評価，頻度の度合いを5段階や7段階で測定する形式である． 　例：仕事を休みたいと思うことはありますか（いずれか1つに○をつけてください）． 　　　1. ほとんどない　2. 滅多にない　3. 時々ある　4. 頻回にある　5. 常にある
3. SD法	ある事柄に対して相反する形容詞の対を用いて，対象事項の意味構造を測定する形式である．対となっている形容詞の間に5段階または7段階の数値が割り当てられている．態度や信念，概念についての考え方などを測定するために用いられる． 　例：あなたがもつ家族の印象をお答えください（いずれか1つに○をつけてください）． 　　　冷たい ┠─1─2─3─4─5─┨ 温かい 　　　価値がない ┠─────┨ 価値がある 　　　弱い ┠─────┨ 強い 　　　苦しい ┠─────┨ 楽しい
4. ビジュアルアナログスケール（VAS）	10 cmの線分上に印をつけ，左端からその印までのmm単位の測定値をスコア化する形式である． 　例：直線の左端を「痛みはまったくない」とし，右端を「想像できる最高の痛みがある」として，現在の痛みがどのあたりに相当するかを示してください． 　　　痛みはまったくない ┠──────────┨ 想像できる最高の痛みがある

目を削除したり追加したりしながら，予備調査と項目検討のステップが何度も繰り返されるのが一般的である[4]．

質問項目が最終的に決定すると予備尺度が完成する．次に，予備尺度を用いて大規模サンプルで本調査を実施し，信頼性と妥当性の検討を行う．高い信頼性と妥当性が確保されて初めて測定尺度としての質問紙が完成する．

3. 測定尺度の信頼性と妥当性の検討

1）測定尺度の信頼性

信頼性とは，測定結果が一貫性をもつことを示す度合いのことである[6]．妥当性が高いことが検証された場合でも，測定された値が偶然にそのような値を示したり，曖昧さがあれば，その測定値は信頼できないので，まずは信頼性の確保が必要となる．信頼性の指標値として，内的整合性と安定性がある．

内的整合性は，α係数で確認するのが一般的である．α係数の算出にあたっては，逆転項目がある場合はあらかじめ得点の方向をそろえておく．α係数が高ければ内的整合性が確認されたといえるが，その目安は学力検査では0.8以上，心理尺度では0.7以上といわれている[9]．ただし，質問項目数が多ければα係数は高くなるので，あくまでも目安である．その他に，折半法（1回の調査で得たデータをほぼ等分に2群に分け，その間の相関係数から信頼性係数を推定する方法）などもあるが，これは古典的な手法であり，どこで分割するのかという点が曖昧で恣意的であるので，現在ではあまり用いられていない．

安定性をみるためには，再テスト法を実施する．すなわち，同一の尺度を同じ対象者に，ある程度の期間（2週間程度）をあけて実施し，級内相関係数（intraclass correlation coefficient：ICC），κ係数，相関係数[5]と2群の差の検定などを用いて，2回の調査間で測定値に差がないことを証明する．ただし，再テスト法は，同じ対象者が同じ質問紙に回答する必要があるので，回収率の低下が生じやすい．

2）測定尺度の妥当性

測定および評価の方法がねらいどおりに測りたいものを測っているかどうかという性質を妥当性という[5]．妥当性には，内容妥当性（content validity），基準関連妥当性（criterion validity），構成概念妥当性（construct validity）などがある[10,11]．

内容妥当性では，測定する内容に関する吟味，すなわち測定尺度の質問項目が測定しようとしている構成概念の内容であるかどうかを検討する．その概念を熟知した専門家による確認を受けるなど，内容的妥当性のアセスメントは主観的判断による[10,11]．基準関連妥当性は，すでに明らかになっている外的基準との関連性から検討する．外的基準と高い相関を示せば，妥当な測定尺度といえる．構成概念妥当性の検討は，理論的考察によって予測された関係の論理的分析と検証が重要であり，研究者にとって難しく，やりがいのある課題である[11]．構成概念妥当性の検討には，探索的因子分析（exploratory factor analysis：EFA），検証的因子分析（confirmatory factor analysis：CFA）による統計的解析がよく用いられる．

3) その他の基準

　信頼性と妥当性は，測定尺度の質や有効性において最も重要な基準であり，高い信頼性と妥当性を確保することが必須であるが，それだけでは不十分であり，測定尺度の質をさらに検討する必要がある．信頼性と妥当性を備えた測定尺度でも，効率（efficiency）の点で問題になることがある[11]．たとえば，質問項目数が多ければ α 係数は高くなるが，質問項目数が多くなると回答所要時間は長くなり，自記式質問紙では回収率が下がることを考慮しなければならない．

　ある検査をして，その検査値から陽性と陰性を分ける分割点（カットオフポイント）を決めると，対象者は真陽性，偽陰性，偽陽性，真陰性のどこかに分類できる．疾患のスクリーニングや診断の補助などに測定尺度を使用する場合は，感度（sensitivity）と特異度（specificity）が重要な基準となる．感度とは陽性と判定されるべきものを正しく陽性と判定する確率（真陽性率），特異度とは陰性のものを正しく陰性と判定する確率（真陰性率）をいう[12]．外的な基準（診断の有無など）を用いて測定尺度の感度と特異度からROC（receiver operating characteristic，受信者動作特性曲線）分析を行い，ROC曲線（カットオフポイントを変化させたときの精度を図示したもの）を描くことにより，最も有効なカットオフポイントを設定することができる．どのカットオフポイントを採用するかは，疾患の重症度や検査の位置づけなどによって決定される[13]．

　たとえば，家族機能の測定尺度であるFeetham家族機能調査（Feetham Family Functioning Survey：FFFS）では，絶対的評価のためのカットオフポイントが定められていないが，使いやすい家族機能尺度になるためには明確なカットオフポイントの設定が必要であると指摘されている[14]．また，ROC分析は，連続変数が正規分布に従わなくても，順序変数でも適応可能であり，ROC曲線下の面積（area under the curve：AUC）を比較することで測定尺度間の診断能を比較できる[12]．まったく診断能のない測定尺度は図4-1のAのような45度の対角線上に直線を描き，診断能が高くなるほど左上に弧を描く曲線となる（A，B，Cの順で診断能が高い）．

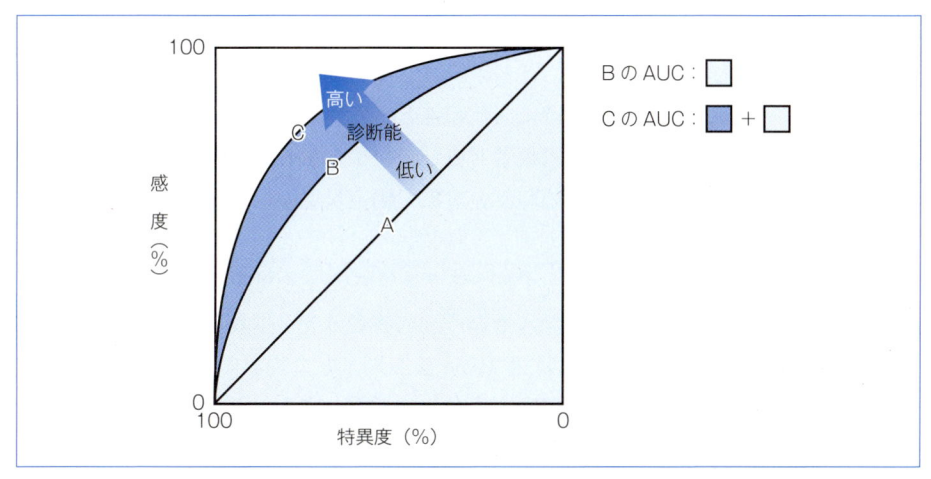

図4-1 ● ROC曲線とAUC

4. 質問紙の翻訳版の開発

わが国では，看護学領域の概念尺度が少なく，海外で開発された尺度を翻訳して用いることが多い．翻訳版の開発においても信頼性と妥当性の検討が必要であるが，その開発には複雑なプロセスを要する．

まず，原版の開発で用いられた概念の意味が両方の文化で同じであるかを検討し，次にその妥当性を明らかにする．たとえば，家族に関する尺度の翻訳版を開発する場合，そのもととなる"家族"の概念が開発した側の文化と翻訳する側の文化で同じ意味内容をもつのかを検討しなければならない．もともと双方で概念の意味が異なっている場合，翻訳したとしても，同じ概念を測定する尺度にはならない．

共通した概念であることを明確にしたうえで，原版の開発者に翻訳の承諾を得て翻訳作業を開始する．まずは，外国語から日本語へ翻訳し，最初の翻訳にかかわらなかった翻訳者が元の外国語に逆翻訳する．これが原版と矛盾がある場合は，その問題が解決するまでこの手順を繰り返す[7]．翻訳者は，両方の文化と言語に精通している必要がある．その後，原版と翻訳版をバイリンガルに回答してもらい，2つの版からどの程度同じ情報が得られたのかを確認する（翻訳が完全であれば，2つの版から得られる情報はまったく同じになるはずである）．ただし，両方の言語能力が同等であるバイリンガルを対象とすることが前提であり，そのようなバイリンガルを得ることは現実的に困難である．

筆者らが翻訳版を開発したFFFS日本語版Ⅰ[15]とFFFS中文版Ⅰ[16]の場合は，翻訳家で順翻訳と逆翻訳を行い，翻訳結果を吟味し，バイリンガルに対して予備調査と面接を実施し，それぞれの言語を母国語とする家族看護学研究者との討議のうえ，翻訳を完成させている．翻訳後は，信頼性と妥当性の検討を行うが，特に構成概念妥当性については原版の構成概念と一致することが重要となる．翻訳版の開発は複雑なプロセスを経なければならず，さらに構成概念が原版開発時のものと一致するかどうかという課題もあるが，多言語の翻訳版が開発されることで，いわゆる"通文化家族看護学研究"が発展するという利点もある[16]．

5. 質問紙を用いた家族看護学研究の課題

測定尺度の開発時に，信頼性と妥当性が確保されていることが大前提である．しかし，開発時の調査対象者と自分が対象とする調査対象者が同一ではないので，実際に使用する際にはその時々の対象で測定尺度の信頼性と妥当性を検証することも必要となる．

家族看護学では，家族システムユニットを対象としているにもかかわらず，質問紙の回答者は家族員個人となる．回答者は妻（母親）になることが多く，法橋は"妻たちの家族看護学"問題（p.38参照）として提起している[14]．家族員個々が評価をした場合に，それをどう家族全体の評価とするのか，また，家族員間で評価が乖離している場合にどう扱うかなどの課題がある．

また，家族を対象とした研究領域において，多種多様な測定尺度が開発されている

が，わが国で開発されたものは少なく，主に米国で開発された測定尺度を翻訳して使用している現状がある．前述したように，翻訳版には様々な限界があり，わが国の文化概念で構成された質の高い測定尺度の開発が望まれる．

B 家族機能研究

1. 家族機能の量的研究

他の看護学研究の量的研究と同様に，家族看護学の量的研究にも様々な研究デザインがあり，その目的から方法論研究，実態調査，比較研究，関連因子探索研究，実験的研究などに分類される．ただし，複数の家族員から構成されている家族システムユ

表4-2 ● FFFS日本語版Ⅰ（1.1J）の項目一覧

選択回答形式の質問（括弧内は分野）
1. 友人・知人にあなたの関心事や心配事を相談すること（Ⅱ）
2. 身内（配偶者は含まない）にあなたの関心事や心配事を相談すること（Ⅱ）
3. あなたが配偶者と過ごす時間（Ⅰ）
4. 配偶者にあなたの関心事や心配事を相談すること（Ⅰ）
5. あなたが近所のひとと過ごす時間*
6. あなたの余暇や娯楽の時間（Ⅰ）
7. 日常の家事，お子様の世話，家庭雑事などに対する配偶者からの協力（Ⅰ）
8. 日常の家事，お子様の世話，家庭雑事などに対する身内からの協力（Ⅱ）
9. あなたや家族が医療機関にかかったり，健康相談を受けること（Ⅱ）
10. 日常の家事，お子様の世話，家庭雑事などに対する友人・知人からの協力（Ⅱ）
11. お子様に関するあなたの心配事（Ⅱ）
12. あなたがお子様と過ごす時間（Ⅰ）
13. お子様が保育所・幼稚園・学校を休むこと（Ⅲ）
14. あなたと配偶者との意見の対立（Ⅰ）
15. あなたの体調が悪いこと（Ⅲ）
16. あなたが家事（料理，掃除，洗濯，庭の手入れなど）をする時間（Ⅰ）
17. あなたが仕事（家事を含む）を休むこと（Ⅲ）
18. 配偶者が仕事（家事を含む）を休むこと（Ⅲ）
19. 友人・知人からの精神的なサポート（Ⅱ）
20. 身内（配偶者は含まない）からの精神的なサポート（Ⅱ）
21. 配偶者からの精神的なサポート（Ⅰ）
22. あなたが毎日決まってすること（家事を含む）を邪魔されること（Ⅲ）
23. 配偶者が毎日決まってすること（家事を含む）を邪魔されること（Ⅲ）
24. あなたの結婚生活に対する満足感（Ⅰ）
25. 配偶者との性生活に対する満足感（Ⅰ）

自由回答形式の質問
26. 現在，あなたの生活において最も困っていることは何ですか
27. 現在，あなたの生活において一番の助けは何ですか

Ⅰ：家族と家族員との関係（10項目），Ⅱ：家族とサブシステムとの関係（8項目），Ⅲ：家族と社会との関係（6項目）．
*「5．あなたが近所のひとと過ごす時間」はいずれの分野にも属さない．

ニットをとらえるために，家族看護学研究には特徴や課題がある．ここでは，家族看護学研究の柱の1つである家族機能の量的研究[1]に絞って，その特徴と課題を実例とともに解説する．

家族機能の計量的分析を行う家族機能尺度は複数ある[2]が，わが国の家族看護学研究で多用されているFFFS日本語版Ⅰ[3]を取り上げる．FFFSは27項目で構成される自記式質問紙であり，選択回答形式の25項目は量的な分析，自由回答形式の2項目は質的な分析を行う（表4-2）．その理論的背景は家族エコロジカルモデル[4)5)]であり，"家族と家族員との関係""家族とサブシステムとの関係""家族と社会との関係"が構成概念である．なお，サブシステムとは，家族エコロジカルモデルのコンテクストから家族外部環境システムのサブシステム（身内，友人・知人，近所のひとなど）を意味する（すなわち，家族システムのサブシステムである親子，夫婦，きょうだいなどのことではない）．FFFS日本語版Ⅰ[3]は，開発者からの使用許諾を得ると，研究目的であれば無料で使用できる．なお，FFFSの詳しい使用方法などは，マニュアル[6]を参照するとよい．

2. 家族機能の方法論研究

家族機能尺度の開発は，まったく新しい測定尺度の開発と他言語で開発された測定尺度の翻訳版の開発に大別できる．新しい測定尺度の開発は多大な時間と労力を要し，翻訳版を開発するまでは国際的な比較ができないという欠点はあるが，研究者自身が測定したいと望む概念を測定する測定尺度を開発できるという利点がある[7)8)]．わが国で使用されている家族機能尺度は，海外で開発された測定尺度の翻訳版が多いので，ここでは翻訳版の開発の特徴を説明する．

法橋は，家族機能とは「家族員の役割行動の履行により生じ，家族システムユニットが家族員，家族，家族外部環境に対して果たしている働き」であると定義している[6]．すなわち，家族が存在する社会や文化によって家族が社会に果たすべき役割が異なるので，家族機能は社会や文化の影響を受けている．したがって，家族機能尺度の翻訳版の開発においては，原版と翻訳版での国際比較の可能性（cross cultural equivalence），自国の文化に適した測定尺度であるかどうかの検討が重要であり，これには構成概念妥当性の検証で用いる因子分析が有用となる．

たとえば，米国で開発されたFFFS[9]には，日本語版[3]，香港で開発された中文版[10]などがある．FFFSの原版の3因子構造（"家族と家族員との関係""家族とサブシステムとの関係""家族と社会との関係"の3分野）に対して，日本語版では6因子構造（3分野），中文版では5因子構造（3分野）が見出されている[10]．この因子構造の相違は，たとえば，"16. あなたが家事（料理，掃除，洗濯，庭の手入れなど）をする時間"の項目は，日本語版では"家族と家族員との関係"の分野に属する．一方，香港では住み込みの阿媽（foreign domestic helper：FDH）が家事を担うことが一般的であるので，中文版では"家族と社会との関係"の分野に属する項目となっており，それぞれの国の文化的背景を反映した結果となっている．ただし，FFFSの理論的背景である家族エコロジカルモデルに準拠した3分野に，それぞれの質問項目は

属している．すなわち，FFFSの原版，日本語版，中文版は，各国の文化的背景を加味した一部異なる因子構造からなるが，家族エコロジカルモデルに準拠した3分野で構成されており，家族機能尺度として国際比較の可能性と各国の文化への適合性が明らかになっている．

3. 家族機能の実態調査

実態調査とは，ある対象の現象を量的に記述するもので，家族機能研究ではある特性をもつ家族の家族機能を量的に記述することである．そのため，平均値，パーセント，標準偏差，中央値，度数などを使用した記述統計が用いられる．これには，たとえば，がん告知を受けた患者の家族機能に関する実態調査[11]が報告されている．対象家族の実態を明らかにする記述統計は，実態調査だけで使用されるものではなく，方法論研究，関連因子探索研究，比較研究，実験研究など，様々な研究でも使用される．記述統計は，ターゲットファミリーの母集団の家族機能状態を知るための重要な基本的指標となる．

4. 家族機能の比較研究

家族機能の比較研究では，家族をシステムユニットとしてとらえ，異なる特性をもつ家族システムユニット間で家族機能を比較検討する．すなわち，家族の属性，家族員の健康問題の発生などのイベントへの曝露の頻度や程度に違いがある家族の家族機能を比較する場合，異なる家族機能状態にある家族の家族症候の出現頻度や程度を比較する場合などがある．そのため，家族システムユニットに対する家族支援の構築に有用な研究となる．比較研究では，差の検定を行う統計手法として，対応のないt検定，分散分析，カイ二乗（χ^2）検定，マン−ホイットニー（Mann-Whitney）のU検定（ウィルコクソン（Wilcoxon）の順位和検定のこと）などが用いられる．これらは，広義には家族機能への関連因子や家族機能と家族症候との関連を探索する研究である．

たとえば，ファミリーサポートハウス（ファミリーハウスなど）を利用している家族の家族機能の日米比較に関する研究[12]では，FFFSの日本語版と原版を用いており，いわゆる"通文化家族看護学研究"を行っている[10]．3分野別にみると"家族とサブシステムとの関係"の家族機能が，日本のほうが米国よりも低い傾向がみられ，文化的背景から日本の家族をより深く理解することが可能になる．また，入院病児に付き添う両親の家族機能に関する研究[13]では，付き添い日数が多い群は少ない群よりも家族機能が有意に低い項目がみられており，付き添いの日数が家族機能に影響を与えている可能性が示されている．さらに，子育てサークルに所属している女性（母親）を対象にした研究[14]では，家族機能が低い群は高い群よりも有意に育児不安得点が高く，家族機能の低下は育児不安を高める可能性が示されている．しかし，これらの実例で行われている差の検定では因果関係は明確にはできず，家族機能に影響を及ぼす可能性がある他の変数を加味していないので，関連因子探索研究としてとらえるのではなく比較研究と考えるべきであろう．

さらに，家族機能の比較研究では，異なる特性をもつ家族間の比較のみならず，家族内での比較も考えられる．夫と妻，親と子ども，女性と男性といった家族員間で，対応のあるt検定，ウィルコクソンの符号付き順位検定などを用いて，家族員個人からみた家族機能を比較する．前述のように，家族機能とは「家族員の役割行動の履行により生じ，家族システムユニットが家族員，家族，家族外部環境に対して果たしている働き」であるので，低下している家族機能の分野や項目を検討することで，家族員が果たしにくい役割分担などを明らかにできる．そして，異なる役割をもつ個々の家族員への支援，ひいてはその家族の家族機能の維持・向上に貢献できる．

たとえば，入院病児に付き添いをしている父親と母親を対象とした研究[13]では，父親は"子どもと過ごす時間"の項目に対して家族機能低下を感じているが，母親はこの項目に家族機能低下を感じていないことが明らかになっている．子どもの入院時には，母親は子どもの付き添いを担い，父親は家族外での機能を果たす役割をもつことが考えられ，父親と子どもとの関係性に対する支援が必要であることが示唆されている．

5. 家族機能の関連因子探索研究

家族機能の関連因子探索研究では，家族機能と家族構成，家族員の健康状態，家族員の役割，家族外部環境などとの関連を相関から明らかにしようと試みる研究が含まれる．さらに，家族機能を目的変数または独立変数とした回帰分析を行い，家族機能の関連因子（予測因子，影響因子）を探索したり，家族機能と家族症候の因果関係を明らかにしようとする研究がある．なお，因果関係の妥当性には，関連の一致性，関連の強固性，関連の特異性，関連の時間性，関連の整合性があり，原因が結果よりも先に起こっているという関連の時間性は因果関係であるための必須の条件である．

たとえば，プラダー・ウィリー症候群児を養育している母親を対象として，母親のQOLと家族機能との相関係数を検討した研究[15]では，母親のQOLと家族機能とは中程度かつ有意な相関が認められている．すなわち，家族員個人の状態（この研究では母親のQOL）と家族機能が関連していることを示している．このように，各家族員の状態が家族全体にどの程度関連しているかを検討できる．

また，プラダー・ウィリー症候群児を養育している母親を対象にした別の研究[16]では，プラダー・ウィリー症候群児の身体症状・治療・性格行動上の問題，家族の属性，学校の協力と理解度を独立変数とし，家族機能を目的変数とした重回帰分析で関連因子を検討している．そして，学校の理解，プラダー・ウィリー症候群児の身体症状，家族への影響が家族機能に有意に影響する因子として見出されている．

6. 家族機能の実験的研究

因果関係を確かめるには，実験的研究（p.365参照）が最も確実な方法であり，エビデンスに基づいた家族支援に不可欠な研究である．実験的研究は，ランダム化（無作為化），コントロール，独立変数の操作（インターベンション）という3つの構成要素を備えている．3つのうち，ランダム化もしくはコントロールの少なくとも1つ

を欠くものは，準実験的研究に分類される．FFFSを用いた家族機能に関する実験的研究は報告されていない．ただし，たとえば，海外では別の家族機能尺度であるFACES Ⅱ（Family Adaptability and Cohesion Scale）[17]を用いて，1型糖尿病児をもつ家族の家族機能に関する実験的研究[18]が行われており，子どもがコーピングスキルトレーニングを受けると，その家族の家族機能が高くなる効果が明らかにされている．

　実験的研究は，レベルの高いエビデンスが得られる研究デザインであるが，倫理的問題を解決しなければ行えないことが多い．すなわち，効果が見込まれる家族支援を実験群にのみ行う場合や，反対に家族支援を行わないと悪化することが先行研究で示されているにもかかわらず家族支援を対照群には行わない場合などである．このような問題に対しては，クロスオーバー比較試験（交差試験）のように，時期をずらして実験群と対照群を入れ替えてすべての家族に家族支援を行う研究デザインなどを考える必要がある．

7. 今後の家族機能研究の課題

　家族は，個々の家族員が集まり，システムユニットとしてまとまっている．さらに，家族外部環境から家族員および家族システムユニットが影響を受けており，家族看護の研究対象は個人看護よりも複雑である[6]．そして，家族機能とは，家族システムユニットに何らかのイベントが発生したときに変動し，その変動が過重であったり，家族内での恒常性が保てなかったり，さらに別のイベントの発生により変動が積み重なると，その家族システムユニットに家族症候を出現させるものであり，家族看護学研究において鍵となる指標である．そのため，今後の家族機能研究は，家族システムユニットのウェルビーイングを維持・向上する家族支援に結びつく実証的研究を目指し，イベントと家族機能，さらに家族症候に結びつく関連因子の探索を行うのが第一義であろう．さらに，家族機能研究では，複雑な家族システムユニットを対象とし，イベントと家族機能と家族症候の3つの間の複雑な構造を明らかにするために，構造方程式モデリング（structural equation modeling：SEM）やパス解析などを活用することも有用となる．

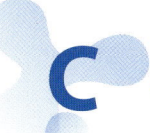

C 家族への面接調査

1. 質的研究のデータ収集技法

　面接法は調査のための利用もあるが，診断や治療，人材選考など多くの目的に用いられている[1]．本節では調査としての面接に限定し，質的手法の分析を念頭に置く．面接法の種類も本節では，構成面接には言及せず，家族看護学研究に頻用される半構成面接および非構成（深い）面接に焦点を当て論を進める．

　"面接"とは，1人のひと，すなわち面接者が相手のひとから情報や意見を引き出

そうとして，顔をつきあわせて言葉のやり取りをすることである．面接（法）は面接者の質問や説明に答えて，対象者の言語表現が面接者に向かっていなければならない[2]．

　質的研究のデータ収集技法の1つに面接法があり，その他，参与（参加）観察とドキュメント分析があげられる[3]．これら3つのデータ収集技法は，組み合わせることができる．その例として，グラウンデッドセオリー法やナラティブアプローチなど質的研究では，面接調査のみではなくフィールドでの参加観察も組み合わせ，対象者の非言語行動などもデータとして記録する．質的研究は，人間世界の複雑さを理解し，複雑な世界で生きるひとがどのように考え，行動し意味づけているのか理解することを目的とするので，ひとの複雑性を前提にそのひとの行為や語りをそのひとが生きているフィールドのなかで理解しようとする．そのため，ひとが発話した言葉だけを分析するのではなく，その発話の文脈を重視する[4]．そのひとの生きている現実の経験世界を社会的・文化的・歴史的文脈においてとらえ，理解することである．質的研究は，データの分析方法を意味しているのではなく，ひとをどうみるのか，人間観，認識論を問いかけているので，研究者自身がどのようにみているのか，ものの見方を意識する必要がある．

　質的研究では，データを得るまでのプロセスで多くのひとの協力が必要であり，現場のひととの関係づくりが質の高い研究を支える．面接の場合には，面接対象者と研究者の相互作用によりデータの質が異なってくる．相手が話をしたいと思える雰囲気づくりや話し方が面接技術のポイントとなる．

2. 面接対象者の設定と研究の問い

　家族看護学研究における対象者がだれになるのか，まずそこを議論しておきたい．
　研究者が行おうとする研究での"家族"という用語の定義を確定する必要がある．なぜならば，前述したように対象の家族をどうみるのか，研究者の"ものの見方"が問われているからである．
　面接法を用いて家族看護学研究をする場合にだれを対象とするのかは，研究の問いによって決まるが，家族員のだれかに焦点を当てた単独面接の場合，家族員それぞれに単独面接を積み重ねる場合や，集合（合同）面接によって，家族員相互の活性化や相互作用をみる場合もある．しかし，面接対象となるひとの協力が得にくいときに，家族看護学研究では，焦点となるひとの他の家族員に面接をしてデータを得る場合もある．研究の切り込みの角度を変えるのである．たとえば，父親を研究の対象とした場合に，面接日程調整が困難で対象者数の確保ができない場合，母親への面接を行うことで父親の考えや行動を把握することができるうえに，母親が父親をどのようにみているのか，両者の関係を知ることもできる．付け加えておくが，面接しやすい対象者を安易に対象とすることを勧めているのではない．あくまでも研究の問いに最適なひとを対象とすることが優先される．
　家族現象をとらえる3つの視点として，鈴木ら[5]は①家族の関係性をみる視点（個別的な諸契機の全体における脈絡と位置をみる），②家族の変化をみる視点（出来事

全体とその方向性の諸位相間の移行をみる)，③家族と看護職者の関係をみる視点（ある構成過程における主体と客体，ならびに主体と協働主体の相互関係をみる）をあげている．これら3つの視点をみると，家族現象の何を問う研究であるのか，面接の対象がみえてくる．

3. 実 例

家族看護学研究を面接法を用いた質的研究で行った実例を2つ紹介する．

1）実例1：周産期における夫の父親役割獲得プロセス[6]

この研究の問いは，「妻の周産期において，夫が父性意識をどのように発達させて父親役割を獲得するのか」であった．対象は，ある病院の両親学級に参加し受講した初産の夫婦で，3組から同意を得た．研究方法は，参加観察と面接法である．参加観察は，両親学級のエクササイズの様子や妊婦外来，分娩期，産後の夫婦の様子を観察し，夫の行動や言動に注目しメモを残して，後の面接で内容の確認をすることであった．面接は，妊娠期（妊娠の判明，つわり，腹部増大について，胎動，心音，超音波像，現在の気持ち，生活の変化，分娩に向けての取り組み），分娩期（夫の立ち会い分娩，両親学級），産後（現在の生活，両親学級）の時期に，夫には自分自身の意識や感情を，妻には夫はどのように思っているのか，意識していると思うのかについて質問した．この研究で面接法は，両親学級や分娩時の夫婦の観察データの確認や，各時期の夫の気持ちや意識を尋ねることに使用されている．観察した事実や夫婦の雰囲気などを把握することで，面接から得た言葉だけでなく，その言葉の意味を深く分析できたと思われる．その結果，図4-2に示したプロセスをたどり，父親役割獲得をしていることがわかった．

この研究の焦点は夫であり，夫が妻や妻のお腹にいる胎児との相互作用によりどのように変化するのかをみているので，研究の視点としては家族の関係性をみる視点である．家族員間の相互作用により，夫が妻の妊娠中にどのように変化しているのかに焦点を当てている．さらに，この夫の父親獲得プロセスをたどった変化から家族全体

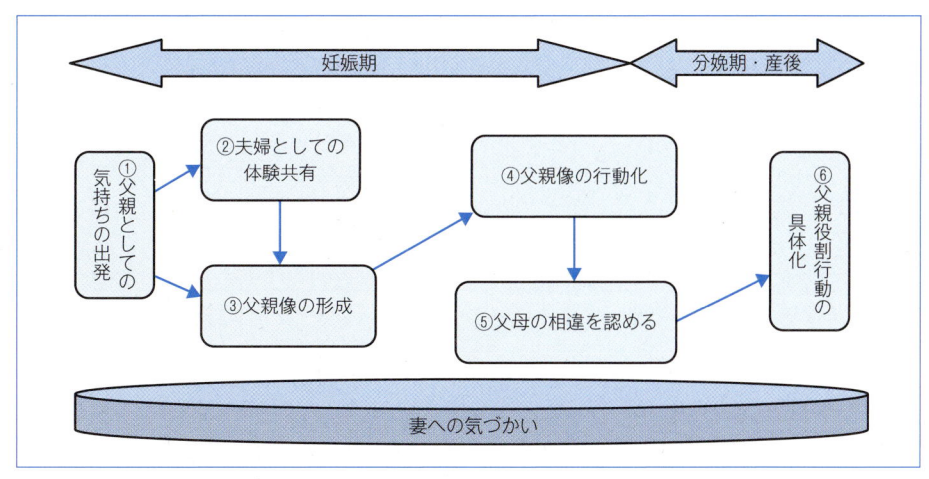

図4-2 ●夫の父親役割獲得プロセス

がどのように変化したのかという問いに，研究を発展させることが可能である．

2) 実例2：双子の一方に障がい児をもつ母親の社会化プロセス[7]

この研究の問いは，「双子の一方に障がい児をもつ母親が，子どもが思春期に入る時期までにどのような経験から役割取得を行い社会参加できるようになるのか」「母親自身の社会化プロセスはどのようであるのか」であった．そして，「その社会化プロセスにおいて，母親は周囲のだれと相互作用して役割取得をしたのか」であった[8]．この一連の研究の面接対象者は母親であり，その他に母子手帳や育児日記，双子の会の集会での親子の様子の観察からデータを得た．

家族看護学研究を行う場合，面接の対象が限られるが，家族の状況を把握することは研究の精度を左右する．本研究では，子どもの障害や程度を観察することが重要である．病名や説明を聞くだけでは正確には想像しにくいので，実際に子どもに会い，症状や発達の程度を確認することが重要である．また，子どもと母親の関係，家庭の雰囲気が把握できると，データを深く解釈できるので，可能なら家庭で面接させてもらうとよい．家庭外での面接の場合でも，可能な限り子どもを連れてきてもらい，面接中の遊び相手や世話する者をおいておくとよい．

本研究の焦点は，母親の変容（社会的自我の形成）であるが，家族をとらえる視点は家族の変化をみる視点である．出来事全体の諸相とどのように相互作用し母親の変容が起こったのか，その母親の変容は家族全体のどのような位置を占め家族の変化が起こっているのかをみている．抽出されたカテゴリーを表4-3に，またこのプロセスにおいて，だれとの相互作用によって社会的自我の形成がなされたのかを図4-3に示した．本研究の焦点は母親であるが，双子と母親の関係を中心に，身近な援助者としての家族，より大きな家族外部（医療者やわかり合える仲間など）との交互作用により母親がどのように変化したのかをみている．

表4-3 ● "ひとの役に立つ自分になる"という社会的自我の形成プロセスを構成するカテゴリー

第1の上位カテゴリー：双子としての育児の始まり		双胎妊娠への戸惑い 双子という既成概念をもつ
第2の上位カテゴリー：双子に障がい児と健常児をもつ母親の役割認知と取得	役割認知	障害へのなじみのなさからくる戸惑い 障害があっても命は大切 双子の比較で障害を直視する 父親との親意識の相違を認識する 双子で障がい児ゆえに多忙な日常性を思い知る
	役割取得	障害を隠したい気持ちを乗り越える 2つの世界を同時に理解する 精神的強みを獲得する 障がい児の後ろ盾になる
第3の上位カテゴリー：双子という既成概念への葛藤からの解放	葛藤	双子に愛情半分ずつとはうまくいかない 双子でよかった
	解放	2人の発達の開きすぎに双子の意味を喪失する 双子でもしつけの違いは当然
第4の上位カテゴリー：ひとの役に立つ自分になる		家族員一人ひとりをみるゆとり ひとの役に立つ自分になる

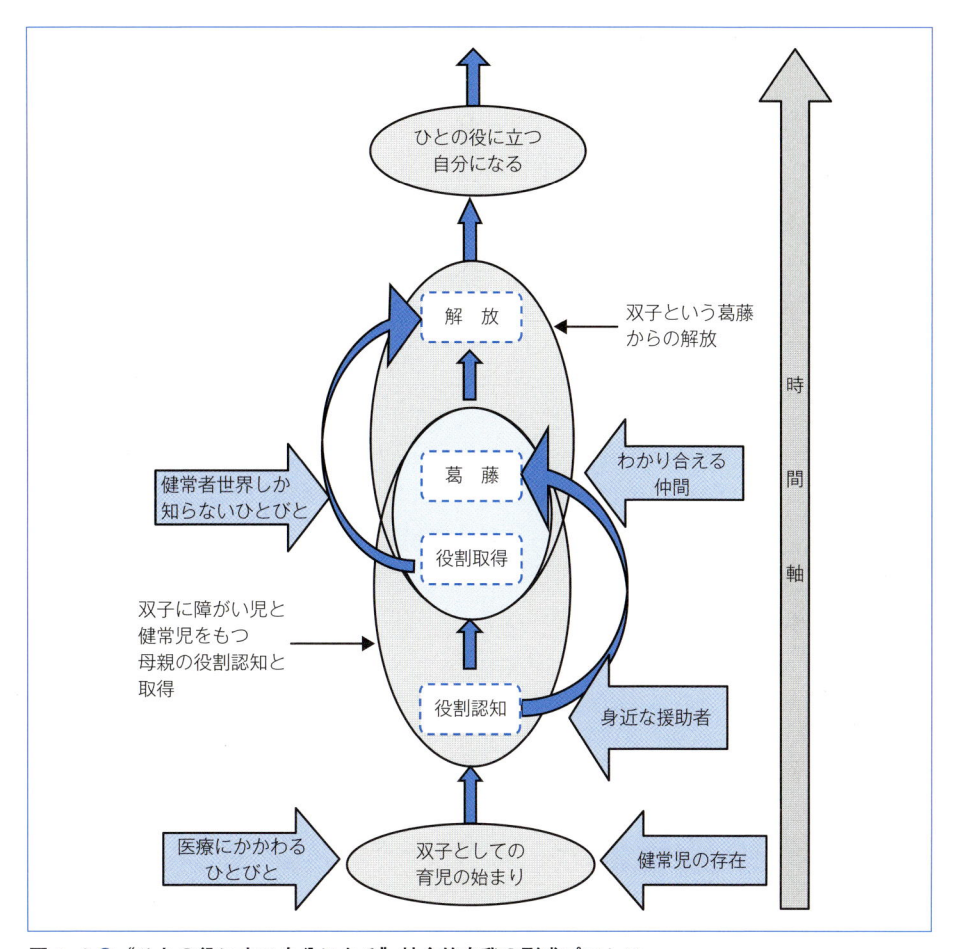

図4-3 ● "ひとの役に立つ自分になる"社会的自我の形成プロセス

4. 家族看護学研究における質的研究の魅力：研究課題の設定と対象の選定

　面接調査では，面接対象者と会ったときに話を書きとめるだけでなく，そのときの相手の言葉の抑揚や雰囲気，行動も重要なデータとなる．研究者は五感を働かせてデータ収集をしなければならない．質的データの分析は，データを何度も読み，文脈をつかみ解釈することであるが，それは研究者が相手を理解しているからこそ，言葉が自ずと知らせてくれるのである．言葉が教えてくれるようになるまで，データと会話することが質的研究の魅力である．そのため，面接はデータ分析をする研究者自身が実施することが望ましいと考える．

　研究対象者の設定は，家族看護学研究だからと家族員全員を対象としなければならないということではない．実施に際して，家族員全員に面接できる例数は限られ，また全員を対象とすることが適切なわけでもない．研究課題の設定の仕方によって，家族員のなかで最適な対象者を検討することが必要である．最適な対象者の選択は，研究者が先入観をもたずに考えることである．文化や習慣，ジェンダーなどの考え方に

しばられず，個々の家族のありように沿うことである．たとえば，「子どもの養育についてだから母親が対象となる」と思い込むことはない．それぞれの家族で養育の中心がだれかを知ることである．一方で，面接対象が家族員の1人であっても，少しでも家族が一緒にいる様子を観察できると情報は豊富になる．

実例1では，妊娠中の妻をもつ夫の父親役割獲得が研究課題で，対象を夫婦とした．実例2では，双子の一方に障がい児をもつ母親の社会化プロセスが研究課題で，面接対象を母親とし，双子の会の集会での家族の様子を観察していた．しかし，研究課題を夫婦の相互理解[9]とした場合には，夫婦が互いをどのように思っているのかを把握する必要があり，個別に面接するか，合同面接にするのかは研究の問いで決まる．

面接調査では，質問紙調査などと異なり対象者と直接会い，相手の雰囲気や話す言葉の脈絡を理解することは分析時の強みとなる．個々で最も重要なことは，質問の仕方，問いの発し方である．どのように問うかによって対象者から引き出される内容が大きく影響を受ける．研究者の求めている内容が出てこないからと問い方をいろいろと変えている場合には適切な問いになっていない証拠とみてよい．

面接や観察で得られたデータを文章にすると，そのときには気づかなかった言葉や相手の様子に気づくことがある．また，データ収集方法として"会う"ことの重要性を分析時に気づかされることも多い．

D 家族看護インターベンション研究

1. 家族看護インターベンション研究とは

わが国の家族看護インターベンション研究は，家族という集団のなかで起こるダイナミクスという視点から基本的なインターベンションの方法を抽出する研究からスタートし，現在では，あらゆる家族のあらゆる問題や場面に対する固有の問題の抽出や，家族に適合したインターベンションの方法の確立を目指した研究が増加している[1]．

「看護インターベンションとしての家族支援は患者への家族の影響を考慮に入れて，家族員を支援することである」[2]といわれるように，家族をシステムユニットとしてとらえ，患者と家族を丸ごと支援していくことである．この取り組みを振り返り検討していくことが家族看護インターベンション研究である．

しかし，看護職者が家族に看護インターベンションすることは，人間社会のなかで起こっている複雑な諸現象のなかでの問題解決を見出すことにその難しさがある．

ヴァルデンフェルス（Waldenferls, B）[3,4]が，人間社会に起こっている現象を明らかにする論理の一つとして弁証法的観点から3つの視点を示しているが，家族に生じている複雑な問題現象をとらえる視点として対比させ整理したものを表4-4に示す．

このようにみると，家族看護インターベンションは，この3つの視点から評価することができるともいえる．言い換えるならば，これらの視点に光を当てることで，家

表4-4 ●人間社会と家族に生じている問題現象に関する視点の対比

人間社会におけるヴァルデンフェルスの視点	家族看護インターベンションの視点
1. 個別的な諸契機の全体における脈絡と位置にかかわる視点	1. 家族の関係性をみる視点
2. 出来事全体とその方向の諸位相間の移行にかかわる視点	2. 家族の変化をみる視点
3. ある構成過程における主体と客体，ならびに主体と協働主体の相互関係にかかわる視点	3. 家族と看護職者の関係性をみる視点

族員間の関係性が家族としてのシステムにどのように影響を及ぼしているのか，家族看護インターベンションにより家族にどのような変化が生じたのかをとらえることができる．そして家族と看護職者のかかわりや関係性がこれらの変化に影響を与えていることを考慮すれば，様々な人間社会に起こっている現象のなかで家族ダイナミクスがどう変化しているのかということが浮き彫りになることがわかる．

2. できちゃった結婚の事例[5]

　家族看護インターベンション研究では，家族に今起こっている危機的状況，あるいは起こりうる状況を予測して看護職者が家族看護インターベンションすることにより，家族がもっているセルフケア力を発揮できるように支援していくことから知見を導き出す必要がある．また，実際に行った家族看護インターベンションを分析し，その家族にどのような影響を与えたのかを評価する視点が重要である．

　以下，できちゃった結婚（妊娠先行型結婚）によって危機的状況に陥った家族へ家族看護インターベンションを行い，家族にとってどのような効果がみられたのか，家族の発達課題とインタビューの満足度の視点から作成した評価の指標を用いて効果を分析したので，家族看護インターベンション研究の実例として紹介する．事例の対象としたA家族の概要は**表4-5**のとおりである．

　第1に，本事例の家族看護インターベンション研究では，家族の発達課題からみた判定基準を作成し，家族に良好な変化をもたらせた家族看護インターベンションが，家族の発達課題の視点でどのような効果を示したのかを分析した．**表4-6**[6]に平均的な家族の発達段階と課題（カーター（Carter, B）とマクゴードリッグ（McGoldrick, M）の分類）[7]を参考に筆者らが作成した本事例における発達課題の判定基準を示す．

　分析の結果，①夫婦としての危機的状況が回避され，コミュニケーションが活発になった，②役割の変化に伴い夫婦は各自の信念にとらわれず，父親役割，母親役割に柔軟に対応する必要性に気づいた，③家族員が増えたことにより家族員が各役割を変化させ家族システムとして機能し始めた，④A家族と親族は互いに家族として認知した，⑤認知し合ったA家族と親族が互いに子育てに参入しサポート態勢が確立したという効果が得られた．

　このように，家族看護インターベンションにより家族がクリアしていない発達課題を獲得し，夫婦システムから家族システムユニット，家族外部環境システムにまで影

表4-5 ●対象家族の概要

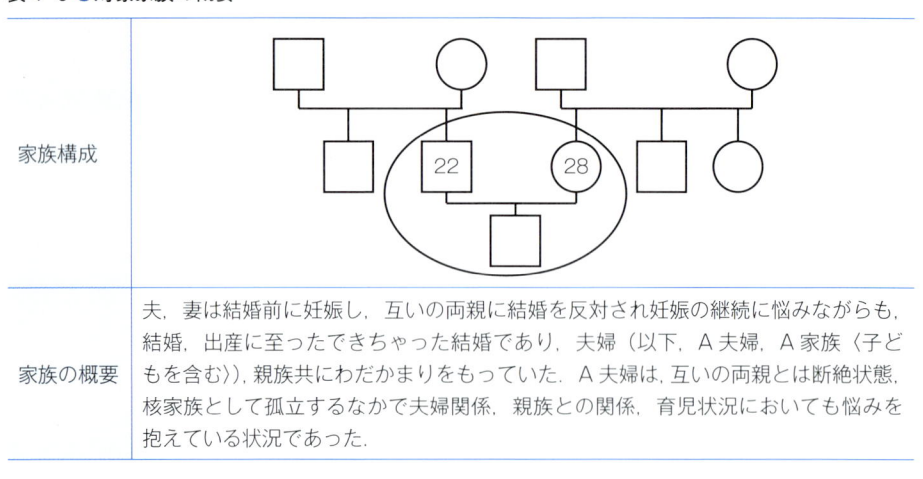

家族構成	(家系図：両親世代の夫婦2組、その子どもとして22歳女性と28歳男性の夫婦、および他のきょうだい。夫婦と子ども1人が核家族として囲まれている)
家族の概要	夫，妻は結婚前に妊娠し，互いの両親に結婚を反対され妊娠の継続に悩みながらも，結婚，出産に至ったできちゃった結婚であり，夫婦（以下，A夫婦，A家族〈子どもを含む〉），親族共にわだかまりをもっていた．A夫婦は，互いの両親とは断絶状態，核家族として孤立するなかで夫婦関係，親族との関係，育児状況においても悩みを抱えている状況であった．

表4-6 ●発達課題における判定基準

1. 夫婦としてのアイデンティティの確立
2. 役割が新たに加わることによる役割の変化
3. 家族システムの調整
4. A家族と親族の関係調整
5. A家族と親族の子育ての役割調整

出典／江口千代・藤本照代・他：「できちゃった結婚」により危機的状況に陥った家族への介入―発達課題およびインタビューにおける満足度からの効果判定，家族看護学研究，12(3)：102，2007．

響を与えていることが明らかになっている．これが，家族の関係性を変化させ危機的状況を回避するという結果となったのである．

また，家族看護インターベンションは，家族自身が今抱えている問題現象に気づくという家族の変化をもたらす．危機的状況に陥っている家族の問題現象には，複雑な要素が絡み合い，その問題現象に気づきにくい．家族が問題現象に気づくことで，すでにその解決に向けて変化が始まっているといっても過言ではない．

第2に家族員間に生じている問題現象に気づいた家族が，家族看護インターベンションへの満足を示すことが家族看護インターベンションの効果として重要なのではないかという視点から分析した．

カルガリー大学看護学部でのアンケート調査内容[8]を参考に，筆者らが作成した効果の指標をインタビューにおける満足度からの判定基準表として表4-7[6]に示す．

これらの分析の結果から，A家族への家族看護インターベンションの効果として，以下のことが導き出された．

1. 互いの思いを表出し合い，表情が変化しインタビューの場をもったことに満足している．
2. ①家族員は伝えたいことが十分表出できた，②家族員は互いの思いがわかり合えた，③A家族の抱えていた問題は解決できつつある，④A家族はこれからの方向性が見出せた．

表4-7 ●インタビューにおける満足度からの判定基準

1. A家族が受けたインタビューの満足度	①インタビューの場をもってよかったか
2. インタビュー内容に対する満足度	①家族員は伝えたいことが十分表出できたか ②家族員は互いの思いがわかり合えたか ③家族の抱えていた問題は解決できたか ④家族はこれからの方向性が見出せたか
3. A家族が抱えている問題やその変化および変化が継続しているか	①家族員は家族に起こっている問題に気づいたか ②A家族は危機的状況を回避し，悪循環パターンが良循環パターンになったか ③家族員の信念が変化したか（変化の継続につながったか）

出典／江口千代・藤本照代・他：「できちゃった結婚」により危機的状況に陥った家族への介入―発達課題およびインタビューにおける満足度からの効果判定，家族看護学研究，12(3)：102，2007．

3. ①家族員は家族に起こっている問題に気づいた，②悪循環パターンが良循環パターンに変化しつつある，③家族員の信念が変化し，変化の継続につながった．

このようにみると，家族看護インターベンションは決して看護職者の満足で終わるのではなく，良好な変化が家族に現れ，家族がそのインターベンションに満足を示し，その良好な変化が継続されていることがわかる．知見としてこれら2つの成果が家族看護インターベンション研究から導き出されている．

3. 家族看護インターベンション研究におけるアウトカム指標

家族看護インターベンション研究では，家族看護インターベンションを効果的に評価する適当な手段や，家族への支援を測定する特別な手段の開発が必要である．

アウトカムについては，様々な定義[9)10)]があるが，筆者らが考えるアウトカムの定義は「ある時点からある時点，あるいはそれ以上の時点の間に生じる家族の健康状態の変化」[11)]と考えている．家族の健康な状態とは，家族が1つのシステムユニットとして，家族全体の機能が効果的に働いている状態であると位置づける．すなわちシステムユニットのなかで営まれている機能が個々の家族員を脅かしていない，また個々の家族員が諸問題を抱えながらも家族システムユニットのなかで円滑に機能しているなど，家族によって到達する健康状態の種類もその程度も様々であると考える．

そこで，家族看護インターベンションでのアウトカム指標として以下の5つをあげた．
①機能障害を起こしている家族の問題に家族自身が気づき問題解決に動き始める．
②家族が潜在的にもっているセルフケア力が動き始める．
③機能障害を起こしている家族の家族員のビリーフ（p.42参照）が動き始める．
④家族のライフサイクルにおける発達課題の達成ができる．
⑤家族看護インターベンションしたターゲットファミリーの満足が得られる．

4. 実践知としての家族看護インターベンション研究

家族看護インターベンション研究の場合，常に家族が主体である．家族看護インター

第Ⅲ章 家族看護学の研究

ベンションそのものを振り返り，そのインターベンションがターゲットファミリーにどのような影響を及ぼしたのか，どのような変化をもたらしたのか，あるいは変化を見出せなかった場合，それはなぜなのか，どのようなことが問題であったのかと評価していくことで新たな問題が浮き彫りになる．そのなかから研究としての問いが生まれ，その問いを研究として取り上げていくことで，結果的に社会的に明らかになっていない事象が明らかにされ知見を導く．そしてその知見を活用し，臨地現場で検証する．この繰り返しこそが，家族が抱えている問題解決のために営まれる実践知となり，質の高い家族看護実践への寄与，発展へと貢献していくと考える．

引用文献

A　家族看護学方法論研究

1）法橋尚宏・本田順子：家族機能の測定用具—家族機能尺度を用いた家族機能の計量的分析とその臨地応用，家族看護，7(2)：119-126，2009．
2）Bailey, DM：Research for the health professional：A practical guide, F.A. Davis, 1997.
3）Coste, J, Fermanian, J, et al：Methodological and statistical problems in the construction of composite measurement scales：A survey of six medical and epidemiological journals, Statistics in Medicine, 14(4)：331-345, 1995.
4）河口てる子：看護調査研究の実際—尺度開発のプロセス，看護研究，30(5)：435-441，1997．
5）楠　正監，SKETCH研究会統計分科会著：臨床データの信頼性と妥当性，サイエンティスト社，2005．
6）石井京子・多尾清子：ナースのための質問紙調査とデータ分析，第2版，医学書院，2002．
7）Burns, N, Grove, SK：The Practice of nursing research：Appraisal, synthesis, and generation of evidence, WB Saunders, 2008.
8）Cronbach, LJ：Coefficient alpha and the internal structure of tests, Psychometrika, 16(3)：297-334, 1951.
9）鎌原雅彦・宮下一博・他編：心理学マニュアル 質問紙法，北大路書房，1998．
10）下山晴彦・能智正博編：心理学の実践的研究法を学ぶ〈臨床心理学研究法1〉，新曜社，2008．
11）Polit, DF, Beck, CT：Nursing research：Principles and methods, Lippincott Williams & Wilkins, 2003.
12）森實敏夫：入門 医療統計学—Evidenceを見出すために，東京図書，2004．
13）松尾収二・高橋　浩：検査診断学におけるROC曲線の利用の実際，臨床病理，42(6)：585-590，1994．
14）法橋尚宏編，法橋尚宏・木田順子・他著：家族機能のアセスメント法—FFFS日本語版Ⅰの手引き，EDITEX，2008．
15）法橋尚宏・前田美穂・他：FFFS（Feetham家族機能調査）日本語版Ⅰの開発とその有効性の検討，家族看護学研究，6(1)：2-10，2000．
16）Hohashi, N, Honda, J, et al：Validity and reliability of the Chinese version of the Feetham Family Functioning Survey (FFFS), Journal of Family Nursing, 14(2)：201-223, 2008.

B　家族機能研究

1）法橋尚宏：家族エコロジカルモデルにもとづいた家族機能度の量的研究—FFFS日本語版Ⅰによる家族機能研究の現状と課題，家族看護学研究，10(3)：105-107，2005．
2）法橋尚宏・本田順子：家族機能の測定用具—家族機能尺度を用いた家族機能の計量的分析とその臨地応用，家族看護，7(2)：119-126，2009．
3）法橋尚宏・前田美穂・他：FFFS（Feetham家族機能調査）日本語版Ⅰの開発とその有効性の検討，家族看護学研究，6(1)：2-10，2000．
4）Bronfenbrenner, U：Ecology of human development：Experiments by nature and design, Harvard University Press, 1979.
5）Bronfenbrenner, U：Ecological systems theory, Annals of Child Development, 6：187-249, 1989.
6）法橋尚宏編，法橋尚宏・本田順子・他著：家族機能のアセスメント法—FFFS日本語版Ⅰの手引き，EDITEX，2008．
7）岡谷恵子・河口てる子：尺度・測定用具開発のプロセス，および日本版作成（日本語訳）の手順，日本看護科学学会誌，16(1)：21-27，1996．
8）DeVellis, RF：Scale development：Theory and applications, Sage Publications, 2003.
9）Roberts, CS, Feetham, SL：Assessing family functioning across three areas of relationships, Nursing Research, 31(4)：231-235, 1982.
10）Hohashi, N, Honda, J, et al：Validity and reliability of the Chinese version of the Feetham Family Functioning Survey (FFFS), Journal of Family Nursing, 14(2)：201-223, 2008.
11）伊東志乃・塚本康子・他：癌告知を受けた患者の家族機能に関する研究，静岡県立大学短期大学部特別研究報告書，13・14年度-66，1-3，2003．
12）Hohashi, N, Koyama, C：A Japan-US comparison of family functions from the perspective of mothers utilizing "Family Houses"—Cross-cultural research using the Feetham Family Functioning Survey, Japanese Journal of Research in Family Nursing, 10(1)：21-31, 2004.
13）法橋尚宏・石見さやか・他：入院病児への両親の付き添いが家族機能におよぼす影響—Feetham家族機能調査日本語版Ⅰを用いた付き添い

期間別の検討，家族看護学研究，9(3)：98-105，2004．
14) 中久喜町子・釜島美智代：子育てサークルに集う母親たちの育児不安と家族機能，山梨県立看護大学紀要，5：41-49, 2003．
15) Hohashi, N, Kobayashi, K, et al : Investigation into children with Prader-Willi syndrome, covering their school lives, quality of life and family functioning of their mothers, Japanese Journal of School Health, 50(1) : 18-26, 2008.
16) 法橋尚宏・小林京子・他：家庭養育されている Prader-Willi 症候群児の特性と家族機能，家族看護学研究，13(1)：37-44, 2007．
17) Olson, DH, McCubbin, HI, et al : Family inventories : Inventories used in a national survey of families across the family life cycle, 2nd rev, Family Social Science, University of Minnesota, 1992.
18) Ambrosino, JM, Fennie, K, et al : Short-term effects of coping skills training in school-age children with type 1 diabetes, Pediatric Diabetes, 9(Part Ⅱ) : 74-82, 2008.

C 家族への面接調査

1) Maccoby, EE 著，盟入 力・長島伸行訳：〈社會心理學講座Ⅲ〉 態度と偏見（2），面接法 1，みすず書房，1957．
2) 前掲書 1），p.1．
3) 大谷信介・木下栄二・他編：社会調査へのアプローチ―論理と方法，ミネルヴァ書房，1999, p.194-195．
4) 波平恵美子・道信良子：質的研究 Step by Step―すぐれた論文作成をめざして，医学書院，2005, p.3-4．
5) 鈴木和子・渡辺裕子：家族看護学―理論と実践，日本看護協会出版会，2006, p.72．
6) 木越郁恵・泊 祐子：周産期における夫の父親役割獲得プロセス，家族看護学研究，12(1)：32-38, 2006．
7) 泊 祐子：双子の一方に障害児をもつ母親の社会化プロセス，日本看護科学会誌，25(1)：39-48, 2005．
8) 泊 祐子：双子の一方に障がいのある子がいる母親の役割取得過程における相互作用，岐阜県立看護大学紀要，9(1)：3-12, 2008．
9) 中北裕子・泊 祐子：障害のある双子の父母が体験した育児の経過，三重県立看護大学紀要，12：29-39, 2008．

D 家族看護インターベンション研究

1) 鈴木和子：家族看護研究の動向と今後の課題，看護研究，34(3)：201-208, 2001．
2) Snyder, M 編，尾崎フサ子・早川和生監訳：看護独自の介入―広がるサイエンスと技術，メディカ出版，1996, p.419．
3) Waldenfels, B 著，新田義弘訳：現象学とマルクス主義 2 方法と認識，白水社，1982, p.38-39．
4) 鈴木和子：家族看護学に関する理論と研究，実践，保健の科学，50(1)：9-12, 2008．
5) 江口千代・藤本照代・他：「できちゃった結婚」により危機的状況に陥った家族への介入―発達課題およびインタビューにおける満足度からの効果判定，家族看護学研究，12(3)：101-111, 2007．
6) 前掲書 6），p.102．
7) 森山美知子：ファミリーナーシングプラクティス―家族看護の理論と実践，医学書院，2001, p.87．
8) 前掲書 8），p.181．
9) 森山美知子：家族看護学の新たな発展の方向性の模索と政策への反映，保健の科学，50(1)：13-18, 2008．
10) 黒江ゆり子・藤澤まこと・他：クロニックイルネスにおけるアウトカム評価とアウトカム指標―保健医療利用者の心理社会的側面を踏まえて，看護研究，37(7)：559-568, 2004．
11) 島内 節・友安直子・他編：在宅ケア―アウトカムの評価と質改善の方法，医学書院，2002, p.15．

索 引

欧文索引

【A】
ABCX モデル　72
AC　56
APN　150

【C】
CFAM　112
CFIM　115
CN　150
CNS　150
CSFEM　83
　　──研究会　90

【D】
DINKs　4, 41

【E】
EBN　356
EE 研究　354
EP　128
extended family　8

【F】
FAAR モデル　74
FACES　43, 372
Family APGAR　373
FDM Ⅱ　373
FEAI　83
FEAM　83
Feetham 家族機能調査　43
FFFS　43, 373
FFFS 日本語版Ⅰ　43, 417
FIEM　83

【N】
not doing well　138
NP　150

【O】
OP　128

【P】
PTSD　56

【Q】
QDA ソフトウェア　402

【R】
ROC 曲線　415
ROC 分析　415

【S】
SD 法　413
SFE　83

【T】
TP　128
t 検定　383

【V】
VAS　413

和文索引

【あ】
アイデンティティ　2
アクションリサーチ　364
アダルトチルドレン　56
アンケート　412
暗黙知　134

【い】
1 次予防　53
一般システム理論　61
イルビーイングな家族　47
因子分析　387
インセストタブー　7
インターフェイス膜　86
インターベンション　39
インタビュー　88
インフォーマルインタビュー　401

【う】
ウィルコクソンの符号順位検定　385
ウェルビーイングな家族　47, 84

【え】
エコグラム　25
エコマップ　25, 121
エスノグラフィー　399
エスノグラフィックインタビュー　401
エスノグラフィックデータ　401
エビデンスに基づいた家族支援　135
エビデンスに基づく看護　356
円環パターン　115
援助　39

【お】
オープンコーディング　402
親子サブシステム　19

【か】
回帰分析　386
χ^2 検定　385
介入　39
回復期　55
　　──家族看護　55
開放システム　19, 26
核家族　7
　　──世帯　9
拡大家族　7
家系図　21

索引

家族　2, 8, 16, 21, 84, 108
家族アイデンティティ　2
家族アセスメント　104, 122
家族アドヒアランスの低下　50
家族イデオロギー　4
家族員情報　121
家族インターフェイス膜　17, 87
　　――の調節不全　50
家族インタビュー　130
家族員ビリーフ　19, 139
家族員要因　30
家族エコロジカルモデル　43
家族外部環境　15, 20
　　――システム　86
　　――システム情報　121
　　――要因　30
家族外部構造　6
家族外部資源　16
家族環境　14, 84
家族環境アセスメント指標　83
家族環境アセスメント尺度　83
家族環境アセスメントモデル　83
家族環境の変調への不適応　50
　　――の可能性　193
家族看護　2
家族看護インターベンション研究　426
家族看護エンパワーメントモデル　101
家族看護学　34, 39, 57
家族看護学研究　356, 408
家族看護学の対象　20
家族看護過程　119
家族看護問題　126
家族関連図（神戸式）　125
家族機能　6, 14, 40
　　――の評価　40, 89
　　――の評定　40, 89
家族機能尺度　42
家族機能状態　14, 40
家族機能低下　40
家族規模　5
家族ケア研究会　90
家族経過図　131

家族形態　5, 29
家族構成　5
家族構造　6
家族差　3
家族サポートモデル　103
家族支援　39, 59
　　――の評価　130
家族支援計画　126
家族支援専門看護師　37, 59, 151
　　――の役割　151
家族支援目標　127
家族資源　16
家族システム　18, 62
家族システムストレスへの不適応　50
　　――（急性期）　225
　　――（慢性期）　259
家族システムユニット　18, 28, 80
　　――研究　358
　　――情報　121
　　――の成長　28
　　――の成長・発達区分　28
　　――の発達　28
家族システム理論　61
家族周期　67
　　――論　26
家族症候　45, 124
家族症状　45
家族情報　120
家族情報収集　120
家族ストレス, 順応, 適応の回復モデル　74
家族ストレス対処理論　72
家族生活力量　91
　　――アセスメントスケール　94
家族成長モデル　104
家族像　11, 104
家族兆候　45
家族徴候　45
家族同心球環境モデル　83
家族内外の対人関係障害　50, 275
家族内サブシステム　18

家族内部環境　15
　　――システム　86
　　――地図　83
家族内部構造　6
家族内部資源　16
家族ニーズの未充足　50
家族ニッチ　86
家族の意思決定上の葛藤　50, 320
家族の逸脱現象の派生　50, 284
家族のインターフェイス膜の調節不全　346
家族のウェルビーイング　47, 84
家族のS情報　121
家族のO情報　121
家族の価値観　6
家族の環境図　25
家族の形成困難　50, 247
家族の健康　47
家族の合意形成困難　50, 334
家族の拘束的ビリーフの存在　50, 307
家族のコミュニケーション構造　7
家族のコミュニケーションパターン　66
家族のコンティンジェンシー　16
家族の社会的交互作用障害　50
　　――の可能性　204
家族の社会的孤立　50
　　――の可能性　215
家族の成長　46
　　――にかかわる発達力不足　50
　　――にかかわる発達力不足の可能性　182
家族の勢力構造　7
家族のセルフケア力の低下　50, 296
家族のセルフヘルスケア力　91
家族の対処　77
家族の紐帯　3
家族の強み　125
家族の適応　84

家族の日常生活維持力　91
家族の発達　46
　　──段階　68
家族の役割構造　6
家族の弱み　125
家族のライフコース　26
家族発達理論　67
家族否定的影響モデル　104
家族ビリーフ　20, 39, 139
家族負担モデル　103
家族雰囲気尺度　374
家族分類　5
家族ミーティング　121
家族ユニット　19
家族要因　30
家族類型　5
家族レジリエンス　50, 239
　　──の発達困難　50, 235
家庭　8
通い婚　4
カルガリー式家族アセスメントモデル　112
カルガリー式家族介入モデル　115
間隔尺度　379
環境　15
完結期　28
看護処置　128
観察　128
関連因子探索研究　420

【き】

疑イルビーイングな家族　48
危機対応対処　77
記述統計　380
　　──手法　378
基準関連妥当性　414
機能的コミュニケーション　7
基本的特質　135
急性期　54
　　──家族看護　54
教育　128
教育期　27, 28
共時的な家族環境　15
きょうだいサブシステム　19, 62

共分散構造分析　388
近親相姦禁止規則　7

【く】

グラウンデッドセオリー法　393
クラスカル-ウォリス検定　386
クリッペンドルフのα係数　392
クロノシステム　86

【け】

経過別家族看護　51
形式知　134
形成期　28
継続比較法　397
健康　46
健康な家族システム　65
現代家族　11

【こ】

合意制家族　11
交互作用　17, 80, 84
構成概念妥当性　414
拘束的ビリーフ　46, 139
合目的性　378
高齢化社会　12
高齢化率　12
高齢社会　12
高齢者世帯　9
コーディネーション　165
コーディング　396, 402
国際家族看護学会議　34
国際家族看護学会　34
国際結婚　13
国勢調査　8
国民生活基礎調査　8
個人看護　2, 45
個人の成長　46
個人の発達　46
子育て期後期　28
子育て期前期　28
孤老期　27
コンサルテーション　157
婚前期　27

【さ】

サブシステム　18, 43
3次予防　53
三世代世帯　9
サンプリング　378

【し】

ジェットコースターモデル　72
ジェネラリスト　151
ジェノグラム　21, 121
支援　39
時間環境　15, 16
時間資源　16
事実婚　4, 13
自然的紐帯　3
実験的研究　365, 420
実態調査　419
質的研究　405
質問紙　416
指導　128
社会的環境　15, 16
重回帰分析　386
収集　376
終末期　56
　　──家族看護　56
週末婚　4
主観的家族論　4
縮小期　28
熟年離婚　12
手段の家族機能　40
準実験的研究　366
順序尺度　379
情意充足機能　41
障がい　36
生涯未婚率　13
状況の危機　69
症候　45
症候別家族看護　45
少子社会　12
症状　45
焦点を絞ったコーディング　402
小児看護専門看護師　59
情報　376
助成的ビリーフ　139

435

索　引

事例研究　171
人格形成機能　41
新婚期　27
親族　8
心的外傷後ストレス障害　56
人的環境　15, 16
シンボリック相互作用論　394
信頼区間　382
信頼性　380, 414
心理的環境　15, 16
心理的紐帯　3

【す】

推計統計手法　378
スープラシステム　86
スコットのπ係数　392
ステップファミリー　12
スピリチュアルペインによる家族の苦悩　50
スペシャリスト　151

【せ】

生活保障機能　41
正規分布　382
成熟期　28
生殖家族　7
成長　15
制度的紐帯　3
生命維持機能　41
世帯　8, 21
世帯構造　8
世帯類型　9
セルフケア　91
潜伏期家族看護　53
専門看護師　150

【そ】

相関　383
相関係数　383
相互作用　17, 80, 84
相互変容関係　14
測定　379
測定誤差　380, 382
測定尺度　412
その他の世帯　9

祖父母関係評価尺度　373

【た】

ターゲットファミリー　17, 57
対外的機能　43
対内的機能　43
妥当性　380, 414
多変量解析　386
単回帰分析　386
短期的家族支援　129
　──目標　127
単独世帯　9

【ち】

地域看護　2
長期的家族支援　129
　──目標　127
超高齢社会　12
直系家族　5
　──制　5

【つ】

通文化家族看護学研究　416, 419
妻たちの家族看護学　38, 44

【て】

定位家族　7
ディンクス　4
できちゃった結婚　13, 427
テクネー　135

【と】

統計解析法　374
統計学　378
統計学的解釈　378
統合的対処　77
同棲　13
同性結婚　13
得点化尺度　413
ドメスティックバイオレンス　56
トライアンギュレーション　361, 404

【な】

内面的環境　15, 16
内容妥当性　414
内容分析　390
何となく変である　138

【に】

二重 ABCX モデル　73
2次予防　53
日本家族看護学会　36
ニューシングル　4
妊娠先行型結婚　13, 427
認定看護師　150

【ね】

ネイマン-ピアソン統計学　378

【の】

ノーマライゼーション的対処　77
ノンパラメトリック統計手法　379

【は】

排出期　27
バウンダリー　17
発達　15
発達課題　67
発達的危機　69
ばらつきを示す統計指標　381
パワーアナリシス　375
半ウェルビーイングな家族　48
半開放システム　19, 26
半構造化面接　395

【ひ】

比較研究　419
ビジュアルアナログスケール　413
ひと　3
ひとり親家族　7, 12
非標本誤差　381
表出的家族機能　40
標準家族看護計画　141

標準偏差　381
標本誤差　381
標本抽出法　378
ビリーフ　42, 139
比率尺度　379

【ふ】

フィールドノーツ　401
フィールドノート　401
夫婦家族　5
　──制　5
夫婦関係満足尺度　373
夫婦サブシステム　18, 64
フォーマルインタビュー　401
複合家族　5
　──制　5
複婚家族　7
父子世帯　9
物理的環境　15, 16
プラグマティズム　394
フリードマン家族アセスメントモデル　108
フロネーシス　136
分散　381
分散分析　386
分析　378

【へ】

平均値　380
平均値の差の検定　383
ヘルスケア機能　41
偏差　381

【ほ】

方策的対処　77
方法論研究　412, 418
母子サブシステム　19

母子世帯　9
ホメオスタシス　64

【ま】

マクロシステム　86
継家族　2
慢性期　55
　──家族看護　55
マン-ホイットニーのU検定　384

【み】

ミーティング　87
ミクロシステム　86
ミックス法　405
ミックス法研究　405

【む】

無作為抽出法　378

【め】

名義尺度　379
メディアン　381
面接調査　421
面接法　421

【も】

モード　381
モノグラフ　403
モルフォジェネシス　18
モルフォスタシス　18

【や】

役割葛藤　6
役割期待　6
役割規定　6
役割行動　6

役割認知　6

【ゆ】

有意水準　382

【よ】

養育期　27, 28
予防期　53
　──家族看護　53

【ら】

ライフコース　26
ライフサイクル　67
ランダムサンプリング　378

【り】

離婚率　12
理想の家族像の実現困難　50
リッカートスケール　413
量的研究　371, 417
理論的サンプリング　396
理論的飽和　397
理論の実証　397
倫理　135
倫理調整　173
倫理的判断力　135

【れ】

レジリエンス　239

【ろ】

老年期　27

【わ】

渡辺式家族アセスメントモデル　97

新しい家族看護学——理論・実践・研究——

2010年2月15日　第1版第1刷発行
2023年4月5日　第1版第10刷発行

定価（本体4,500円＋税）

編　著　　法橋　尚宏 ©　　　　　　　　　　　　　　　　＜検印省略＞

発行者　　亀井　淳

発行所　　株式会社 メヂカルフレンド社

〒102-0073　東京都千代田区九段北3丁目2番4号
麹町郵便局私書箱48号　電話(03)3264-6611　振替00100-0-114708
https://www.medical-friend.co.jp

Printed in Japan　落丁・乱丁本はお取り替えいたします　　　印刷／㈱太平印刷社　製本／㈱村上製本所
ISBN978-4-8392-1355-8　C3047　　　　　　　　　　　　　　　　　　　　　　　　　　　　　107087-169

本書の無断複写は，著作権法上での例外を除き，禁じられています．
本書の複写に関する許諾権は，㈱メヂカルフレンド社が保有していますので，複写される場合はそのつど事前に小社（編集部直通 TEL 03-3264-6615）の許諾を得てください．